ここが知りたい

編著 北風政史
国立循環器病研究センター
臨床研究部 部長

重症心不全の患者さんが来ました

中外医学社

執筆者一覧 （執筆順）

大原 貴裕	東北医科薬科大学地域医療学 / 総合診療科准教授
長谷川拓也	国立循環器病研究センター心臓血管内科
瀬口　　理	国立循環器病研究センター移植医療部
神崎 秀明	国立循環器病研究センター心臓血管内科心不全部医長
髙濱 博幸	国立循環器病研究センター心臓血管内科
本田 泰之	国立循環器病研究センター心臓血管内科
永井 利幸	国立循環器病研究センター心臓血管内科
玉置 俊介	大阪府立急性期・総合医療センター心臓内科医長
山田 貴久	大阪府立急性期・総合医療センター心臓内科主任部長
福並 正剛	大阪府立急性期・総合医療センター病院長
斎田　　天	兵庫医科大学冠疾患内科
石原 正治	兵庫医科大学冠疾患内科主任教授
中島 誠子	国立循環器病研究センター移植医療部
佐々木英之	阪和記念病院心臓血管センター副部長
中嶋 絢子	国立循環器病研究センター病理部
植田 初江	国立循環器病研究センター病理部長
岡田健一郎	済生会千里病院循環器内科副部長 / 心大血管疾患リハビリテーション科部長
木曽 啓祐	国立循環器病研究センター放射線部医長
堀田 幸造	兵庫県立尼崎病院総合医療センター循環器内科
佐藤 幸人	兵庫県立尼崎病院総合医療センター循環器内科部長
藤木 伸也	新潟大学大学院医歯学総合研究科循環器内科学
小幡 裕明	新潟大学大学院医歯学総合研究科循環器内科学
南野　　徹	新潟大学大学院医歯学総合研究科循環器内科学教授
山内 洋平	大阪医科大学循環器内科
石坂 信和	大阪医科大学循環器内科主任教授
橋村 一彦	阪和記念病院心臓血管センター　センター長
安村 良男	大阪警察病院心臓センター長

佐藤 直樹	日本医科大学武蔵小杉病院循環器内科教授/集中治療室室長
絹川真太郎	北海道大学大学院医学研究科・循環器病態内科学講師
谷口 達典	大阪大学大学院医学研究科循環器内科学
坂田 泰史	大阪大学大学院医学研究科循環器内科学教授
猪又 孝元	北里大学北里研究所病院循環器内科教授
杉原 志伸	鳥取大学医学部循環器内科
山本 一博	鳥取大学医学部循環器内科教授
森澤 大祐	兵庫医科大学内科学循環器内科
廣谷 信一	兵庫医科大学内科学循環器内科講師
増山 理	兵庫医科大学内科学循環器内科主任教授
朝倉 正紀	国立循環器病研究センター臨床研究部室長
濱谷 康弘	国立循環器病研究センター心臓血管内科
天木 誠	国立循環器病研究センター心臓血管内科
菅野 康夫	国立循環器病研究センター心臓血管内科医長
木岡 秀隆	大阪大学大学院医学系研究科循環器内科学
花谷 彰久	大阪市立大学大学院医学研究科循環器内科学講師
葭山 稔	大阪市立大学大学院医学研究科循環器内科学教授
黒田 健輔	国立循環器病研究センター移植医療部
藤田 知之	国立循環器病研究センター心臓外科部長
小林順二郎	国立循環器病研究センター副院長/心臓血管外科部門長
川上 将司	国立循環器病研究センター心臓血管内科
丸山 将広	近畿大学医学部附属病院循環器内科
野田 崇	国立循環器病研究センター心臓血管内科
草野 研吾	国立循環器病研究センター心臓血管内科部長
田巻 庸道	天理よろづ相談所病院循環器内科
中川 義久	天理よろづ相談所病院循環器内科部長
筒井 裕之	九州大学大学院医学研究院循環器内科学教授

髙潮征爾	熊本大学大学院生命科学研究部循環器内科学
福井重文	国立循環器病研究センター心臓血管内科
藤野剛雄	九州大学大学院医学研究院循環器内科学
井手友美	九州大学大学院医学研究院循環器内科学講師
川田啓之	奈良県立医科大学循環器内科講師
斎藤能彦	奈良県立医科大学循環器内科教授
松本賢亮	神戸大学大学院医学研究科循環器内科
平田健一	神戸大学大学院医学研究科循環器内科教授
岡田憲広	国立循環器病研究センター移植医療部
伊東春樹	榊原記念病院循環器内科
浅沼博司	明治国際医療大学内科教授
北風政史	国立循環器病研究センター臨床研究部部長
堀江 稔	滋賀医科大学呼吸循環器内科教授
佐田 誠	国立循環器病研究センター呼吸器・感染症診療部医長
渡邉雅貴	東京医科大学循環器内科学分野講師
猪阪善隆	大阪大学大学院医学系研究科腎臓内科教授
安斉俊久	国立循環器病研究センター心臓血管内科部長
野口暉夫	国立循環器病研究センター心臓血管内科部長
鈴木 誠	榊原記念病院循環器内科
矢川真弓子	榊原記念病院循環器内科
友池仁暢	榊原記念病院院長
秦 広樹	国立循環器病研究センター心臓外科医長
武輪能明	国立循環器病研究センター人工臓器部室長
興梠貴英	自治医科大学医療情報部准教授
中野 敦	国立循環器病研究センター臨床研究部
朝野仁裕	大阪大学大学院医学系研究科循環器内科学

緒言

　物事を習得するには2つの異なった方法論があります．一つは，オーソドックスに，基礎から順番に「知識・理解と実践」を積み上げていき100点満点に到達するというやり方です．ほとんどの学問の学習ステップはこの方式を採用しています．しかも，1から10まで進んだら，また，5に戻って5から15まで進めていくという"しゃくとり虫"のような方法論が小学校から高校までの学習のパターンです．実際，日本史や世界史は，社会科として小学校でも中学でも高校でも習いますが，少しずつその内容が詳しくなっていきます．このような確実・堅実な方法論で，私を含め多くの方がいろいろなスキルを習得してきたはずです．数学の証明法にたとえると「帰納法」のようなものです．これは学問の習得だけでなく，野球でもテニスでもゴルフでも同じです．何でも"基礎が肝心"だ，ということで素振り，ボレーキック，ドライバーの練習を飽きるほどやるわけです．飽きるほど基礎練習をした後に，やっと練習試合に出してもらえますが，本番の試合出場まではかなりの時間がかかります．

　ところが，この方法とは真逆で，基礎がある程度身についたら，すぐにトップレベルの応用問題を解かせる方法も存在します．つまり10点ぐらいとれる力がついたら100点レベルの超難問を解きにかかり，その正解を得るステップでその分野で必要なものを逐次習得していくというパターンです．こんな方法論が成り立つはずがないと思っていたのですが，実は私どもの最も身近にある臨床医学では，医学生が医師免許を持ったとたんに，あたかも「中学生に対して，大学入試レベルの数学の問題を解くことを要求する」ような教育・研修パターンがよく見受けられます．私も，医師になりたてのころ，90歳超えた重症肺炎の症例を受け持ち，毎日抗生物質の勉強をしていると，その非常に狭い分野では，オーベンの先生より豊富な知識を自然と有することになっていました．次いで受け持ったのがウイルス性心筋炎の症例でしたが，毎日泊まり込んでその症例に当たっていると，重症心不全の診断と治療が自然と身についてくるわけです．そして，重症心不全がうまく診られるようになると，その基礎編だった軽症・中等症心不全は何に気をつければ重症化しないかということがおのずからわかってきます．数学の証

明にたとえれば，さしづめ「演繹法」でしょうか？

　この後者の方法論こそがまさしく本書が目指すところです．本書は，通常よく遭遇する軽度・中等度の心不全の診断・治療の習得をめざす医療関係者が，①日ごろはあまり出会わない重症心不全症例のERでのファーストタッチ，②その病態をどう考えるかという課題に対して医局の先輩や図書館の論文からの知識習得，③それを病棟で待ち受ける患者さんの診断にいかし，④そこから始める根本的な治療の開始，⑤治療の変更と継続，⑥そして退院へ向けての方策と，その一連の重症心不全の症例の診断と治療の流れをあたかもご自分が主治医になったかのように疑似体験できる仕組みになっています．ですから，一度本書を通読すれば，重症心不全のみならず，すべての心不全に精通することができるようになります．「大は小を兼ねる」よろしく，さしづめ「重は軽を兼ねる」というところしょうか？　もちろん，心不全の基礎はすでに十分習得された若手−中堅の先生がたは，ご自分の知識の確認と，ご自分の知識と技量で不足している点については，本書をつまみ食いすることにより補充していただければと思います．また，心不全の治療は医師だけではできません．ハートチームとして，医療関係者みんなで当たっていかなくてはいけません．このため，医師だけでなく，看護師，薬剤師，検査技師の皆様方も，皆様方が出会われる心不全への理解を深めるために，共通の心不全に対するプラットホームを確立するために，ぜひ，本書を通読することをおすすめいたします．

　本書は，循環器領域に従事する一流の医師・研究者により執筆されております．つまり，現時点での最高の重症心不全の教科書といえるかと思います．本書は，これから重症心不全の方々と向かい合おうとする医師・医療関係者はもちろん，軽症な心不全の症例は診ることはあっても重症心不全は今おられる医療機関では診ることの少ない医師・医療関係者に対しても，ご一読願いたいと考えています．本書が少しでも皆様方の日常診療のお役に立てれば編者として大いなる喜びとするところです．

　　　　　平成28年　盛夏

　　　　　　　　　　　　　　　　　　　　　　　　　　北風政史

目 次

第1章　重症心不全症例のファーストタッチ

1. 臨床症状から……………………………………………〈大原貴裕〉 1
2. 胸部X線写真, 心電図…………………………………〈長谷川拓也〉 9
3. 血液検査から……………………………………………〈瀬口 理〉 14
4. 心エコーから……………………………………………〈神崎秀明〉 24
5. スワンガンツを入れる判断……………………………〈髙濱博幸〉 30
6. 初期治療のトリアージ…………………………〈本田泰之　永井利幸〉 36
7. 重症心不全症例－DCM症例からの検討
　　　　　　　　　………………〈玉置俊介　山田貴久　福並正剛〉 45
8. 重症心不全症例－AMI症例からの検討……〈斎田 天　石原正治〉 53
9. 重症心不全症例－急性（劇症型）心筋炎からの検討…〈中島誠子〉 58

第2章　重症心不全症例のセカンドステージ

1. 血液・生化学的検査……………………………………〈佐々木英之〉 68
2. カテーテル検査…………………………………………〈佐々木英之〉 76
3. 心筋生検……………………………………〈中嶋絢子　植田初江〉 84
4. 運動負荷試験……………………………………………〈岡田健一郎〉 92
5. 心臓核医学………………………………………………〈木曽啓祐〉 99

第3章　重症心不全の病態とその評価

1. 生理学的観点から…………………………〈堀田幸造　佐藤幸人〉 108
2. 神経体液因子と心不全の病態との関わり
　　　　　　　　　………………〈藤木伸也　小幡裕明　南野 徹〉 117
3. 形態学から…………………………………〈山内洋平　石坂信和〉 125
4. Nohria-Stevenson分類から……………………………〈橋村一彦〉 134
5. Forrester分類から………………………………………〈橋村一彦〉 141

第4章　重症心不全の病態の理解

1. ショック……………………………………………〈安村良男〉148
2. 急性心不全－虚血性・非虚血性………………〈佐藤直樹〉155
3. 慢性心不全の増悪………………………………〈絹川真太郎〉159
4. 左心不全……………………………〈谷口達典　坂田泰史〉168
5. HFrEF…………………………………………〈猪又孝元〉175
6. HFpEF…………………………………………〈橋村一彦〉183
7. 右心不全……………………………〈杉原志伸　山本一博〉192

第5章　重症期を脱する重症心不全治療

1. 利尿薬…………………〈森澤大祐　廣谷信一　増山　理〉199
2. PDE3型阻害薬…………………………………〈大原貴裕〉205
3. ドパミン，ドブタミン，カテコラミン…………〈髙濱博幸〉212
4. hANP：カルペリチド…………………………〈朝倉正紀〉215
5. 血管拡張薬…………………………〈濱谷康弘　天木　誠〉223
6. 呼吸補助療法……………………………………〈菅野康夫〉229
7. IABP……………………………………………〈木岡秀隆〉237
8. PCPS………………………………〈花谷彰久　葭山　稔〉243
9. VAD…………………………………〈黒田健輔　瀬口　理〉248
10. 外科的治療…………………………〈藤田知之　小林順二郎〉260
11. 心臓移植………………………………………〈瀬口　理〉267

第6章　重症心不全を合併症から考える

1. 腎不全が併発しているとき……………………〈安村良男〉280
2. 肺高血圧症を併発しているとき………………〈佐藤直樹〉289
3. 電撃性肺水腫を併発しているとき……………〈川上将司〉294
4. 心房細動を合併する重症心不全
　　　　　…………〈丸山将広　野田　崇　草野研吾〉301
5. 心室頻拍を合併する心不全………〈丸山将広　野田　崇　草野研吾〉309
6. 虚血性心疾患を併発しているとき……〈田巻庸道　中川義久〉316
7. 高血圧を合併しているとき……………………〈安村良男〉323

第 7 章　原因疾患を治療する

1. 拡張型心筋症 〈髙濱博幸〉 327
2. 肥大型心筋症 〈筒井裕之〉 330
3. 大動脈弁疾患 〈髙潮征爾〉 337
4. 僧帽弁逆流症 〈濱谷康弘　天木 誠〉 344
5. 三尖弁疾患 〈福井重文〉 350
6. 頻脈性および徐脈性心不全 〈藤野剛雄　井手友美〉 359

第 8 章　退院まで持って行く重症心不全治療

1. VAD の weaning 〈瀬口 理〉 365
2. IABP, PCPS の weaning 〈瀬口 理〉 378
3. 強心薬の weaning 〈安村良男〉 389
4. β 遮断薬 〈安村良男〉 396
5. RAS 阻害薬 〈川田啓之　斎藤能彦〉 407
6. アルドステロン拮抗薬 〈松本賢亮　平田健一〉 413
7. CRT/CRTD 〈神崎秀明〉 422
8. 植込型 LVAD の在宅療法 〈岡田憲広　瀬口 理〉 428
9. 心不全のリハビリテーション 〈伊東春樹〉 438

第 9 章　再発予防のために

1. 薬物療法 〈浅沼博司　北風政史〉 449
2. 生活習慣に対応する 〈浅沼博司　北風政史〉 458
3. 心房細動に対応する 〈堀江 稔〉 465
4. 呼吸不全・夜間無呼吸に対応する 〈佐田 誠〉 473
5. 貧血に対応する 〈渡邉雅貴〉 479
6. 腎不全に対応する 〈猪阪善隆〉 489
7. 糖尿病に対応する 〈安斉俊久〉 495
8. 冠動脈疾患に対応する 〈川上将司　野口暉夫〉 503

第10章　重症心不全克服の将来像

1. 薬物療法 ……………………〈鈴木　誠　矢川真弓子　友池仁暢〉510
2. 外科的療法 …………………………〈秦　広樹　小林順二郎〉520
3. 非薬物療法 ………………………………………〈武輪能明〉526
4. ビッグデータ……………………………………〈興梠貴英〉531
5. 数理化………………………………………………〈中野　敦〉538
6. 遺伝子………………………………………………〈朝野仁裕〉545

　　　終章に替えて ………………………………………… 553
　　　索　引 ………………………………………………… 557

第 1 章 重症心不全症例のファーストタッチ

1 臨床症状から

問題提起！
① 症状・病歴聴取時に心不全の重症度を正確に評価するためのポイントは？
② 病歴・臨床症状をどのように心不全管理に活かすか？
③ 患者の受けとめ方や社会背景は心不全診療に関係するか？

　臨床症状・病歴聴取は心不全患者を診療するときに最初に行う「検査」であるとも言える．重症度，病態，予後などの情報を得ることができる．時間経過の情報が得られることも大きな特徴である．今日の心不全の診療には，数多くの臨床検査，画像診断が用いられているが，病歴・症状は全ての情報の基本となり，検査計画を決定するときに用いられる．
　診療を進めていくうちに各種検査の結果が矛盾することがある．そのようなときにすぐに非侵襲的に繰り返すことができるのが症状・病歴聴取の利点といえる．他の検査結果に応じて症状・病歴を修正することもあるし，逆に症状・病歴との矛盾から検査の誤りに気づくことも経験する．
　症状・病歴を聴取していると，本人の受けとめが病状とずれていたり，治療とは異なることに強い関心があることも経験する．実はそうした点に対応することもスムーズに診療を行っていくうえで重要である．

1 重症度の聴取

　症状・病歴聴取の大きな目的は，心不全の重症度の診断である．一般に心不全の重症度は NYHA（New York Heart Association）分類によって評価される〔日本循環器学会．急性心不全治療ガイドライン（2011 年改訂版）．http://www.j-circ.or.jp/guideline/pdf/JCS2011_izumi_h.pdf（p.8，表2「NYHA（New York Heart Association）分類」参照）〕[1]．NYHA クラス分類は簡便であるが，聴取の仕方に注意が必要である．進行した心不全であっても，本人が運動制限をしているために「日常生活」では症状がはっきりせず

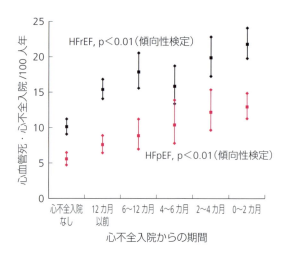

図1 心不全入院既往と予後との関係
EFの低下した心不全（HFrEF）でもEFの保たれた心不全（HFpEF）でも，心不全入院の既往があると予後が悪い．また，心不全入院からの期間が短いほど予後が悪い．
(Bello NA, et al. Circ Heart Fail. 2014; 7: 590-5)[2]

「NYHA I度」とされることがある．どのような生活を送っているか具体的に聴取したり，同僚，同年代の人と一緒に行動した時に症状が出現しないかなど症状の聞き方を工夫する必要がある．

以前に心不全による入院歴がある患者は予後が悪いことを念頭に診療を進めるべきである[2]．心不全入院が最近であればさらに予後が悪い（図1)[2]．

2 病態を知るための病歴

心不全は病歴，簡単な診療から得られたうっ血所見の有無，低灌流所見の有無で分類できる（図2)[3]．また，左心不全優位，右心不全優位であるかという分類もできる．病歴から得られたこれらの分類は病態の理解，治療法決定に重要であるのみならず，予後予想に有用である（図3)[4]．

うっ血，体液貯留の症状として起坐呼吸は重要である．肺雑音，下腿浮腫，頸静脈怒張もうっ血の所見だが，肺動脈楔入圧上昇を検出する感度はそれほど高くない[5]．しかし最近の起坐呼吸の病歴は，肺動脈楔入圧の上昇に対して感度，特異度ともに高い[5]．また起坐呼吸は左心不全が優位であることも示唆する．

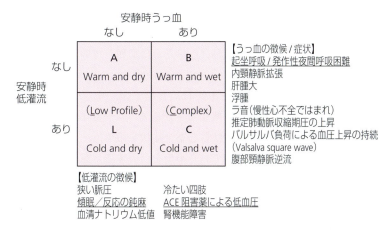

図2 心不全の病型分類
下線は病歴から聴取可能な項目．(Nohria A, et al. JAMA. 2002; 287: 628-40)[3]

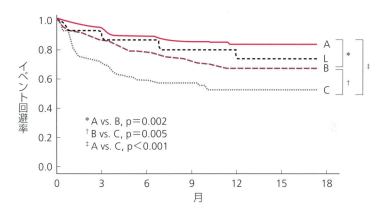

図3 心不全病型分類ごとの死亡または緊急心移植回避曲線
A: warm and dry, L: cold and dry, B: warm and wet, C: cold and wet
(Nohria A, et al. J Am Coll Cardiol. 2003; 41: 1797-804)[4]

心不全患者が，前かがみになったときに呼吸苦を訴えることがある (bendopnea)．これは腹水で腹囲が大きくなったときだけではなく，心拍出量が低く，肺動脈楔入圧，右房圧ともに上昇している場合（図2：心不全病型分類 C）にしばしば生じる[6]．前かがみになると胸腔内圧が上昇し，肺動脈楔入圧，右房圧がさらに上昇するために呼吸苦が生じると考えられている．

心不全患者にみられる日中の眠気，集中力の低下は低心拍出による脳低灌流の状態を反映している可能性がある[3]．しかし，心不全に伴う睡眠障害が背景にある可能性もあるし，単に動けないために退屈しているという可能性もあり特異的ではない[3]．

右心系の負荷を示唆する症状としては，食欲不振，すぐに満腹になること，腹部膨満感，かがんだ時の呼吸苦などがある[3]．三尖弁閉鎖不全や収縮性心膜炎，右室優位の心筋症などは右心不全症状を示す．一方，左心不全においても，慢性的な肺高血圧を経て右心不全を合併する．左心不全の病態に右心不全症状を合併した場合には，心不全の進行と予後不良を示唆する[7]．

3 心不全の原因・併存疾患・誘因に関する病歴

心不全の原因と予後についても，他の検査では得られない情報が病歴から得られる．

表1 心不全を増悪させる因子

- 心筋虚血
- 過剰な塩分摂取，過剰な水分摂取
- 服薬指示の不遵守
- 医原性の容量負荷
- コントロール不良の高血圧
- 不整脈
    - 心房細動 / 粗動
    - 心室頻拍
    - 徐脈
- 併存疾患
    - 発熱，感染，敗血症
    - 甲状腺機能異常
    - 貧血
    - 腎不全
    - 栄養障害（ビタミンB_1欠乏など）
    - 肺疾患（慢性閉塞性肺疾患，肺塞栓症，低酸素血症）
- 心不全治療薬の不適切な減量
- 薬剤副作用
    - アルコール
    - 陰性変力作用を持つ薬剤の過剰投与（β遮断薬，カルシウム拮抗薬，抗不整脈薬）
    - 非ステロイド性抗炎症薬（NSAIDs）
    - チアゾリン系薬剤など体液貯留をきたす薬剤
    - 副腎皮質ステロイド

(Tang WHW, et al. In: Mann DL, editor. Heart Failure: A companion to Braunwald's heart disease. 2nd ed. Elsevier; 2011. p.511-25) [13]

家族歴のある拡張型心筋症は孤発性のものに比べると，発症時の年齢が若く，予後も悪いことが多い[8]．

アルコール性心筋症は禁酒によって改善する可能性があるため，飲酒歴の聴取は重要である．一般に1日当たり純アルコールとして80g（日本酒4合またはビール中瓶4本程度）を5年以上毎日飲んでいる場合にはアルコール性心筋症を発生するリスクが高くなる[9]．女性の場合は男性に比べてより少ない飲酒量でアルコール性心筋症を発症するとも報告されている[9]．

種々の抗腫瘍薬が心筋障害を引き起こす．特にアントラサイクリン系薬剤による心筋障害の頻度は高い．体表面積当たりの累積使用量が400〜450mg/m^{2}以上となると心筋障害発症率が有意に上昇する[10]．

一方，心移植・補助人工心臓の適応を念頭に置く場合は，悪性疾患やその他の併存疾患（薬物依存症，HIVなどの感染症，活動性消化性潰瘍，糖尿病，精神神経症，膠原病など）についての詳しい病歴についても聴取，情報収集する必要がある[11]．悪性疾患は原則心臓移植適応から除外されるが，5年以上再発のない場合には適応となるため，正確な聴取が必要である[11]．

心不全の増悪因子についても聴取する必要がある（表1）．増悪因子を同定することによって心不全改善，再増悪予防が期待される．増悪因子の中でもコントロール不良の高血圧や，不整脈は介入によって予後改善が期待できるが，腎機能悪化や心筋虚血は治療に対する反応が期待しにくい[12]．

4 本人の受けとめ方，社会背景の聴取

本人の疾病に対する理解，考え方，社会背景を聴取し，それに対応することは通常の診療を行っていく上で重要であることは言をまたない．重症心不全加療において本人の疾病に対する受けとめ，サポート体制を聴取することは特に重要である．本邦における心臓移植適応の判定には，心不全の重症度に加えて，他臓器に問題がないこと，本人の闘病意欲があること，社会的なサポートが十分であることなどが考慮される．一方そのような治療を希望されない場合にも急変時の対応などを早めに検討しておく必要がある．

症例 36歳，男性
〔主訴〕胃のもたれ，体重増加
〔家族歴〕母：拡張型心筋症，姉・弟（3人兄弟）：心疾患なし

〔社会背景〕妻，幼い子供と3人暮らし．仕事：デスクワーク．<u>本人，妻の両親は遠方に在住</u>．

〔アレルギー〕なし

〔嗜好〕煙草：なし，酒：機会飲酒

〔現病歴〕学生時代は陸上の長距離選手．健診で心拡大を指摘されていたがスポーツ心と考えられていた．28歳時胸部不快感があり，近医にて精査．左室駆出率（EF）49％の軽度の収縮障害を指摘．34歳，強い労作時の息切れ症状（NYHA IIm），体重増加にて近医に緊急入院．心エコーにてEF 20％の著明な左室機能障害．精査の結果拡張型心筋症の診断となった．35歳より，労作時息切れの増悪に加えて<u>腹満感を自覚するようになった</u>．仕事が多忙になると症状が増悪した．利尿薬により腹満感，息切れは一時改善するが，利尿薬使用量も徐々に増えていった．労作時の呼吸困難，腹部膨満感が改善せず，今回の入院の<u>2か月前にも入院</u>．CRTD植込み，薬剤調節を行い，1か月で退院した．

仕事を再開してから徐々に労作時息切れが増悪．<u>同僚の歩行にはついていけず，1kmのゆっくりとした平地歩行で息が上がってしまう</u>．労作時の胃の張りも増悪し，<u>食事もあまりとれない</u>．<u>前かがみになると苦しい</u>という症状も新たに出現した．薬剤調節，今後の治療方針検討のために入院となった．

〔内服薬〕<u>エナラプリル1.25mg（血圧低下のために増量できず）</u>，セララ12.5mg，メインテート0.625mg，アミオダロン125mg，ルプラック4mg，ネキシウム20mg，六君子湯7.5g，ブロチゾラム0.25mg

〔身体所見〕身長178.5cm，体重52.4kg，血圧85/54mmHg，脈拍60回/分

〔本人の受け止め〕本人はもともと体力に自信があったこともあり，<u>何とかなるのではないかと思っていた</u>．<u>仕事や自宅のローンのことに関心があり心配である</u>．

本稿の内容に関連した症状・病歴に下線を付した．
本例は心機能低下を指摘されてから8年経過，心不全症状が出現してから2年経過している．

本人は症状を否定するが，具体的に聴取するとごく軽労作の症状が認められ，NYHA IIm〜IIIの心不全症状があると考えられた．低血圧のためにACE-Iを増量することができず，低灌流の所見もあると考えられた．前かがみになると苦しいという症状（bendopnea）もあり，心不全病型分類C（Cold & wet）と考えられた．以前は労作時息切れなどの左心不全症状が主であったが，最近は胃のもたれ，食欲不振などの右心不全症状を認めるようになった．家族歴があり，前回の心不全入院から期間が経っていないことからも，予後は不良と考えられた．心臓移植登録や，補助人工心臓が必要となることが予想された．

　一方，本人，家族は疾患への受け入れはできておらず，長期闘病に対するサポートも十分ではなかった．心不全加療と並行して，心不全の病態，経済的側面，心臓移植についての説明を，ソーシャルワーカーなどの多職種を交えて繰り返し行った．遠方の家族，職場も含めたサポート環境の調整を行い，心臓移植登録に向けての準備を進めた．今回は2か月程度で退院となったが，その後も心不全入院を繰り返し，退院後10か月で補助人工心臓装着となった．

　重症心不全に対する最終的な治療として心臓移植/補助人工心臓がある．心臓移植登録手続きには時間を要する．本例のように予後不良が予想される場合には，通常の治療に並行して心臓移植手続きを進める必要があるし，補助人工心臓が可能ではない施設においては治療可能な近隣の施設へ早めに連絡するべきである．

❖ Take home messages

①日常生活についての具体的な質問を重ね，心不全症状の重症度を正確に判定すること．
②病歴・臨床症状から，心不全の病態，原因，増悪因子，予後の情報を取得し，先を見た心不全管理に活かすこと．
③本人の受け取り方，社会背景も先を見た重症心不全診療を行う上で重要な情報である．

【文献】

1) 日本循環器学会. 急性心不全治療ガイドライン (2011年改訂版). http://www.j-circ.or.jp/guideline/pdf/JCS2011_izumi_h.pdf (2016年7月閲覧)
2) Bello NA, Claggett B, Desai AS, et al. Influence of previous heart failure hospitalization on cardiovascular events in patients with reduced and preserved ejection fraction. Circ Heart Fail. 2014; 7: 590-5.
3) Nohria A, Lewis E, Stevenson LW. Medical management of advanced heart failure. JAMA. 2002; 287: 628-40.
4) Nohria A, Tsang SW, Fang JC, et al. Clinical assessment identifies hemodynamic profiles that predict outcomes in patients admitted with heart failure. J Am Coll Cardiol. 2003; 41: 1797-804.
5) Stevenson LW, Perloff JK. The limited reliability of physical signs for estimating hemodynamics in chronic heart failure. JAMA. 1989; 261: 884-8.
6) Thibodeau JT, Turer AT, Gualano SK, et al. Characterization of a novel symptom of advanced heart failure: bendopnea. JACC Heart failure. 2014; 2: 24-31.
7) Burke MA, Katz DH, Beussink L, et al. Prognostic importance of pathophysiologic markers in patients with heart failure and preserved ejection fraction. Circ Heart Fail. 2014; 7: 288-99.
8) Csanady M, Hogye M, Kallai A, et al. Familial dilated cardiomyopathy: a worse prognosis compared with sporadic forms. Br Heart J. 1995; 74: 171-3.
9) Piano MR. Alcoholic cardiomyopathy: incidence, clinical characteristics, and pathophysiology. Chest. 2002; 121: 1638-50.
10) Swain SM, Whaley FS, Ewer MS. Congestive heart failure in patients treated with doxorubicin: a retrospective analysis of three trials. Cancer. 2003; 97: 2869-79.
11) 日本循環器学会. 心臓移植レシピエントの適応. http://www.j-circ.or.jp/hearttp/HTRecCriteria.html (2016年7月閲覧)
12) Fonarow GC, Abraham WT, Albert NM, et al. Factors identified as precipitating hospital admissions for heart failure and clinical outcomes: findings from OPTIMIZE-HF. Arch Intern Med. 2008; 168: 847-54.
13) Tang WHW, Francis GS. Clinical Evaluation of Heart Failure. In: Mann DL, editor. Heart Failure: A companion to Braunwald's heart disease. 2nd ed. Elsevier; 2011. p.511-25.

〈大原貴裕〉

第1章 重症心不全症例のファーストタッチ

2 胸部X線写真，心電図

① 胸部X線の体位は座位か臥位か？
② 胸部X線で肺野の透過性が低くなければ，心不全はなしとして経過観察でいいのか？
③ 心不全治療において心電図（モニター心電図，12誘導心電図）から得られる情報は何か？

問診で心不全の増悪が疑われる症状（労作時息切れ，起坐呼吸，全身倦怠感，浮腫など）があった場合には，心不全の病態（うっ血と心拍出量低下）を裏づける検査所見を求める．胸部X線，心電図検査はほとんどの施設で検査を行うことができ，再現性があるため有用な検査である．

1 胸部X線

胸部X線ではうっ血の有無を評価する．胸部X線検査自体は比較的簡便であるが，「肺野が全体的に暗いので心不全，利尿薬」とは必ずしもならないので注意が必要である．

1. 撮影体位について

心不全増悪が疑われ救急搬送されるような全身状態の悪い患者は，救急室でポータブル装置で胸部X線を撮影することになる．心不全増悪時には，臥位にすると心臓に還流する血液が増加し肺うっ血が増悪するため，臥位よりも座位の方が患者さんは楽であることが多い．臥位になると胸水が全肺野に広がり，肺野全体が暗くなりやすいため，胸水量，肺うっ血の評価が難しくなることがある．座位にすると（臥位からベッドを少し起こすだけでも）胸水が下方に移るため，胸水の有無，量の評価が可能になる．また上中肺野が明るくなるため，肺うっ血の評価がしやすくなる．このため，心不全診断のためには胸部X線は座位あるいは立位での施行が望ましい．ただ立位胸部X線に比し，座位X線では心胸比が拡大されたり，肺血管が拡張された

りして写るため，うっ血が強くみえる傾向にあることは知っておく必要がある．

2. 暗い肺野の評価：うっ血，肺炎

　感染を引き金として心不全が増悪することはしばしば経験する．心不全急性期の胸部X線ではうっ血が強かったり，胸水が多量にたまっていたりしているために，胸部X線だけでは肺野の評価が難しいことがある．そもそも心不全急性期にはポータブル撮影装置でX線を撮ることが多いため，画質が良くないこともあり，肺血管などの詳細な評価が困難であることも多い（図1）．このため，合併している肺炎像の確認が難しくなることがある．よって，膿性の喀痰，発熱，血液検査の炎症所見などにも注意を払って肺炎の合併がないかどうかをみる必要がある．

3. 肺野が明るくても心不全であることがある

　Dashらは左室駆出率が40％未満の有症状の心不全患者において，カテーテル検査の肺動脈楔入圧（PCWP）の重症度を3群に分けて（PCWP＜15mmHg，15〜24mmHg，≧25mmHg），胸部X線の異常所見の出現頻度

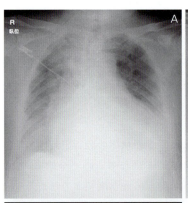
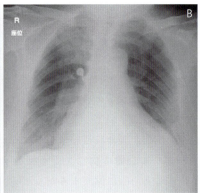
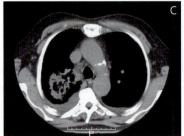

図1 肺炎を合併した心不全

緊急外来を受診し，心不全増悪の診断で利尿薬加療を受けた（A）．その翌日のX線ではうっ血は改善傾向にあったが，右上肺野に浸潤影が明らかになってきた（B）．胸部CT検査も行い，左上肺野の浸潤影は肺炎と診断した（C）．

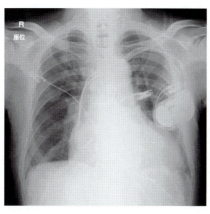
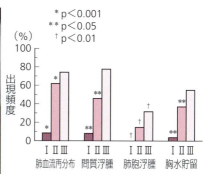

図2 肺うっ血所見が強くない心不全患者

全身倦怠感，起坐呼吸で来られた心不全患者の胸部 X 線である．一見，肺野は明るくうっ血はあまりないようにみえる．本症例は拡張型心筋症患者で当院に年に 2〜3 回繰り返し入院している患者である．カテーテル検査では肺動脈楔入圧や肺動脈圧が高く，低心拍出量はあるものの胸部 X 線では明らかなうっ血は認めていない．

を比較している（図2）[1]．これによると PCWP が高い群では肺うっ血の所見の頻度が高いことは確かであるが，PCWP が最も高い群でも肺うっ血の所見が明らかではない症例もあることが示されている．そのような症例は決して多くはないが，心拍出量が極めて低い重症心不全症例であることもあるため，これまでの胸部 X 線写真，心エコー検査，血液検査（BNP など）との比較をすることで心不全が増悪しているかどうかを判断する必要がある．

2 心電図

心不全増悪時には，交感神経が亢進していたり，電解質異常があったりするために安定期よりも心房細動や心室性不整脈（心室頻拍，心室細動など）が出やすい（図3）．このためまずはモニター心電図を装着し，来院時の心拍数，調律（洞調律か，心房細動か，心室性不整脈かなど）を確認し，その後も持続的に観察する必要がある．

続いて 12 誘導心電図を記録する．起坐呼吸の場合は座位で検査を行う．胸部症状の有無，ST 変化などから，心不全の原因として虚血性心疾患が関与しているかどうかを評価する．広範な領域の急性心筋梗塞，心室頻拍，心

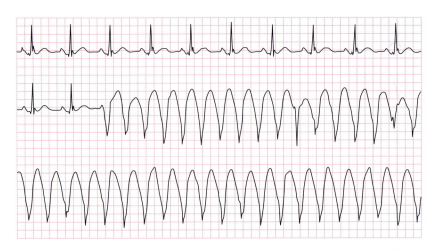

図3 拡張型心筋症患者の心不全増悪時のモニター心電図
直前まで心室性期外収縮はほとんど認めていなくても，心室頻拍は突然始まり，持続することがある．心室頻拍により血行動態が破綻し失神し，この後電気的除細動により回復した．

室細動によるポンプ失調，ショック状態であるときには典型的な狭心症の病歴が得られないことがあるので，12誘導心電図，心エコー検査などにより虚血性心疾患を積極的に検索していく必要がある（図4）．急性心筋梗塞，不安定狭心症が疑われる場合には速やかに冠動脈造影検査，血行再建術（経皮的冠動脈形成術（PCI）の準備をする．

> ❖ **Take home messages**
>
> ①心不全診断の目的の胸部X線の体位は座位がよい．
> ②胸部X線で透過性が低くても，心不全罹患歴が長い症例では極度な心拍出量低下による心不全であることがあり，心不全の有無の診断には注意が必要である．
> ③重症心不全症例，特に非代償期では心室頻拍，心室細動が突然起こることがあり，モニター心電図で常時監視しておく必要がある．心不全増悪（あるいは新規出現）の原因の一つとして心筋虚血があり，12誘導心電図，心エコー検査等で評価する．

2. 胸部X線写真，心電図

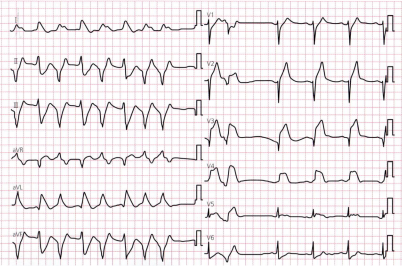

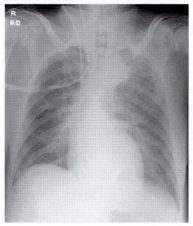

図4 呼吸困難，倦怠感を主訴に来院した患者の心電図

起坐呼吸，倦怠感で救急搬送された患者．心不全増悪を疑わせる症状を訴えたが，心電図で前胸部誘導のST上昇があり，心エコー検査で左室前壁中隔を含む広い領域で壁運動の低下を認めたため，急性心筋梗塞による心不全と診断し，緊急冠動脈造影検査を行ったところ左冠動脈主幹部に90%狭窄を認めた．

【文献】
1) Dash H, Lipton MJ, Chatterjee K, et al. Estimation of pulmonary artery wedge pressure from chest radiograph in patients with chronic congestive cardiomyopathy and ischaemic cardiomyopathy. Br Heart J. 1980; 44: 322-9.

〈長谷川拓也〉

第1章 重症心不全症例のファーストタッチ

3 血液検査から

①重症心不全症例の血液検査は何を目的に行うのか？
②予後を予測する血液検査指標にはどのようなものがあるのか？
③重症心不全重症度，予後予測を簡便に評価できるスコアとは？

　重症心不全症例において評価すべき血液検査指標には様々なものが存在する．またそれら血液検査指標や患者背景に基づいて算出される心不全重症度や予後予測スコアなどの報告もある[1,2]．しかしながら実際に重症心不全症例をファーストタッチとして診療するにあたり，内分泌系等を含めたすべての血液検査項目を測定評価することは現実的に不可能である．まずは一般的に施設内の緊急検査項目のなかで結果が得られる指標を基にして診療することが求められる．

　脳性ナトリウム利尿ペプチド（BNP）は心不全重症度や予後を評価するためには非常に有用な血液検査指標であり，現在では多くの施設で簡易に測定できるため，心不全診療の様々な場面において活用されている．しかし，外来患者では月1回の測定に限られるなどの制限も存在する．一方で心不全とは心機能低下からくる全身の循環不全を基礎とした全身疾患であるため，一般的な採血項目のなかで様々な末梢臓器機能を表す項目が異常値を示し，その数値そのものやその変化が心不全の重症度や予後の判断に有用なことも多い．

　本稿では実際に我々が診療をした重症心不全症例の急性期の血液検査所見，なかでも施設内緊急検査にて測定可能である一般採血検査項目結果を提示する．さらにそれら項目のなかから特に肝障害指標とそれに関連する検査指標について重症心不全の病態との関連を概説し，その所見からどのように症例の治療を行ったか，またその結果としてどのような血液検査所見の変化を示したかを紹介する．

症例 49歳，男性，虚血性心筋疾患

〔病歴〕38歳時，初回の心不全を発症し，前医入院．心エコー上左室拡張末期径（Dd）/収縮末期径（Ds）：69/60mm，左室区出率（LVEF）21%．冠動脈造影検査にて3枝病変を指摘され，それぞれ左前下行枝，回旋枝，右冠動脈に対して冠動脈形成術，ステント留置術を施行した．退院後は前医外来通院となり，心不全に対する薬物療法としてカルベジロールを開始され，漸増した．心不全による入院はなく，安定して経過．

48歳時，発作性心房細動発症．Dd 71mm，LVEF 23%，中等度の僧帽弁閉鎖不全を認めた．その後心不全を発症し，入院．右心カテーテル検査：肺動脈圧（PAP）43/20（29）mmHg，肺動脈楔入圧（PCWP）18mmHg，右房圧（RAP）9mmHg，心拍出量（心係数）［CO（CI）］4.14L/min（2.45L/min/m²）．カルベジロールを10mgに減量し，退院．

49歳時，心不全を発症し，入院．失神を伴う持続性心室頻拍も認めた．カルベジロールのさらなる減量とともに，ドパミン持続点滴，アミオダロン内服開始．約4週間の加療にて心不全，心室頻拍は改善せず，心臓移植適応検討，補助人工心臓装着検討を含めた心不全加療目的に当院紹介となる．

〔転院時現症〕NYHA IV度．Noria分類：Cold & Wet．血圧76/57mmHg，脈拍108回/分，心房細動リズム，168cm，63kg，体表面

表1 転院時血液検査所見

生化学・その他			
TP: 6.3g/dL	Alb: 3.8g/dL	T-Bil: 2.3mg/dL	AST: 350U/L
ALT: 171U/L	ALP: 286U/L	GGT: 98U/L	Ch-E: 172U/L
LDH: 829U/L	CK: 392U/L	T-CHO: 121mg/dL	TG: 40mg/dL
Na: 130mEq/L	K: 5.3mEq/L	Cl: 94mEq/L	BUN: 36mg/dL
Cre: 2.16mg/dL	CRP: 3.11mg/dL	MELD-IX: 23	BNP: 477pg/mL
血算・凝固			
WBC: 14,800/μL	RBC: 3,980,000/μL	Hb: 10.0g/dL	Plt: 234,000/μL
Neutrophil: 79.6%	Lymphocyte: 6.1%	NLR: 13.0	PT-INR: 4.00

積1.72m²,指尖酸素飽和度：97%（酸素，8L/minマスク投与）．意識清明．眼瞼結膜：貧血様，眼球結膜黄疸なし．心音：汎収縮期雑音，III音聴取．呼吸音：清．腹部：平坦，軟．下腿浮腫軽度．
〔心エコー検査〕Dd/Ds 85/80mm, LVEF 10%, 中隔壁厚/後壁厚（IVST/PWT）5/7mm, 左房径45mm, 大動脈弁閉鎖不全：なし，僧帽弁閉鎖不全：軽度，三尖弁閉鎖不全：中等度，右室－右房推定圧較差21mmHg

1 障害指標と心不全

　肝障害指標と心不全との関わりは様々な施設や大規模研究のサブ解析などから様々な報告がある．多くは急性非代償性心不全症例を対象とした研究が多く，いわゆるアメリカ心臓病学会（AHA）のStage Dといわれる重症心不全患者に特化した研究は少ない．しかしながら，重症心不全の病態として一般的である低心拍出や静脈圧の上昇から，肝臓に対しても臓器低灌流やうっ血肝により肝機能障害をきたすであろうことは容易に想像される．

　LVEF 40%以下，NYHA III/IV度の急性非代償性心不全により入院を要した症例を対象にしてトルバプタンの有用性を検討するために行われたEVEREST試験のサブ解析では肝機能指標（liver function test：LFT）としてALB, AST, ALT, ALP, GGT, T-Bilを評価し，それらのベースライン値および入院中の変化とその後の死亡，心不全イベントとの関連を検討した[3]．結果，ALBとT-Bilのベースライン値は総死亡と関連し，入院中のALBの低下，T-Bilの上昇は総死亡および心血管死，心不全入院に関連していた．

　次に急性非代償性心不全の治療ガイドとしての右心カテーテルの有用性を検討したESCAPE試験のサブ解析ではLVEF 30%以下，NYHA IV度で，試験エントリーの6か月以内に1度以上の心不全入院歴のある患者を対象としている[4]．これは先のEVEREST試験に比してより重症度の高い症例を対象としており，T-BilとCre値が評価されている症例を解析対象として，MELD XIスコアを算出し，評価した（詳細後述）．結果としてMELD XIスコア高値群では死亡，再入院，移植の高リスクであった．また本研究では血液検査所見と右心カテーテル検査の関連についても調査しており，T-Bil

の上昇は低心拍出(low cardiac index)と中心静脈圧高値と関連していたと報告している．

2 MELDスコアとは（表2）

　MELDスコアとはModels for End-stage Liver Diseaseの略であり，肝硬変症例において経頸静脈的肝内門脈肝静脈シャント形成術時の予後検討目的に作成された残存肝機能評価指標である．その後肝移植待機中の末期肝硬変症例のリスク，緊急性の評価に使用されている[5]．基本となるStandard MELDスコアはT-Bil, Cre, PT-INRから算出されるスコアであり，同スコアで算出される肝機能スコアが重症心不全患者の予後や，補助人工心臓装着後の予後を予測するといった研究がこれまでに報告されている[6,7]．MELDスコアにはPT-INRがその係数として含まれていることから肝機能障害に伴う血液凝固障害をも反映しており，補助人工心臓装着時に必要な輸血量などとも関連すると報告されている．さらに従来のMELDスコアに加えて，血清ナトリウム値を係数に加えるMELDNaスコアやPT-INRを係数から除くMELD XIスコア，アルブミンを係数に加えるModified MELDスコアなどが存在し，特に重症心不全症例では抗凝固療法をすでに行われている症例が多いため，MELD XIスコアが用いられることが多い．これらMELDスコアのカットオフ値は報告やそれぞれのMELDスコアによって異なるため，詳細は個々の報告を参照してほしい．

3 肝障害指標と心不全血行動態の関連

　上述しているESCAPE試験のサブ解析ではT-Bil値が低心拍出，中心静

表2 MELD score

- Standard MELD score（T-Bil, INR, Cre）
  $=3.78 \times Ln\,(T\text{-}Bil) + 11.2 \times Ln\,(INR) + 9.57 \times Ln\,(Cre) + 6.43$
- MELD score eXclude Inr（MELD-XI Score）（T-Bil, Cre）
  $=5.11 \times Ln\,(T\text{-}Bil) + 11.76 \times Ln\,(Cre) + 9.44$
- MELDNa score
  $=\text{MELD} - 血清\,Na - 0.025 \cdot \text{MELD} \cdot (140 - 血清\,Na) + 140$
- Modified MELD score（Alb, T-Bil, Cre）
  Alb$>4.1 = 11.2 \times (Ln1) + 3.78 \times (LnT\text{-}Bil) + 9.57 \times (LnCre) + 0.643$
  Alb$<4.1 = 11.2 \times (Ln\,[1+(4.1\text{-}alb)]) + 3.78 \times (LnT\text{-}Bil) + 9.57 \times (LnCre) + 0.643$

表3 心不全のタイプによる肝胆道系障害指標の動き

	Low CVP	High CVP
High CI	GGT＝ ALP＝ Bili tot＝ Bili dir＝ AST＝ ALT＝ LDH＝	GGT↑↑ ALP↑ Bili tot↑ Bili dir↑ AST↑ ALT↑ LDH↑
Low CI	GGT＝ ALP＝ Bili tot↑ Bili dir＝ AST↑↑ ALT↑ LDH＝	GGT↑↑ ALP↑ Bili tot↑↑ Bili dir↑↑ AST↑↑ ALT↑↑ LDH↑

(van Deursen VM, et al. J Card Fail. 2010; 16: 84-90)

脈圧高値と関連すると報告しているが，T-Bilを含む様々な肝胆道系障害指標（GGT，ALP，AST，ALT，LDH）と血行動態との関連を解析した研究も存在する[8]．本研究は323人の心不全患者を対象としており，約50％の症例はCVP 8mmHg以下，CI 2.5L/min/m^{2}の低CVP，高CI群で占められているものの，52人（16％）に高CVP，低CIの重症心不全と考えられる症例を含んでいる．この研究ではすべての肝胆道系障害指標は中心静脈圧高値により上昇するが，T-Bil，AST，ALTのみは低心拍出によっても上昇すると報告している（表3）．

4 コリンエステラーゼ（Ch-E）と心不全

コリンエステラーゼは様々なコリンエステルの分解酵素であり，アルブミンと同様に肝臓でのみ合成されるため，肝障害により肝合成能が低下するとその数値は低下する．実際に佐藤らは慢性心不全症例においてコリンエステラーゼは独立した予後予測因子であると報告している[9]．またコリンエステラーゼは栄養指標としても評価される数値であり，将来的に補助人工心臓手術などを控える重症心不全症例に対する栄養状態を評価する目的としても当院では肝機能および栄養状態把握のために積極的に測定し，評価している．

5 血算と心不全

　好中球数の増加およびリンパ球数の低値が心不全，虚血性心疾患や悪性腫瘍など，様々な病態においてその予後を予測することが報告されている．近年重症心不全においても好中球数/リンパ球数比（neutrophil to lymphocyte ratio：NLR）の高値は過剰な生体内での酸化ストレスを表し，重症心不全症例において予後不良を予測すると報告されている[10]．

6 若年重症心不全症例における末梢臓器（肝腎）機能評価の臨床的意義

　肝障害指標やそれに関連する検査指標と重症心不全病態との関連については上記に示す通りであり，心不全重症度とともに予後予測の観点から重要である．しかしながら重症心不全のなかでも心臓移植をその治療手段として考慮できる若年（65歳未満）症例においてさらに重要なことは，その悪化した肝腎機能がうっ血や低心拍出による臓器低灌流によるものであり，循環を改善させることによって可逆性であるかどうかを判断することである．心臓移植の適応条件のなかには非可逆的な肝腎機能障害は心臓移植の絶対禁忌と定められているが，具体的な臨床指標での数値では定められていない．当院施設内心臓移植適応検討での肝腎機能に関連した適応基準を表4に示すが，当院基準では腎機能はクレアチニンクリアランスで30mL/min以下を，肝機能としては慢性に経過するT-Bil 2mg/dL以上の症例については絶対的もしくは相対的禁忌項目として注意を要する．

　可逆性の評価に関してはそれぞれ腎臓内科，肝臓内科専門医の意見書を要

表4

腎機能
絶対的除外条件：強心薬，補助循環を使用してもなおクレアチニンクリアランス<30mL/minの不可逆性腎障害例
相対的除外条件：クレアチニンクリアランス30〜50mL/min
尿検査，腹部超音波，腹部CT，腎血流エコー等を施行し，腎臓内科専門医の診断を要する．

肝機能
相対的除外条件：強心薬，補助循環を使用してもなお慢性に経過する高ビリルビン血症（>2mg/dL）．画像診断上肝硬変を疑い，明らかな肝予備能低下を示す例．肝臓内科専門医の診断を要する．

するが，実際には腎機能は尿所見，尿生化学に加えて腎ドップラーや腹部エコー，CTといった画像所見を総合的に評価することになる．肝機能に関しても通常の血液検査所見に加えて画像所見を合わせ，総合的に評価することになるが，その判断が困難な場合には経静脈的肝生検なども考慮される．また他の診断手法としては，機械的循環補助を含めた様々な心不全治療を積極的に行うことによって，それら末梢臓器機能を示す検査結果が改善することを客観的に示すことである．

7 症例解説

1．症例の臨床経過（図1）

入院時患者はドパミン持続点滴下にてもNYHA IV度の状態であった．心エコーでは著明な低心機能を認めており，血液検査上，肝腎機能障害，低栄養とBNP高値を認めた．転院同日に施行した右心カテーテル検査では著明な中心静脈圧の上昇とともに肺高血圧，低心拍出を認めており［PAP 52/32mmHg，RAP 18mmHg，PCWP 32mmHg，CO（CI）2.71L/min（1.59L/min/m²）］，採血結果と合わせ，組織低灌流による多臓器障害を合併

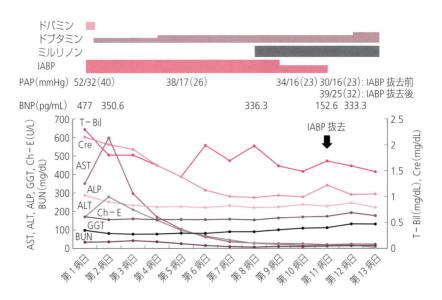

図1 臨床経過

していると判断し，大動脈内バルーンパンピング（IABP）を装着した．IABP装着およびドパミンからドブタミンへの切り替え，フロセミド注射薬の使用により肝腎機能指標はいずれも低下した．第6病日にT-Bilの再上昇を認めたため，体液量のさらなる減少目的にフロセミド注射薬投与を増量するとともに第8病日より心拍出量増加を期待しミルリノン持続点滴を開始した．第9病日よりT-Bilは再度低下し，他の血液検査指標いずれも改善傾向を示した．第9病日よりIABP補助は1：2に減じたが，自覚症状，身体所見，血液検査所見いずれも悪化傾向なく，第11病日にIABPを抜去した．

本症例はIABP抜去後に内服薬の調整を行い，強心薬からの離脱を図るも困難であったため，患者および家族にこれ以上の予後改善のためには心臓移植以外に治療手段がないことを説明した．その後，患者，家族ともに心臓移植治療を受けることに同意したため，諸検査を行い，転院2か月後に心臓移植適応が承認され，臓器移植ネットワークに心臓移植希望患者として登録した．さらには転院2か月半後に植込型補助人工心臓を装着した．

2. 症例のまとめ

本症例は転院時，肝腎機能障害を認めており，身体所見も合わせ，低心拍出，中心静脈圧高値が予測されたため，転院同日に右心カテーテル検査を施行した．結果はCI 1.59L/min/m²，RAP 18mmHgと著明な低心拍出，中心静脈圧高値を呈していたため，IABPを装着し，加療を継続した．また転院時の血液検査結果は肝腎機能について当院での心臓移植適応の禁忌事項に抵触するレベルであり，転院時点では心臓移植適応が承認されるかどうかは不明な状態であった．IABP装着後の治療経過については肝腎機能の検査所見の改善が治療有効性の良好なガイドとなり，適切に心不全管理を行うことが可能であった．転院時のMELD-XIスコアでは23と予後不良を示唆する所見であったが（参考文献5では12をカットオフ値としている），IABP離脱2日後の数値では12まで低下していた．しかしながら改善後の数値でも，12とボーダーラインであり，強心薬持続点滴に依存していることから考えても，これ以上の改善は望めないと判断した．本症例はその後心臓移植適応取得を経て，補助人工心臓装着へと至ったが，強心薬持続点滴にも関わらず，T-Bilは1.5から2.0mg/dL前後を，Creも1.0から1.5mg/dL前後を推移していた．そのためMELD-XIスコアも12以上で推移しており，予後不良症例であった．Ch-Eに関しても150から170 U/L前後を推移しており，

食事摂取は比較的良好であったが，潜在的な肝合成能低下は持続していた．補助人工心臓装着直前の状態は INTERMACS の重症度分類では profile 3 ではあったが，容易に profile 2 となりうる状態であり，安定した状態で VAD を装着する限界であったと考えられた．また転院時の血液検査所見では肝腎機能障害が心臓移植の禁忌となる程度に認められたが，IABP を含めた心不全治療により改善を示したため，移植適応検討時にそれら肝腎機能が問題となることはなかった．

まとめ

重症心不全症例のファーストタッチにおいてみるべき血液検査所見について，おもに肝機能障害指標とそれに関連する指標について概説した．心不全は心機能低下，循環不全からくる全身疾患であり，様々な末梢臓器に影響を及ぼし，その血液検査所見は変動する．それら臓器の代表として肝腎機能を中心に評価することが多いが，それら検査所見の動きが実際の心不全血行動態をどのように反映しているのかを考えながら心不全治療を行うべきである．

❖ Take home messages

① 重症心不全症例の血液検査は初診時の全身状態（心不全による末梢臓器障害の程度）の評価とともに，症例の予後を予測するために行う．
② 様々な肝障害指標，腎障害指標それぞれが予後を予測するとの報告がある．
③ MELD スコアは比較的簡便測定できる予後予測モデルとして近年重症心不全領域での報告が多い．同スコアは重症心不全症例のその後の補助人工心臓や移植後の予後も予測すると報告されており，重症心不全診療の様々な場面で応用できる．

【文献】

1) SEATTLE HEART FAILURE MODEL.
   https://depts.washington.edu/shfm/index.php
2) Heart Failure Risk Calculator.
   http://www.heartfailurerisk.org/
3) Ambrosy AP, Vaduganathan M, Huffman MD, et al; EVEREST trial investigators. Clinical course and predictive value of liver function tests in patients hospitalized for worsening heart failure with reduced ejection fraction: an analysis of the EVEREST trial. Eur J Heart Fail. 2012; 14: 302-11.
4) Scholfield M, Schabath MB, Guglin M. Longitudinal trends, hemodynamic profiles, and prognostic value of abnormal liver function tests in patients with acute decompensated heart failure: an analysis of the ESCAPE trial. J Card Fail. 2014; 20: 476-84.
5) Malinchoc M, Kamath PS, Gordon FD, et al. A model to predict poor survival in patients undergoing transjugular intrahepatic portosystemic shunts. Hepatology. 2000; 31: 864-71.
6) Kim MS, Kato TS, Farr M, et al. Hepatic dysfunction in ambulatory patients with heart failure: application of the MELD scoring system for outcome prediction. J Am Coll Cardiol. 2013; 61: 2253-61.
7) Yang JA, Kato TS, Shulman BP, et al. Liver dysfunction as a predictor of outcomes in patients with advanced heart failure requiring ventricular assist device support: Use of the Model of End-stage Liver Disease (MELD) and MELD eXcluding INR (MELD-XI) scoring system. J Heart Lung Transplant. 2012; 31: 601-10.
8) van Deursen VM, Damman K, Hillege HL, et al. Abnormal liver function in relation to hemodynamic profile in heart failure patients. J Card Fail. 2010; 16: 84-90.
9) Sato T, Yamauchi H, Suzuki S, et al. Serum cholinesterase is an important prognostic factor in chronic heart failure. Heart Vessels. 2015; 30: 204-10.
10) Benites-Zapata VA, Hernandez AV, Nagarajan V, et al. Usefulness of neutrophil-to-lymphocyte ratio in risk stratification of patients with advanced heart failure. Am J Cardiol. 2015; 115: 57-61.

〈瀬口 理〉

第1章 重症心不全症例のファーストタッチ

4 心エコーから

① 左室拡張能の一番良い指標は？
② 右室機能の指標は？
③ 左房機能は？
④ 血管内ボリュームの評価は？

　心エコー法は，非侵襲的であり，重症心不全患者であってもベッドサイドで繰り返し施行可能である．幸いなことに，我が国では，心エコーの保険点数はリーズナブルであり，多くの施設で必要に応じて自由に施行できる環境にあることは，欧米と比較して日本の心不全診療の質が高い要因の一つと考えられる．このアドバンテージを最大限に活かすためには，心エコー情報を読み取る知識が必要である．

1 心機能評価

1. 左室収縮能の評価

　左室駆出率（EF）は，前負荷，後負荷の影響をいくらか受けるが，最も利用されている収縮性の指標である．正常範囲は50％以上で，心エコーで求めるLVEFは，約5％程度の誤差を含むことから，目視による推定EFは，"visual EF 40-45％"と表現する．EFは40％を下回ると死亡率は，非線形的に急上昇する[1]．収縮性心不全の臨床研究では，EF 35％以下を収縮性低下の基準とすることが多い．

　左室拡張末期径（Dd）拡大（日本人では55mm以上）は，徐脈がなければ心機能の低下や有意な弁逆流（僧帽弁逆流・大動脈弁逆流）を疑う．左室収縮末期径（Ds）の拡大（40mm以上）は弁逆流の有無に関わらず，収縮能の低下を意味する．心エコー装置には，Teichholz法で計算されたEFが自動表示されるが（Teichと略される），参考にはならない．

　また，心内膜をトレースして求めた左室容積は，心不全診療で治療効果の

有効性の判定に用いられるが，心臓 MRI や心筋シンチで算出された左室容積と比較すると，経胸壁心エコー法では真の心尖部を描出しにくいことや乳頭筋などが原因で，その計測値はやや小さい．

2. 左室拡張能の評価

僧帽弁流入波形が，今日でも拡張期の血行動態評価に用いられている（図1）．僧帽弁流入波形は洞調律であれば拡張早期波（E 波）と心房収縮波（A 波）の2峰性であり，頻脈や伝導障害例では，しばしば1峰性となる．E 波は，僧帽弁開放直後の左房–左室間圧較差を反映し，血液の急速流入にともなって左室圧が上昇し，左房–左室間圧較差が減少する期間が，E 波減速時間（deceleration time＝DcT）である．心不全が重症となると，左室弛緩障害に加えて，左室 stiffness の影響が強くなるため，弛緩異常の状態からは，E 波は次第に増高し，延長していた DcT は短縮を始める（図1）．偽正常化といわれるこの移行期を正常拡張性と区別するには，組織ドプラ法を用いて，僧帽弁輪の拡張早期移動速度（e'）を計測するのが簡便である．心尖部アプローチから四腔断面像で中隔 e'＜8cm/s（側壁では一般的に動きが大きく e'＜10cm/s）では拡張障害が存在するとされる[2]．バルサルバ手技によるパターンの変化も，重症度診断の参考となる．

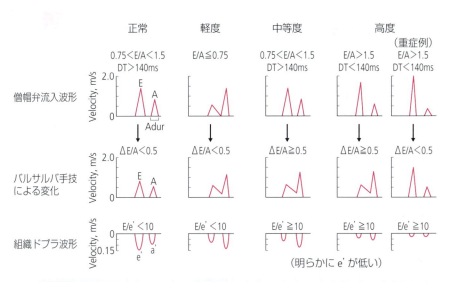

図1 拡張機能評価における，僧帽弁流入波形，バルサルバ手技による変化と組織ドプラ波形のパターン

また，急速充満期の左室内血流伝搬速度 flow propagation velocity（Vp）も有名な指標である．まず僧帽弁口から左室内への流入血流を，心尖部アプローチでカラーMモードドプラ法を用いて記録する．ベースラインシフトを使って，左室急速流入血流内に折り返し領域を作成し，その最早期部分（あるいは最高速度部分）の傾きを計測する．45cm/s 未満では，拡張障害の存在は明らかである．

3. 心拍出量の評価

心拍出量は，左室流出路径とパルスドプラ法による流出路波形面積（velocity-time integral：VTI），心拍数から計算可能であるが，左室流出路径が楕円型であるために，一般に過小評価される．簡易的に VTI 値のみを用いて判断する場合もあるが（16cm 以上は正常で，10cm 未満は低心拍出の状態），その際 VTI 値は心拍数やドプラ入射角，サンプルボリュームの位置に影響を受けることに留意する必要がある．

4. 右室機能の評価

右室機能は長期予後や運動耐容能と関連するが，右室の駆出率を心エコー法で正確に計測するためには，3D 心エコー法を用いる必要がある．実際には，心尖部四腔像での右室面積の変化率（％Fractional area change：％FAC）が用いられる（正常は 46±7％）．

三尖弁輪収縮期移動距離（tricuspid annular plane systolic excursion：TAPSE）は，右室の主として長軸方向の収縮機能を反映するが，ASE のガイドラインでは，TAPSE＜16mm は，異常とされている[2]．拡張型心筋症でも，TAPSE 低値は予後不良を意味するが，さらに右室収縮期圧で補正した TAPSE/RVSP を用いると，0.35mm/mmHg 以下で，特に予後不良である[3]．

2D ストレインは，心筋から反射する信号の干渉によって生じる粒状の模様を自動認識，追跡して局所心筋の圧縮・伸展を計算する技術で，自動計算により長軸方向のストレイン，あるいはその時間微分値であるストレインレートを用いて，右室機能を評価する試みが行われている．

5. 左房機能

心不全患者では，心拍出量維持のため，初期には左房ブースターポンプ機能の亢進がみられるが，重症となるとやがて代償機構が破綻し，左房ポンプ機能は低下する．ブースターポンプ機能としては，A や a' が参考になる．ストレインレートを用いると左房の拡張機能などを評価することができる

が，臨床応用には至っていない．

　最も一般的な左房機能指標は，最大左房容積であり，左室拡張機能の指標でもある．心不全症例では，左房容積を体表面積で補正した左房容積係数が，$10mL/m^2$ 増加するごとに，22％死亡率が増加するといわれている[4]．巨大左房では，心房壁のコンプライアンス低下によりわずかな血液流入でも心房内圧はたやすく上昇するような状態にあり，さらに弁輪拡大からの機能性の房室弁逆流が加わるようになると，ますます予後が悪化すると考えられる．

2 急性心不全での心エコー検査

1. 壁運動異常
　胸部症状を訴える場合には特に局所壁運動異常の評価が重要であり，慌てずに複数方向から確認する．びまん性の壁運動低下がある場合には，局所の壁運動異常を指摘するのは困難であるが，収縮期の内方運動異常ではなく，拡張早期に外方運動が遅れる様子や，心周期を通じての周囲との変曲点の有無，対側との壁厚変化の差に注目して評価する．心サルコイドーシスでは心室中隔の基部以外にも無収縮の部分や瘤が観察されることがある．その他にも，大動脈弁狭窄や肺塞栓症の可能性についても注意する．

2. 肺うっ血
　肺うっ血が存在する場合，側胸部より肺野をエコーで観察すると，胸膜より伸びる高エコー像（コメットテールサイン）が3本以上認められるが，まぎらわしい場合も多く，聴診や胸部X線写真の所見のほうが確実である．

　下大静脈径より右房圧の推定は，下大静脈径＜21mmで呼吸性変動＞50％の場合はeRAP＝3mmHg，下大静脈径＞21mmで呼吸性変動＜50％の場合はeRAP＝15mmHg，これに当てはまらない場合はeRAP＝8mmHg位と推定される[2]．これは，海外の報告であるので，日本人では下大静脈径は17mm位が妥当かもしれない．下大静脈が明らかに拡大し，呼吸性変動が乏しければ，血管内の容量負荷が考えられ，下大静脈が虚脱している場合は血管内脱水であり，前負荷不足である可能性もある．まれに，長期間重症三尖弁逆流が存在する場合など，下大静脈が拡張し呼吸性変動が乏しいにも関わらず中心静脈圧が低い場合があるので，大腿静脈や頸静脈でも確認する．病態がよくわからない場合には，エコー所見にこだわらず，カテーテルで圧

を実測することも大切である．

最後に

心エコー法は，重症心不全の診療には不可欠のツールであり，病態を把握するには，何より自らの手でプローブを握ることが重要である．

> ❖ **Take home messages**
>
> ①随時の拡張能は，僧帽弁流入波形（E 波，A 波）や組織ドプラによる弁輪速度（e'）が病態をよく表しており，安定した指標としては，左房容積がある．この他にも急速充満期の左室内血流伝搬速度 Vp が有名である．拘束型パターンでは，バルサルバ手技により，変化するかを確認する．
>
> ②右室面積変化率（%FAC）あるいは，三尖弁輪収縮期移動距離（TAPSE）が用いられる．右室のストレインも有望である．右室機能は，心不全の予後に影響を与えるので，その評価は重要である．
>
> ③左房機能の評価として，左房容積（体表面積で補正した左房容積係数）が一般的に用いられるが，ブースターポンプ機能としては，A や a' が参考になる．巨大左房では，心房のリモデリングに加え，機能性の房室弁逆流も発生しやすくなり，予後不良である．
>
> ④下大静脈径＜21mm で呼吸性変動＞50％の場合は eRAP＝3mmHg，下大静脈径＞21mm で呼吸性変動＜50％の場合は eRAP＝15mmHg，これに当てはまらない場合は eRAP＝8mmHg 位と推定されるが，日本人では下大静脈径は 17mm 位が妥当かもしれない．

【文献】

1) Curtis JP, Sokol SI, Wang Y, et al. The association of left ventricular ejection fraction, mortality, and cause of death in stable outpatients with heart failure. J Am Coll Cardiol. 2003; 42: 736-42.
2) Nagueh SF, Appleton CP, Gillebert TC, et al. Recommendations for the evaluation of left ventricular diastolic function by echocardiography. J Am Soc Echocardiogr. 2009; 22: 107-33.
3) Guazzi M, Bandera F, Pelissero G, et al. Tricuspid annular plane systolic excursion and pulmonary arterial systolic pressure relationship in heart failure: an index of right ventricular contractile function and prognosis. Am J Physiol Heart Circ Physiol. 2013; 305: H1373-81.
4) Ramu B, Elwan AM, Coleman CI, et al. The Association Between Baseline Left Atrial Volume Index and All-Cause Mortality in Patients with Heart Failure: A Meta-Analysis. Conn Med. 2015; 79: 469-75.

〈神崎秀明〉

第1章 重症心不全症例のファーストタッチ

5 スワンガンツを入れる判断

> **問題提起！**
> - スワンガンツ検査の検査情報は血行動態評価の上で有用である．しかし近年の多くのエビデンスは右心カテーテル留置による血行動態のモニタリングについては懐疑的である．どのような症例にスワンガンツによる評価を試みるべきであろうか？

　スワンガンツ検査では右房，右室，肺動脈，肺動脈圧，心拍出量などを正確に評価できることが検査の意義としてあげられる．また右心カテーテル検査上は混合静脈血の酸素飽和度は一つの目安となり，混合静脈血酸素飽和度は肺動脈酸素飽和度と等しく，全身を循環されてきた最も酸素飽和度の低い血流の酸素飽和度を意味する．すなわち低心拍出・組織低灌流状態では低下がみられる．さらに経時的な変化を評価することで患者の血行動態の推移を知ることが可能となる．

　ただし近年の多くのエビデンスは右心カテーテル留置による血行動態のモニタリングについては有効性を示していない[1]．また右心カテーテルモニタリング下の心不全治療を行っても非モニタリング群と比較して予後は改善しない一方，カテーテル検査に伴う合併症は増加したとの報告もある[2]．日本循環器学会のガイドラインでは通常の治療反応性の評価を目的とした右心カテーテル評価はクラス2，レベルCである．さらに心エコーの進歩やBNP等のバイオマーカの評価により血行動態の推定が可能となりつつある．したがって実施の機会も減っていると思われる．

　ではどのような症例にスワンガンツによる評価を試みるべきであろうか？つまりそれは体液量の評価や治療選択が短・中期的な予後に及ぼす影響が高い症例が第一にはあげられるであろう．

　具体的には①補助循環を要する心原性ショック，②強心薬や血管拡張薬の投与が必要な重症心不全症例，③血管抵抗に影響を与える左室因子以外の影響が考えられる症例（敗血症・肺高血圧症の原因検索が必要な症例など），

④右室梗塞症例，⑤至適な前負荷の調節が困難な重症心不全症例などがあげられる．

また右心カテーテル自体の合併症（感染症など）も前述の報告では無視できる数値ではなく必要以上にはスワンガンツカテーテルを留置しないこと（ワンポイントの血行動態評価にとどめること）も管理のコツであろう．

実際の症例でスワンガンツカテーテルの評価が治療の指標として有効であった点について説明を加えたい．

症例　50歳代前半の男性

他院にて4年ほど前に心不全入院歴あり，病理組織診断も含め拡張型心筋症と診断．当時，左室拡張末期径/収縮末期径　LVDd/Ds 69/63mm．今回は呼吸苦，胸部違和感などの症状が悪化し他院へ入院．LVDd/Ds　93/80mm，EF 15%程度へ悪化していた．また非持続性心室頻拍を伴うことから当センターへ紹介を受け今回入院となった．

〔身体所見〕身長170cm台後半，体重80kg台前半，血圧70/49mmHg，脈拍85bpm，呼吸数12/min，体温36.2℃，入院時NYHA III，意識レベル清明，起坐呼吸（−），頸静脈怒張（＋）　心音 S1→S2→S3＋S4 −，雑音 systolic murmur at 4LSB（Levine III/VI），呼吸音：清，肝腫大−，肝頸静脈逆流＋，四肢浮腫−，四肢冷感−，食欲不振＋，交互脈−

〔胸部X線〕CTR 60%，肺血管陰影の拡大

〔ECG〕HR 80/min，洞調律＋PVC，poor r progression in V_{1-4}，QRS＝150msec
Left axis deviation

〔心エコー〕LVDd/Ds 89/80mm，LVEF 23%，IVS/PW 6/7mm．MR severe，LAVi 111mL/m^2，TRPG 43mmHg，TMF E/A 120/46cm/s

〔入院後経過〕転院時に低灌流所見は認めず，一方NSVTが頻発していたため，まず不整脈のコントロールを行った上で病態安定後に各種検査を行い，移植適応を検討する方針とした．アミオダロン静注の開始とビソプロロール少量で投与を開始した．心電図モニター上，心室性不整脈は著明に減少し治療は奏功したかに思えた．

表1 血行動態評価

条件	第11病日 room air	第20病日 DOB 3γ, NC O$_2$ 2L/min
Ao (mmHg)	82/60 (67)	74/46 (54)
LVEDP (mmHg)	22	
PCWP (mmHg)	27	13
PA (mmHg)	48/36 (40)	26/14 (18)
RV (mmHg)	44/〜8	27/〜4
RAP (mmHg)	10	3
SVR (dyne/sec/cm^{-5})	1104	726
PVR (dyne/sec/cm^{-5})	271	71
HR (bpm)	84	64
SvO$_2$ (%)	59	75

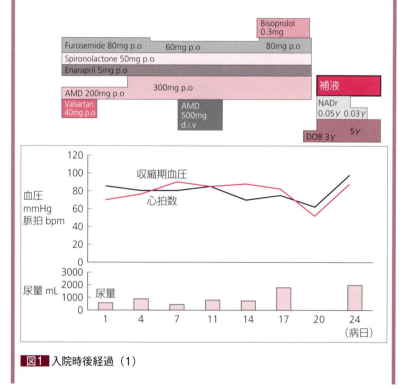

図1 入院時後経過（1）

5. スワンガンツを入れる判断

【最初の急変】しかし開始後6日目（26病日付近）より，夜間の咳嗽，脈圧の低下，低Na血症等の〔低灌流所見が出現〕，ドブタミン（DOB）3γで投与開始．ドブタミン3γ投与下で右心カテーテル検査を実施した．酸素投与下や三尖弁逆流であり心拍出量については正確な評価を行えず，圧評価を中心に行った（表1）．カテーテル所見からRA圧の低下を認めておりCVPモニター下に補液，ドブタミンの増量を行うも収縮期血圧60mmHg台のショックバイタルでありノルアドレナリン（NADr）の投与を開始，補液も継続，その後症状や血行動態は安定し尿量も増加した（経過図1参照）．このまま1週間ほど病態は安定した．

〔2度目の急変〕病状安定していたためカテコラミンの減量を開始した．ドブタミン5γから4γへ減量．さらに4日ほど経過観察し3γへ減量した．翌日尿量低下していたため利尿薬の静脈注射を行った．しかし，さらに翌日には無尿となり収縮期血圧は80mmHg台から60mmHg台へ低下した．強心薬としてオルプリノン（Olp）0.1γの

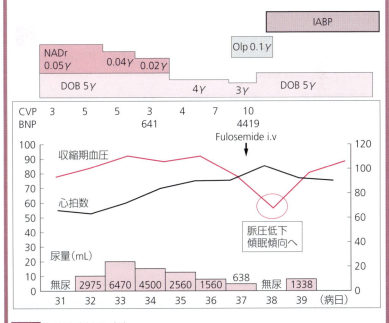

図2 入院時後経過（2）

表2 急変時の血行動態

	5月31日	6月11日	6月18日 急変前	6月18日 急変後
RA	10	3		3
PCWP (mean)	27	13		10
RV (sys)	44	27		37
RV (EDP)	8	4		5
PA (mean)	40	18	右心カテデータ（−）	25
Ao (sys)	82	74		54
Ao (dia)	60	46		25
CO	5.5	5.7		−
CI	2.8	2.9		−
SVR	1104	726		−
PVR	271	71		−

投与を追加するも効果なく，次第に倦怠感が増強，血液検査上，肝機能，腎機能の悪化等多臓器不全の状態になりつつあり，カテーテル室にて緊急カテーテル検査を実施した．右心カテーテル検査の状況を示す（表2）．また血行動態維持のため，IABPを挿入し補助循環サポート下に心不全管理を行った．

〔その後の経過〕その後も低心機能によりIABPからの離脱は困難であった．院内移植検討会等の諸手続を経て，体外補助人工心臓装着となった．

〔考察〕本症例では入院中に2回の心不全の非代償化を経験した．初回の急変では右心カテーテル検査のデータをもとに適切な補液や強心薬の管理によって対応し得た．しかし，2回目の急変の状態では右心カテーテル検査の情報がなく強心薬投与やボリューム管理のメルクマールがなかった．結果的にはRA圧は前回と比して低い値であり，血管拡張作用のあるPDE3阻害剤の投与が効果は期待し難い状況であろう．スワンガンツカテーテルを長期留置することがデメリットとなり得る可能性もあるが，本症例のような重症心不全患者では治療判断のタイミングを選びワンポイント，もしくは短期間の留置で血行動態

の把握を行うことが有益である場面にも遭遇する．

　なお本症例は本稿執筆より7年以上前の症例であり，現在と補助人工心臓や移植を取り巻く状況が大きく異なっていることにご注意頂きたい．現在であればもっと早期の段階で移植適応等について検討するとともに補助人工装着までの治療計画を移植専門医と連携してマネージメントする必要があろう．しかしながら心不全患者のマネージメントの一環としての右心カテーテル検査の意義を考える上で本症例の経験は貴重であるため寄稿した．

Take home messages

- 治療の選択や体液量管理が短期・中期予後に影響を及ぼすことが予想される重症心不全患者については，躊躇なく右心カテーテル検査を実施する．

【文献】

1) Nohria A, Hasselblad V, Stebbins A, et al. Cardiorenal interactions: Insights from the escape trial. J Am Coll Cardiol. 2008; 51: 1268-74.
2) Binanay C, Califf RM, Hasselblad V, et al. Evaluation study of congestive heart failure and pulmonary artery catheterization effectiveness: The escape trial. JAMA. 2005; 294: 1625-33.

〈髙濱博幸〉

第1章 重症心不全症例のファーストタッチ

6 初期治療のトリアージ

問題提起!
① ファーストタッチで，直ちに介入すべき症例とは？
② 初期トリアージに有用なツールとは？
③ トリアージ段階から使用可能な予後予測ツールとは？

　急性心不全は入院を要さない軽微なものから，時には心原性ショックや心停止に至る重症例まで多岐にわたる．急性心不全の初期治療の目標は，可能な限り早期に血行動態を改善し，症状，症候の安定を得ることである．そのためには，病態や発症機転，血行動態，重症度を正確に把握し，最適な治療を選択することがきわめて重要である．

　しかしながら，刻一刻と状況が変化するERでは，収集可能な情報および所見は限られており，その限られた情報から適切に初期治療方針を決断する必要がある．本稿では，治療を急がねばならない症例をトリアージするポイント，必要な評価ツール，さらには予後リスクの層別化まで概説する．

1 ファーストタッチで，直ちに介入すべき症例とは？

　急性心不全症例へのファーストタッチでまず考えるべきポイントは，
1) 生命危機的な呼吸不全や血行動態の破綻がないか
2) 基礎疾患および増悪因子は何か（特に急性冠症候群の関与）
である．
　すなわち，以下のような緊急治療を要する症例を直ちにトリアージしなければならない．
- 急性心原性肺水腫
- 低心拍出状態
- 心原性ショック
- 急性冠症候群

　これらの症例を来院時の問診，身体所見やバイタルサイン，血液ガス分

析，そして心電図所見から判別していくことが必要であるが，それぞれに特徴的な所見をハイライトしてみると，

- 急性心原性肺水腫：急激発症，全身冷汗，著明な低酸素，湿性ラ音を伴う喘鳴，しばしば収縮期血圧は 180mmHg を超える，意識障害を伴う症例では高 CO_2 血症，呼吸性アシドーシスなど
- 低心拍出状態：緩徐な発症，呼吸困難よりも倦怠感が強い，顔面蒼白，尿量の低下，四肢冷感，重症例では代謝性アシドーシスなど
- 心原性ショック：収縮期血圧＜90mmHg，四肢冷感，頸静脈怒張など
- 急性冠症候群：12 誘導心電図で冠動脈の発作で説明可能な ST 変化と心筋逸脱酵素の上昇など

しかしながら，必ずしも経験豊富な循環器専門医が初期加療に当たれるとは限らないため，より平易で簡便なツールが必要となる．本稿では初期トリアージに有用な 2 つのツール（分類）を紹介する．

2 初期トリアージに有用なツールとは？

1. Clinical Scenario（CS）分類

Mebazza，Gheorghiade らは急性心不全において，来院時収縮期血圧からその主たる病態を分類し，治療方針を決定する，クリニカルシナリオの概念を提唱した[1,2]．収縮期血圧による大雑把な分類ではあるものの，患者背景を十分に把握できていない超急性期から迅速で病態に適合した治療を開始す

	CS1	CS2	CS3
	収縮期血圧 ＞140mmHg	収縮期血圧 100－140mmHg	収縮期血圧 ＜100mmHg
病態	・急激に発症 ・びまん性肺水腫 ・全身浮腫は軽度	・徐々に発症 ・体重増加を伴う ・主病態は全身浮腫 ・肺水腫は軽度	・急激 or 徐々に発症 ・主病態は低灌流 ・全身浮腫や肺水腫は軽度
CS4: ACS（心筋梗塞＋不安定狭心症）に伴う心不全 → 早期の冠動脈インターベンション CS5: 右心不全			

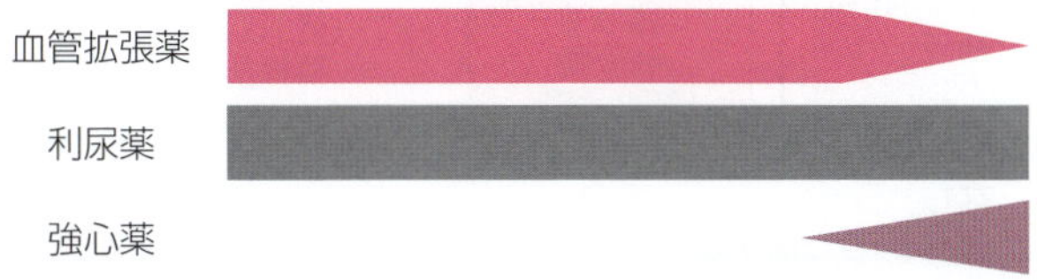

図1 Clinical Scenario 分類による病態の把握と初期治療方針の決定

ることが可能である．

　すなわち，心原性ショックでない症例には可能な限り血管拡張薬と利尿薬での治療を早期に開始し，収縮期血圧が100mmHg未満となるような症例には強心薬を考慮するというものである．さらに，病態の概念が異なる急性冠症候群と右心不全は別分類として扱われており，急性冠症候群に対しては早期の血行再建が適応となる．

2. Nohria-Stevenson 分類（図2）

　Nohria, Stevensonらは心不全患者に対して自覚症状および身体所見から，臓器低灌流とうっ血の有無により心不全を4つのサブセットに分類することにより，予後リスクの層別化を可能にしたが[3]，この分類は初期治療のガイドにも使用できる．4つのサブセットのうち，うっ血，低灌流所見双方を認める（Wet and Cold）症例はいずれも認めない（Dry and Warm）症例と比較して約4倍の死亡リスクとされており，しばしば強心薬の使用が適応となる症例群である．

　これらのツールを組み合わせることで，急性心不全症例に対するトリアージ，そして初期治療方針の決定を迅速に行えるはずである．もちろん，すべての症例で適切な呼吸管理〔酸素療法，非侵襲的陽圧換気（NIV），侵襲的換気など〕は必須であることを強調しておく．

　上記を踏まえて，実際の症例に当てはめて考えてみたい．

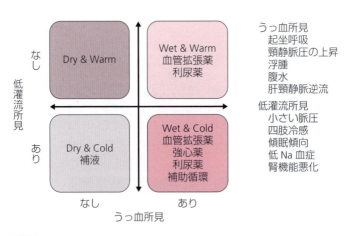

図2 Nohria-Stevenson 分類

> **症例 1** 糖尿病と高血圧の既往がある 45 歳男性，初発の心不全で緊急搬送

〔病歴〕意識清明，入院時血圧は 169/115mmHg，下腿浮腫は認めないが，呼吸困難感が強く，頸静脈怒張，胸部 X 線上肺血管陰影増強を認めており，また四肢末梢は温かく，乳酸値の上昇や腎機能増悪も認めなかった．心電図上 V1-6 で ST 上昇を認め，CS4，Wet and Warm の急性心不全と診断した．**急性冠症候群（ST 上昇型）による急性心不全**であり，NIV を装着し，直ちにカテーテル室へ移動し，緊急冠動脈造影検査の結果，左前下行枝近位部の完全閉塞を認め，カテーテルインターベンションを施行した．同時に血管拡張薬と利尿薬による治療も開始し，初期加療への反応は良好であった．

〔ポイント〕
- 特に緊急治療を要する症例である
- 急性冠症候群の合併を直ちに診断→緊急カテーテル
- Wet and Warm の急性心不全に対する加療開始

> **症例 2** 拡張型心筋症で入退院を繰り返している 78 歳男性

〔病歴〕意識清明，呼吸困難感と食欲低下，強い全身倦怠感を主訴に来院した．来院時血圧は 86/56mmHg，両側胸水貯留，下腿浮腫，四肢末梢冷感および腎機能増悪を認め，CS3，Wet & Cold の急性心不全と診断した．**低心拍出状態**と考えられ，酸素投与を開始するとともに強心薬の使用を開始し，自覚症状の改善と尿量の増加が得られた．

〔ポイント〕
- 緊急治療を要する症例である
- 低心拍出状態であることを早期に判断
- Wet and Cold の急性心不全に対する加療開始（強心薬考慮）

> **症例 3** 維持透析中の 54 歳男性,突然の呼吸困難で緊急搬送
>
> 〔病歴〕やや傾眠傾向.来院時血圧は 220/108,脈拍数 110,呼吸回数 40 回,SpO_2 80%(10L リザーバーマスク),喘鳴著明,頸静脈怒張,両側肺野湿性ラ音および Wheezing,両側下腿浮腫あり,四肢末梢冷感なし,動脈血液ガス分析:pH 7.23,PCO_2 62.5Torr,PO_2 47.1 Torr,HCO_3 20.5,と混合性アシドーシスを認め,CS1,Wet and Warm の急性心不全(急性心原性肺水腫)と診断し,直ちに NIV を装着し,血管拡張薬および利尿薬の投与を開始し,治療への反応も良好で,翌日に NIV を離脱し,その後内服薬へ移行した.
>
> 〔ポイント〕
> - 特に緊急治療を要する症例
> - CS1,Wet and Warm の急性心不全に対する加療開始(特に NIV 装着を急ぐ)

急性心不全症例のうち,緊急治療を急ぐべき「重症心不全」像のイメージは上記のとおりであるが,もちろん,心不全加療は ER のみでは完結しないため,どのような症例が「真の重症心不全」,すなわち,予後不良群であるかの評価を行い,予後を見据えた診療(死亡率がきわめて高い症例に対するデバイス治療や緩和医療などの考慮)を行ってゆく必要がある.

3 トリアージ段階から使用可能な予後予測ツールとは?

1. ADHERE Risk Tool(図 3)

2001 年から 2006 年に米国で行われた,16 万例を超える急性心不全症例が登録された大規模レジストリ研究である,Acute Decompensated Heart Failure National Registry(ADHERE)研究[4]から構築された予後予測モデルである[5].このモデルでは,様々な入院時因子のうち,最も強力な院内死亡の予後予測因子であった,

- 尿素窒素(BUN)≧43mg/dL
- 血清クレアチニン Cr ≧2.75mg/dL
- 収縮期血圧<115mmHg

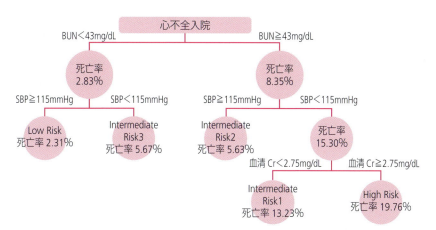

図3 ADHERE Risk Tool
(Fonarow GC, et al. JAMA. 2005; 293: 572-80[5]) を参考に作成)

の3因子により，急性心不全症例を死亡率別に High risk，Intermediate Risk 1, Intermediate Risk 2, Intermediate Risk 3, Low Risk の5群に層別化している．

2. OPTIMIZE-HF Risk-prediction Nomogram（図4）

2003年から2004年までに米国で行われた，約5万例の急性心不全症例が登録された大規模レジストリ研究である，Organized Program to Initiate Life-saving Treatment in Hospitalized Patients with Heart Failure（OPTIMIZE-HF）から構築された予後予測モデルである．退院後60〜90日の死亡もしくは心不全増悪[6]のモデルがあり，予後リスクを点数化して把握できる．

具体例を挙げて解説する．

症例4 糖尿病と腎不全の既往がある92歳男性，今年3回目の心不全増悪で緊急搬送

意識清明，入院時血圧は102/52mmHg，下腿浮腫，四肢末梢冷感を認め，胸部X線で両側胸水貯留を認め，血液検査ではBUN 67mg/dL, Cr 3.51mg/dL, 血清ナトリウム値143mEq/Lであった．CS2, Wet and Coldの急性心不全と診断した．利尿薬・血管拡張薬を投与

しても循環不全の改善が得られず，強心薬投与により，循環動態は改善された

〔短期予後リスク〕ADHERE risk tool では high risk 群に分類され，院内死亡リスクは約 20%，OPTIMIZE-HF risk prediction nomogram では 67 点（退院後短期死亡リスクは約 25%）であり，短期予後は不良と判断できる．

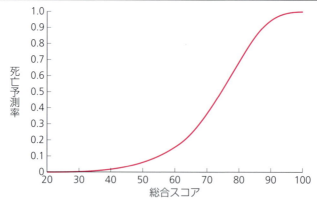

図4 OPTIMIZE-HF risk-prediction nomogram
(O'Connor CM, et al. Am Heart J. 2008; 156: 662-73[6])を参考に作成)
※実際の値が示された項目の間の値となった場合にはより近い項目のスコアを加算する．

> **症例 5** 高血圧の既往がある 45 歳男性，
> 初発の心不全増悪で緊急搬送
>
> 意識清明，入院時血圧は 175/108mmHg，身体所見上下腿浮腫，四肢末梢冷感を認めず，胸部 X 線上は肺血管陰影の増強を認め，血液検査では BUN 13mg/dL，Cr 1.26mg/dL，血清ナトリウム値 142mEq/L であった．CS1，Wet and Warm の急性心不全と診断した．利尿薬・血管拡張薬により初期反応は良好であった．
> 〔短期予後リスク〕ADHERE risk tool では low risk 群に分類され，院内死亡リスクは約 2%であり，OPTIMIZE-HF risk prediction nomogram では 21 点（退院後短期死亡リスクは 1%程度）であり，短期予後はきわめて良好であると予測される．

Take home messages

① 初期治療の際には，まず生命危機的な呼吸不全，血行動態，そして急性冠症候群の有無をトリアージする！
② CS 分類・Nohria-Stevenson 分類はトリアージに有用なツールである！
③ 入院時から短期予後のリスク層別化が可能であり，初期治療段階から個々の症例の予後リスクを判断する！

【文献】

1) Gheorghiade M, Abraham WT, Albert NM, et al. Systolic blood pressure at admission, clinical characteristics, and outcomes in patients hospitalized with acute heart failure. JAMA. 2006; 296: 2217-26.
2) Mebazaa A, Gheorghiade M, Pina IL, et al. Practical recommendations for prehospital and early in-hospital management of patients presenting with acute heart failure syndromes. Crit Care Med. 2008; 36: S129-39.
3) Nohria A, Tsang SW, Fang JC, et al. Clinical assessment identifies hemodynamic profiles that predict outcomes in patients admitted with heart failure. J Am Coll Cardiol. 2003; 41: 1797-804.

4) Adams KF Jr, Fonarow GC, Emerman CL, et al. Characteristics and outcomes of patients hospitalized for heart failure in the United States: rationale, design, and preliminary observations from the first 100,000 cases in the Acute Decompensated Heart Failure National Registry (ADHERE). Am Heart J. 2005; 149: 209-16.
5) Fonarow GC, Adams KF Jr, Abraham WT, et al. Risk stratification for in-hospital mortality in acutely decompensated heart failure: classification and regression tree analysis. JAMA. 2005; 293: 572-80.
6) O'Connor CM, Abraham WT, Albert NM, et al. Predictors of mortality after discharge in patients hospitalized with heart failure: an analysis from the Organized Program to Initiate Lifesaving Treatment in Hospitalized Patients with Heart Failure (OPTIMIZE-HF). Am Heart J . 2008; 156: 662-73.

〈本田泰之　永井利幸〉

第1章 重症心不全症例のファーストタッチ

7 重症心不全症例
－ DCM 症例からの検討

問題提起！

① 治療法と使用薬剤は何を基準にして決定したら良いのか？
② Swan-Ganz カテーテルが治療に必要な症例はどのような症例か？
③ 急性心不全に合併した心房細動はどのように治療したら良いのか？
④ 特に注意すべき心不全の症状は何か？

症例1　23歳，男性

〔主訴〕呼吸困難

〔既往・現病歴〕11歳時に心室性期外収縮を指摘された．1週間ほど前から呼吸苦と右季肋部痛が出現．201X年8月1日に呼吸苦の増悪と冷汗を認めたため当科受診し，急性心不全の診断にて緊急入院となった．

〔家族歴〕特記事項なし

〔入院時現症〕身長176cm，体重94kg，血圧132/86mmHg，脈拍115拍/分，起坐呼吸，SpO$_2$ 90%（room air），心雑音なし，両肺野に湿性ラ音を聴取，肝腫大（＋），両側下腿浮腫（＋），末梢冷感（－）

〔入院時検査所見〕
採血検査：WBC 9,000/μL，Hb 17.0g/dL，TP 6.3g/dL，Alb 3.7g/dL，Na 141mEq/L，K 4.2mEq/L，BUN 9mg/dL，Cr 1.00mg/dL，T-Bil 1.6mg/dL，AST 28IU/L，ALT 31IU/L，CRP 0.40mg/dL，BNP 1086.7pg/mL

心電図：洞性頻脈，110拍/分，Ⅱ・Ⅲ・aV$_F$・V2〜V4でT波陰転化

胸部X線：CTR 62%，両肺野に著明なうっ血像

心エコー：LVDd/Ds 72/65mm，LVEF（Simpson）31%，全周性の

壁運動低下あり，LAD 43mm，E 波 108cm/s，A 波 40cm/s，E/A 比 2.72，DcT 158ms，E/e' 20.9，IVC 径 26mm 呼吸性変動なし，MR mild

〔治療経過〕

●入院日～第 2 病日（経過表①）：

CCU 入室時著明なうっ血所見を認めたものの，血圧は保たれていた．Swan-Ganz カテーテルによる血行動態評価では，PCWP 28mmHg・CI 4.1L/min/m² と Forrester 分類 Subset II の状態であった．このため降圧薬（ニトログリセリン・ニカルジピン）および利尿薬（フロセミド）による加療を開始し，NPPV を装着した．その結果，12 時間で 5L 以上の良好な利尿が得られ，呼吸状態も改善した．治療開始 18 時間後頃よりやや時間尿量の減少を認めたため，カルペリチド低用量（0.04μg/kg/min）を開始したところ，再び尿量の増加を認め，200～300mL/hr 前後の利尿が確保できるようになった．

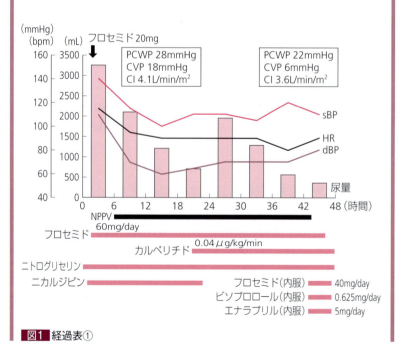

図1 経過表①

7. 重症心不全症例 – DCM 症例からの検討

入院時
退院時

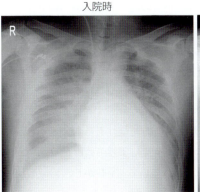
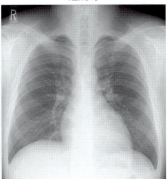

図2 胸部 X 線

● その後の治療経過：

第3病日に一般病棟に転床．同日から利尿薬（フロセミド 40mg/day）・β遮断薬（ビソプロロール 0.625mg/day）・ACE 阻害薬（エナラプリル 5mg/day）の投与を開始し，静注薬は weaning/off した．以後病棟にてリハビリテーション・内服薬の調整を行い，ビソプロロールは 1.25mg/day まで増量，スピロノラクトン内服（25mg/day）を追加した．第20病日に心機能低下の原因検索のため CAG・心筋生検を施行．CAG では有意狭窄を認めず，DCM と考えられた．第22病日に軽快退院となった．

〔考察〕

現在のガイドラインでは，急性心不全の病態層別化の際，Forrester 分類・Nohria-Stevenson 分類・クリニカルシナリオ分類の3つの分類を用い，それらに基づき治療薬を決定することが推奨されている．Forrester 分類は，もとは急性心筋梗塞患者を対象とした分類であったが[1]，心不全管理においても有用であるとの判断から現在もよく用いられる．ただ，Swan-Ganz カテーテルの挿入が不可欠である．Nohria-Stevenson 分類は，理学所見から末梢循環不全とうっ血所見の有無を判断し，病態を把握する[2]．特別な道具を必要とせず，短時間で病態評価が可能である利点があるが，「Wet：うっ血」「Cold：低灌流」の判断が客観的ではなく，判定が医師の能力に影響されるという欠点も

ある．クリニカルシナリオ分類は心不全の超急性期治療へのトリアージに用いられ[3]，速やかに治療を開始するアプローチ法としては優れている．

本症例では，Nohria-Stevenson 分類における Profile B（Wet-Warm）の状態にあることは比較的容易に判断できた．それにより血管拡張薬と利尿薬が治療薬として選択され，Swan-Ganz カテーテルによる評価がなくても問題なく急性期を離脱できた可能性もある．また心不全治療において，ルーチンで右心カテーテルによるモニタリングを行うことの有用性は大規模試験で否定されている[4]．しかし，治療の過程で低心拍出の状態となるリスクを有する症例など，Swan-Ganz カテーテルによる評価が必要な症例は確かに存在し，そのような症例には積極的に右心カテーテルによるモニタリングを行うべきである．

症例2　57歳，男性

〔主訴〕呼吸困難

〔既往・現病歴〕特記すべき心疾患の既往なし．201X 年 7 月頃より労作時呼吸苦を自覚し近医を受診し，気管支炎と診断された．同年 8 月より下腿浮腫を認め，夜間呼吸困難も出現．8 月中旬からは仕事に行けなくなった．9 月 2 日に当院を紹介受診し，急性心不全の診断にて緊急入院となった．

〔家族歴〕特記事項なし

〔入院時現症〕身長 173cm，体重 91kg，血圧 109/92mmHg，脈拍 180 拍 / 分，起坐呼吸，SpO_2 99%（O_2 6L リザーバー），心雑音なし，両肺野に湿性ラ音を聴取，肝腫大（−），両側下腿浮腫（＋），末梢冷感（−）

〔入院時検査所見〕

採血検査：WBC 6800/μL，Hb 16.3g/dL，TP 5.8g/dL，Alb 3.5g/dL，Na 139mEq/L，K 3.1mEq/L，BUN 11mg/dL，Cr 0.98mg/dL，T-Bil 1.3mg/dL，AST 35IU/L，ALT 37IU/L，CRP 0.10mg/dL，BNP 876.4pg/mL

心電図：心房細動，193 拍 / 分，完全右脚ブロック

胸部 X 線：CTR 69%，両肺野に軽度のうっ血像

心エコー：LVDd/Ds 66/64mm，LVEF（Simpson）24％，全周性の壁運動低下あり，LAD 47mm，E 波 77cm/s，DcT 75 ms，E/e' 8.9，IVC 径 25mm 呼吸性変動なし，MR mild

〔治療経過〕

●入院日～第 2 病日（経過表②）：

入院後フロセミドのボーラス投与と持続注射およびカルペリチドの投与を開始．呼吸負荷軽減のため NPPV を行い，心房細動に伴う頻拍に対しては，アミオダロンにてレートコントロールを開始し，ランジオロールの持続注射（1.1μg/kg/min），ジゴキシンの投与も追加した．その結果徐々に心拍数は低下し，治療開始 8 時間後からは 200～800mL/hr の利尿が一時的に得られた．しかし，10 時間後から心拍数が再上昇し（90 → 140 拍/min），14 時間後からは全身倦怠感の訴えが強くなり，意識障害も認めた．このため NPPV の継続は困難と判断し，挿管を試みたが，処置中に急激な血圧低下をきたして PEA の状態となり CPR を開始，PCPS を挿入した．PCPS 挿入後 CAG を施

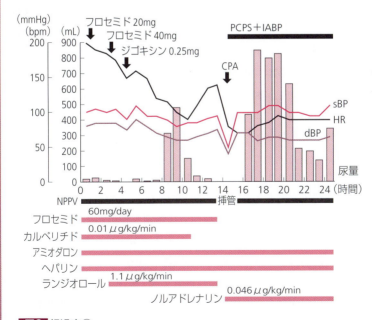

図3 経過表②

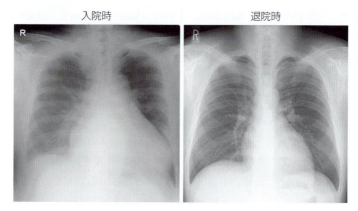

入院時　　　　　　　　　退院時

図4 胸部X線

行し,冠動脈に有意狭窄がないことを確認した後に,IABPを装着.PCPS・IABP装着後は200〜800mL/hrの尿量が確保できるようになった.

●その後の治療経過:
血圧と心拍数の安定化・うっ血所見の改善が得られたため,第4病日にPCPSを離脱し,第5病日にIABPを抜去.PCPS・IABP離脱後も血行動態の増悪認めず,第6病日に抜管を行い,以後一般病棟に移りリハビリテーション・内服薬の調整を行った.第18病日に心筋生検を行い,DCMと診断された.β遮断薬(ビソプロロール3.75mg/day),ACE阻害薬(エナラプリル5mg/day)の導入を行い,第27病日に軽快退院となった.

[考察]
急性心不全入院の20〜35%に入院時心房細動を認め[5],認めない場合に比べ予後不良であることが知られている[6].心房細動発症時期が不明な場合が多く,そのような症例では特別な理由がある場合を除きレートコントロールが行われる[7].レートコントロールでは,十分な心拍数抑制効果を得ると同時に,心機能や血圧への影響を小さくする必要があり,使用薬剤の判断には苦慮する.静注アミオダロンは心機能抑制作用が少なく心拍抑制効果が強いため,現在のガイドラインにおいて心不全合併心房細動におけるレートコントロールでClass Iの

推奨である[7]．ジギタリスは単独使用では効果不十分な場合が多い．超短時間作用型静注β遮断薬であるランジオロールは，心不全患者において比較的安全に使用でき，副作用が生じても速やかに代謝されるため使用しやすい．

本症例では，入院時はうっ血所見が明らかであり血圧も比較的保たれていたことから，血管拡張薬と利尿薬による治療を開始した．また，発症時期不明の心房細動と頻脈を認めており，アミオダロン・ジゴキシン・ランジオロールによるレートコントロールを行い，一時は良好な利尿が得られ，血行動態は改善したと思われた．しかし間もなくPEAとなり蘇生処置を余儀なくされた．直前に低心拍出状態によると思われる症状（全身倦怠感・意識障害）を認めていることから，急激な利尿に伴い低心拍出の状態に陥り，CPAの状態になったものと考えられた．Swan-Ganzカテーテルにより早期に低心拍出の状態を察知し，ドブタミン等のカテコラミンサポートや挿管による人工呼吸を行っていれば，急変は免れた可能性があったと思われた．利尿薬投与量が若干多かったことも反省すべき点であった．

❖ Take home messages

① 急性心不全の治療では，Forrester分類・Nohria-Stevenson分類・クリニカルシナリオ分類を用いて患者の血行動態を把握し，うっ血と低心拍出のそれぞれの程度を見極め，治療薬剤を選択する．

② 急性心不全入院の患者全てにルーチンでSwan-Ganzカテーテルを挿入するのは誤りであるが，必要と思われる病態が複雑な症例では積極的に挿入すべきである．

③ 心房細動を合併した急性心不全症例の予後は不良であり，注意が必要である．低左心機能症例の急性期のレートコントロールにはアミオダロン，ランジオロールが使いやすい（アミオダロンの保険適応は経口薬のみ）．

④全身倦怠感，意識レベル低下，末梢冷感などの低心拍出による症状は，呼吸困難感などのうっ血所見に比べて目立ちにくいが，左心機能が高度に低下した症例においてよくみられるため，注意が必要である．

【文献】

1) Forrester JS, Diamond G, Chatterjee K, et al. Medical therapy of acute myocardial infarction by application of hemodynamic subsets（first of two parts）. N Engl J Med. 1976; 295: 1356-62.
2) Nohria A, Tsang SW, Fang JC, et al. Clinical assessment identifies hemodynamic profiles that predict outcomes in patients admitted with heart failure. J Am Coll Cardiol. 2003; 41: 1797-804.
3) Mebazaa A, Gheorghiade M, Pina IL, et al. Practical recommendations for prehospital and early in-hospital management of patients presenting with acute heart failure syndromes. Crit Care Med. 2008; 36(1 Suppl): S129-39.
4) Binanay C, Califf RM, Hasselblad V, et al. Evaluation study of congestive heart failure and pulmonary artery catheterization effectiveness: the ESCAPE trial. JAMA. 2005; 294: 1625-33.
5) DiMarco JP. Atrial fibrillation and acute decompensated heart failure. Circ Heart Fail. 2009; 2: 72-3.
6) Abualnaja S, Podder M, Hernandez AF, et al. Acute Heart Failure and Atrial Fibrillation: Insights From the Acute Study of Clinical Effectiveness of Nesiritide in Decompensated Heart Failure（ASCEND-HF）Trial. J Am Heart Assoc. 2015; 4: e002092.
7) 日本循環器学会. 循環器病ガイドシリーズ: 心房細動治療（薬物）ガイドライン（2013年改訂版）. http://www.j-circ.or.jp/guideline/pdf/JCS2013_inoue_h.pdf（2016年6月閲覧）

〈玉置俊介　山田貴久　福並正剛〉

第1章 重症心不全症例のファーストタッチ

8 重症心不全症例 －AMI 症例からの検討

問題提起！

① 胸痛を伴った呼吸苦を訴える患者への初期対応
② カテーテル治療か心不全管理か：初期治療方針の選択
③ 時間の経過した心不全合併 AMI 患者への対応

症例 70歳代，男性

〔現病歴〕高血圧，脂質異常症，糖尿病に対して内服加療中の患者．自宅で夕食後に突然の前胸部から心窩部にかけての胸痛，冷汗出現．これまで，同様の症状は経験したことがなかった．朝方まで経過を見ていたが，胸痛改善なく，徐々に呼吸苦も出現したため，救急要請した．救急隊現着時，喘ぎ様呼吸で意識レベル低下を認めていた．

〔既往歴〕高血圧（内服加療），脂質異常症（内服加療），糖尿病（内服加療）

〔嗜好歴〕たばこ 30 本/日

〔家族歴〕特記事項なし

〔主な入院時現症〕身長 165cm，体重 65kg，体温 36.7℃，呼吸数 36/分，脈拍 110/分・整，JCS 200，血圧 136/82mmHg，SpO_2（自発呼吸，リザーバーマスク 10L）88%，眼瞼結膜に貧血認めない，黄染は認めず，表在リンパ節は触知せず，皮疹を認めない，呼吸音 coarse crackles，左右差なし，心音に異常は認めない，腹部は平坦で軟，肝脾は触知せず，両下腿に浮腫は認めず，神経学的に異常は認めず，四肢冷感なし

〔主要な検査所見〕
血液所見：白血球 12280/μL，Hb 13.7g/dL，Ht 38%，血小板 25.6 万/μL，PT 11.4 秒，APTT 27.9 秒
血液生化学所見：空腹時血糖 208mg/dL，TP 6.8g/dL，Alb 4.1g/dL，尿素窒素 22mg/dL，Cr 0.52mg/dL，Tbil 0.9mg/dL，AST 90U/L，

ALT 19U/L, LDH 386U/L, ALP 244U/L, γ-GTP 23U/L, CK 1240U/L, CKMB 102U/L, Na 141mEq/L, K 3.4mEq/L, Cl 105mEq/L, Ca 9.1mg/dL
血液免疫学的所見：CRP 0.2mg/dL
心筋逸脱酵素：Trop-T 5.210ng/mL, H-FABP 定性（＋）
血液動脈ガス所見：PH 7.32, PO_2 75mmHg, PCO_2 50mmHg, HCO_3 26mmol/L, BE −1.0mmol/L
心電図：洞調律 V1-4 で QS パターン，ST 上昇，II，III，aVF，V5,6

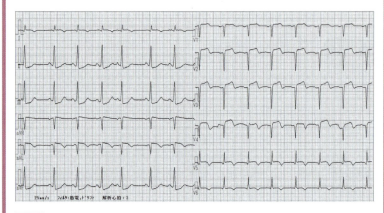

図1 来院時 12 誘導心電図
V1-4 で QS パターン，ST 上昇あり，II，III，aVF，V5,6 で陰性 T 波を認める．

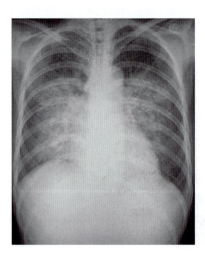

図2 来院時胸部 X 線
両側肺野透過性低下．肺水腫所見．

でST低下（図1）
胸部X線：両側肺野透過性低下あり（図2）

〔救急外来での初期対応〕

病院到着時，心原性肺水腫に伴う著明な呼吸不全を認めていた．マスク換気では酸素化を維持できないため，気管挿管を行い人工呼吸管理とした．

また，血圧136/82mmHgと保たれていたので，硝酸薬（ニトログリセリン）の点滴を開始した．ニトログリセリンは末梢静脈拡張による左室前負荷軽減作用，末梢動脈拡張による後負荷軽減作用により心筋酸素消費量を低下させる（クラスI）．しかし，収縮期血圧90mmHg未満ではショックを誘発する可能性があり使用を避ける．

また，心筋酸素消費量抑制のため，鎮痛，鎮静は重要である．鎮痛には塩酸モルヒネが有効である．本症例では挿管管理としており，点滴鎮静薬の持続注射を行った．

次にSTEMI症例であり，冠動脈血行再建を前提としてアスピリン，クロピドグレルの2剤をloading doseでNGチューブより投与した．STEMI発症後，早期のアスピリン単剤内服により死亡率が低下することが報告されている．早急に効果を得るためかみ砕いて内服させる必要がある[1]．

急性心筋梗塞後には早期よりβ遮断薬の内服を開始することが推奨されているが（心機能低下例では少量より），本症例のような重症心不全状態では急性期のβ遮断薬投与は避けるべきである．

〔入院後加療〕

STEMI患者の急性期診療に当たっては，PCIができる施設であることが大前提である．PCIが施行できない施設であればできるだけ早期にPCIが可能な施設への転院搬送を行う必要がある[2]．

1 Killip分類（表1）

AMIに合併するポンプ失調の重症度評価としてはKillip分類がある．これは現在でも心不全の重症度を示すものとして使用されている．本症例では収縮期血圧136mmHgと保たれており，末梢冷汗もなく，全肺野の50%以

表1 Killip 分類

クラスI	ポンプ失調なし	肺野にラ音なく，III 音を聴取しない
クラスII	軽度〜中等度の心不全	全肺野の 50％未満の範囲でラ音を聴取あるいは III 音を聴取する
クラスIII	重症心不全，肺水腫	全肺野の 50％以上の範囲でラ音を聴取する
クラスIV	心原性ショック	血圧 90mmHg 未満，尿量減少，チアノーゼ，冷たく湿った皮膚，意識障害を伴う

上のラ音を聴取する肺水腫であり Killip III であった．ショックであれば，Killip IV となる．しかし，もし収縮期血圧 100mmHg 以上であっても，元々コントロールされていない高血圧症の患者が著明な血圧低下をきたしている時，四肢冷感などの循環不全の徴候がある時はショックと判断する．

2 primary PCI の適応

Primary PCI のガイドラインでは，本来発症 12 時間以内の再灌流療法がクラスI となっているが，本症例では発症から 12 時間以上経過していた．しかし，重症うっ血性心不全を合併していた．STEMI 発症 12〜24 時間以内で重症うっ血性心不全を伴う場合の primary PCI であり，クラスIIa で primary PCI 適応となり PCI 治療が勧められる〔日本循環器学会．ST 上昇型急性心筋梗塞の診療に関するガイドライン（2013 年改訂版）．http://www.j-circ.or.jp/guideline/pdf/JCS2013_kimura_h.pdf（p.28「2.1 primary

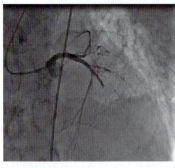
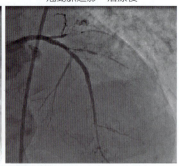

図3 冠動脈造影 コントロール造影と PCI 後
コントロール造影で左冠動脈前下行枝中間部で完全閉塞となっている．同部位に対して PCI 施行．ステント留置．TIMI3flow となり手技終了している．

PCI」）参照〕．さらにショックバイタルのSTEMI患者であれば，発症36時間以内，ショック後18時間以内であればクラスIでprimary PCI適応となる．本症例ではCAGにて左冠動脈前下行枝に閉塞部を認めたため，PCI施行．TIMI3を得て，手技終了している（図3）．

SGカテーテルを挿入し，CI 2.3L/分/m^2，PCWP 20mmHg（Forrester II）と血行動態も安定していたため，IABPは挿入せずCCU入室となった．

> ❖ **Take home messages**
> - STEMI症例では救急外来で迅速に判断し対応することが大事である．
> - JCSガイドラインでは発症から12時間以上経過したSTEMI患者は通常primary PCI適応とはならないが，本症例のように重症心不全やショックを合併した症例では発症から12時間以上経過していても，primary PCI適応となり早期にPCIを行い再灌流を得ることが重要である．

【文献】

1) Every NR, Parsons LS, Hlatky M, et al. A comparison of thrombolytic therapy with primary coronary angioplasty for acute myocardial infarction. Myocardial Infarction Triage and Intervention Investigators. N Engl J Med. 1996; 335: 1253-60.
2) Bonnefoy E, Lapostolle F, Leizorovicz A, et al. Primary angioplasty versus prehospital fibrinolysis in acute myocardial infarction: a randomised study. Lancet. 2002; 360: 825-9.
3) 日本循環器学会. 循環器病ガイドシリーズ: ST上昇型急性心筋梗塞の診療に関するガイドライン（2013年改訂版）. http://www.j-circ.or.jp/guideline/pdf/JCS2013_kimura_h.pdf（2016年6月閲覧）

〈斎田 天　石原正治〉

第1章 重症心不全症例のファーストタッチ

9 重症心不全症例 －急性（劇症型）心筋炎からの検討

問題提起！

① 急性心筋炎と診断するにはどのような検査が必要であるか？
② 急性心筋炎と診断された後の管理上のポイントは？
　（劇症化のモニタリング）
③ 経皮的心肺補助（PCPS）管理上の注意点は？
④ 高次機能病院への紹介のタイミングは？

　心筋炎は心筋を主座とした炎症性疾患であり，我が国における正確な発症率は不明であるが，地域基幹病院に勤務する循環器内科医であれば軽症例，重症例を合わせると年間に1～数例程度は遭遇する疾患であり，一般内科医であっても初診の感冒，上気道炎として遭遇する可能性がある．本疾患は時に劇症化し（劇症型心筋炎），その診断および治療の遅れが致命的となりうるため，ぜひ知っておきたい疾患である．

　本疾患を見逃さず，正しくマネージメントするコツとしては，通常の感冒を思わせる症状であっても心筋炎を鑑別疾患として念頭に置きながら問診し，胸部X線や心電図といった基本的検査の評価をおろそかにしないことである．また心筋炎は劇的にその病態が変化することがあるため，本疾患を疑った時には初診時が軽症であっても安心せず，慎重に経過観察することが重要である．重症例であっても適切なタイミングで適切な治療を行うことで高率に救命できることを認識すべきである．

　本稿では劇症型心筋炎を救命するために若手医師が持っておくべき診療のポイントを示す．

> **症例** 32歳，男性
> 国立循環器病研究センターに紹介され，加療を行った1症例を提示する．
> 〔既往歴・家族歴〕特記事項なし

9. 重症心不全症例-急性(劇症型)心筋炎からの検討

〔生活歴〕飲酒：焼酎 1～2 合 / 日，喫煙：20 本 / 日（12 年間）

〔現病歴〕生来健康．XX 年 1 月 8 日より感冒様症状と胸痛，1 月 10 日より 39 度台の発熱を認めた．1 月 12 日に診療所受診，肺炎と診断の上抗生剤処方．同日夜に胸痛増悪，呼吸困難感が出現し，近医へ緊急搬送された．血液検査にてクレアチンキナーゼ（CK）値上昇，心電図にて V1-V4 誘導での ST 上昇を認めたため，急性心筋炎が疑われ，総合病院循環器内科に転院搬送となる．

〔身体所見〕意識清明

体温 38.4℃，心拍数 76bpm，血圧 137/69mmHg，経皮的酸素飽和度（SpO_2）75％（O_2 リザーバー 10L 下）

〔検査所見〕

血液検査所見

血算：WBC 14800/μL，RBC 501×10^4/μL，Hb 16.1g/dL，Ht 45.1％，Plt 19.2×10^4/μL

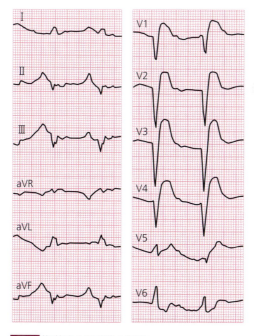

図1 搬送時 12 誘導心電図

生化：TP 7.3g/dL, Alb 3.2g/dL, Na 129mEq/L, K 4.3mEq/L, Cl 96mEq/L, BUN 21.6mg/dL, Cre 1.3mg/dL, AST 231U/L, ALT 86U/L, T-bil 0.5mg/dL, LDH 732U/L, CK 1612U/L, CK-MB 70U/L, CRP 10.6mg/dL, トロポニンT ＞2.00ng/mL
凝固：PT-INR 1.13, APTT 28.1sec, D-dimer 3.4μg/mL
血液ガス：（O_2 リザーバー 10L 下）pH 7.406, PCO_2 34.3mmHg, PO_2 42.6mmHg, HCO_3^- 21.1mmol/L, BE －2.7mmol/L, 乳酸 5.3mmol/L
心電図（図1）：心拍数 73bpm，洞調律，完全左脚ブロック，V1-5 で ST 上昇，PR 224msec, QRS 147msec, QTc 437msec
胸部 X 線：心胸郭比 49％，両側肺門部血管影増強
心エコー図検査（救急外来にて施行）：左室前壁中隔〜前壁 壁運動高度低下・その他の壁運動は亢進［左室駆出率（LVEF）55〜60％］，心嚢水貯留なし

〔前医入院後経過〕
入院後直ちに非侵襲的陽圧換気（NPPV）装着下に心臓カテーテル検査を施行．右心カテーテル検査では動脈圧 108/67（79）mmHg, 心拍数 73bpm, 平均肺動脈楔入圧 20mmHg, 肺動脈圧 44/25（28）mmHg, 平均右房圧 11mmHg, 心拍出量 4.31L/min（心係数 2.27L/min/m²）と肺高血圧，肺動脈楔入圧上昇を認めたが，心拍出量は維持されており，機械的補助循環装着は見送られた．同時に施行した冠動脈造影では有意狭窄病変を認めなかったが，検査中に調律は完全房室ブロックとなり，一時的ペースメーカーを留置した．上記臨床経過より急性心筋炎と診断され，入院での経過観察を開始した．入院後は乏尿となり，ドブタミン 2μg/kg/min（γ）の持続静注を開始するも，心室頻拍が頻発するため中止された．第2病日の朝には血圧低下，血液検査上，肝腎機能障害の進行を認めた．心エコー図検査では左室拡張末期径（LVDd）/ 収縮末期径 48/44mm, 心室中隔厚 / 左室後壁厚 12/14mm, 左室壁運動のびまん性高度低下（LVEF 20％）と急激な収縮能低下を認め，左房径 28mm と拡大はなく，有意な弁逆流はないものの，ごく少量の心嚢水貯留を認めた．直ちに気管挿管を行い，大動脈内バルーンパンピング（IABP）および経皮的心肺補助（PCPS）

9. 重症心不全症例-急性（劇症型）心筋炎からの検討

【胸部 X 線経過】

入院時

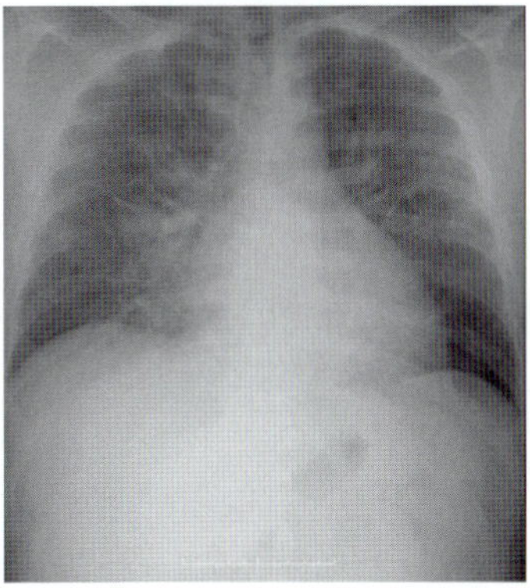

第 2 病日

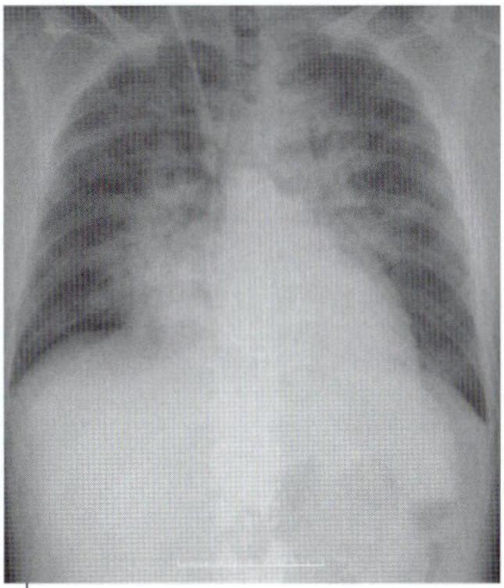

→ IABP/PCPS 装着

第 3 病日

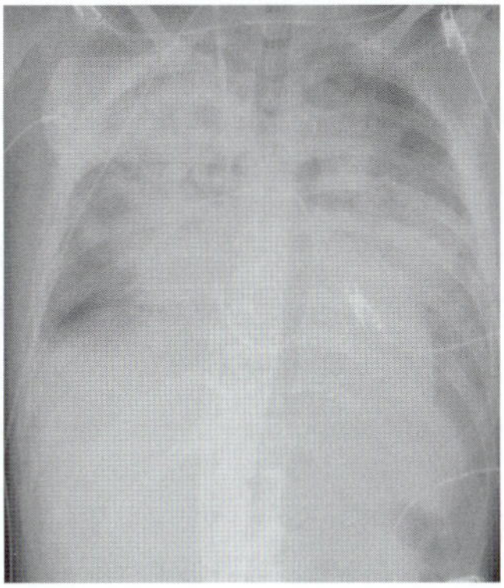

第 4 病日

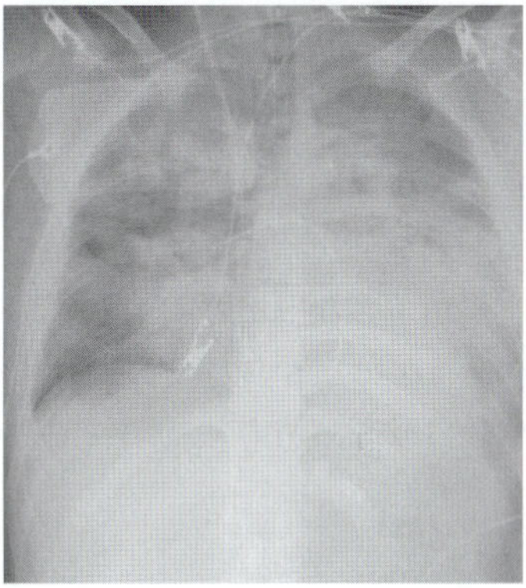

【検査所見経過】

	入院時	第 2 病日	第 3 病日	第 4 病日	第 5 病日
Cre（mg/dL）	1.3	2.2	1.2	0.7	0.7
AST（U/L）	231	991	328	250	176
ALT（U/L）	86	352	139	127	102
T-bil（mg/dL）	0.5	4.6	2.2	7.6	8.3
CK（U/L）	1612	1927	1679	1139	771
CK-MB（U/L）	70	112	134	65	41
トロポニン T（ng/mL）	＞2.00		11.700	5.410	3.35

図2 胸部 X 線経過

を装着した．以後，自尿排出は安定して得られ，持続血液濾過透析（CHDF）の導入はされなかった．第 3 病日には房室伝導の回復を認めるも，心エコー図検査上は左室収縮能の回復を認めず，徐々に肝機能障害および肺水腫の悪化など多臓器不全の進行を認めたため，第 5 病日に当センターに紹介となり，ドクターカーにて転院搬送となった（図 2：血液検査所見推移，胸部 X 線所見推移）．

転院後直ちに，左心補助目的に体外設置型左室補助人工心臓（LVAD）を装着し，一時的な右心補助および酸素化目的に，第 11 病日まで PCPS 回路を用いて下大静脈脱血，肺動脈送血にてバイパスを確立した（RVAD-ECMO）（図 3）．LVAD 装着時の左室心尖部心筋組織の病理所見では，心内膜・心筋内の広範なリンパ球優位の炎症細胞浸潤，心筋細胞傷害を認め，リンパ球性劇症型心筋炎と確定診断した．その後，第 20 病日頃より左心機能の回復（LVDd 52mm，LVEF 45%，BNP 81.4pg/mL）を認め，心筋生検組織の病理学的評価にて炎症細胞浸潤の収束を確認した上で，第 45 病日に LVAD を離脱した．離脱後の右心カテーテル検査でも血行動態は代償されており，その際に施行した心筋生検組織でも心筋炎の再燃像は認めず，第 96 病日に独歩にて退院となった．以後は心筋炎の再燃，心不全の発症なく，離脱後 9 か月後の現在良好に経過している（退院時カルベジロール 30mg，エナラプリル 10mg 内服）．

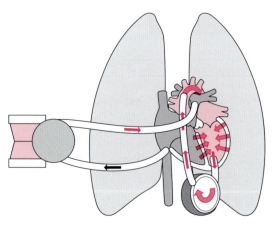

図3 LVAD および PVAD-ECMO の模式図

9. 重症心不全症例－急性（劇症型）心筋炎からの検討

1 急性心筋炎のファーストタッチ

1. 急性心筋炎の診断に必要な検査

　急性心筋炎の診断には，血液検査（炎症反応上昇，心筋逸脱酵素の上昇），心電図（ST変化，異常Q波，QT延長，心房・心室内伝導遅延・上室性心室性不整脈），心エコー図検査（左室壁肥厚，びまん性あるいは冠動脈の支配と一致しない壁運動異常，心嚢水貯留）の他，心臓MRIなども用いられるが，これら検査によって得られる心筋炎に特異的な所見はなく，非特異的な所見も全例に認めるものではない．

　心筋炎の組織分類では，ウイルス感染を主要因とするリンパ球性心筋炎が最多で，その他巨細胞性心筋炎，好酸球性心筋炎，肉芽腫性心筋炎が挙げられる．心筋炎の確定診断には心筋生検が必須であるが，特に重症例の場合血行動態が不安定であることから，経験の少ない施設では施行できない場合も多い．しかしながら，心筋炎の正確な病理学的診断は，その単なる診断的意義のみならず，巨細胞性心筋炎や好酸球性心筋炎，肉芽腫性心筋炎においてはステロイドをはじめとする治療選択にも影響するため，当センターでは心筋炎が疑われる症例ではその初回カテーテル検査にて積極的に心筋生検を行い確定診断し，治療効果を判定する時にも心筋生検を行うことにしている．心筋炎の原因となりうるウイルスに対する抗体価の変化や，ウイルスゲノム解析を行うことも診断に有用であるが，原因ウイルスを同定できないことも多い．

2. 急性心筋炎と診断後の管理上のポイント（劇症化のモニタリング）

　心筋炎の治療上のポイントは，循環動態の破綻時に強心薬，機械的循環補助を迅速かつ的確なタイミングで導入することで循環を補助し，炎症の自然治癒，心機能回復を待つことにある．劇症型心筋炎であっても急性期の循環破綻を乗り切ることができれば救命可能であり，遠隔期の予後は良好で，再発率も低いと報告されている．過去の国内の調査ではPCPS装着患者52名のうち，31名が生存し30名（57.7％）が社会復帰したと報告されている[2,3]．

　急性心筋炎の臨床経過は多彩であり，初診時にはいわゆる感冒様症状のみである軽症例であっても，その後短期間に劇症化することがあるため，明らかな心機能の低下や心不全の合併を認めなくとも心筋炎を疑う場合には入院

での数日間の経過観察が望ましい．

　劇症化を早期から予測する明確な指標は存在せず，入院後はバイタルサイン，尿量，検査データ〔心筋逸脱酵素（CK-MB，トロポニン），心電図モニター管理，心エコー図検査〕を経時的に観察し，劇症化の徴候を見逃さないようにする．房室ブロック出現時には，一時的ペースメーカーを挿入する．その他，心室頻拍などの頻脈性不整脈への対応も必要である．心機能の低下，心拍出量の低下が疑われる場合には，心室性不整脈に注意しながら強心薬を開始し，状態が許せば右心カテーテル検査による血行動態の評価を行い，さらなる悪化時には IABP，PCPS，補助人工心臓（VAD）（右心補助を含む）の順に機械的補助循環治療を導入する．なお，リンパ球性心筋炎においては，ステロイドパルス療法やγグロブリン療法の有効性のエビデンスは確立されていないため，実際の使用に関しては各施設の判断に任される．

3. PCPS 管理上の注意点

　PCPS 導入時には患者の体格に応じて，循環不全が生じない最低の流量（3.0～3.5L/min）を確保しつつ，大動脈弁が開放するような管理が望まれる．心筋炎により心機能がきわめて低下している時には PCPS の補助流量が不十分であると低心拍出に伴う多臓器不全を呈し，逆に PCPS の補助流量を上げると自己心への前負荷が減少し，大動脈弁の開放も得られない．大動脈弁の開放が得られない場合には PCPS からの送血は自己心にとっての強力な後負荷となるため左室拡張末期圧が上昇し，重症肺水腫を合併する．通常は後負荷軽減目的に IABP を併用する．PCPS からの補助流量を維持する目的で大量の輸液が行われることもあるが，これも肺水腫の合併や静脈圧の上昇からの胸水貯留を助長する．その他，PCPS 装着中には下肢阻血やカテーテル刺入部出血，感染症などの合併症があり，長期管理は困難なことが多い．回路内の人工肺も数日から 1 週間程度で酸素化能の低下を認め，交換の必要性が出てくる．また，PCPS は前述のように後負荷増強により自己心の減負荷ができず，左室が拡張したままになると，循環補助中であっても心内膜側の血流低下が改善せず，心機能回復には不利であるともいわれている．

4. 高次機能病院への紹介のタイミング

　劇症型心筋炎の中には急性期の炎症による心筋障害が強く，心機能が回復しない，あるいは心機能回復に長期間を要する例，PCPS 管理中に多臓器不

全が進行する例もある．そのような症例では，より強力かつ長期的補助が可能な補助循環である VAD への移行が必要となる．VAD は左室心尖部より脱血し，上行大動脈に送血するため，PCPS と比較し，より生理的な循環補助となり，強力に左室を減負荷するため心機能回復にも有利であると考えられている．

　VAD 装着後も心機能の回復を認めず，心筋生検組織でも高度の置換性線維化を認め，VAD が離脱できないと判断された場合には，心筋炎後心筋症として最終的には心臓移植が必要となる場合もある[4]．通常，心筋炎急性期には自己心機能回復までの橋渡し（bridge to recovery）として体外設置型 VAD を装着しているが，心臓移植適応であると承認されれば，移植までの橋渡し治療（bridge to transplantation）として植込型非拍動流型 LVAD への移行が可能となり，退院を目指した治療を行うことができるようになる．しかしながら PCPS や VAD 管理中の合併症（感染症，多臓器不全，頭蓋内合併症など）により移植適応の承認に支障をきたす場合にはその後の治療選択肢が制限されることにもつながるため，いたずらに PCPS での管理を長引かすべきではない．

　なお，PCPS から VAD への移行のタイミングは個々の症例に応じた判断が必要であり具体的な日数を提示することは困難であるが，過去の当センターの経験からは PCPS 装着後 5 日以内が望ましく，CK-MB のピーク値が 200 U/L を超える症例では機械的循環補助の離脱が困難であることが多いため，さらに早期の移行を考慮してもよい．PCPS 管理を必要とする劇症型心筋炎患者が入院した時点で VAD 装着施設である高次機能病院に連絡をし，臓器機能障害や PCPS 合併症の有無，感染所見などを総合的に評価し，症例検討を行う中で，転院，VAD への移行の時期を相談することが望ましい．臓器機能障害の指標としては肝障害（ビリルビン値），腎障害（クレアチニン値，尿量），乳酸値，血液ガス所見（代謝性アシドーシスの有無，乳酸値など），胸部 X 線所見が挙げられる．

> ### ❖ Take home messages
>
> ①急性心筋炎は，自覚症状の経過や血液検査所見，心電図，心エコー図検査，冠動脈造影などの画像・生理検査所見を総合的に評価することにより臨床診断は可能である．しかし，確定診断のためには心筋生検が必須であり，その組織分類は治療方針にも大きく影響するため，心筋炎が疑われる症例には，積極的な心筋生検の施行を検討する．
> ②急性心筋炎の診断後は，入院にてモニタリングし，自然治癒を待つ．循環動態の不安定化が認められる場合には，適切なタイミングで機械的循環補助治療（IABPおよびPCPS）を導入し救命処置を行う．
> ③PCPS管理中はその長所・短所を把握し，主要臓器不全所見（腎臓・肝臓・肺）および下肢阻血，出血，感染症などの合併症の有無を適宜評価する．
> ④PCPS管理にて無理に自然治癒を待つ必要はなく，心機能の回復が遷延する場合や，主要な臓器機能の障害が進行する場合，PCPSの合併症の治療に難渋する場合には積極的にVADへの移行を検討する．植込型LVADや心臓移植が現実的な治療選択肢となりうる現在，常にVAD治療の可能性を念頭に置き，移行のタイミングを逸するべきではない．

【文献】
1) 日本循環器学会. 循環器病ガイドシリーズ：急性および慢性心筋炎の診断・治療に関するガイドライン（2009年改訂版）．http://www.j-circ.or.jp/guideline/pdf/JCS2009_izumi_h.pdf（2016年6月閲覧）
2) Maejima Y, Yasu T, Kubo N, et al. Long-term prognosis of fulminant myocarditis rescued by percutaneous cardiopulmonary support device. Circ J. 2004; 68: 829-33.
3) Aoyama N, Izumi T, Hiramori K, et al. National survey of fulminant myocarditis in Japan: therapeutic guidelines and lomg-term prognosis of using percutaneous cardiopulmonary support for fulminant myocarditis（special

report from a scientific committee). Circ J. 2002; 66: 133-44.
4) Gupta S, Markham DW, Drazner MH, et al. Fulminant myocarditis. Nat Clin Prac Cardiovasc Med. 2008; 5: 693-706.

〈中島誠子〉

第2章 重症心不全症例のセカンドステージ

1 血液・生化学的検査

① BNP と NT-proBNP の違いは？
　トロポニンの測定も必要か？
② BNP の測定のタイミングは？
　BNP ガイドで治療するべきか？
③ 新しいバイオマーカーの可能性は？

　重症心不全症例のセカンドステージにおける血液・生化学検査といえば，診断がついた後のリスク層別化や治療効果判定，予後予測評価として有用な検査となってくる．現在，臨床の現場で最も使用され，その地位が確立されているのは，BNP とトロポニンである．本稿では，BNP を中心に概説し，近年注目されている新しいバイオマーカーについて触れる．

1　BNP と NT-proBNP の違いは？トロポニンの測定も必要か？

　B 型ナトリウム利尿ペプチド（B-type natriuretic peptide：BNP）は 1988 年にブタの脳から分離され，主として心臓から分泌されることが明らかになった．心臓からストレッチなどの刺激（左室拡張末期圧上昇，左室拡張末期容積増大，左室拡張末期壁応力増大，左室肥大，心筋虚血など）により proBNP の合成が直ちに開始され，BNP と N 末端不活性ペプチドである NT-proBNP に 1：1 に切断され，血液中に分泌されると考えられている．生理活性のある BNP の半減期は約 20 分で，NT-proBNP は生理活性がなく，半減期は 60〜120 分と長い．BNP も NT-proBNP もともに腎機能低下によりクリアランスが低下するが，NT-proBNP は主として腎排泄されるので，BNP に比べて腎機能障害の影響が大きく，糸球体濾過量の低下により高値を示す．NT-proBNP のほうが BNP にくらべて心不全重症度に伴う上昇度合いが大きく，心不全重症度を鋭敏に反映する可能性が示されてい

る[1].

　BNPは測定系が国際標準化されておらず，海外の測定系は国内のものよりも1.5〜2倍前後高い数値が出るので海外データを解釈するには注意が必要である．一方，NT-proBNPは国際標準化されており，コホート研究や大規模臨床試験などで使用されることが多い．両者の相違点は日本循環器学会の慢性心不全治療ガイドライン（2010年改訂版）http://www.j-circ.or.jp/guideline/pdf/JCS2010_matsuzaki_h.pdf（p.12，表3「BNPとNT-proBNPの特徴」）を参照．

　BNPやNT-proBNPは神経体液性因子で心筋のストレスマーカーであるが，心筋トロポニンT（TnT）は潜在性の心筋障害を反映するマーカーである．TnTは心筋細胞に存在し，心筋障害により心筋細胞より逸脱し，末梢血中に放出さるため，急性心筋梗塞の早期診断やリスク層別化で有用である．血中TnTやトロポニンI（TnI）は，急性，慢性心不全患者において，BNPとは独立した予後予測指標であるという報告は多い[2]．BNP，トロポニン単独高値よりも，いずれも高値の患者の方が，より予後不良である．従来のトロポニン測定系では低値部分のばらつきが大きかったが，高感度心筋トロポニンT（hs-TnT）はばらつきが少なく正確である．Val-HeFT試験サブ解析では，hs-TnTが測定され，0.001ng/mL前後のわずかな数値の差が，予後の差に反映することが示されている[3]．カットオフ値については，0.02ng/mLが主流になっているが，経時的な変化を観察することが重要である．

2　BNP測定のタイミングは？　BNPガイドで治療すべきか？

　入院患者において，退院時のBNPが予後予測に有用とする報告は多く，退院時に測定することが推奨されるも，その指標は250〜360pg/mLと幅があり，明確ではない[4,5]．さらに，年齢，腎障害，心房細動，女性，BMIなどの修飾因子もあり，左室肥大の程度も患者ごとに違うので，BNPの絶対値のみで評価することは困難である．慢性心不全患者におけるバルサルタンの追加効果を検討したValsartan Heart Failure Trial（Val-Heft試験）のサブ解析[6]（図1）ではBNPの経時的変化に着目した．登録時と4か月時点のNT-proBNP値を測定し，1000pg/mLをカットオフとし，高値→高値，低

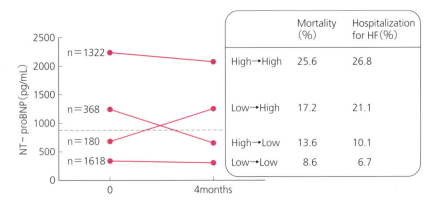

図1 BNP の経時的変化と予後
(Masson S, et al. J Am Coll Cardiol. 2008; 52: 997-1003[6] より)

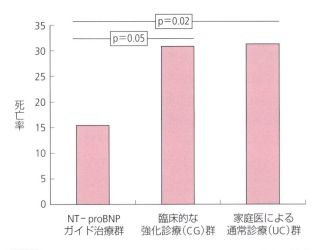

図2 BNP ガイド治療と非 BNP ガイド治療との死亡率の比較
(Lainchbury JG, et al. J Am Coll Cardiol. 2009; 55: 53-60[7] より)

値→高値，高値→低値，低値→低値の4群に分け，2年間の全死亡を評価項目としたところ，4か月後のBNP値が低い群の予後は高い群よりも良好であった．高値→低値の群の予後が良好であった点に注目すべきであり，BNPの経時的変化が治療効果判定あるいは予後予測に有用である可能性が示唆された．患者がベストの状態の安定期のBNPを知っておくことが望ましく，具体的な薬剤追加や減量は絶対値よりも同一患者内での変動で判断す

べきである．このように，入院時のBNP値だけでなく，経時的にBNPを評価することで，治療効果とリスクを評価できる可能性が示唆された．このような背景から，近年の心不全の外来管理はBNP値を指標としたBNPガイド治療が検討され，一定の有効性を示してきた．

BNPガイド治療は，わが国では普及しているが，海外では多くの研究がなされ，その有用性については否定的な見解もあった．BATTLES-CARRED[7]（図2）は，NT-proBNPガイド群，臨床的な強化診療（CG）群，家庭医による通常診療（UC）群に分けて3群比較した点と比較的長期（3年）追跡している点が特徴である．75歳以下でBNPガイド診療の有用性が示されたが，CG群は3年後にはUC群と差がなくなっている．おそらく，BNPガイド下では，BNPの上昇に応じて利尿薬の増量や生活管理の指導など心不全増悪を未然に阻止するきめ細かい診療が，好成績をもたらしたと考えられる．TIMI-CHF試験でも，BNPガイドの有用性がそのサブ解析で75歳以下に認められており，本試験結果と一致する．高齢者では腎機能障害患者や拡張障害患者が多く，BNP値で一律に評価できないことなどがその要因と推察される．

BNPガイド治療に関して，Porapakkhamらは，代表的な8研究（Troughton, STARS-BNP, TIME-CHF, BATTLESCARRED, PRIMA, SIGNAL-HFほか），総症例数1726症例をメタ解析した成績を報告している[8]．

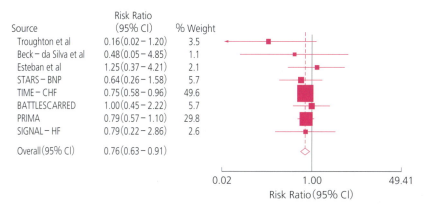

図3 メタ解析におけるBNPガイド治療の全死亡率

(Porapakkham P, et al. Arch Intern Med. 2010; 170: 507-14[8] より)

各試験の症例数は41〜499症例，追跡期間は3〜24か月（平均17か月）だった．すべての試験で対象はNYHA II以上かつ左室駆出率50％未満で対象の年齢は18〜85歳であった（5研究がNT-proBNP，3研究がBNPにより評価）．通常治療群に比べ，全死亡率はBNPガイド治療群での死亡率は有意に低かった（相対危険度RR: 0.76, p＝0.003）（図3）．75歳を境界として年齢別に総死亡を比較したところ，75％未満ではBNPガイド治療群での総死亡率が著明に低かった（RR: 0.52, p＝0.005）．一方，75歳以上では，両群の総死亡に差がなかった（RR: 0.94, p＝0.70）．しかし，全入院（RR: 0.82, p＝0.12）および入院回避（RR: 1.07, p＝0.58）に関しては両群間に有意差を認めなかった．薬剤投与に関して，BNPガイド治療群は通常治療群と比較して投与量調節の頻度が高かった．ACE阻害薬またはARB，β遮断薬が増量され目標用量に到達した症例は，BNPガイド治療群で通常治療群の約2倍だった（BNPガイド治療群で21％と22％，通常治療群で11.7％と12.5％）．著者らは，BNPガイド治療群で総死亡が減少した理由として，同群で薬剤投与量が目標に達する症例が多いことを挙げている．75歳以上の高齢者で総死亡に差がないことについては，合併症が多く目標量の薬剤投与に耐えないことが一因とした．

今までのメタ解析の限界として，患者背景やアウトカムの定義が異なる試験の統合データが用いられていたが，患者個人のデータに基づいたメタ解析が最近報告された[9]．対象は11試験の2431例とし，BNPガイド治療群と通常治療ガイド下の心不全治療を比較したランダム化比較である．患者背景（個別患者データ2151例）は，平均年齢72歳，EF≦45％が91％，NT-proBNP 2697pg/mL，BNP 446pg/mLであった．通常治療群に比べ，BNPガイド治療群が全死亡リスクを有意に軽減させたが（RR: 0.62, p＝0.004），75歳以上では有意差は認めなかった（RR: 0.98, p＝0.96）．心不全による入院（RR: 0.80, p＝0.009），心血管疾患による入院（RR: 0.82, p＝0.048）リスクはBNPガイド治療群で有意に低く，試験間の異質性，年齢，EFの交互作用は認められなかった．治療薬の変更頻度はBNPガイド治療群，特に75歳未満で多かった．以上より，75歳未満でのBNPガイド治療の有効性はほぼ確立したものと考えられる．

3 新しいバイオマーカーの可能性は？

心不全におけるいくつかの新しいバイオマーカーが注目されており，以下に紹介する．すでに確立されている BNP，トロポニンなどのバイオマーカーと組み合わせることによって，さらに臨床的な付加価値が求められ，今後のさらなる検証に期待がもたれる．

Mid-regional pro-adrenomedulin

アドレノメジュリン（ADM）は，ヒト褐色細胞腫より同定された血管拡張作用と利尿作用をもった内因性の血管作動性ペプチドであり，その効果はほとんど知られていない．ADM は多くの組織で産生され，その濃度は心不全で増加する．ANP と同様に，ADM は不安定で，ADM の前駆物質である pro-ADM の中間部領域（mid-regional pro ADM：MR-proADM）測定が，心不全の予後予測因子として有用であることが報告されている．

soluble ST2（sST2）

ST2 は IL-1 受容体ファミリーの一つで，膜の結合部である ST2L と可溶性部分の sST2 がある．ST2L は IL-33 と結合することにより，抗肥大作用，抗線維化作用，抗アポトーシス作用を示す．反対に，sST2 は ST2L から IL-33 を引き離すデコイ・レセプターとして作用し，IL-33 シグナリングの保護効果を中和することが知られている．実際に，実験的に精製された sST2 の投与は IL-33/ST2L シグナリングを拮抗させ，心肥大，心拡大や心収縮力の低下をもたらした．急性心不全患者において，血清の sST2 濃度は心リモデリングや線維化のマーカーとして，長期的な死亡率の予後予測マーカーであることがわかってきた．sST2 濃度と予後との関連は NT-proBNP や他のリスク因子に相加的であり，EF とは独立したものであることがわかってきた．

Galectin-3

ガレクチン 3（Gal-3）は ss-ガラクトシド結合蛋白であり，ファイブロネクチンやラミニンのような細胞外マトリクス蛋白と結合する．高血圧性心不全モデルマウスにおいて，心筋の Gal-3 は増加し，心膜内の Gal-3 の注入は心筋のコラーゲン沈着，線維化や心筋リモデリングを増大させ，血中 Gal-3 濃度は心不全で上昇することが報告されている．なかでも収縮力の保

たれた心不全（HFpEF）の診断や予後予測による有用性が期待されている[10]．

> ❖ **Take home messages**
> ① BNP とその前駆体の NT-proBNP には半減期や代謝経路の違いがあり，それぞれに利点・注意点が存在する．BNP にトロポニンを組み合わせることで重症度評価や予後予測に有用である．
> ② 退院前の患者の最もベストな状態の BNP 値を知っておき，外来での経時的な変化をモニタリングする BNP ガイド治療が特に 75 歳以下では有用である．
> ③ 新しい心不全バイオマーカーは，すでに確立されている BNP，トロポニンなどと組み合わせることにより，さらに臨床的な付加価値が生じ，今後期待がもたれる．

【文献】

1) Seino Y, Ogawa A, Yamashita T, et al. Application of NT-proBNP and BNP measurements in cardiac care: a more discerning marker for the detection and evaluation of heart failure. Eur J Heart Fail. 2004; 6(3): 295-300.
2) Sato Y, Fujiwara H, Takatsu Y. Cardiac troponin and heart failure in the era of high-sensitivity assays. J Cardiol. 2012; 60(3): 160-7.
3) Latini R, Masson S, Anand IS, et al. Prognostic value of very low plasma concentrations of troponin T in patients with stable chronic heart failure. Circulation. 2007; 116(11): 1242-9.
4) Faggiano P, Valle R, Aspromonte N, et al. How often we need to measure brain natriuretic peptide (BNP) blood levels in patients admitted to the hospital for acute severe heart failure? Role of serial measurements to improve short-term prognostic stratification. Int J Cardiol. 2010; 140(1): 88-94.
5) Cournot M, Mourre F, Castel F, et al. Optimization of the use of B-type natriuretic peptide levels for risk stratification at discharge in elderly patients with decompensated heart failure. Am Heart J. 2008; 155(6): 986-91.

6) Masson S, Latini R, Anand IS, et al. Prognostic value of changes in N-terminal pro-brain natriuretic peptide in Val-HeFT (Valsartan Heart Failure Trial). J Am Coll Cardiol. 2008; 52(12): 997-1003.
7) Lainchbury JG, Troughton RW, Strangman KM, et al. N-terminal pro-B-type natriuretic peptide-guided treatment for chronic heart failure: results from the BATTLESCARRED (NT-proBNP-Assisted Treatment To Lessen Serial Cardiac Readmissions and Death) trial. J Am Coll Cardiol. 2009; 55(1): 53-60.
8) Porapakkham P, Porapakkham P, Zimmet H, et al. B-type natriuretic peptide-guided heart failure therapy: A meta-analysis. Arch Intern Med. 2010; 170(6): 507-14.
9) Troughton RW, Frampton CM, Brunner-La Rocca HP, et al. Effect of B-type natriuretic peptide-guided treatment of chronic heart failure on total mortality and hospitalization: an individual patient meta-analysis. Eur Heart J. 2014; 35(23): 1559-67.
10) de Boer RA, Edelmann F, Cohen-Solal A, et al. Galectin-3 in heart failure with preserved ejection fraction. Eur J Heart Fail. 2013; 15(10): 1095-101.

〈佐々木英之〉

第2章 重症心不全症例のセカンドステージ

2 カテーテル検査

① 重症心不全における心臓カテーテル検査の目的は？
② 冠動脈の狭窄と病変部の重症度評価は？
③ 慢性完全閉塞病変（CTO）を有する心不全患者への経皮的冠動脈形成術（percutaneous coronary intervention：PCI）のメリットは？

　重症心不全の血行動態評価および原因検索・治療において，心臓カテーテル検査は必須の検査である．右心カテーテルが心内圧や心拍出量の測定などの機能的な評価を目的にしているのに対して，左心カテーテルは造影剤を用いた形態的な評価を目的としている．右心カテーテル検査に関しては1章-5を参照されたい．急性冠症候群などで心不全を合併している場合は緊急で冠動脈造影を行うが，安静臥床が困難な場合や，造影剤や補液による容量負荷などの理由から，一般的には心不全が軽快して安定した状態で評価する．昨今，より侵襲性の低い冠動脈造影CT検査によって冠動脈造影が代替されるケースもあるが，血管の石灰化が強くて正確な評価が難しい症例ではやはり冠動脈造影検査が必要である．
　また，心臓再同期療法（cardiac resynchronization therapy：CRT）の植え込みが必要となる場合もあるので，左冠動脈造影の際に静脈相まで撮影しておき，冠静脈の走行を事前に確認しておく必要がある．
　心不全の原因疾患として，虚血性心疾患は必ず鑑別にあげる必要がある．心エコー検査で局所的な壁運動異常ではなく，びまん性低収縮であっても冠動脈の3枝病変や左主幹部を含む病変のこともある．つまり，冠動脈の高度狭窄などにより，慢性的な虚血に陥っている心筋が心筋酸素消費量を抑えるために壁運動低下を呈している病態（hybernating myocardium：冬眠心筋）であり，血行再建術後に壁運動が回復してくることが多い．
　また，たこつぼ型心筋症は急性心筋梗塞と臨床症状が類似することから，

緊急で冠動脈造影を施行されることもある．たこつぼ型心筋症とは，誘因となるストレスが先行することが多く，一過性の心尖部や左室中部を中心とする壁運動異常をきたす病態である．この壁運動異常は冠動脈支配とは一致しない．心エコーや心電図の特徴からある程度は鑑別が可能であるが，冠動脈造影を施行しなければ確定診断には至らない．一般的には予後良好とされているが，稀に心原性ショックをきたし，IABP（intra-aortic balloon pumping：大動脈内バルーンパンピング）やPCPS（percutaneous cardio pulmonary support：経皮的心肺補助）などのメカニカルサポートを要するものも存在する．

急性心筋炎も急性冠症候群と類似しており，冠動脈造影を施行されることがある．典型的には，先行する感染症状があり，広範囲のST上昇と心筋逸脱酵素の上昇も伴う．確定診断としては心筋生検による病理診断である．劇症型心筋炎であれば心原性ショックをきたし重症化することも多い．

冠動脈に有意な狭窄がない，もしくは病変と冠動脈支配と左室壁運動障害の部位が一致しなければ，拡張型心筋症，高血圧性心疾患，沈着性二次性心筋症などが疑われるため，心筋生検による病理診断を検討する（2章-3参照）．

冠動脈造影検査の穿刺部位は，大腿動脈，橈骨動脈，上腕動脈が選択される．近年は経大腿動脈インターベンション（trans-femoral intervention：TFI）に代わって経橈骨動脈インターベンション（trans-radial intervention：TRI）が広く普及してきている．用手圧迫とその後の長時間の安静臥床を必要とする大腿動脈アプローチと比べて，橈骨動脈アプローチは終了後に止血用のバンドなどで固定するのみで安静が不要である．したがって，患者の肉体的・精神的な負担は大幅に軽減される．橈骨動脈アプローチは血管そのものが細いので，後々閉塞するリスクもあり，透析中や今後シャント造設予定の患者や体格が小さく複数回のPCIの可能性がある場合には，最初から大腿動脈や上腕動脈でのアプローチを選択すべきである．PCIにおけるTRIとTFIの選択に関しては，基本的にPCIのストラテジーによる．7Fr以上のガイドカテーテルが必要な複雑なPCI，たとえばLMT遠位部の2ステントを要する可能性がある手技や，3本のワイヤーが同時に必要な複雑病変，強いバックアップが必要な硬い慢性完全閉塞（CTO）病変などでは，TFIで行うのが安全である．それ以外で特に容易な病変であれば患者のストレス

を考慮し，TRIにすることが多い．

　冠動脈に有意狭窄があれば，すべてインターベンションの適応というわけではなく，ほかの検査による虚血評価と組み合わせて総合的な検討が必要である．最近では，カテーテル室において虚血評価する手段として，冠血流予備量比（fractional flow reserve：FFR）が用いられている．FFRとは冠動脈狭窄下に維持される最大充血時の血流量の，狭窄のない冠動脈での最大反応性充血時の血流量に対する比である．圧ガイドワイヤーで測定した，最大充血時の狭窄遠位部の平均圧（Pd）をカテーテルで測定した冠動脈入口部の圧（Pa）で除した値，Pd/Paで算出される．正常は1.0であり，0.75以下が有意狭窄，0.8以上が非有意狭窄，0.75〜0.80がグレイゾーンとされている．FFRガイドにより虚血を有する病変のみにPCIを行うことにより良好な成績が報告されている[1,2]．

　冠動脈病変の重症度は病変枝数や左前下行枝近位部の有無によって評価されてきたが，同じ3枝病変であっても重症度に幅があることは臨床現場で認識されていた．近年，これを受け，冠動脈病変の形態と重症度について，特にPCIを実施する立場から客観点にスコア化したものがSYNTAXスコアである．病変枝数や部位だけでなく，高度な統計的なモデルに基づいた計算式で算出され，完全閉塞・分岐部・入口部・屈曲・石灰化病変などに応じて点数を付ける．このスコアを用いて，特に多枝病変においてCABGかPCI

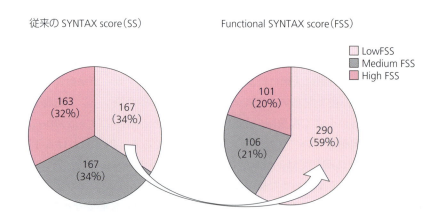

図1 Functional SYNTAX score（FSS）（Nam CW, et al. J Am Coll Cardiol. 2011; 58: 1211-8[4]より改変）

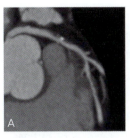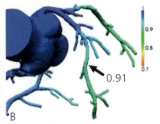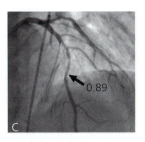

図2 FFR_CT と実際に計測した FFR (Taylor CA, et al. J Am Coll Cardiol. 2013; 61: 2233-41[5]) より改変)

多枝病変あるも虚血所見は証明されていない 66 歳の男性.
A：冠動脈 CT では LAD 中間部に病変あり.
B：FFR_CT では，LAD の FFR 0.91 と計算され，虚血なしと判断された.
C：冠動脈造影では LAD 中間部に中等度病変が確認されたが，FFR は 0.89 であった.

を選択することも提言されている．病変が複雑でSYNTAXスコアが高い群（33点以上）はCABGの成績が優れ，それ以外はPCIとバイパス手術の成績が同等という結果が報告されている[3]．しかし，SYNTAXスコアは冠動脈造影所見のみから判断されるものであり，FFRで虚血を評価するようになって機能的に有意な狭窄病変に対してのみスコア化するFunctional SYNTAXスコア（図1）がNamらによって提唱された[4]．これにより，SYNTAXスコアが低下する症例も多く存在し，CABGからPCIへの治療方針の変更など，侵襲的な治療を受けなくてすむ場合も生じてきた．FFRはあくまで侵襲的な診断ツールであり，現状で非侵襲的な検査としては，運動負荷心電図検査やドブタミン負荷心筋エコーや運動・薬物負荷心筋シンチグラフィーがあげられる．しかし，これらも人手や時間を要し現実的でない場合がある．冠動脈CTは簡便でわかりやすく医師が全て付き添わなくても良いため，かなり普及したが虚血を評価できないのが問題であった．そこで，最近注目されてきたのがFFR_CT（noninvasive fractional flow reserve derived from coronary computed tomography angiography）（図2）である[5]．これは，数値流体力学に基づき狭窄による圧損失の程度を冠動脈CT画像データから計算し，FFRを予測する方法である．冠動脈CTに比べて，特異度が良好で，通常の冠動脈造影による虚血の判断と比較して感度が良好である．

　心不全を認め，慢性期に冠動脈造影検査で冠動脈に慢性完全閉塞を認めた場合，心不全コントロール目的でPCIを施行するか迷う場合がある．OAT

試験では,梗塞慢性期の完全閉塞病変をもつ安定症例2166例を対象に,至適薬物療法+PCI(n=1,082)vs 至適薬物療法のみ(n=1,084)に無作為に割付け,4年間追跡して比較している[6]。一次エンドポイントは,死亡,再梗塞,NYHA IVの心不全の複合エンドポイントとした。平均LVEFは47%で責任血管は左前下行枝36%,左回旋枝15%,右冠動脈49%で,責任血管領域の虚血は証明されておらず,左主幹部病変や3枝病変は除外されている。結果はPCIを行っても一次エンドポイントに差はなかった(17.2% vs 15.6%,HR=1.16,p=0.20)。使用ステントのほとんどは,ベアメタルステント(BMS)とはいえ,CTOに対して至適薬物療法にPCIを追加しても臨床転帰を改善しないという結果であった。しかし,この研究の対象患者の責任血管は右冠動脈が約半数であり,左前下行枝は約1/3であった。右冠動脈の左室への灌流域は大きいとはいえ,CTOを開けて灌流させても,血流回復による左室リモデリング抑制効果が得られにくかった可能性がある。

CTOへのPCIの効果を冠動脈別にみた報告があり,LMTと多枝病変を除外したCTO症例1,734例を解析している[7]。左前下行枝(35.1%),左回旋枝(22.5%),右冠動脈(42.3%)に分けて,手技成功例・不成功例で5年間の死亡率とCABG移行率を比較した。手技成功例vs不成功例の死亡率は,左前下行枝(6.7% vs 11.0%;p=0.03),左回旋枝(5.5% vs 13.9%;p<0.01),右冠動脈(6.6% vs 4.1%;p=0.80)であった。つまり,左前下行枝と左回旋枝のCTOへのPCIは成功すると5年死亡率を半減できたが,右冠動脈は手技の成功・不成功に関わらず5年死亡率は低かった。つまり,バイアビリティがある左前下行枝と左回旋枝のCTOへのPCIは有益であるが,右冠動脈に関しては,右冠動脈ドミナントで左室への灌流域が大きい場合や狭心症がコントロールできない場合以外ではメリットが得られにくいと考える。

一方,2005年から2009年に行われた大規模多施設前向き観察研究では,CTO14,439病変(13,443例)へのPCIについて解析された[8]。93.3%は1つのCTO病変,6.07%は2つ,0.56%は3つ,0.07%は4つのCTO病変への手技であった。手技成功率は70.6%で解析はCTO病変へのPCI成功群と不成功群で比較された。少なくとも1つの病変へのPCI成功は死亡率低下と関連があった(HR=0.67,p<0.001)。左前下行枝,左回旋枝,

右冠動脈，どの病変でも CTO 成功は死亡率を低下させていた．観察研究でありPCI 成功例と不成功例を比較しているため，単にPCI 困難症例ほど死亡率が高いだけの可能性が考えられる．また，適切な薬物治療が行われたかについて調査されていない．

今後 CTO 病変への PCI（特に右冠動脈病変や左回旋枝病変）がどこまで臨床転帰の改善をもたらすことができるか，また術者の裁量にも影響すると考えられ，日本での優れた術者からのランダム化比較試験が発信されることを期待したい．

1 左室造影

重症心不全患者においては正確な左室造影による駆出率や左室壁運動異常，左室内圧を測定するために重要な検査である．ピッグテールカテーテルを用いて，左室内に挿入して造影を行い，壁運動や圧波形の測定を行う．左室拡張末期圧（left ventricular end diastolic pressure：LVEDP）は，心室前負荷の程度を反映する指標であるため，心不全の状態を評価するうえで重要となってくる．LVEDP が高い場合は，左室造影による心不全の増悪をきたす可能性があり，場合によっては控えるべきである．左室造影での局所壁運動の評価は，segment 1〜7 までの AHA 分類で行う．各 segment は冠動脈支配と対応しており，冠動脈造影と照らし合わせて矛盾がないかを確認する．重症心不全では著明な低左心機能により心尖部に血栓を認めることがあり，血栓透亮像がないかを確認する．事前にエコーなどで判明していれば左室造影は控えるべきである．

僧帽弁閉鎖不全症の程度を評価するうえでも左室造影では重要である．重症心不全では急性期は機能性僧帽弁逆流（functional MR）を認めることもあり，治療後安定時期に評価する．心エコーでも評価可能であるが手術適応を決める場合には Sellers 分類に基づいた左室造影での評価が必要である．

2 大動脈弁狭窄症の重症度評価

心エコーで十分評価可能であるため，本邦のガイドラインでは，術前にルーチンでカテーテルでの血行動態評価を行う必要はないと記載されている．特に石灰化の強い重症大動脈弁狭窄症の場合，脳梗塞の危険性もあり，無理に行うことは控えるべきである．ただし，心エコーでの圧較差はカテー

テルよりも大きくなることが多く，身体所見や症状と心エコーでの重症度が乖離する場合には，カテーテル検査が考慮される場合もある．Judkins 右冠動脈（JR）カテーテルやストレートカテーテルなどを用いて，ワイヤーで弁口を狙って通過を試みる．通過後は，引き抜き圧でピーク間の圧較差（peak to peak gradient）と収縮期平均圧間の圧格差（aortic mean gradient）を計算する．左心機能が低下した大動脈弁狭窄症では 1 回拍出量の低下のための左室・大動脈圧較差は低値を示し，圧較差による評価は真の重症度を過小評価する．このような場合には，ドブタミン負荷を行い，1 回拍出量を増大させ，それに伴って弁口面積が増大するかを評価する[9]．弁口面積が変化せず，心拍出量と圧較差が増大する場合には高度な弁狭窄が疑われ，心拍出量の増大とともに弁口面積が増大する場合には狭窄よりも心筋疾患が疑われる．

3 大動脈造影

大動脈弁閉鎖不全症に対しては，大動脈造影が行われ，左室造影と同様に RAO 30°で撮影し，Sellers 分類で評価される．

> **Take home messages**
> ①心不全の血行動態評価および原因検索・治療において，必須の検査である．
> ②冠動脈造影により狭窄度を正確に評価し，血行再建を念頭に置いて，他のモダリティーと組み合わせて病変の重症度を評価することが重要である．
> ③虚血があり，CTO の開存に成功すれば，特に左冠動脈では心不全の改善に PCI が有用と考えられる．

【文献】

1) Bech GJ, De Bruyne B, Pijls NH, et al. Fractional flow reserve to determine the appropriateness of angioplasty in moderate coronary stenosis: a randomized trial. Circulation. 2001; 103(24): 2928-34.
2) Pijls NH, Fearon WF, Tonino PA, et al. Fractional flow reserve versus angiography for guiding percutaneous coronary intervention in patients with multivessel coronary artery disease: 2-year follow-up of the FAME (Fractional Flow Reserve Versus Angiography for Multivessel Evaluation) study. J Am Coll Cardiol. 2010; 56(3): 177-84.
3) Kappetein AP, Feldman TE, Mack MJ, et al. Comparison of coronary bypass surgery with drug-eluting stenting for the treatment of left main and/or three-vessel disease: 3-year follow-up of the SYNTAX trial. Eur Heart J. 2011; 32(17): 2125-34.
4) Nam CW, Mangiacapra F, Entjes R, et al. Functional SYNTAX score for risk assessment in multivessel coronary artery disease. J Am Coll Cardiol. 2011; 58(12): 1211-8.
5) Taylor CA, Fonte TA, Min JK. Computational fluid dynamics applied to cardiac computed tomography for noninvasive quantification of fractional flow reserve: scientific basis. J Am Coll Cardiol. 2013; 61(22): 2233-41.
6) Hochman JS, Lamas GA, Buller CE, et al. Coronary intervention for persistent occlusion after myocardial infarction. N Engl J Med. 2006; 355(23): 2395-407.
7) Claessen BE, Dangas GD, Godino C, et al. Impact of target vessel on long-term survival after percutaneous coronary intervention for chronic total occlusions. Catheter Cardiovasc Interv. 2013; 82(1): 76-82.
8) Huqi A, Morrone D, Guarini G, et al. Long-term follow-up of elective chronic total coronary occlusion angioplasty: analysis from the U.K. Central Cardiac Audit Database. J Am Coll Cardiol. 2014; 64(24): 2707-8.
9) Picano E, Pibarot P, Lancellotti P, et al. The emerging role of exercise testing and stress echocardiography in valvular heart disease. J Am Coll Cardiol. 2009; 54(24): 2251-60.

〈佐々木英之〉

第2章 重症心不全症例のセカンドステージ

3 心筋生検

問題提起！

① 心筋生検の適応について理解しているか？
② 心筋生検を行う際，鑑別疾患および必要な臨床所見を提示できているか？
③ 心筋生検組織から得られる情報，診断における意義や限界を理解しているか？

　心筋生検は，生前の心筋の病態を知る意味での組織病理検査として1962年に今野・榊原らによって開発された心内膜心筋生検法（endomyocardial biopsy：EMB）から端を発し，Stanford大学のCavesらが心臓移植の拒絶反応の診断に用いてから広く普及した．現在では，EMBは基本的に心筋炎などの炎症性病変，心アミロイドーシス，Fabry病などの代謝・蓄積疾患をはじめとする二次性心筋症や心臓移植後の拒絶反応の診断に適している[1]．また劇症型心筋炎をはじめとする急速に進行する心疾患の組織像を踏まえた治療法の決定や予後の予測に有用である．虚血性心疾患を除外した新規発症の重症心不全では，①左室径が正常もしくは拡大し，全身の循環不全をきたした発症後2週間以内の症例，②左室拡大に加えて新規の心室性不整脈，II度もしくはIII度のAVブロック，1～2週間通常の治療を施しても反応が乏しい発症後2週間から3か月以内の症例では，EMBの推奨度が高いとされている[2]．一方，拡張型心筋症や肥大型心筋症などの特発性心筋症に対しては，組織所見だけで確定診断に至るのは困難であり，上記の二次性心筋症が否定されたうえで，年齢や性別，家族歴，既往歴をはじめとする臨床情報や画像所見などの臨床データと照合し，はじめて診断に至る．
　一般的にEMBの採取部位となる右室中隔は手技の簡便性，安全性はもとより，通常病変の首座である左心室の一部ともみなすことができる．EMBにおいて得られた組織は小片であり，サンプリングエラーが生じやすいが，可能な限り多くの検体（3片以上）を採取することで，診断精度が向上す

る[3]．心筋細胞の肥大を評価する際，もともと心筋細胞径は右室心筋より左室心筋でより太く，この点においても採取部位の記載は重要である．採取された複数検体のうち，電子顕微鏡における心筋細胞やミトコンドリアの性状，沈着物の有無などの詳細な観察や凍結組織から遺伝子検索などを行うことで，より踏み込んだ診断が可能になる．現在では，EMB は熟練した手技のもとには安全性の高い検査となっており，合併症の発生頻度は 1～2% 以下とされているが，心穿孔（0.12%）やタンポナーデ，心室性不整脈などの早急な対応が必要となる重大な合併症も時に生じ[1]，リスクを念頭に置いた上で施行する必要がある．

　採取された組織は，組織標本ではホルマリン固定・薄切後に HE 染色，マッソントリクローム染色等の染色を施し，観察する．この際，心筋細胞の肥大や変性の有無，心内膜および間質の線維化の程度，炎症細胞浸潤の有無，沈着物の有無などを評価する．また，採取した検体から非特異的な所見のみ得られる場合も少なからずあり，EMB 施行前の臨床医の鑑別診断に矛盾しないかどうかの診断となることが多い．あくまでも組織標本は EMB 施行時のごく小範囲の心筋組織を評価しているに過ぎず，その所見は生検後の臨床経過とも併せて柔軟に取り扱われるべきである．以下に EMB で診断される代表的な疾患の組織所見について示す．

1　EMB で確定診断可能な代表的な疾患

1．心筋炎と心サルコイドーシス（図 1）

　心筋炎は成因や浸潤する炎症細胞の種類，臨床病型により分類される[4]．炎症の進行，沈静化と平行して間質の線維化が進む．今回は心筋組織内に浸潤する炎症細胞に基づく分類について示すが，通常はこの分類に加えて Dallas Criteria[5] の診断名に沿って記載されることが多い．

a）リンパ球性心筋炎（急性心筋炎）

　ウイルス性であることが多いが，特発性や膠原病に伴う心筋炎などでも観察される．明らかに多数のリンパ球浸潤を認める症例では診断が容易であるが，少数の場合は様々な炎症に伴って非特異的に出現するため，臨床経過や他の検査所見と併せて総合的に判断される．急性心筋炎と診断するためにはリンパ球による心筋細胞の破壊の所見が重要である．近年では炎症後の間質に一過性に発現する Tenascin-C の免疫染色によって，炎症後の心筋組織の

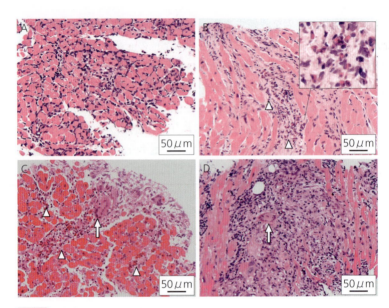

図1 心筋炎と心サルコイドーシス
A：リンパ球性心筋炎，B：好酸球性心筋炎，C：巨細胞性心筋炎，
D：心サルコイドーシス
ABC：いずれも臨床的に劇症型心筋炎を呈していた．C：巨細胞性心筋炎でも多核巨細胞（矢印）とともに好酸球（矢頭）の浸潤を認めることがある．D：心サルコイドーシスでは多核巨細胞とともに非乾酪壊死性肉芽腫を認める．

修復過程の推測が可能になってきており[6]，様々な心筋炎や心筋症における病態の把握に役立つことが期待される．

b）好酸球性心筋炎

著明な好酸球浸潤が特徴的で，ステロイドの投与により炎症の改善が見込まれるため，急性期もしくは亜急性期における EMB の有用性は高い．好酸球の脱顆粒所見も重要である．Löefller 症候群は好酸球浸潤に伴う心内膜の傷害により心室内腔面に血栓の沈着を認め，最終的に心内膜の高度の線維性肥厚をきたす．

c）巨細胞性心筋炎と心サルコイドーシス

心サルコイドーシスは厳密には心筋炎とは異なるが，巨細胞性心筋炎と心サルコイドーシスはいずれも組織内に多核巨細胞を認める疾患であり，その鑑別は重要である．両者を比較すると，巨細胞性心筋炎は臨床的には心室補助装置を必要とするほどの重度の心不全をきたし，組織像では好酸球の出現

や心筋の壊死が目立つ．対して，心サルコイドーシスでは臨床的に比較的緩徐な進行と AV ブロックの出現が特徴的であり，組織学的には非乾酪壊死性肉芽腫および炎症後の線維性瘢痕がより出現する傾向を認める[7]．

2. 代謝・蓄積病

びまん性の病変をきたすことが多く，光顕での特徴的な所見に加えて，電子顕微鏡では沈着物の形状，免疫染色では代謝産物の同定や代謝回路の欠損などを精査することができ，EMB の有用性は高い．ここでは代表疾患として心アミロイドーシス，Fabry 病について述べる（図2）．

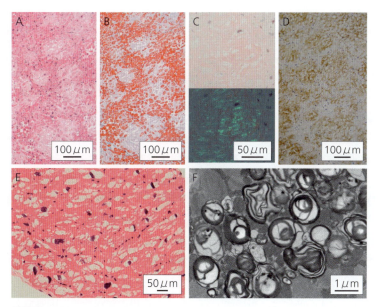

図2 心アミロイドーシスと Fabry 病
ABCD: 心アミロイドーシス
A: HE 染色．間質内に好酸性無構造物の沈着を認める．
B: マッソントリクローム染色．アミロイドは灰色に染色される．
C: コンゴー赤染色．アミロイドは橙赤色に染色され，偏光でアップルグリーンの複屈折を示す．
D: ATTR の免疫染色．本症例では ATTR の免疫染色が陽性となり，全身性老人性アミロイドーシスと診断された．
EF: Fabry 病
E: HE 染色．心筋は特徴的なレース状の空胞化を呈する．
F: 電顕像．心筋細胞内に直径 1 μm 前後のミエリン小体を多数認める．

a) 心アミロイドーシス

　組織学的には好酸性の無構造物が間質もしくは血管壁に沈着を認める．アミロイド物質はコンゴ赤染色では橙赤色を示し，偏光顕微鏡下でapple greenと呼ばれる特徴的な黄緑色の複屈折を認める．Amyloid A，AL（免疫グロブリンL鎖由来），ATTR（トランスサイレチン），AANF（心房ナトリウム利尿ペプチド由来）などが代表的なアミロイド蛋白で，現在では免疫染色でその種類の大まかな同定が可能である．

b) Fabry 病

　伴性劣性の遺伝形式をとり，αガラクトシダーゼの酵素活性の欠損もしくは低下をきたす疾患で，組織学的には心筋細胞のレース状の高度の空胞化を認める．電子顕微鏡では空胞内に渦巻き状のスフィンゴ糖脂質（グロボトリアオシルセラミド）の沈着を認め，これをミエリン小体と呼ぶ．

2　EMB と他の臨床情報を併せて診断に至る可能性のある代表的疾患

　臨床的に虚血性心疾患が指摘されておらず，上記に示したような二次性心筋症が否定的な場合，また経過や家族歴などから臨床的に特発性心筋症が疑われる場合，EMBで得られる組織像が臨床診断の裏づけとなる．

1. 拡張型心筋症（dilated cardiomyopathy：DCM）（図3AB）

　DCMは心室腔の著明な拡張と壁の菲薄化，心収縮不全をきたすが，組織学的には心筋細胞の肥大を認める一方，心筋細胞の粗鬆化，変性を伴い，大小のばらつきを認める．間質には間質性線維化や脂肪組織の浸潤が目立つようになり，線維化に伴って心筋走行が錯綜様に乱れていることもある．周産期心筋症や心筋炎後，アルコール性，薬剤性など二次性心筋症でDCM様の形態を示す心筋症は，組織像でのこれらの疾患の鑑別診断は困難である．

2. 肥大型心筋症（hypertrophic cardiomyopathy：HCM）（図3CD）

　家族性の発症が多く，一部の孤発例を含めると35〜60％にサルコメアの遺伝子変異を伴い[8]，心室壁の不均一な肥厚により心室の肥大や内腔の狭小化をきたす．EMBにおいては心筋細胞の肥大と心筋錯綜配列が特徴的な所見であり，心筋細胞の核の腫大や核型不整が目立つことも多い．HCMにおいても軽度の間質性線維化を認めることが多いが，時にHCMからDCM様の心拡大が進行し，組織学的にはHCMに特徴的な心筋の組織所見を残

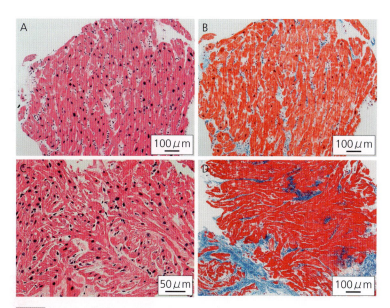

図3 拡張型心筋症および肥大型心筋症（AC: HE 染色，BD: マッソントリクローム染色）

AB：拡張型心筋症．間質の線維化とともに心筋細胞の肥大，配列の乱れを伴うことが多いが，いずれも非特異的である．
CD：肥大型心筋症．心筋細胞の錯綜配列や肥大，核の腫大や核型不整が特徴的で，間質に置換性の線維化を伴うこともある．

したまま，高度の線維化を呈する症例があり，拡張相肥大型心筋症として区別される．HCM の臨床診断で病理所見から蓄積病であることが判明することもしばしばある．

3. 拘束性心筋症（restrictive cardiomyopathy：RCM）

臨床的に心室の拡張障害と両心房の拡張をきたす稀な心筋症であるが，EMB においては非特異的な心筋細胞の肥大や間質の線維化とともに拡張障害を反映した心内膜の高度の線維性肥厚を認めることが多い．

4. 不整脈原性右室心筋症（arrhythmogenic right ventricular cardiomyopathy：ARVC）

組織学的に右室の拡大と心筋の萎縮と線維化，脂肪浸潤による置換をきたすが，特に右室心尖部の前側壁では通常でも脂肪浸潤を多く認めるため，非特異的な所見である[1]．近年，ARVC の複合診断のうちの組織所見として，EMB の少なくとも 1 片以上の組織で置換性の線維脂肪化をきたし，残存心

筋細胞が60%未満であればmajor criterion，60〜75%であればminor criterionとする量的な診断基準が提唱されている[9]．また心筋炎やサルコイドーシスなどにより二次性に生じるARVC様の病態の除外診断としてEMBが有用である．

> ❖ **Take home messages**
> - 心筋炎やサルコイドーシス，蓄積病などのびまん性病変で二次的に心筋症を疑う症例では診断ツールとして有用であるが，あくまで部分像であり臨床データと併せて総合的に判断する必要がある．
> - 特発性心筋症における組織所見は非特異的であり，あくまでも"裏づけ"の意味合いが強いが，二次性心筋症の除外診断には比較的有用である．

【文献】

1) Leone O, Veinot JP, Angelini A, et al. 2011 Consensus statement on endomyocardial biopsy from the Association for European Cardiovascular Pathology and the Society for Cardiovascular Pathology. Cardiovasc Pathol. 2012; 21: 245-74.
2) Cooper LT, Baughman KL, Feldman AM, et al. The role of endomyocardial biopsy in the management of cardiovascular disease. J Am Coll Cardiol. 2007; 50: 1914-31.
3) 松山高明, 植田初江. 心内膜心筋生検標本の診断と所見の記載方法. 診断病理. 2014; 31: 75-87.
4) JCS Joint Working Group. Guidelines for Diagnosis and Treatment of Myocarditis（JCS 2009）. Circ J. 2011; 75: 734-43.
5) Aretz HT. Myocarditis: the Dallas criteria. Hum Pathol. 1987; 18: 619-24.
6) Imanaka-Yoshida K. Tenascin-C in cardiovascular tissue remodeling–from development to inflammation and repair. Circ J. 2012; 76: 2513-20.
7) Okura Y, Dec GW, hare JM, et al. A clinical and histopathologic comparison of cardiac sarcoidosis and idiopathic giant cell myocarditis. J Am Coll Cardiol. 2003; 41: 322-8.

8) Cecchi F, Tomberli B, Olivotto I. Clinical and molecular classification of cardiomyopathy. Glob Cardiol Sci Pract. 2012; 4.
9) Marcus FI, McKenna WJ, Sherrill D, et al. Diagnosis of arrhythmogenic right ventricular cardiomyopathy/dysplasia. Poroposed modification of the task force criteria. Circulation. 2010; 121: 1533-41.

〈中嶋絢子　植田初江〉

第2章 重症心不全症例のセカンドステージ

4 運動負荷試験

問題提起!
① 心不全患者に運動負荷試験を行う目的は？
② 心不全患者の運動耐容能を評価する方法は？

"重症心不全の患者"とは，米国心臓協会/米国心臓病学会のstage分類ではstage D（治療抵抗性心不全）に相当し，いわゆる"β遮断薬・ACE阻害薬といった薬物療法や心臓再同期療法等の全ての最適化治療に反応しない症例"である．この狭義の重症心不全症例に対して行うことのできる治療は，心臓移植・補助人工心臓装着かあるいは緩和医療といった選択肢しか残されていない．そのような病態の患者に対して，症候限界性の運動負荷試験を実施することは不可能である．それゆえ，本稿における"重症心不全の患者"とは，stage Dではなく，stage C（症候性心不全）の中で重症度の高い患者を想定して記述する．かかる心不全患者に対して，本稿のテーマである運動負荷試験を実施する状況というのは，運動耐容能を評価し運動療法を実施する際の運動処方を決定する目的の場合が多い．これのみならず，運動負荷試験は心筋虚血の有無について評価する非常に重要な非侵襲的検査である．

そこで本稿では，まず前半部分で心筋虚血評価法としての運動負荷試験総論について述べた上で，後半では心不全患者に対する運動負荷試験の役割について概説する．

1 心筋虚血評価法としての運動負荷試験総論

1. 運動負荷試験を行う目的は？

心疾患患者に対して，運動負荷試験を行う主な目的について以下に示す．
(1) 虚血性心疾患の診断
(2) 運動耐容能評価
(3) 心不全の重症度評価
(4) 心臓リハビリテーションにおける運動処方作成

(5) 不整脈の誘発・増減の有無
(6) 末梢動脈疾患の評価

　上記の中でも臨床的に頻度が最も高いのは，虚血性心疾患の診断目的で行われる場合である．冠動脈に器質的な狭窄病変が存在したとしても，心筋における酸素の需要と供給のバランスが保たれていれば，心筋虚血は生じない．また，狭心痛を主訴とする患者や病歴から冠動脈狭窄を疑う患者では，安静時の心電図には異常所見を認めない場合がしばしば存在する．このような場合に対し，心筋レベルでの酸素の需要と供給のバランスを崩すために運動などの負荷が必要になる．

2. 運動負荷試験の禁忌

　運動負荷試験の絶対禁忌と相対禁忌について表1に示す[1]．一般的に監視下の運動負荷試験は安全と考えられているが，それでも負荷による心筋梗塞や致死性不整脈発症例，死亡例も皆無ではない．それゆえ，運動負荷試験を実施するにあたっては，検者は禁忌について十分に把握しておく必要がある．

表1 運動負荷試験の禁忌

絶対禁忌
発症2日以内の心筋梗塞
内科治療により安定していない不安定狭心症
自覚症状または血行動態異常の原因となるコントロール不良の不整脈
症候性の高度大動脈弁狭窄症
コントロール不能の症候性心不全
急性の肺塞栓または肺梗塞
急性の心筋炎または心膜炎
急性大動脈解離

相対禁忌
左冠動脈主幹部の狭窄
中等度の狭窄性弁膜症
電解質異常
重症高血圧
頻脈性不整脈または徐脈性不整脈
肥大型心筋症およびその他の流出路狭窄症
運動負荷が十分行えないような精神的または身体的障害
高度房室ブロック

（上嶋健治. 運動負荷試験 Q&A 199. 南江堂; 2013. p.17-24[1] より）

3. 運動負荷試験の実際

運動負荷の様式からは，単一段階負荷であるマスター2階段法と多段階負荷であるトレッドミル法，自転車エルゴメータ法が主に用いられる．それらの特徴について表2に示す．マスター2階段法は，負荷中の血圧・心拍数や心電図変化について観察できないことから，本稿で対象としている心不全患者に対しては決して行うべきでない．心筋虚血を疑って運動負荷試験を実施する場合には，自転車エルゴメータやトレッドミルを用いて負荷をかける．トレッドミル法では，電動式で速度と傾斜を変えて負荷量を設定する．Bruce法，Modified Bruce法，Naughton法，NCVC法などが用いられる[1,2]．一方，自転車エルゴメータ法では，トレッドミル法のような一定の方式はないが，25〜50Wから開始して，3分ごとに25Wずつ増加させるのが一般的である．検査の目的や被検者の運動能力を考慮した上で，負荷装置・プロトコールを選択する．負荷試験中は，被検者の表情・血圧・心拍数・調律・心電図波形などに細心の注意を払って行う．負荷は原則，運動中

表2 負荷装置による運動負荷試験の種類と比較

	マスター2階段試験	トレッドミル	自転車エルゴメータ
運動様式に対する慣れ	比較的親しみやすい（ただし，高齢者で難あり）	親しみやすい	自転車に乗れない，あるいは乗ったことのない被検者には親しみにくい
運動中の心電図や血圧計測の容易性	困難	比較的安定	安定
転倒の危険性	あり	あり	なし
重さ，大きさ	軽い，小さい	重い，大きい	軽い，小さい
価格	安価	高価	比較的安価
その他長所と短所	長所 ・見かけ上健康な人に対する虚血性心疾患のスクリーニング検査として有用 短所 ・歩行障害の患者（例えば，片麻痺，下肢の整形疾患，間欠性跛行など）は検査が行えない	長所 ・日常生活で慣れている歩行運動である ・身長による制限がない 短所 ・歩行障害の患者（例えば，片麻痺，下肢の整形疾患，間欠性跛行など）は検査が行えない ・機器の移動が困難 ・装置を置くのに多くのスペースを必要とする	長所 ・患者の体動が少ないことから機械的ノイズが少ない ・機器の移動が比較的容易 ・膝や腰に対する負担がトレッドミルより少ない 短所 ・ペダルに足が届かないような低身長の患者では検査が行えない ・精度に問題のある装置が存在する

止基準を参考にして症候限界性負荷をかける[3,4]．運動負荷試験時の循環反応は環境の影響を受けるため，負荷試験を実施する部屋は，室温 20〜23 度，湿度 60% 以下が望ましい．

4. 運動負荷試験中の心拍応答について

　運動負荷試験中に心拍数が上昇せず，目標心拍数（最大心拍数の 85% 以上）未満の負荷量で終点を迎えることがある．その原因としては，薬剤による影響の他，被検者の努力不足，検者の技術的問題，身体デコンディショニング（過度の安静や長期臥床によって生じる筋萎縮・骨粗鬆症・自律神経・内分泌障害などの種々の身体調節異常）などが考えられる．運動に対する心拍応答の低下（chronotropic incompetence）は，虚血のみならず心不全の重症度の指標として利用されている．運動負荷試験では，運動強度の増加に伴って心拍数は増加する．その心拍応答は，運動開始直後は副交感神経刺激の消退によってもたらされ，続いて交感神経刺激の賦活化が関与する．重症心不全の場合には，安静時より副交感神経活性は減弱し，逆に交感神経活性が亢進した状態となっている．そのため，運動中の副交感神経刺激の消退の程度と交感神経刺激の賦活化の程度は共に少なくなる．また，運動終了後の回復期における心拍応答（heart rate recovery）には副交感神経機能が関与し，heart rate recovery よりその異常を評価し得る[5]．このように，運動負荷試験の際の心拍数の変化には自律神経機能が関与しており，この心拍応答は，殊に心不全患者の病態において注目すべき要素と言える．

5. 運動負荷試験の虚血判定

　虚血の判定には ST 変化について評価をするのが最も有用であり，日本循環器病学会の慢性虚血性心疾患の診断と病態把握のための検査法の選択基準に関するガイドライン（2010 年改訂版）http://www.j-circ.or.jp/guideline/pdf/JCS2010_yamagishi_h.pdf（p.6，表 5「運動負荷心電図の虚血判定基準」）に準じて評価を行う[3,4]．運動負荷心電図の結果の解釈には，検査前確率や十分な負荷量かどうか，心電図変化に影響する因子（性別，血清電解質，服用薬物，左室肥大等）の有無などについて確認する．

2　心不全患者に運動負荷試験を行う目的は？

　本稿の冒頭でも述べたが，心不全患者に運動負荷試験を実施する状況というのは，運動耐容能を評価し運動療法を実施する際の運動処方を決定する目

的の場合が多い．運動負荷により，"心筋虚血や血行動態的に問題となる不整脈が誘発されるのか？"，また"不整脈の出現頻度が変化するのか？"についても評価できる．

　心不全患者では，運動耐容能の低下，生活の質の低下，生命予後の短縮が認められ，その改善には運動療法・患者教育等を多職種が介入して行う心臓リハビリテーションが有用である[6]．たとえ，重症心不全であっても，患者が安定期に移行し得た場合には，可能な限り心肺運動負荷試験（cardiopulmonary exercise test：CPX）を実施し運動耐容能を評価した上で，運動療法を実施する際の運動処方を決定する[1,6]．まずは，運動負荷試験の禁忌（表1）[1,4]を除外し，運動療法を実施する際と同様，"安定期にあるコントロールされたNYHA II〜IIIの状態"まで落ち着いた時点で実施を考慮する．"安定期にある"とは，少なくとも過去1週間において，心不全の自覚症状および身体所見の増悪がない状態を指し，"コントロールされた"とは，体液量が適正に管理された状態を指す．重症心不全患者では，負荷試験により心不全が増悪する可能性があり，CPXが実施できないことも多い．また，CPXが実施不可の施設の場合や患者のADLの問題でCPXが実施困難な場合には，6分間歩行試験や本稿の前半で述べた（呼気ガス分析を併用しない）運動負荷試験を考慮する．6分間歩行試験での歩行距離は，心不全患者の運動耐容能の指標，予後予測指標として用いられている．ただし，重症心不全の患者にも実施できる反面，結果が患者本人の努力の程度や声かけに影響されるため注意する．詳細については，米国胸部疾患学会の2002年のステートメントを参照されたい[7]．また，呼気ガス分析を併用せずに重症心不全患者に運動負荷試験を行う場合は，負荷量を上げすぎないよう細心の注意を払う．負荷方法は，トレッドミル法より自転車エルゴメータ法の方が安全である．なぜなら，トレッドミル法の方が全身運動的な意味合いが強く，同じ疲労度の運動終点でもより多くの酸素摂取量を要するからである．エルゴメータ法で求めた負荷量から酸素摂取量は，$\dot{V}O_2$（mL/kg/min）=12.24×（エルゴメータのW数）/体重+3.5と換算できる[3]．

　一方，CPXは通常の運動負荷試験に呼気ガス分析を併用することで，呼吸動態と循環動態のみならず，代謝動態について評価することが可能である[8,9]．通常，自転車エルゴメータでランプ負荷（10〜20W/分）試験を行うのが一般的で，運動時間を8〜12分間で終了できるようにする．CPXの

結果の解釈や運動生理学の詳細については成書に譲る[9]．運動耐容能は基本的には CPX の結果から得られた最高酸素摂取量（peak $\dot{V}O_2$）と最大負荷量で評価を行い，最大負荷を補うものとして嫌気性代謝閾値（anaerobic threshold：AT）も用いる．AT は，運動の強さを増していく際に，筋肉のエネルギー消費に必要な酸素供給が追いつかなくなり，血液中の乳酸が急激に増加し始める時点での酸素摂取量のことで，運動療法を実施する際には，AT レベルで運動処方するのが原則である．peak $\dot{V}O_2$ は，運動耐容能の指標であるのみならず，心不全の重症度の指標でもあり，生命予後予測因子でもある[8,10]．また，運動時の肺の換気効率の指標である $\dot{V}E/\dot{V}CO_2$ slope は心不全の重症化とともに高値となり，心不全の予後予測因子として peak $\dot{V}O_2$ と同様に極めて強力な指標である[8,11]．他にも重要な指標が多く存在するが紙面の都合で欧州心血管疾患予防・リハビリテーション協会，米国心臓協会の合同ステートメントを参照されたい[8]．

❖ Take home messages

①心不全患者に運動負荷試験を行う目的は？
- 運動耐容能を評価する．
- 心臓リハビリテーションにおける運動療法を実施する際の運動処方を決定する．
- 心不全の重症度や生命予後について評価する．
- 運動負荷による心筋虚血や心室頻拍等の致死性不整脈の誘発・不整脈の出現頻度の変化について評価する．

②心不全患者の運動耐容能を評価する方法は？
- 心肺運動負荷試験（CPX）を行うことによって，最高酸素摂取量（peak $\dot{V}O_2$）と最大負荷量を調べる．
- CPX が実施不可の場合には，6 分間歩行距離や運動負荷試験での最大負荷量より評価する．

【文献】

1) 上嶋健治. 運動負荷試験 Q&A 119. 東京: 南江堂; 2013. p.17-24.
2) 川久保清. 運動負荷心電図—その方法と読み方. 東京: 医学書院; 2010. p.2-6.
3) 日本循環器病学会. 循環器病ガイドシリーズ: 冠動脈病変の非侵襲的診断法に関するガイドライン. http://www.jcirc.or.jp/guideline/pdf/JCS2009_yamashina_h.pdf（2015 年 9 月閲覧）
4) 日本循環器病学会. 循環器病ガイドシリーズ: 慢性虚血性心疾患の診断と病態把握のための検査法の選択基準に関するガイドライン（2010 年改訂版）. http://www.j-circ.or.jp/guideline/pdf/JCS2010_yamagishi_h.pdf（2015 年 9 月閲覧）
5) Imai K, Sato H, Hori M, et al. Vagally mediated heart rate recovery after exercise is accelerated in athletes but blunted in patients with chronic heart failure. J Am Coll Cardiol. 1994; 24: 1529-35.
6) 岡田健一郎. 心不全における包括的心臓リハビリテーションについて. In: 坂田泰史, 編. 最新醫學別冊 診断と治療の ABC 106, 心不全. 大阪: 最新医学社; 2015. p.152-61.
7) ATS Committee on Proficiency Standards for Clinical Pulmonary Function Laboratories. ATS statement: guidelines for the six-minute walk test. Am J Respir Crit Care Med. 2000; 166: 111-7.
8) Guazzi M, Adams V, Conraads V, et al. EACPR/AHA Scientific Statement. Clinical recommendations for cardiopulmonary exercise testing data assessment in specific patient populations. European Association for Cardiovascular Prevention & Rehabilitation; American Heart Association. Circulation. 2012; 126: 2261-74.
9) Wasserman K, Hansen JE, Sue DY, et al. Principles of Exercise Testing and Interpretation Including Pathophysiology and Clinical Applications, 5th ed. Philadelphia: Lippincott Williams & Wilkins; 2012. p.1-106.
10) Mancini DM, Eisen H, Kussmaul W, et al. Value of peak exercise oxygen consumption for optimal timing of cardiac transplantation in ambulatory patients with heart failure. Circulation. 1991; 83: 778-86.
11) Arena R, Myers J, Guazzi M. The clinical and research applications of aerobic capacity and ventilatory efficiency in heart failure: an evidence-based review. Heart Fail Rev. 2008; 13: 245-69.

〈岡田健一郎〉

第2章 重症心不全症例のセカンドステージ

5 心臓核医学

① 心不全の原因疾患をどのように鑑別するか？
② 心不全の重症度をどのように評価するか？
③ 心不全に対する治療の適応決定や効果判定をどのように行うか？

　心臓核医学検査は心筋血流分布の他にも交感神経活性や心筋代謝など，他のモダリティではなしえない病態評価が可能となっている．本稿では心不全患者に対して上に示した問題提起の観点からその利用法や利点について概説したい．

1 心不全の原因疾患の鑑別

1．虚血性か非虚血性か？

　虚血性の心不全の場合は非虚血性心不全より頻度は低いがその予後は不良である[1]．しかし，虚血性の場合は血行再建により病状や予後が大幅に改善するため，まず心不全に対しては虚血性か否かの鑑別が必須である．心臓核医学検査では虚血性心疾患の同定に以下の検査法が利用されている．

a）負荷-安静心筋血流SPECT

　運動負荷や薬剤負荷（アデノシンなどの血管拡張薬もしくはドブタミン負荷）時の血流分布と安静時の血流分布の比較から心筋虚血の有無およびその重症度を評価する．なお，血流評価には ^{201}Tl や ^{99m}Tc 製剤（tetrofosmin, MIBI）の放射性同位元素（RI）製剤が用いられる．ただし，重症心不全症例では運動耐容能や投与薬剤の点などから運動負荷が好ましくない症例が多く，薬剤負荷が選択される頻度が高い．また，カテコラミンをはじめ血管拡張作用のあるミルリノン・硝酸剤・hANP などの持続投与時はそもそも負荷の適用外であるため，心不全が安定せず，負荷の適用が困難な場合は次の方法も検討される．

b) ¹²³I-BMIPP（BMIPP）＋安静時心筋血流

　BMIPPは心筋の脂肪酸代謝を評価するRI製剤である．好気的条件下（非虚血時）ではATP産生の多くは脂肪酸代謝に依存しているが，嫌気的条件下（虚血時）は酸素消費の少ない解糖系に移行し，脂肪酸の利用が低下する．この変化は血流異常の出現に先立って認められるため，血流−代謝ミスマッチ（血流が保たれているにも関わらずBMIPP集積が低下する領域）を評価することで虚血の有無や重症度が評価できる．ただし，有意冠動脈狭窄の診断感度は約60％と上記負荷法に比べ大きく劣るため[2]，本法はあくまで負荷法が適用できない患者に対する第二選択法として利用される．血流−代謝ミスマッチ評価が虚血性心筋症の鑑別に有用であった症例を図1に示す．

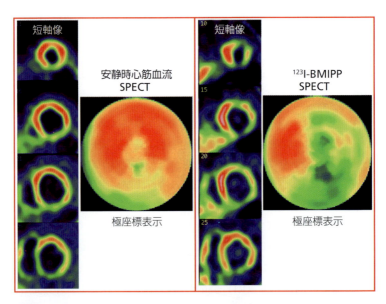

図1 BMIPPと安静時心筋血流像の比較が有用であった虚血性心筋症例
重症心不全で入院した患者．虚血の評価が必要であったが，心不全状態が安定せず，負荷法の適用外であったため安静時心筋血流SPECTとBMIPP SPECTとの比較から虚血を評価した．左図の心筋血流像と比較して，右図のBMIPP像では前壁〜前側壁や側壁〜後側壁，下後壁に広範かつ高度な集積低下が見られ，いわゆる「血流−脂肪酸代謝ミスマッチ」が認められる．この結果から虚血性心筋症が疑われ，冠動脈造影を施行したところ重症3枝病変と診断され，後日冠動脈バイパス術が適用された．

2. 非虚血性心筋疾患の診断

a) 安静時心筋血流 SPECT

心筋血流分布から組織障害の分布を評価することでいくつかの疾患を推定することも可能となる．

① 拡張型心筋症（DCM）：血流分布において組織障害を示唆する粗大な血流欠損は認められず，形態 / 機能的には心拡大と収縮能低下が見られる．ただし，心拡大の影響で横隔膜による吸収アーチファクトを受けやすくなり，後下壁領域の血流低下がよく観察される（図 2-A 参照）．

② 肥大型心筋症（HCM）：非対称性中隔肥大（ASH）の領域に不均一な

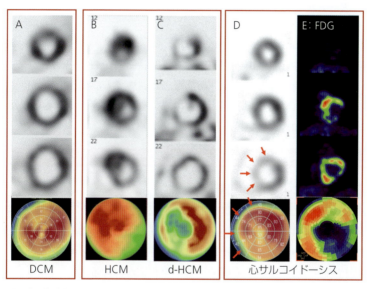

図2 安静時心筋血流 SPECT による心筋疾患鑑別
　　　（上段：短軸像，下段：極座標表示）

A：拡張型心筋症（DCM）
心拡大が認められるが，粗大な血流欠損は認められない．
B：肥大型心筋症（HCM）
非対称性中隔肥大に不均一な RI 集積亢進と壁厚増大を認める．
C：拡張相肥大型心筋症（d-HCM）
右室接合部である前壁中隔から下壁中隔にかけて高度な血流低下（＝組織障害）が認められる．
D および E：心サルコイドーシス
D に示す血流分布では前壁中隔を中心に広範な中隔基部に高度血流低下を認める（赤矢印）．E に示す FDG-PET では血流低下領域を中心に FDG の強い限局性集積を認め，同部の活動性炎症の存在が示唆される．

RI集積亢進と壁厚増大が認められる．組織障害はASH領域の右室接合部（前壁中隔および下壁中隔）より進展することが知られており，組織障害の増大に伴い拡張相へ移行する（図2-B，C参照）．

③心サルコイドーシス：好発部位として中隔基部などが知られており，冠動脈支配域に一致しないこれら領域の血流低下〜欠損は心サルコイドーシスを疑わせる（図2-D参照）．

b）ピロリン酸（^{99m}Tc-pyrophosphate）スキャン

急性心筋壊死を陽性描出するため急性心筋梗塞の存在や部位診断に用いられてきたが，近年では心アミロイドーシスにおけるアミロイド蛋白にも取り込まれることが知られるようになり，特に原発性や家族性では陽性頻度が高いと報告されている．

c）^{18}F-FDG（fluorodeoxyglucose）

^{18}F標識FDGは糖代謝の評価製剤で腫瘍診断の分野で多用されている．心サルコイドーシスなどの炎症性心筋疾患においても活動性炎症部位に集積することが知られており，炎症活動性の部位や程度を評価できる数少ないモダリティとして知られている（図2-D，E参照）．

2 心不全重症度の評価と予後の予測

1. 心機能評価による重症度評価

心筋血流SPECTにおいては心電図同期収集を行うことにより左室容積や駆出率，さらには拡張能などの左室機能の評価が可能となる．さらに，初回循環法（First Pass法）を併用することで右室機能評価も可能となり，これら機能情報から心不全の重症度や治療効果判定が行える．

2. 交感神経活性：^{123}I- Metaiodobenzylguanidine（MIBG）による評価

MIBGはノルエピネフリン（NE）と類似の動態を示すNEアナログで心筋のMIBG集積により心臓交感神経の形態（分布，密度）を評価でき，さらには早期像と後期像の比較により心臓交感神経活性の状態を評価できる．

心不全状態では交感神経刺激が促進され，基礎疾患に関わらず心不全の重症度に合わせて心筋MIBG集積の低下や早期像から後期像にかけての心筋MIBG集積の消失（＝洗い出し）の亢進が認められることから，これら指標は心不全の重症度評価に用いられてきた．

さらに MIBG は心臓死などのイベント発症リスクとの関連についても多く報告されており，基礎心疾患に関わらず後期像の心筋 MIBG 集積が低い症例ほど心臓死が多く，洗い出し亢進が心臓死・心不全増悪などのイベントに対する有意な予測規定因子であるとの報告も見られ，MIBG の予後予測能の有用性が高く評価されている．また，このような報告は近年，メタアナリシス[3,4]や多施設前向き研究[5]でもその妥当性が確認されている．

3　治療の適用判定と効果判定

1．血行再建の適応決定：心筋生存性（viability）の評価

生存心筋においては血行再検後に可逆的に壁運動の改善や機能回復が期待できるため，その同定は治療の選択・適応決定に重要な要素となっている．

a）心筋血流 SPECT

viability 評価基準は心筋カウントのピークに対する値（% uptake count）が 50～60% 以上とする報告が多い．特に ^{201}Tl を用いた安静時投与後の遅延像（再分布像）の診断能が優れており，多用されている．

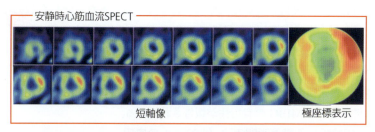

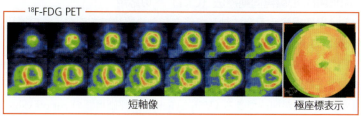

図3 FDG PET による心筋生存性（viability）診断

安静時心筋血流像では前壁中隔および後側壁領域に広範な血流欠損を認めるが，FDG PET 像ではこれら領域での FDG 集積が認められ（血流－糖代謝ミスマッチ），viability の存在が示唆される．

本症例ではその後血行再建（CABG）が施行され，著明な左心機能の改善が認められた．

b) ¹⁸F-FDG PET

　FDG は上述の通り糖代謝を評価する PET 製剤で心筋梗塞後の viability 診断に対して保険適用されている．viability 診断は空腹時撮影で評価される悪性腫瘍や心サルコイドーシスと異なり「糖負荷状態」で評価される．また，診断は血流像と比較して，血流の低下にかかわらず糖代謝亢進を認める「血流-糖代謝ミスマッチ」領域を「viability あり（＝冬眠心筋）」と判定する（図3）．viability の診断感度はメタアナリシスで91％，特異度は61％と高い診断能が報告されており[6]，ゴールドスタンダードとして用いられている検査の一つである．

2. MIBG による薬物治療の効果予測および効果判定

　心不全に対する薬剤療法としては β 遮断薬がその代表であり，その治療効果判定や効果予測に対する MIBG の有用性について多数報告されている．筆者らの施設での検討では DCM 患者において洗い出し率（Washout Rate：WR）の高度亢進例では β 遮断薬の導入による心不全増悪の頻度が高く，β 遮断薬導入成功率が低いことが判明した[7]．そこで，WR が非常に高い症例では導入投与量を少量にし，dose up の期間も通常よりも長くすることで心不全増悪に注意を払いながら治療に当たっている．また，同じく DCM では β 遮断薬治療開始前と6か月後で WR が 10％以上低下した群では長期予後に優れていたと報告されており[8]，効果判定に関しても有用性が認められている．

　さらに β 遮断薬以外にも ACE 阻害薬やスピロノラクトン，ARB などの治療効果判定にも MIBG の有用性が報告されている．

3. 位相解析：心臓再同期療法（CRT）への応用

　CRT は慢性重症心不全に対して確立した治療法であるが，その適用には左室収縮協調不全（LV dyssynchrony）の定量的評価が必須である．近年では心電図同期心筋血流 SPECT に位相解析を加えることでこの LV dyssynchrony の定量的評価も可能となった．欧米人を対象とした検討ではあるが，CRT の治療効果が期待できる LV dyssynchrony 評価指標の cut off value も設定されている[9,10]．

　図4に CRT が有効であった DCM 症例の位相解析結果を提示する．

5. 心臓核医学

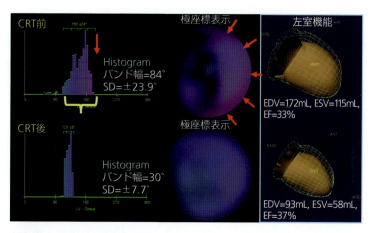

図4 CRT 前後の位相解析

CRT 前：histogram 上，バンド幅の拡大（84.0°：黄色波括弧）と標準偏差の高値（23.9°）を認め，有意な左室 dyssynchrony の存在が示唆される．極座標表示上は Histogram との対比において側壁領域の収縮時相が遅延している（赤矢印）ことがうかがえる．

CRT 後：バンド幅の縮小（30.0°）と標準偏差の低下（7.7°）から左室 dyssynchrony の改善が認められる．右列で示された左室機能の改善が収縮同期性の改善に起因することが示唆される．

【注釈】
●位相解析指標
Histogram：最小画像単位である各ピクセルが示した収縮時相の 1 心周期あたりにおける分布を示す．分布幅が狭く，ピークが高ければ収縮の同期性が保たれていることを示し，分布が幅広くピークが低ければ同期性が悪い（＝dyssynchrony）ことが示される．
バンド幅：収縮時相分布の 95％が含まれる位相幅帯．高値を示すほど dyssynchrony の程度が強いことを示す．
SD：標準偏差，収縮時相のばらつきを示す．高値を示すほど dyssynchrony の程度が強いことを示す．
●左室機能指標
EDV：拡張末期容積
ESV：収縮末期容積
EF：駆出率

❖ Take home messages

①心臓核医学検査により非侵襲的に心不全の鑑別診断が行える．
②単なる心機能評価のみならず，交感神経活性の観点から心不全の重症度評価ならびに予後の予測ができる．

③血行再建に加え，β遮断薬などの薬物療法や CRT などのデバイス治療について，その治療適応や効果予測，さらには効果判定においても心臓核医学検査は有用である．

【文献】

1) Felker GM, Thompson RE, Hare JM, et al. Underlying causes and long-term survival in patients with initially unexplained cardiomyopathy. N Engl J Med. 2000; 342: 1077-84.
2) Tamaki N, Kumita S, Kusakabe K, et al. Guidelines for Clinical Use of Cardiac Nuclear Medicine（JCS 2010）: Digest Version. Circ J. 2012; 76: 761-7.
3) Kuwabara Y, Tamaki N, Nakata T, et al. Determination of the survival rate in patients with congestive heart failure stratified by ^{123}I-MIBG imaging: a meta-analysis from the studies performed in Japan. Ann Nucl Med. 2011; 25: 101-7.
4) Verberne HJ, Brewster LM, Somsen GA, et al. Prognostic value of myocardial ^{123}I-metaiodobenzylguanidine（MIBG）parameters in patients with heart failure: a systematic review. Eur Heart J. 2008; 29: 1147-59.
5) Jacobson AF, Senior R, Cerqueira MD, et al. Myocardial iodine-123 meta-iodobenzylguanidine imaging and cardiac events in heart failure. Results of the prospective ADMIRE-HF（AdreView Myocardial Imaging for Risk Evaluation in Heart Failure）study. Am Coll Cardiol. 2010; 55: 2212-21.
6) Bax JJ, Poldermans D, Elhendy A, et al. Sensitivity, specificity, and predictive accuracies of various noninvasive techniques for detecting hibernating myocardium. Curr Probl Cardiol. 2001; 26: 147-86.
7) 石田 良, 安村 良, 宮武 邦.【心不全とβ遮断薬 Bedside evidence から Basic evidence へ】 Bedside evidence ^{123}I-MIBG イメージングによるβ遮断薬の評価. 循環器科. 2005; 57: 544-51.
8) Fujimoto S, Inoue A, Hisatake S, et al. Usefulness of ^{123}I-metaiodobenzylguanidine myocardial scintigraphy for predicting the effectiveness of beta-blockers in patients with dilated cardiomyopathy from the standpoint of long-term prognosis. Eur J Nucl Med Mol imaging. 2004; 31: 1356-61.
9) Boogers MM, Van Kriekinge SD, Henneman MM, et al. Quantitative gated SPECT-derived phase analysis on gated myocardial perfusion SPECT

detects left ventricular dyssynchrony and predicts response to cardiac resynchronization therapy. J Nucl Med. 2009; 50: 718-25.
10) Henneman MM, Chen J, Dibbets-Schneider P, et al. Can LV dyssynchrony as assessed with phase analysis on gated myocardial perfusion SPECT predict response to CRT? J Nucl Med. 2007; 48: 1104-11.

〈木曽啓祐〉

第3章 重症心不全の病態とその評価

1 生理学的観点から

問題提起！

① 心不全とは何？　生理学的観点から
② 一回拍出量は何によって規定されるか？
③ 心室圧・容積曲線とは何か？

　心臓は，身体活動による末梢組織の需要に応じて血液を拍出し，その活動に必要な酸素を供給している．心臓のポンプ機能が障害されると，心臓は末梢組織の血流，酸素需要に応じられなくなる．この状態を心不全と呼ぶ．心不全において心臓のポンプ機能を評価することは非常に重要であり，心拍出量（cardiac output：CO）で表される．心拍出量は，心臓が1分間に拍出する血液量であり，単位はL/minである．心拍出量は，一回拍出量（Stroke volume：SV）×心拍数でも表すことができ，一回拍出量は心臓収縮性・前負荷・後負荷によって規定される．今回は，心不全を一回拍出量が低下している病態と考え，それを規定する心臓収縮性・前負荷・後負荷を概説し，心不全の病態生理を理解する上で大切な概念である左室圧・容積関係を通して心不全生理を説明する．

1 心臓収縮性

　心臓の収縮の強さ（心臓収縮性）は，生体の状況や環境の変化に応じて調節され，全身の組織が必要とするだけの心拍出量を心臓が拍出するようになっている．これは，心臓収縮性が内因性機構（intrinsic mechanism）と外因性機構（extrinsic mechanism）の2種類の調節機構でコントロールされているためである．内因性機構とは，心筋に内在的に備わっている基本的な性質，Frank-Starlingの機構に基づくものである．その機序により心室内に流入する血液量が増加し，心室壁が伸ばされると心室収縮が強くなり拍出量が増加する．この機序により心臓は流入量と拍出量のバランスをとることができる．外因性機構には，神経調節・液性調節がある．神経調節は心臓神経，

すなわち心臓交感神経と心臓迷走（副交感）神経で行われ，心拍数・心臓収縮性を調節する．液性調節は副腎髄質からのアドレナリン・ノルアドレナリンで行われ，心拍数を増し，心臓収縮性を高める．健常人では，心室に血液が流入して左室が伸展されれば，それに応じて心拍出量が増加し，運動時には上記の外因性機構により心拍出量が増加し，末梢組織の需要に応じる．一方心不全患者であれば，心室に血液が流入し心室が伸展されても十分に心拍出量が増加せず，また運動時でも外因性機構への反応が乏しくなり，心拍出量が増加せず，末梢組織の酸素需要に追いつけなくなる．心不全が重症になればなるほど，うまく心拍出量が増加しないといえる．上記をわかりやすくしたものに，横軸に左室充満圧，縦軸に心拍出量をとった心機能曲線がある[1]（図1）．

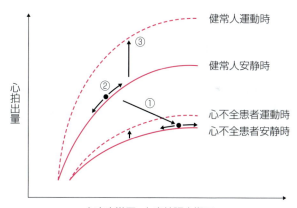

図1 心機能曲線
①健常人と比較して心不全患者の曲線は右下方に位置し，傾きも緩やかである．
②健常人であれば，左室充満圧の増大は心拍出量の増大につながるが，心不全患者においては，静脈系の収縮および体液貯留の結果，左室充満圧が増大した状態であり，さらに体液貯留が進んでも心拍出量はそれほど増大しない．
③健常人であれば，交感神経活性・カテコラミンといった外因性機構により心機能曲線の傾きは急峻になり心拍出量が増大するが，心不全患者においては反応に乏しく，それほど心拍出量は増大しない．

2 前負荷・後負荷

　心拍出量を規定するものに上記の心臓収縮性以外に，前負荷と後負荷があげられる．前負荷は心室拡張末期における心筋線維の伸長度であり，心室拡張末期の心室に流入している血液の量・圧で表される．左室の前負荷は臨床的には左室拡張末期圧（left ventricular end-diastolic pressure：EDP）で評価されるが，左室をカテーテルに挿入しないと測定できない．Swan-Ganzカテーテルを用いて，肺動脈楔入圧（pulmonary capillary wedge pressure：PCWP）を測定すると，平均肺動脈楔入圧が左室拡張末期圧を相関するため左室前負荷の指標として使用される．後負荷は，左室収縮時に心室にかかる張力であり，収縮期血圧，左室収縮末期圧（left ventricular end-systolic pressure：ESP），全身血管抵抗で評価される．一般的に正常心では，前負荷の増加は一回拍出量増加につながり，後負荷の増加は一回拍出量の低下につながる．

3 左室の圧-容積関係

　心機能曲線は，心拍出量に対する前負荷の影響を表したものであり，心収縮能・後負荷の影響で曲線がシフトするため，さまざまな代償機構が作用している心不全の臨床像を把握することは困難である．そこで使用されるのが左室圧-容積曲線（left ventricular pressure-volume loop：P-V loop）の概念である．実際は左室に圧センサー付きのカテーテルを挿入し，左室圧と容積を経時的に求める必要があるが，臨床現場ではルーチンに使うことは困難であり，心不全の病態生理を理解する上で大切な概念として理解してほしい．縦軸に左室圧，横軸に左室容積をとり，左室の1心周期における圧・容積を描くと，拡張末期のa点より等容性収縮期に圧が上昇し，大動脈弁が解放されるb点に達し，血液が大動脈に駆出後収縮末期のc点に至る．その後等容性弛緩期にd点に達し，僧帽弁解放後に左室充満が起こりa点に至る（図2）．この圧-容積関係では，拡張末期のa点の左室圧が拡張末期圧（EDP）であり前負荷の指標に，収縮末期のc点の左室圧が収縮末期圧（ESP）であり後負荷の指標になる．心臓収縮性が一定であれば前負荷や後負荷の変化にかかわらず，収縮末期圧・容積関係が直線上に並ぶことが報告されている[2]（収縮末期圧・容積関係 end-systolic pressure-volume relationship：ESPVR）．

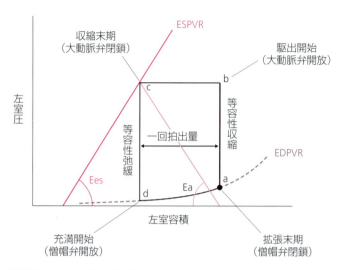

図2 左室圧・容積曲線拡張

a点：拡張末期でありa点の左室圧を拡張末期圧（EDP）といい前負荷の指標
c点：収縮末期でありc点の左室圧を収縮末期圧（ESP）といい後負荷の指標
ESPVR（収縮末期圧・容積関係）：収縮性が一定であれば直線になる
Ees（収縮末期エラスタンス）：ESPVRの傾き．前負荷・後負荷に依存しない収縮性を表す
EDPVR（拡張末期圧・容積関係）：拡張能を推定
Ea（実効動脈エラスタンス）：ESPをSVで除したもの，後負荷の指標になる
一回拍出量：収縮と弛緩の左室容積の差

　この直線の勾配を収縮末期エラスタンス（end-systolic elastance：Ees）と呼び，前負荷・後負荷に依存しない心筋そのものの収縮性を表す指標とされている．また収縮末期圧・一回拍出量関係の勾配（ESP/SV）を実効動脈エラスタンス（effective arterial elastance：Ea）と呼び，心室に対する後負荷の特性を示す[3]．これらとともに拡張末期圧・容積関係（end-diastolic pressure-volume relationship：EDPVR）は，受動的拡張機能を推定することができるとされている．EDPVRは直線にはならず右上がりの曲線となり，容積が小さいと傾きが小さく，一定以上で急峻となる．同じ拡張末期圧でそれだけ大きな拡張末期容積が得られれば，それだけ大きな一回拍出量を得られることになる．ESPVRは直線に対して，EDPVRがより右方で緩い傾きで存在すれば，より望ましい拡張期特性を有するといえる．この左室圧・容積関係の概念を理解すると，一回拍出量に及ぼす心臓収縮性，前負荷，後負荷

第3章 重症心不全の病態とその評価

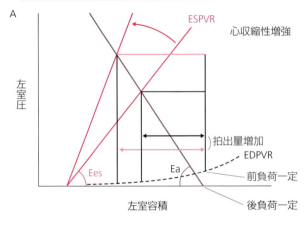

心臓収縮性が増加すれば，一回拍出量が増加
（心臓収縮性増加→ESPVRの傾きが急峻 Eesが増加＋Ea一定→一回拍出量が増加）

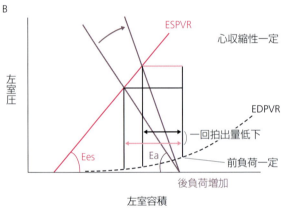

後負荷が増加すれば，一回拍出量が低下
（後負荷増加→Ea増大→ESPVR一定→一回拍出量が低下）

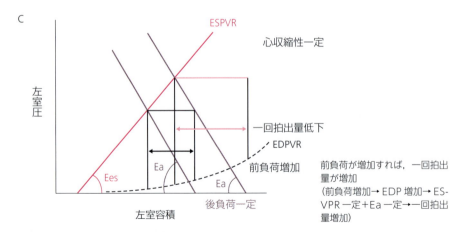

前負荷が増加すれば，一回拍出量が増加
（前負荷増加→EDP増加→ESVPR一定＋Ea一定→一回拍出量増加）

図3 心収縮性，後負荷，前負荷と一回拍出量の関係

の影響について理解しやすい（図3）．

4 左室圧・容積関係からみた収縮機能不全と拡張機能不全

　心不全においての血行動態の異常は心拍出量の低下である．心機能曲線でいえば，曲線が平坦になることであり，拡張末期圧が増加しても一回拍出量が増加しないことを表す．収縮機能が低下している収縮機能不全と，収縮機能が保たれている拡張機能不全を左室圧・容積関係で比較してみると，どちらの病態であっても健常人と比較して心拍出量が低下していることが理解できる．収縮機能不全の場合は，E_{es}が減少し，収縮末期圧が低下し，拡張末期圧の上昇がみられる．拡張機能不全の場合は，拡張末期圧の上昇がみら

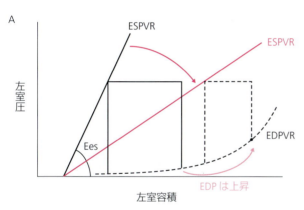

収縮機能不全：EDPは上昇しているが一回拍出量は低下

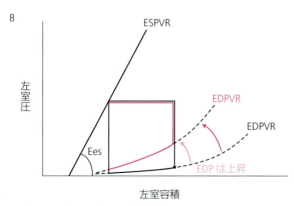

拡張機能不全：EDPVRの傾きが右肩上がりになる
拡張末期圧（EDP）が増加しているが心拍出量は増加していない
★心拍出量増加のために，前負荷が増加されると著明にEDPが上昇
→結果うっ血症状をきたすことが視覚的に評価できる

図4 収縮機能不全と拡張機能不全

れ，EDPVRは上方に移動する．どちらの場合も拡張末期圧が増加しているが一回拍出量が増加していないことが理解できるであろう（図4）．

5 重症の心不全を左室圧・容積関係からみる（図5）

心不全患者においては，低下した心機能を代償しようとして外因性調節機構である交感神経系が活性化し，心拍出量増加や末梢血管抵抗上昇により血圧を維持する[4]．交感神経系の持続的な活性化によりβ受容体のダウンレギュレーションがみられ，心筋において心収縮性の増強がされにくくなる[5]．また心拍出量低下により腎血流や血圧が低下するとそれを代償すべくレニン・アンジオテンシン・アルドステロン系（renin angiontensin aldosterone System：RAAS）が活性化される．RAASの過剰な亢進は，前負荷・後負荷を増大し，リモデリング（心肥大・線維化）を促進する[6]．これら代償機構により心臓のポンプ機能が改善しても，心機能が回復せず，心不全が長く続くと心臓の収縮性が低下し始め，ますます上記の代償機構に依存するようになる．その結果，心拍出量の低下・循環血液量の増加が進行し悪循環に

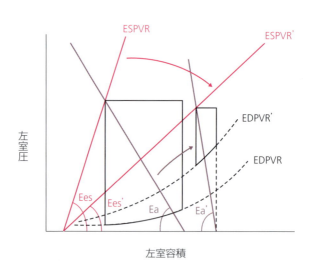

図5 重症心不全の心室圧・容積関係
心臓収縮性低下（Ees低下）→代償機構として前負荷（EDP上昇）・後負荷（Ea増大）増大→拡張能低下（EDPVRの傾きが右肩上がりに）→一回拍出量が低下→ますます代償機構↑↑→結果として一回拍出量が低下→低還流・うっ血症状が出現する

至る．それにより疲労感・失神といった低拍出の症状，呼吸困難・浮腫といったうっ血の症状を呈する重症の心不全へと進行していく．これを前述の心室圧・容積関係の概念を用いると非常に理解がしやすい．左室の収縮性が低下することは，左室収縮末期圧–容積関係が右方にシフトし，E_{es} が低下していることが示唆される．一回拍出量が低下するため，前負荷を上げようと拡張末期容積が大きくなるが，左室が固くなっているため，拡張末期圧が上昇していく．また後負荷も増大するため E_a も上がっていく．さらに収縮性が低下すると左室収縮末期圧–容積関係が右方にシフトし，E_a もどんどん上がっていく．収縮末期容積が減少できずに一回拍出量が低下するため前負荷をさらに増やそうとするが，拡張末期容積を増加させることができずに拡張末期圧が著明に上昇する．これにより拡張末期圧が増加しているにも関わらず一回拍出量が低下していることがよく理解できる．重症であればあるほど拡張末期圧が増加しているにも関わらず，一回拍出量が低下していることになる．

❖ Take home messages

心不全は一回拍出量が低下し，末梢組織の需要に応じられない状態である．一回拍出量は，心臓収縮性・前負荷・後負荷によって規定されているという心機能生理を，より臨床の場で役に立つ形で理解することを助けるために心室圧・容積関係を中心に説明した．実臨床の場においては心室圧・容積関係を実際に測定することは困難であるので，心エコーで左室拡張末期容積・収縮末期容積を求め，左室収縮末期圧を収縮期血圧で代用し，左室拡張末期圧を三尖弁逆流から推測するかして，大体のイメージを捉えていくとよいと思われる．心不全には様々な病態が混在しており，個々の症例の病態生理を的確にとらえ，それに応じた治療が重要である．

【文献】

1) Bonow RO, Mann DL, Zipes DP, et al. Braunwald's Heart Disease. 9th ed. Saunders; 2011.
2) Suga H. Ventricular energetics. Physiological Reviews. 1990; 70: 247-77.
3) Sunagawa K, Maughan WL, Burkhoff D, et al. Left ventricular interaction with arterial load studied in isolated canine ventricle. Am J Physiol. 1983; 245: 773-80.
4) Benedict CR, Shelton B, Johnstone DE, et al. Prognostic significance of plasma norepinephrine in patients with asymptomatic left ventricular dysfunction. Ciculation. 1996; 94: 690-7.
5) Bristow MR, Ginsburg R, Minobe W, et al. Decreased catecholamine sensitivity and β adrenergic-receptor density in filing human hearts. N Engl J Med. 1982; 307: 205-11.
6) Nakamura K, Fushimi K, Kouchi H, et al. Inhibitory effects of antioxidants on neonatal rat cardiac myocyte hypertrophy induced by tumor necrosis factor α and angiotensin II. Circulation. 1998; 98: 794-9.

〈堀田幸造　佐藤幸人〉

第3章 重症心不全の病態とその評価

2 神経体液因子と心不全の病態との関わり

問題提起!

①神経体液因子は心不全の病態との関わりにおいて善か悪か？
②心不全の治療における神経体液因子制御の意義とは？

　心不全とは，循環ポンプ機能の低下によって症候を生じた病態であり，臨床経過によって急性と慢性に分けられる．いずれの病態においてもポンプ機能の失調には，循環動態に対する代償機転の破綻が関与している．この循環動態を制御するシステムとしては，交感神経系などの神経性調節機構，レニン・アンジオテンシン・アルドステロン（RAA）系に代表される体液性調節機構があるが，これらの循環調節因子を合わせて神経体液因子または神経体液性因子と表現する．

　神経体液因子は生体において恒常的に組織循環を調節しているが，急激な経過でポンプ機能の破綻した急性心不全のように，生理的範囲を超えた異常な循環動態をきたした場合の初期代償機転としても，その活性化が重要な役割を果たしている．しかしながら，神経体液因子の過剰な活性化が長期化すると，心血管系の肥大や線維化といった機能的・構造的なリモデリングを引き起こしてしまう．つまり，病初期には代償機転であったはずの"善の因子"が，病態悪化のスパイラルを作り出し，加速させる"悪の因子"として働きだすのである．

　本稿では心不全に関わる神経体液因子について，①循環動態調節のメカニズム，②心不全の病態に関わるメカニズム，③心不全治療との関わり，に分けて概説する．

1 循環動態調節のメカニズム

　循環調節の目的は，生理学的視点では"臓器の血流確保"である．全臓器へ血流を供給する体循環の維持は，実に複雑な機構で成り立っているが，基本的原理としては，血管の収縮・伸展，心収縮力や体液量の増減などを通じ

表1 循環調節にかかわる神経体液因子

昇圧調節	降圧調節
アンジオテンシンⅡ	ブラジキン
アルドステロン	アセチルコリン
ノルアドレナリン	一酸化窒素（NO）
アドレナリン	プロスタサイクリン（PGI2）
血管収縮性プロスタグランジン	内皮由来過分極因子（EDHF）
バソプレシン	ナトリウム利尿ペプチド
内皮由来収縮因子（PGCF）	（ANP, BNP, CNP, DNP）
セロトニン	アドレノメジュリン
エンドセリン	

て，組織血流量，心拍出量，動脈圧を制御することである[1]．その制御におけるメディエーターが神経体液因子であり，現在，神経体液因子として同定されたものは多数存在する（表1）．

心不全病態への応用のためには，その産生や受容体，生理作用といった横断的な側面と，作用・効果発現までの時間といった縦断的な側面との，双方の理解が重要である．

1. 中枢性制御

中枢性制御とは視床下部，脳下垂体を含む間脳から中脳，橋，延髄に存在する内分泌および自律神経中枢が，求心性の入力を受け，遠心性の制御を行う機構である．

交感神経に関わる神経体液因子には，主に神経終末から分泌されるノルアドレナリンと副腎髄質から分泌されるアドレナリンがあり，その受容体にはカテコラミン受容体とドパミン受容体がある．急激な循環変動に対して即時的に応答することができ，例えば頸動脈洞や大動脈弓に存在する圧受容体を介した反射では，数秒のうちに心臓や血管のカテコラミン受容体が刺激され，心拍数，心収縮力の増加や血管収縮が生じる．他にも頸動脈，大動脈弓にある化学受容器反射など，複数の交感神経反射経路が存在し，血圧維持の重要性を物語るかのような，何重にも保険がかけられたシステムである．一方，交感神経刺激の持続により，受容体から細胞内への情報伝達が障害される現象である，"心筋細胞の脱共役"や"受容体のダウンレギュレーション"といった，行き過ぎた調節を防止するためのフィードバック機能も備わっている．

副交感神経系はアセチルコリン（Ach）による調節を受ける．Achは迷走

神経終末から分泌されムスカリン受容体を刺激し，心拍数の低下や房室伝導の抑制・心収縮力低下に関わる．これら自律神経系は互いにバランスを取りながら，反射などにより秒単位の調節を繰り返し，循環を制御している．

また，下垂体後葉から内分泌されるバソプレシンは，主に血漿浸透圧低下により前視床下部の浸透圧受容体が刺激され分泌される．バソプレシンは血管平滑筋のV_1受容体を介して血管を収縮させ，腎臓のV_2受容体を介して水再吸収を促すことで，血圧維持に作用する．

2. レニン・アンジオテンシン・アルドステロン（RAA）系，ナトリウム利尿ペプチド（NP）

血圧低下，交感神経刺激や尿細管での再吸収低下によりレニン分泌が刺激され，段階的な経路でアンジオテンシンⅡ（AngⅡ）を産生するRAA系は，自律神経系とともに循環調節の要である．AngⅡは血管平滑筋，腎臓，副腎皮質に分布するAT-1受容体の働きを介して血管収縮，近位尿細管でのNa・水の再吸収，アルドステロン分泌をきたす．アルドステロンは鉱質コルチコイド受容体を介して，Na・水再吸収増加，圧受容体感受性増加，ノルアドレナリンやAngⅡの作用増強，心筋内カルシウム流入増加をきたし血液量の維持や血圧上昇を支える．RAA系は自律神経系とは異なり，内分泌的な調節であるため，分・時間・日単位で調節が行われる．

またこのような循環調節に関わる循環RAA系とは別に，各組織へ独自に働く組織RAA系が存在する．組織RAA系の賦活化により，心臓では心肥大および心臓間質の線維化が進むと考えられており，これは心筋壁応力の正常化や，蛋白合成による収縮力増強，細胞外マトリックスによる拡張期の伸展性増強という観点からは重要な代償機転と言える．

一方，NPは利尿作用・血管拡張作用を有し，体液貯留に拮抗する代償機構である．NPファミリーにはANP，BNP，CNP，さらに近年発見されたDNPの4種類が同定されている．受容体は環状グアノシン-リン酸（cGMP）をセカンドメッセンジャーとするグアニル酸シクラーゼ受容体と，NPの代謝に関与すると考えられているクリアランス受容体がある．体液貯留が進むと主に心房や心室で合成されたANPとBNPが壁の伸展刺激により分泌される．ANP，BNPが血管や腎臓のグアニル酸シクラーゼ受容体を刺激すると，細胞内cGMPが上昇し利尿・血管拡張を引き起こす．また組織においては筋肥大抑制効果，線維化抑制効果が確認されている．これらは

Ang IIがAT1受容体を介して及ぼす作用の逆でありRAA系に拮抗する調節と言える．

3. 局所性制御

本題からはそれるが，循環調節は神経性調節機構や体液性調節機構のみならず局所でも行われている．スターリング仮説で示されている通り，末梢の毛細血管では静水圧と膠質浸透圧との差で細胞間の水分移動が起こり，常時循環調節が行われている．

2 心不全の病態に関わるメカニズム

心不全は，何らかの事象によってポンプ機能の失調をきたした病態である．この急性期には先に述べた調節機構が，初期代償機転として生命維持に合目的的に働いている．しかし，ポンプ失調の原因となる事象が，出血などの一過性のものでなく，拡張型心筋症のように慢性的にポンプ機能が低下した状態を引き起こすものであった場合は，代償機転となる神経体液因子の活性化が過剰かつ長期化する．この刺激が，心血管系に機能的・構造的なリモデリングをもたらし，さらに病態悪化のスパイラルを形成する（図1）．

1. 機能的リモデリング

神経体液因子が長期間活性化し交感神経系の刺激が続いた場合，心筋細胞の脱共役や受容体のダウンレギュレーションが引き起こされ，心筋の反応性

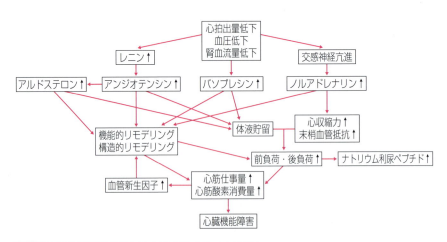

図1 神経体液因子が関わる心不全形成のメカニズム

が減弱する．また小胞体カルシウムハンドリング異常，細胞のネクローシスやアポトーシス，胎児遺伝子発現により心筋の形質変換が生じ，心収縮力の低下を招くことによって心不全が進行する[2]．実際，心筋にβ受容体を過剰発現させたマウスは若年期から拡張型心筋症様の病態を示し，カテコラミンの毒性が示唆される[3]．

また Ang II，アルドステロン，バソプレシンの上昇に伴い体液貯留が進み，末梢血管収縮が起こると，前負荷・後負荷の増大から心筋酸素消費量が増大する．これに対して血管内皮増殖因子（VEGF）や低酸素応答因子（HIF-1）が血管新生を促し，酸素供給量を増加させ心筋が虚血に陥らないように働く．動物実験からは血管新生因子の抑制により心機能が低下することが示されているため，これらは心不全形成の重要な因子と考えられている[4]．

2. 構造的リモデリング

心臓における主な構造的リモデリングは心筋細胞肥大と心筋間質線維化である．心筋組織のRAA系は蛋白質リン酸化・合成の充進や酵素の活性化を通じてリモデリング形成に深く関与している．実際，心筋細胞特異的にAT1受容体を過剰発現させたトランスジェニックマウスは，心筋細胞肥大と間質の線維化から幼若のうちに心不全で死亡する[5]．アルドステロンやバソプレシンも直接心筋に作用し肥大や線維化を促進することが知られており，種々の刺激により構造的リモデリングが進行する．これらは血行力学的な負荷に対応した代償機転ともいえるが，長期的には心筋酸素消費量を増大させ心不全を進行させる．

3　心不全治療との関わり

このようにポンプ失調に対する代償機転として働くはずの神経体液因子は，心不全を形成し促進してしまう側面も併せ持つ．このため神経体液性因子の代償機転としての役割をサポートすることや，その過活動に伴う心不全の病態悪化や機能的，構造的リモデリングを阻止することが，心不全の治療につながると考えられており，実際，現在の心不全治療薬の多くが，神経体液因子の調節に関わるものである．また一方で，神経体液因子はバイオマーカーとしての側面も持ち，心不全診断や重症度の指標として役立つ．

1. 心不全治療薬としての神経体液因子

　血圧低下が持続し，末梢循環不全をきたしている急性期には，善の因子として作用している神経体液因子をサポートする治療が重要である．強心薬（カテコラミン製剤，PDE Ⅲ阻害薬）は血管の収縮や心収縮力を増強させるが，前述の通り心筋酸素消費量が増大し心筋障害をきたす恐れがある．必ずしも生命予後の改善につながらないといった報告も多く，患者選択や投与量，投与期間を慎重に検討する必要がある．

　病態悪化のスパイラルをきたしている慢性期には，悪の因子として作用している神経体液因子にブレーキをかける治療が重要となる．β遮断薬，RAA系阻害薬（ACE阻害薬，アンジオテンシンレセプター阻害薬，抗アルドステロン薬）は，病態の進展抑制のみならず改善効果（リバースリモデリング）もあることが示されており，多くの臨床試験で予後改善効果が実証されている．

　NP製剤は血管拡張作用と利尿作用を併せ持つ薬剤である．NPが筋肥大抑制効果，線維化抑制効果を持つことから予後改善効果が期待されていたが，近年行われた臨床試験ではBNP製剤の予後改善効果は示されなかった[6]．しかしNP分解阻害効果を持つネプラリシン阻害薬とARBの合剤の有効性が報告されており新たな展開が期待される[7]．

　非薬物療法の神経体液因子への効果も数多く報告されている．運動療法，和温療法，睡眠時の陽圧換気治療による，自律神経活動やバイオマーカーの改善などが示されており，神経体液因子に対する多面的なアプローチが検討されている．

2. バイオマーカーとしての神経体液因子

　古くより血中ノルアドレナリン濃度が心不全の予後指標となることが報告されており[8]，数多くの神経体液因子のバイオマーカーとしての意義が検討されてきた．NPが心臓で分泌されることが明らかになり，心不全におけるバイオマーカー研究は著しく進歩したが，なかでもBNPやその前駆体であるNT-proBNPは心不全患者の診断，重症度の判定や治療ガイドとして用いられており，現在の心不全診療に大いに役立っている．

おわりに

　神経体液因子の制御は，心不全病態の制御と表裏一体であると言えるほど

重要なものである．本来は生態を守る善の因子が，病態を形成する悪の因子として働くことが広く知られ，治療のパラダイムシフトがもたらされた．神経体液性因子の研究は今なお盛んであり，最近では新規 RAA 系（ACE II-アンジオテンシン 1-7）[9]や，新たな NP の DNP[10]なども注目されている．他にも今回紹介できなかった多くの神経体液因子があり，さらに詳細な心不全メカニズムが解明され，新たな治療標的となることが期待される．

マクロとミクロの補完関係は，臨床と基礎の関係に似るが，複雑かつ精緻な生体の働きには未解明な点が多いため，理屈にかなった合理的な治療にはエビデンスを十分に踏まえた Scientist としての姿勢を併せ持つことも必要であると考える．

❖ Take home messages

①神経体液因子は，心不全病態における急性期には，血行動態の代償機転（善の因子）として働く．長期間にわたりその活性化が続く慢性期には，病態を進展させる黒幕（悪の因子）へと変化する．

②神経体液因子は，心不全治療の急性期においては，血行動態を取り戻すためにこれをサポートすることが重要である．慢性期においては，病態悪化のスパイラルを断ち切るためにこの過活動にブレーキをかけることが重要である．

【文献】

1) Guyton AC, Hall JE. Guyton and Hall Textbook of Medical Physiology. 11th ed. Saunders; 2005.
2) Sabbah HN. Biologic rationale for the use of beta-blockers in the treatment of heart failure. Heart Fail Rev. 2004; 9: 91-7.
3) Engelhardt S, Heir L, Wiesmann F, et al. Progressive hypertrophy and heart failure in beta l-adrenergic receptor transgenic mice. Proc NatL Acad Sci U S A. 1999; 96: 7059-64.
4) Shiojima I, Sato K, Izumiya Y, et al. Disruption of coordinated cardiac hypertrophy and angiogenesis contributes to the transition to heart failure. J

Clin Invest. 2005; 115: 2108-18.
5) Hein L, Stevens ME, Barsh GS, et al. Overexpression of angiotensin ATl receptor transgene in the mouse myocardium produces a lethal phenotype associated with myocyte hyperplasia and heart block. Proc Natl Acad Sci U S A. 1997; 94: 6391-6.
6) Gottlieb SS, Stebbins A, Voors AA, et al. Effects of nesiritide and predictors of urine output in acute decompensated heart failure: results from AS-CEND-HF (acute study of clinical effectiveness of nesiritide and decompensated heart failure). J Am Coll Cardiol. 2013; 62: 1177-83.
7) McMurray JJ, Packer M, Desai AS, et al. Angiotensin-neprilysin inhibition versus enalapril in heart failure. N Engl J Med. 2014 11; 371: 993-1004.
8) Cohn JN, Levine TB, Olivari MT, et al. Plasma norepinephrine as a guide to prognosis in patients with chronic congestive heart failure. N Engl J Med. 1984; 311: 819-23.
9) Te Riet L, van Esch JH, Roks AJ, et al. Hypertension: renin-angiotensin-aldosterone system alterations. Circ Res. 2015; 116: 960-75.
10) Chen HH, Lainchbury JG, Brunett JC Jr. Natriuretic peptide and neutral endopeptidase in mediating the renal actions of new therapeutic peptide dendroapis natriuretic peptide. J Am Coll Cardiol. 2002; 18: 1186-91.

〈藤木伸也　小幡裕明　南野　徹〉

第3章 重症心不全の病態とその評価

3 形態学から

①心臓の形態を変化させる要因は？
②心臓の形態はどのように変化するのか？
③心臓の形態から心不全の病態をどのように理解できるか？

　心不全は，弁膜症，心筋症，虚血性心疾患，不整脈伝導障害などのさまざまな心疾患の病状の進行により生じる終末像と捉えられている．心不全の病像は，背景疾患やその病期によっても異なるが，重症化すると心腔の拡張や壁運動の低下など，共通した病像を呈するため，原疾患の鑑別が困難となることも稀ではない．この形態変化には，代償性変化すなわち心臓のリモデリングが関与している．レニン・アンジオテンシン・アルドステロン（RAAS）系の活性化，サイトカインなどはリモデリングの促進因子であると考えられている．防御適応であるリモデリングも，心不全の重症化の促進因子となる．

1 心不全の代償機転，増悪因子としてのリモデリング

　心不全は，心疾患を契機にポンプ機能が障害され，「血液の充満・駆出能における心臓の器質的・機能的異常によって症状および徴候が生じる症候群」と定義される．急性発症により心筋壊死，心筋障害をきたす心筋梗塞，心筋炎や遺伝的素因・薬剤などにより心筋変性をきたす心筋症，また容量負荷，圧負荷をきたす高血圧性心疾患，弁膜症など慢性経過をたどる疾患など，心不全を引き起こす疾患はさまざまである．
　心臓の最も重要な役割であるポンプ機能は，心室筋組織の弾力性以外に，体血圧（圧負荷）や循環血漿量（容量負荷）など循環動態の変化，オートクリンやパラクリンによるホルモン，またノルエピネフリン，RAAS系など神経体液性因子やサイトカインなど外的要因によって機能調節を受け巧妙に制御されている[1]．心疾患の発症に伴い心臓のポンプ機能が一時的に低下する

と，速やかに Frank-Starling のメカニズム，神経体液性因子やサイトカインの活性化による調節機構が働き心拍出量を維持しようとする．一方，心臓自身はポンプ機能を長期保持するために，徐々に心筋量，形態，構成を周辺環境に適応させていく．このような心臓の代償的変化をリモデリングと呼ぶ[2]．リモデリングは，マクロ形態的変化だけではなく，心筋を構成する心筋細胞，非心筋細胞（血管内皮細胞，神経線維芽細胞など），細胞外基質（extracellular matrix：ECM）における分子レベルでの変化を伴う[3]．

リモデリングは，心負荷に対して適応しようとする代償性変化ないし防御機転という側面を有している．しかし，リモデリングに伴う心臓の形態変化により，心筋への圧および容量負荷ストレスの増加，神経体液性因子の活性化や炎症性サイトカインの分泌亢進につながり，さらにリモデリングが進展するという悪循環を生じる（図1）[3]．

リモデリングによって心負荷は増大し，心筋細胞はアポトーシスやネクローシスといった変化を伴い，変性・脱落を引き起こす．正常心筋細胞は減少し，さらには間質の線維化が促進される．分子レベルでの形態的・機能的変化が進行することにより，心機能の低下，心内腔は拡大が進行し，最終的

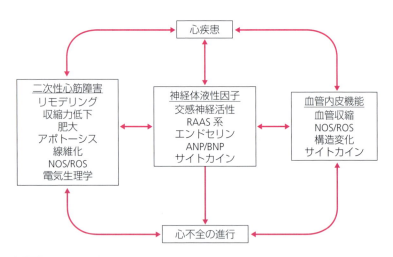

図1 心不全を増悪させる因子
(Kaye DM, et al. Nat Rev Drug Discov. 2007; 6: 127-39[3] より一部改変)
NOS：一酸化窒素合成酵素，ROS：活性酸素種
ANP：心房性ナトリウム利尿ペプチド，BNP：脳性ナトリウム利尿ペプチド
RAAS 系：レニン・アンジオテンシン・アルドステロン系

3. 形態学から

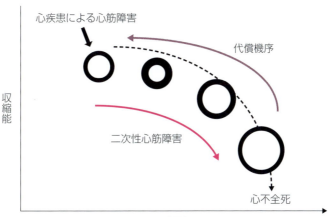

図2 心臓リモデリングの経時的変化
(Mann DL. Circulation. 1999; 100: 999-1088[4] より一部改変)

に拡張型心筋症に類似した形態となる[4]．リモデリングの進行により形態変化は不可逆的になり，代償機転の破綻に伴って心不全は重症化する（図2）．

2 リモデリングの発症メカニズム

高血圧症や大動脈弁狭窄症などの血行力学的負荷を伴う疾患では，心不全の最初のきっかけは代償性変化としての心筋細胞の肥大である．肥大には求

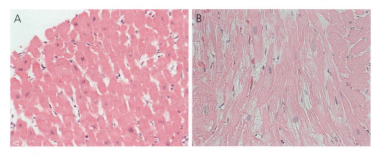

図3 求心性肥大と遠心性肥大
A：求心性肥大．圧負荷に伴う求心性肥大では心筋細胞は横断面方向に肥大をきたす．核は一部大型化している．
B：遠心性肥大．容量負荷に伴う遠心性肥大では，心筋細胞は長径を増大させる．心筋細胞内の核は一部脱落を認め，間質の増大も認める．
（×400倍　ヘマトキシリン・エオジン染色）

心性肥大と遠心性肥大がある[5]．

1. 圧負荷による求心性肥大

　圧負荷をきたす病態では，収縮期の壁ストレスの増大に伴い，サルコメアを並列方向に増加させ，心筋細胞の横断面が増大することにより収縮力を増加させ，求心性肥大が生じる（図3）．求心性肥大には，神経体液性因子によるカルシウムカルモジュリン依存性蛋白キナーゼIIの活性化が大きく関与しているとされている．その上流刺激として，心筋細胞へのメカニカルストレス，RAAS系，エンドセリン，サイトカインの産生増加などがある（図4）[6]．

　肥大心筋では，心筋細胞の肥大に加えて，線維芽細胞により合成され，心筋細胞間を形成するECMにも変化が生じている．ECMは間質蛋白，基底膜蛋白，プロテオグリカン，グリコサミングリカン，生理活性分子より構成され，ECM蛋白としてコラーゲン，フィブロネクチンなどが存在する．コ

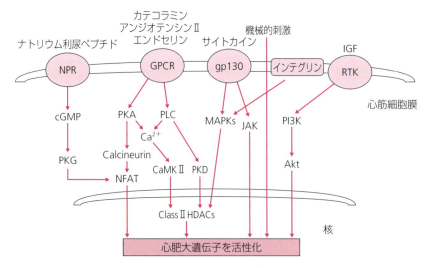

図4 リモデリングに関連する細胞内シグナル伝達経路
(Shah AM, et al. Lancet. 2011; 378: 704-12[6] より一部改変)
IGF：インスリン様増殖因子，NPR：ナトリウムペプチド受容体，GPCR：G蛋白結合受容体，gp130：グリコプロテイン130，RTK：受容体チロシンキナーゼ，
PKA/PKD/PKG：プロテインキナーゼA/D/G，PLC：ホスホリパーゼC，
MAPKs：分裂促進因子活性化蛋白質キナーゼ，JAK：ヤーヌスキナーゼ，PI3K：PI3キナーゼ，
IP3：イノシトール3リン酸，CaMKII：カルモデュリンキナーゼII，Akt：プロテインキナーゼB，
NFAT：活性化T細胞核内因子，HDACs：ヒストン脱アセチル化酵素

ラーゲンは最も多い ECM 蛋白であり，心筋においてはコラーゲン I と III，IV が優位である．コラーゲン I は 90％ を占め，インテグリン受容体を介して心筋細胞間の連結，遊走，分化に携わるとともに，心筋細胞を組織として収縮させる働きがある[1]．線維芽細胞は，また，ECM の分解（線維化の抑制）を行うマトリックスメタロプロテアーゼ（matrix metalloproteases：MMP）の合成分泌にも関わっており，正常心筋においては ECM の合成と分解を緻密に制御している[7]．圧負荷により神経体液性因子やサイトカインが活性化，心筋への機械刺激により神経線維芽細胞によるコラーゲン産生が増加し，心筋内の血管周囲や ECM に線維化をきたす．

負荷が慢性的に加わる非代償期では，心筋細胞が過度に肥大するとともに ECM の線維化の促進により，心筋 stiffness は増大し，拡張機能が低下する．また ECM の線維増生は，血管内皮機能障害を促進し，冠予備能の低下から相対的心筋虚血を引き起こす．その結果，ミトコンドリアや筋小胞体などの機能低下は，心筋細胞における変性・脱落をきたし，収縮能も低下する．

2. 容量負荷による遠心性肥大

大動脈弁閉鎖不全症などの容量負荷をきたす病態では前負荷の増大，拡張期の壁ストレスの上昇に伴い，サルコメアを縦列方向に増加させ心筋細胞の長径を増大することにより代償する方向に働く（図 3）．このような変化を遠心性肥大と呼ぶ．圧負荷の場合とは異なり，心筋壁厚は正常で，左室内腔の拡大が主たる形態変化となる．

心筋細胞を構成する収縮蛋白は圧負荷時と同様にアイソタイプの形質転換が見られる．サイトカインにより刺激される gp130 活性やインスリン様因子（insulin like factor：IGF）による Akt 活性化が関与しているとされる（図 4）[6]．容量負荷においても慢性的な負荷に伴い，圧負荷での非代償期と同様に心筋細胞の変性や脱落，ECM の線維化の進行から，内腔拡大が生じる．

3. 心筋梗塞後の形態変化

心筋梗塞後のリモデリングは，早期と慢性期に分けられる[8]．早期でのリモデリングは発症数日以内の変化で，梗塞部位の菲薄化，伸展と，左室内腔の拡大をもたらす．心筋の壊死や脱落に伴い，梗塞部位は線維芽細胞やコラーゲン線維などの線維組織に置換され，筋線維束間にコラーゲンが蓄積する（replacement fibrosis）．梗塞直後から MMP が活性化され，残存している心筋細胞は正常の収縮を維持するための形質転換ができず，梗塞部に大き

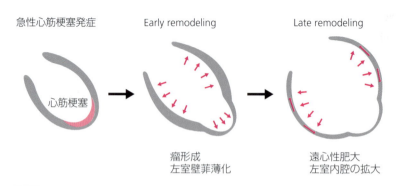

図5 心筋梗塞後におけるリモデリングの進展パターン
(Jessup M. N Engl J Med. 2003; 348: 2007-18 より一部改変)

な負担がかかり，局所的な膨隆と壁菲薄化が生じる（図5）．徐々に細胞の変性や脱落，ECM の線維化が進行する圧負荷や容量負荷とは違い，心筋梗塞の急性期では，過度の圧負荷がかかれば心破裂などの致死的な合併症が生じうる．

慢性期には，梗塞部位の脆弱な心筋には容量負荷がかかるため，伸展や拡張が進行する．非梗塞部では梗塞による収縮能低下を，Frank-Starling のメカニズムにおける前負荷増大で代償するため，容量負荷に類似した遠心性肥大を呈する．慢性期には梗塞部心筋の瘢痕化，非梗塞部の心筋細胞の変性，脱落，ECM の線維化に加えて，神経体液性因子やサイトカインなどさまざまな要因が絡んだ悪循環により，左室内腔はさらに拡大する（図5）．

このように，心筋梗塞では心筋壊死を引き金にリモデリングが進展する．早期の血行再建による梗塞サイズの減少に加え，適切な循環動態の管理を行うことが，望ましくない左室リモデリングの予防につながる．

3 心臓の形態異常のパターン

重症心不全を引き起こす疾患は様々であるが，その中でも進行性に心筋障害をきたす心筋症の鑑別は，治療を行う上で必ず念頭に置かなくてはならない[9]．心サルコイドーシスに対してのステロイド治療，代謝疾患における酵素補充療法，薬剤性・中毒性疾患における原因物質（薬剤）の中止など，疾患特異的な治療法が有効なケースもある．

心筋症は，疾患特異的な形態を呈することがあり，形態学的観点から確定

診断に至ることもある．形態評価において，特に心臓超音波検査は心筋症の診断において gate keeper としての役割を担うと共に，経時的形態変化の観察に有用である．さらに，心臓 CT や心臓 MRI など，他の modality を併用し，特異的な形態から心筋症を疑うことが重要である．心筋症における形態評価では，左室心筋の肥大の有無，肥大様式，左室拡大の有無が重要となる．

　肥大を認める疾患の中でも，アミロイドーシスや Fabry 病などの蓄積病では全周性肥大，心筋炎では浮腫を伴った全周性の心筋肥厚を認め，肥大型心筋症では，非対称性の左室中隔肥厚を認めることが特徴的である．また，心サルコイドーシスでは，心室中隔基部の菲薄化や心室瘤の形成が認められることがあり，心機能低下が顕在化してきた直後には，心室壁は，（一部を除いて）さほど薄くなっていないこともある．特発性拡張型心筋症，アルコール性心筋症，薬剤性心筋症，産褥性心筋症では左室拡大をきたす．

　心筋障害の原因が不明な場合，心筋生検サンプルの（免疫）組織学的検討により診断がつく場合がある〔日本循環器学会．拡張型心筋症ならびに関連する二次性心筋症の診療に関するガイドライン．http://www.j-circ.or.jp/guideline/pdf/JCS2011_tomoike_h.pdf（p.27，表 10「病理組織学的な特徴および主な類縁疾患との鑑別点」参照）〕．心筋生検は，十分な経験症例数のある施設で行う方が合併症が少ないことが知られている．

　心臓の形態変化を経時的に観察することも病期や重症化を予測するのに役に立つ．リモデリングは，当初，心負荷に対する防御機構として生じるが，病期の進行により慢性的な心負荷がかかると，リモデリングは進展し心臓の形態は変化していく．そのため，心臓の形態，特に左室肥大，拡大の有無は，病期や心負荷を反映しているといっても過言ではない．拡張型心筋症様の不可逆的形態に移行する前に治療介入を行いたい．

　カテコラミンや RAAS 系の活性亢進はリモデリングの促進因子である．逆に，これらを阻害する薬剤，すなわち，β 遮断薬や RAAS 系阻害薬により，リモデリングの抑制，左室内腔の縮小，収縮能の改善が認められる．治療介入によるリモデリングが抑制され，拡大した心臓が元に戻ることをリバースリモデリングと呼ぶ[10]．十分な薬物治療や生活指導にもかかわらず，心臓の形態変化や機能障害が不可逆的に進行するケースに対しては，補助人工心臓や心臓移植などが考慮されることもある．

おわりに

　心不全患者では心臓の形態は原疾患の診断や重症度の判定，さらには治療効果などの観点からも重要な評価項目となる．心臓の形態変化の背景には，防御機構として惹起されるリモデリングが大きく関与しており，リモデリングの進展は心不全の重症化を引き起こす．重症心不全の管理には，形態的な評価と，その背景に存在する細胞レベルでのリモデリングの発症メカニズムを理解することにより，適切な予防や治療法を選択することが重要となってくる．

❖ Take home messages

- 心臓はさまざまなストレスに対して，体血圧や循環血漿量の調節，カテコラミンやRAAS系の亢進などにより心拍出量を保つように調節される．これらの代償機転により心臓のリモデリングが生じる．慢性的な負荷が存在するとリモデリングは不可逆的となる．
- 心リモデリングでは，心筋細胞や，細胞外基質などミクロレベルでの形態的・機能的変化が生じる．アポトーシスやネクローシスによる心筋細胞の脱落，細胞外基質の線維化の促進などにより心収縮能，拡張能はともに障害される．その結果，心筋の肥大，心腔の拡大といったマクロレベルでの変化を伴い，心臓は拡張型心筋症様の形態へと変化し，代償機転が破綻することで心不全は重症化する．
- 心筋症や心筋炎が疑われる症例において，心臓の形態や生検サンプルの組織所見の特徴が基礎疾患の診断や推定に有用なケースもある．心サルコイドーシスでは中隔の菲薄化や心室瘤が認められることがある．
- β遮断薬やRAAS系阻害薬による治療，あるいは心臓再同期療法などの非薬物治療により，拡大した左室内腔の縮小が得られることがあり，リバースリモデリングと呼ばれる．リバースリモデリングは予後改善の一機序として考えられており，心不全治療の効果判定や治療目標として重要視されている．

【文献】

1) Mann DL, Zipes DP, Libby P, et al. Braunwald's heart disease: a textbook of cardiovascular medicine. 10th ed. Philadelphia: Saunders; 2014. p.454-71.
2) Cohn JN, Ferrari R, Sharpe N. Cardiac remodeling-concepts and clinical implications: a consensus paper from an international forum on cardiac remodeling. J Am Coll Cardiol. 2000; 35: 569-82.
3) Kaye DM, Krum H. Drug discovery for heart failure: A new era or the end of the pipeline? Nat Rev Drug Discov. 2007; 6: 127-39.
4) Mann DL. Mechanisms and models in HF: a combinatorial approach. Circulation. 1999; 100: 999-1088.
5) Mann DL. Left ventricular size and shape: determinants of mechanical signal transduction pathways. Heart Fail Rev. 2005; 10: 95-100.
6) Shah AM, Mann DL. In search of new therapeutic targets and strategies for heart failure: recent advances in basic science. Lancet. 2011; 378 (9792): 704-12.
7) Spinale FG. Myocardial matrix remodeling and the matrix metalloproteinases: influence on cardiac form and function. Physiol Rev. 2007; 87: 1285-342.
8) Opie LH, Commerford PJ, Gersh BJ, et al. Controversies in ventricular remodeling. Lancet. 2006; 367:356-67.
9) 日本循環器学会. 循環器病ガイドシリーズ: 拡張型心筋症ならびに関連する二次性心筋症の診療に関するガイドライン. http://www.j-circ.or.jp/guideline/pdf/JCS2011_tomoike_h.pdf（2016年6月閲覧）
10) Mann DL, Barger PM, Burkhoff D. Myocardial recovery and the failing heart: myth, magic, or molecular target? J Am Coll Cardiol. 2012; 60: 2465-72.

〈山内洋平　石坂信和〉

第3章 重症心不全の病態とその評価

4 Nohria-Stevenson 分類から

① Warm の場合は，強心薬は不要か？
② Cold & Dry の治療はまず輸液か？
③ 非侵襲的に薬剤選択できるか？

1 心不全の臨床病型分類

2002年 Nohria A, Stevenson LW[1] らは，急性心不全の身体所見からうっ血（後方障害）の有無，組織低灌流（前方障害）の有無で4つの病型に分類し，治療戦略のガイドとして役立てようとする方法を提唱した（第1章-6の図2参照）. A型（Dry & Warm）は Forrester 分類のI型に相当し心拍出量は保たれ心室充満圧も低く，重症度としては軽症と考えられる. B型（Wet & Warm：67％），C型（Wet & Cold：28％）が心不全による入院症例の大部分を占めている. どちらのタイプでも左室拡張末期圧は高い（Wet）が，心拍出量が前者では保たれ，後者では低下している. L型（low profile：Dry & Cold）の病態は脱水か極度の両心不全と考えられる. 慢性重症心不全の終末像で低心拍出量が病態の中心である.

2 Nohria-Stevenson 分類における薬物治療選択

1. Dry & Warm

うっ血も低灌流所見も認めないので新しい治療は不要である. 内服薬の調整で十分である.

2. Wet & Warm

うっ血はあるが，心拍出量は保たれているわけであるから基本的には血管拡張薬で初期治療を開始する. うっ血の程度により適宜，利尿薬を加える.

一般に血管拡張薬には，①静脈系容量血管を拡張し右房圧，左室拡張末期圧，肺動脈楔入圧（前負荷）を下げ肺循環に過剰にシフトした体液過剰

①静脈系血管拡張薬(Veno-dilators)
　(低用量 NTG, ISDN, カルペリチド, PDE Ⅲ 阻害薬)

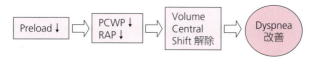

②動脈系血管拡張薬(Arterio-dilators)
　(高用量 NTG, ニカルジピン, PDE Ⅲ 阻害薬)

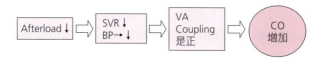

図1 血管拡張薬の分類

（volume central shift）を是正することで呼吸苦を改善する静脈系血管拡張薬（veno-dilators）と②動脈系抵抗血管を拡張し全身血管抵抗，血圧を下げることで左心室と大動脈の接合（VA coupling）を是正することで，強心作用がないにもかかわらず，心拍出量を増加させる動脈系血管拡張薬（arterio-dilators）の2系統に分けられる（図1）．静脈系血管拡張薬には硝酸イソソルビド，低用量ニトログリセリン，カルペリチドがこの範疇に入る．動脈系血管拡張薬には高用量ニトログリセリン，ニカルジピン，PDE III 阻害薬がこの範疇に入る．ニトログリセリンや PDE III 阻害薬は，その用量によって，どちらが主体になるか，作用が変わることに注意が必要である．

Wet & Warm 群には2種類の病型が存在すると考えられる．①肺うっ血を主体とする群と②体うっ血を主体とする群である．どちらの群でも拍出量は担保されているが，治療方法は異なる．前者の主訴は，左室充満圧の上昇を反映する肺うっ血からの呼吸困難であるので，呼吸困難の解除が治療の第一ターゲットになる．酸素投与あるいは非侵襲的陽圧呼吸に加え硝酸薬やカルペリチドのような静脈系血管拡張薬が第一選択になる．後者では体うっ血からの浮腫が主体であるが呼吸困難は軽度であることが多く，利尿薬が治療の主体になる．

Wet & Warm 群では，一般に強心薬は不要と思われるが実際には必要になる場合がある．warm と cold に分けることで病態の把握や治療のガイドに役立つが実際には，それらの判別は相当困難である．最も初期治療に悩むの

はwarmとcoldの境界あたりに位置する症例（lukewarm）と考えられる．Lukewarm例では，血管拡張薬や利尿薬の使用により前負荷を下げることで呼吸苦や浮腫は改善するが血圧低下や低心拍出量も下がってしまいcoldに転落してしまう恐れがある．常に強心薬が必要か否かの選択を迫られる．日常臨床では，カルペリチドや硝酸薬と利尿薬投与で呼吸苦は消失したが血圧・尿量は低下をきたし，やむなくドブタミンを後付で加えなければならなくなることが多い．強心薬の使用は"悪"と言われることもあったが[3]，初期治療に失敗しないためにも短期に少量の強心薬を使用し離脱する方が良いと思われる．具体的には静脈系血管拡張薬（ISDN，低用量NTG，カルペリチド）で初期治療を開始し，血圧，尿量をみながら適宜，低用量ドブタミン（$1〜2\mu g/kg/$分）を併用するか，腎機能に問題がなければPDE III阻害薬（ミルリノン$0.125〜0.25\mu g/kg/$分やオルプリノン$0.05〜0.1\mu g/kg/$分）単独で初期治療を開始する．

　最も大事な点はWet & Lukewarmと判断したなら，心拍出量の評価を行い，血管拡張薬や利尿薬で心拍出量が下がりそうな場合は少量の強心薬でwarm-upした後に，それらの薬剤の使用を考えるべきである．

　VTIから求まる一回拍出量を考慮し強心薬使用の是非を判断する（後述）．

3. Wet & Cold

　うっ血があり，低心拍出による末梢組織の低灌流も併存する病態である．利尿薬治療（dry-out）の前にまずは心拍出量を増やす（warm-up）治療が優先されるべきである．Cold症例では一般に血圧を維持するために全身血管抵抗は増加（後負荷が上昇）しており血管拡張作用を有する強心薬（ドブタミンやミルリノン，オルプリノンなどのPDE III阻害薬）がwarm-upするために選択される．一般にドブタミンは，強心作用＞血管拡張作用，PDE III阻害薬は血管拡張作用＞強心作用を期待して使用される．ドパミンは肺動脈楔入圧を上昇させる作用があるため，5γ以上の用量で昇圧剤として使用されることが多い．心拍出量が極端に低下している場合（収縮期血圧が90mmHg以下の超低心機能例やVTI≦10cmの症例）に対しては，ドブタミンとβ受容体を介さず強心効果を得ることができるPDE III阻害薬の併用も行われる．2薬剤低用量の併用で前負荷，心拍出量を相乗的に改善することが報告されている[4]（図2）．これらの薬剤を使用することで，後負荷を減少させ，機能的僧帽弁閉鎖不全（functional mitral regurgitation：FMR）

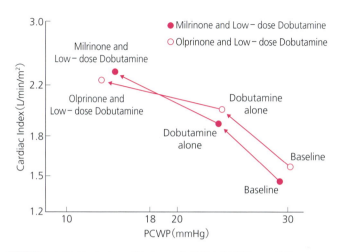

図2 ミルリノンとオルプリノンの急性期血行動態への効果
(Watanabe H, et al. J Cardiol Jpn 2008; Ed. 1: 148-54) [4]

の逆流量を減少させることで心拍出量の増加が期待できる．Warm-upに成功すれば，それだけで尿量増加が得られるが，十分でないなら適宜，利尿薬の追加を行う．バソプレシンV受容体拮抗薬トルバプタンは従来のループ利尿薬やサイアザイド系利尿薬のようなナトリウム利尿薬ではなく，水利尿薬であり，腎集合管に作用し細胞内，細胞外の両方から水分を排泄する．したがって，細胞外液の一部であり血行動態に影響する血管内ボリュームを極端に除水することがないため，ループ利尿薬に比べて血管内脱水になりにくく血圧低下も少ない．Cold症例ではループ利尿薬大量投与より，少量ループ利尿薬と少量トルバプタン（3.75mg）の併用の方が安全と思われる．

4. Dry & Cold

Dry & Coldにも2種類の型があると考えられる．一つは利尿薬の投与の結果として血管内脱水を起こしている型，もう一つは超重症心不全である．前者は輸液をすればDry & Warmに戻る可能性がある．後者は心移植待機患者によく見られる型で，胸部X線では，心拡大はあるものの肺うっ血や胸水はなく，罹病期間が長くなりリンパ管を介した肺間質の水分のドレナージがうまく機能しているためと思われる．末期重症心不全であり低心拍出量が主病態である．両者の鑑別は頸静脈怒張の有無やエコーでの下大静脈の径計測で行う．図3にNohria-Stevensonの原著からおこしたForrester分類と

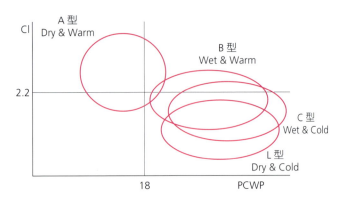

図3 Nohria 分類と Forrester 分類の相互関係
(Nohria A. JACC. 2003; 41: 1797-804 より改変)

の比較を示す．Dry & Cold といっても Wet & Cold と同様に PCWP は高く，CI はむしろ低い値を示している．ドブタミンと PDE III 阻害薬の併用が必要になる．

3 急性心不全での VTI 計測の意義と薬物選択

　汎用されている Nohria-Stevenson 分類は，身体所見の評価に熟練が必要である．Warm と Cold の間に lukewarm（生ぬるい）という移行帯を設けることで薬剤選択の幅が広がる．われわれは低灌流所見を定量的評価するために心エコーで得られた左室流出路の速度時間積分（VTI）を併用し良好な治

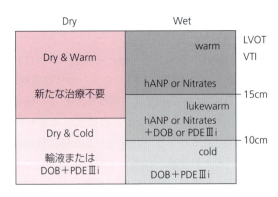

図4 高血圧を伴わない症例での治療戦略

療成績を得ている（図4）．15/10cm を warm/lukewarm/cold の境界とした．正確な左室流出路径に心拍数をかけて心拍出量を求めることも可能であるが，ベッドサイドでは即座に判断するために VTI×0.3 により大まかな心拍出量を推定している．日本人の LVOT 半径が約 1cm，心拍数が心不全のためやや速く 100 回/分と仮定すると，心拍出量＝VTI×πr^2×心拍数＝VTI×0.314 となる．たとえば VTI＝15cm なら心拍出量＝4.5L/分，VTI＝10cm なら心拍出量＝3.0L/分と即座に判断できる．この方法により warm なら，hANP または硝酸薬，lukewarm なら，それにドブタミンまたは PDE III 阻害薬を加え，cold なら最初からドブタミンと PDE III 阻害薬の併用で初期治療を開始するようにしている．

❖ Take home messages

① 一般に強心薬は warm の場合は不要であるが，lukewarm 症例では利尿薬や血管拡張薬の投与で cold に転落する恐れがあるため強心薬も考慮する．
② Dry & Cold は超重症例を含んでおり，輸液か強心薬の選択は決して間違ってはいけない．
③ 左室流出路速度時間積分（VTI）の計測で心拍出量の概算をして定量的治療を推奨する．

【文献】

1) Nohria A, Lewis E, Stevenson LW. Medical management of advanced heart failure. JAMA. 2002; 287: 628-40.
2) 日本循環器学会. 循環器病ガイドシリーズ: 急性心不全治療ガイドライン（2011 年改訂版）. http://www.j-circ.or.jp/guideline/pdf/JCS2011_izumi_h.pdf（2016 年 6 月閲覧）
3) Abraham WT, Adams KF, Fonarow GC, et al. In-hospital mortality in patients with acute decompensated heart failure requiring intravenous vasoactive medications: an analysis from the Acute Decompensated Heart Failure National Registry（ADHERE）. J Am Coll Cardiol. 2005; 46: 57-64.
4) Watanabe H, Kajimoto K, Hagiwara N, et al. Acute efficacy of Combined

PDE III-inhibitor and low dose dobutamine therapy in patients with acute exacerbation of chronic heart failure receiving β blocker. J Cardiol Jpn. 2008; Ed1: 148-54.

〈橋村一彦〉

第3章 重症心不全の病態とその評価

5 Forrester分類から

問題提起!

① Forrester分類は全ての心不全に応用できるか？欠点はあるか？
② 肺動脈カテーテルから求まる指標を用いて，どのように薬剤を選択するか？
③ 非侵襲的に薬剤を選択する方法はあるか？

　Forrester分類（図1）は，そもそも急性心筋梗塞時の血行動態をもとにした予後分類である．冠動脈の急性閉塞に伴う急激な左心機能の低下と肺うっ血の程度からの分類であるから，体液過剰はなく，右心機能も正常であるという前提にたった分類である．したがって，慢性心不全やその急性増悪時に適応するのは自ずと限界がある．さらに，最近は，重症心不全治療において肺動脈カテーテル（Swan-Ganzカテーテル）挿入は予後に影響を与えないというESCAPE試験[1]の結果をうけ，肺動脈カテーテルを積極的には挿入しない傾向である．しかし，この試験の対象は比較的安定した心不全患者であり重症例を除外しており，心不全の治療に難渋するような重症例では肺動

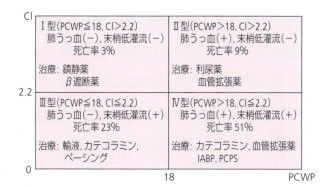

図1 Forrester分類

脈カテーテル挿入による血行動態把握を躊躇するべきではない．

1 Forrester分類とFrank-Starlingの法則

　Forrester分類は，肺動脈楔入圧（PCWP）18mmHgと心係数（CI）2.2L/m^2/minにより症例を4つに分類したものである．すなわち，肺動脈楔入圧18mmHg以上で肺うっ血あり，心係数2.2L/m^2/min以下で末梢低灌流ありと判断される．IV型が最も重症であり血管拡張薬と強心薬や必要なら補助循環も使用される．

　II型とIV型の境界に位置する場合（例えば肺動脈楔入圧24mmHg，心係数2.2L/m^2/min）の薬剤選択の判断が最も問題となる．通常，肺動脈楔入圧上昇には静脈系血管拡張薬（硝酸薬，hANPなど）や利尿薬が選択されるが，心係数が2.2L/m^2/min周辺に位置する場合，その治療により前負荷が軽減しIV型に転落してしまう恐れがある．だからといって強心薬を追加するのではなく血圧を考慮に入れて考えるべきである．収縮期血圧が100mmHgと160mmHgでは当然，治療方法が違う．前者ならドブタミンを追加するだろうし，後者では前負荷・後負荷両者を低下させる作用のあるニトログリセリン単独で治療が可能かもしれない．心拍出量は前負荷と後負荷と心収縮力と心拍数に依存する．心拍出量が境界領域にある場合，如何にして，それを増加させるかを常に考える必要がある．前負荷である肺動脈楔入圧を下げることは，その心臓がFrank Starling曲線の上行脚にいるのか，下行脚にい

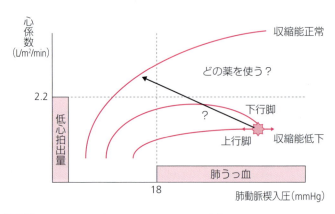

図2 Forrester分類とFrank-Starling曲線

るのかは bedside では不明であるから（図2），利尿薬や静脈系血管拡張薬による通常の肺うっ血の改善を目的とする治療（肺動脈楔入圧を下げる＝前負荷を下げる）では心拍出量の増加は期待できない（3章-4「図2　血管拡張薬」の分類参照）．一方，後負荷は，心不全の急性期には両心室とも（特に右室は）後負荷上昇に対して，より心拍出量を低下させているため，後負荷を下げる治療は心拍出量の増加を期待できる．急性期には前負荷より後負荷に注目すべき所以である．

2 肺動脈カテーテルから得られる指標から，どのように薬剤を選択すればよいのか？

前述したように，Forrester 分類の最も重大な欠点は縦軸に血圧の指標が入っていないことである．強心薬の使用は不整脈の誘発や長期予後を良くしないことを考えると不必要なら使用しない方が良いと考えられるので（ADHERE 試験）[2]，強心薬が必要か，不必要かの選択は重要である．

肺動脈カテーテルから求められる指標を表1に示す．必須指標として①前負荷：心臓全体の前負荷として右房圧（RAP），左室の前負荷として肺動脈楔入圧（PCWP），②後負荷：全身血管抵抗係数（SVRI），③左室の仕事量：左室一回仕事係数（left ventricular stroke work index：LVSWI），が挙げられる．

SVRI は，（平均大動脈圧－平均右房圧）÷心係数×80 として求められ，正常値は 2000〜2500dyne.sec/cm^5.m^2 である．LVSWI は，（平均大動脈圧－平均肺動脈楔入圧）×一回拍出量/体表面積×0.0136 として求められ，正常値は，45〜75g.m/m^2 である．強心薬が必要か，否かは CO/CI だけでは決まらず，必ず血圧も考慮した LVSWI を用いるべきである．

薬物選択の大原則として，右房圧が高ければ利尿薬，肺動脈楔入圧が高ければ静脈系血管拡張薬，全身血管抵抗が高ければ動脈系血管拡張薬，左室一

表1　薬物選択に必要な血行動態指標

- 右房圧：RAP
- 肺動脈楔入圧：PCWP
- 心拍出量/心係数：CO/CI
- 血圧：BP
- 全身血管抵抗（係数）：SVR（I）
- 左室一回仕事量（係数）：LV Stroke Work（Index）：LVSW（I）

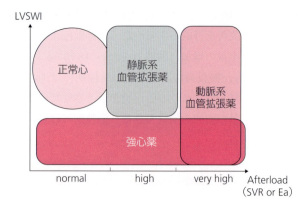

図3 後負荷と心臓の仕事量から使用薬剤を決める

回仕事係数が低ければ強心薬という選択になる（図3）．決定の順序として，①まず強心薬が必要か否か，を決定する．強心薬が必要か否かは，単に心係数だけでは決まらず，その心臓がどれだけの仕事量を出力しているかで決定されるべきである．すなわち，LVSWI が保たれていれば，強心薬は不要，軽度低下なら少量ドブタミン，あるいは PDE Ⅲ阻害薬，高度に低下していればドブタミン＋PDE Ⅲ阻害薬併用となる．②次に，血管拡張作用が必要

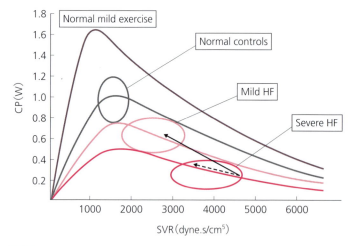

図4 Ventriculo-arterial function curves
(Tan LB. Eur J Heart. 2003; 5; 407-10[3] より改変)

か否か，を決定する．SVRIが著明に増加していてもLVSWIが保たれていれば動脈系血管拡張薬（ニトログリセリン注，ニカルジピン）だけで治療が可能だが，LVSWIが低下していれば血管拡張薬のみでは心臓の出力（LVSWI）増加は期待できず血管拡張と強心作用の両方，すなわちドブタミンとPDE III 阻害薬の併用が必要になる．

図4に ventriculo-arterial function curves[3] を示す．横軸に全身血管抵抗（SVR），縦軸にCP：cardiac power（＝平均大動脈圧×心拍出量×0.0022，単位W）が示されており，左心室と大動脈のカップリング特性を表している．このCPは前述のLVSWIの近似値と考えてよい．正常の心臓は正常のSVRとCP（正常1前後）で作動しているが心不全が重症になればなるほど，その心臓の作動点（○で囲まれた部分）は右下方にシフトする．すなわち重症の不全心では非常に高い血管抵抗のところで低いCPしか出力できていないことがわかる．このような症例に血管拡張薬のみではカーブ上を左方に移動するだけでほとんどCPを上げることができない（点線矢印）．ドブタミン＋PDE III 阻害薬のような強力な血管拡張作用と強心作用を持つ併用療法で一つ上のカーブに乗り換える必要がある（実線矢印）．

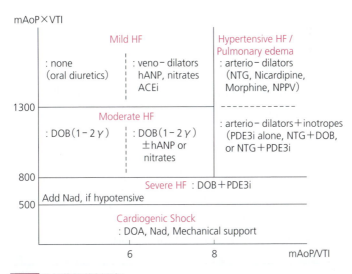

図5 非侵襲的薬剤選択

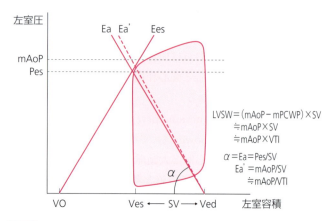

図6 心仕事量と後負荷推定の根拠

3 非侵襲的指標から心不全急性期の薬剤選択を考える

　これらのことを理解したうえで，筆者らは血圧と心エコーから得られる非侵襲的情報（LVSW と SVR の代用）をもとに薬剤の選択をしているので参照して頂きたい（図5）．図6に根拠を示す．図5の横軸の平均大動脈圧÷左室流出路速度時間積分（mAoP÷VTI）は平均血圧を一回拍出量で除することで SVR の代用としているが，左室圧容積曲線での実効動脈エラスタンス（Ea）に近い考え方である．収縮末期圧 Pes は左室内にカテーテルを挿入しないとわからないので平均血圧（mAoP）で代用している．ここから求められる Ea' は Ea の近似値を示す．

　図5の縦軸の mAoP×VTI は縦：平均血圧と横：一回拍出量で構成される長方形の面積であり，左室一回拍出仕事量（LVSW）の代用といえる．

❖ Take home messages

①Forrester 分類は急性心筋梗塞の際の分類であり，慢性心不全の急性増悪に適用するのは無理がある．
②肺動脈カテーテルから得られる情報は肺動脈楔入圧や心係数だけではなく，血圧を考慮に入れた左室一回仕事係数や全身血管抵抗

も合わせて薬剤の選択を行うべきである.
③血圧と心エコーから求められる VTI を用いて非侵襲的に薬物選択が可能である.

【文献】

1) Binanay C, Califf RM, Hasselblad V, et al. Evaluation study of congestive heart failure and pulmonary artery catheterization effectiveness: the ESCAPE trial. JAMA. 2005; 294: 1625-33.
2) Abraham WT, Adams KF, Fonarow GC, et al. In-hospital mortality in patients with acute decompensated heart failure requiring intravenous vasoactive medications: an analysis from the Acute Decompensated Heart Failure National Registry (ADHERE). J Am Coll Cardiol. 2005; 46: 57-64.
3) Tan LB, Williams SG, Wright DJ. Ventriculo-arterial function curves-a new dimension in characterising acute heart failure. Eur J Heart Fail. 2003; 5: 407-10.

〈橋村一彦〉

第4章 重症心不全の病態の理解

1 ショック

問題提起
① 心原性ショックの基礎心疾患はどのようなものがあるか？
② 心原性ショックの末梢血管抵抗は常に上昇しているものだろうか？
③ ショックからの離脱のためには血圧やCVPはどれほどの値を目指すべきか？

1 定義

心原性ショックは臨床所見より診断される．すなわち，尿量低下，意識障害，冷感，皮膚湿潤，組織低灌流の所見を伴い，血圧低下を認める状態である．その背景には心機能障害がある．表1に具体的な血行動態上の定義を示す．

2 疫学

主要な心疾患の原因疾患として，急性心筋梗塞またはその合併症（心室中隔破裂，自由壁破裂，大きな右室梗塞），急性僧帽弁閉鎖不全，重症の拡張型心筋症，弁膜症，心挫傷，劇症型心筋症などがある．敗血症，感染，出血は心原性ショックの誘因となる．

急性心筋梗塞でショックになる危険因子には，左室駆出率（LVEF），冠動脈の重篤度がある．また，高齢，前壁梗塞，心筋梗塞の既往，糖尿病，末梢

表1 心原性ショックの定義

心機能障害を認める条件下で，
① 血圧低下（収縮期血圧＜90mmHg または平均大動脈圧＜30mmHg），
② 低すぎない PCWP（＞15mmHg），
③ $CI<2.2L/min/m^2$），
 ただし，脱水，低酸素血症，アシドーシスなどが病態の中心であることは除外しておく

動脈硬化疾患，脳血管障害の合併例ではショックの発生度が高いといわれている．GUSTO-3試験の解析では年齢，低血圧，心拍数，Killip分類がショックの発生にかかわる因子として挙げられている．SHOCK試験では29%が左主幹部病変，58%が3枝病変，22%が1枝病変であった[1]．

3 病態生理

ショックを引き起こす心機能障害は直接に心筋が障害される場合と血行動態を介して二次的に心機能が大きく低下する場合とがある．前者では心筋梗塞，虚血，心筋炎などによるポンプ機能の低下が起こる．虚血による心機能障害は他枝にさらなる虚血を引き起こすという負のスパイラルを形成する．このスパイラルを図1に示す．虚血にせよ壊死にせよ左室の約40％がその機能を失うと，心拍出量は有意に減少する．冠動脈圧と左室内腔の拡張期圧との圧較差と拡張時間で規定される心筋の灌流は低血圧や頻脈で障害され虚血を促進する．虚血や左室ポンプ機能低下による左室拡張末期圧（LVEDP）の上昇は灌流圧を低下させるだけでなく，心筋酸素消費量を増加させ，ますます虚血を助長する．LVEDPの上昇は肺うっ血に伴う低酸素血症を起こし，左室心筋の酸素の需要と供給の不均衡を悪化させる．

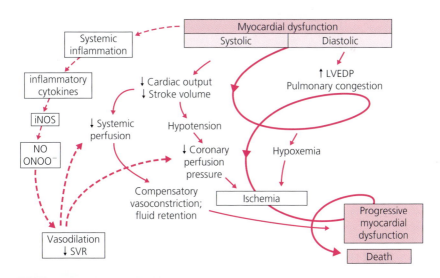

図1 心原性ショックの負のスパイラル
(Hollenberg SM, et al. Ann Intern Med. 1999; 131: 47-59 より)

組織灌流までも低下させるほどの心拍出量の低下は乳酸アシドーシスを惹起し，さらなる心機能の低下をもたらす．心拍出量の低下や filling pressure の上昇の代償機転として交感神経活性，レニン・アンジオテンシン系の賦活化や，バソプレシンの分泌が亢進する．これらは体液を貯留させ，さらに血行動態を悪化させ，左室ポンプ機能のさらなる低下へとつながっていく．そのため血圧を維持するための制御機構が作動し，血管を収縮させる．この血管収縮は左室心筋にとっては後負荷の増大となり，左室ポンプ機能の低下や心筋酸素消費量の増大につながっていく．以上のような，心筋障害と心筋虚血の悪循環を断ち切ることが心原性ショックの治療目標である．

2003 年に報告された SHOCK 試験によれば，必ずしもすべての患者がこれらのクラシカルで典型的な心原性ショックの病像〔低心拍出量と末梢血管抵抗（SVR）の増加〕を呈してはおらず，SVR が高くない症例も存在することを示しており，SVR の値は低下から上昇まで幅広く分布していた[1]．すなわち，代償性の血管収縮は必ずしも生じていない症例も多く存在する〔血管分布異常性ショック（distribution shock）〕．

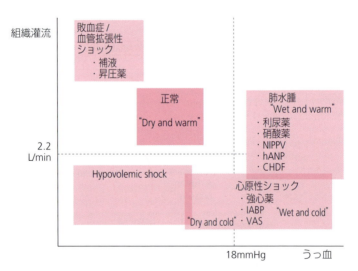

図2 Nohria の分類の血行動態での表現

肺水腫，心原性ショック，hypovolemic ショック，敗血症を血行動態の座標軸上に表現している．各疾患の治療方針を重ねている．
(Nohria A, et al. Am J Cardiol. 2005; 96; 32G-40G[5] より)

SVRの低下とともに発熱や白血球の増加を認め，全身の炎症性症候群を示唆する症例も存在する．全身の炎症反応として血管の拡張や心筋のスタニングが起こり，ショックが遷延している症例も存在する．SHOCK試験では平均のLVEFは30%で低値にもかかわらずSVRの低い症例が存在する理由として，重篤なポンプ機能障害以外の機序が作動していることを示している．その一つとして免疫反応がある．iNOSの活性化によるNOやpeoxinitrateの産生の関与が指摘されている．このように，心原性ショックと思われる症例の中でも，血管拡張を伴う心原性ショックが数多く存在する．重篤な心疾患で入院し，PCI，外科的手技，IABP，PCPSなどの処置を行った場合には全身性の炎症につづいて，サイトカインや炎症性メディエーターの増加が起こってくる場合がある．結果として，左室機能不全に敗血症を合併した病態ができあがってくる．

　NohriaらはForresterの分類を模擬して，横軸にうっ血，縦軸に組織灌流を座標軸として，心原性ショックと血管拡張性ショックを表現してみると，心原性ショックは第4象限を中心に分布するものと考えた（図2）．しかし，

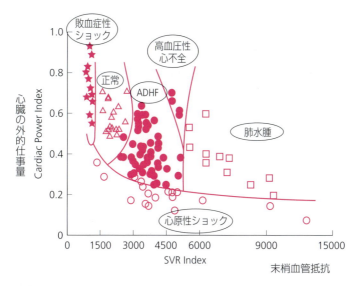

図3 Cotterの分類
急性心不全のサブタイプが横軸にSVR縦軸にCPiの座標軸で表現されている．
CPi＝心臓の外的仕事量

この表現型では実際に血行動態を測定した SHOCK 試験における血管分布異常を伴った心原性ショックの存在を表現できていない．一方，Cotter らは急性心不全をいくつかのサブタイプに分類し，末梢血管抵抗と左室の外的仕事量という2つの座標軸から分類すると，図3に示すように各サブタイプが特定の領域に分布することを示し，各サブタイプの血行動態的特徴を抽出した[2]．心原性ショックは心臓の外的仕事は最も少ないが，SVR は幅広く分布していることがわかる．

4 心原性ショックの前駆状態：重症心不全の血行動態

急性心筋梗塞や劇症型心筋炎による心原性ショックは突然に心ポンプ力が低下する．一方，もともと心ポンプ力が高度に低下しているがなんとか代償されている重症心不全の治療経過で，心原性ショックに陥ることがある．血管拡張薬の使用時や，利尿薬による前負荷の減少時などである．

1. 血圧

重症心不全では血圧は一般的に低い．しかし，SVR を計算すれば高いことが多い．弱った心臓にとってはなるべく SVR が低い方がよいが，組織灌流を担保するための必要最小限の血圧は担保しておく必要がある．NYHA III/IV の症例で，β遮断薬や利尿薬を使いながら，ACE 阻害薬やアンジオテンシン受容体拮抗薬を用いて後負荷/前負荷を下げようとすることがある．血圧だけで組織低灌流の低下を判定することはできないが，一般的な目安として収縮期血圧＜80〜90mmHg，平均大動脈圧＜65mmHg，血圧の低下＜-40mmHg が参考になる．普段の血圧が高い症例ではこの限りではない．

ショックまたはショックに近い状態で，最低限の心拍出量を担保するため

表2 Cold Modified 2014

以下の徴候のうち2つ以上をみたすものを"cold"とした．
①血行動態指標（次の3つのうち少なくとも1つをみたす場合に血行動態的指標が陽性） 　臨床指標（低い脈圧，四肢冷感，軽眠傾向），ACEI/ARB 不忍容，血清 Na 濃度＜130mmol/L
②腎機能指標 　Worsening renal function
③肝機能指標 　総ビリルビン≧1.2mg/dL（心不全以外の要因を除外して）

には最低限の前負荷が必要である．大まかな目安としてCVP＞8〜12mmHg, Ht＞30％といわれている[3]．

2. 臨床的組織低灌流所見

精神状況の変化，尿量の減少，四肢冷感，血圧の低下とともに血中に乳酸濃度の上昇などが組織低灌流の臨床指標とされてきた．Nohriaは組織低灌流の臨床所見として，低い脈圧，四肢冷感，軽眠傾向，低Na血症，腎機能悪化をあげている[4]．しかし，この分類は低心拍出量の予測因子としては特異度が低く，検者間の差が大きいといわれている[5]．FreaらはCold Modified 2014として表2のような組織低灌流（"cold"）の診断基準を設定した．この基準は従来のNohriaらの2003年の基準，Stevensonの2005年の基準と比べて，重症心不全患者の重症度（組織低灌流）の層別化を可能とした[6]．重症心不全患者の管理において"cold"をモニターしておくことが治療方針の決定やショックの予防に大切である．

> ❖ **Take home messages**
>
> ① ショックの原因には急性心筋梗塞，弁膜症，重度の拡張型心筋症，劇症型心筋炎などがある．
> ② ショックでは末梢血管抵抗は低下から極端な上昇まで広く分布している．
> ③ ショックからの離脱のためには，収縮期血圧＞80〜90mmHg, 平均大動脈＞65mmHg, CVP＞8〜12mmHg, Ht＞30％がとりあえずの目標値といわれている．

【文献】

1) Menn V, Fincke R. Cardiogenic shock: a summary of the randomized SCHOCK trial. Congest Heart Fail. 2003; 9: 35-9.
2) Cotter G. Acute heart failure: a novel approach to its pathogenesis and treatment. Eur J Heart Fail. 2002; 4: 227-34.
3) Rivers E, Nguyen B, Havstad S, et al. Early goal-directed therapy in the treatment of severe sepsis and septic shock. N Engl J Med. 2001; 345: 1368-77.

4) Nohria A, Tsang SW, Fang JC, et al. Clinical assessment identifies hemodynamic profiles that predict outcome in patients admitted with heart failure. J Am Coll Cardiol. 2003; 41: 1797-804.
5) Norhria A, Mieliniczuk LM, Stevenson LW. Evaluation and monitoring of patients with acute heart failure syndromes. Am J Cardiol. 2005; 96（suppl）: 32G-40G.
6) Frea S, Pidello S, Canavosio FG, et al. Clinical assessment of hypoperfusion in acute heart failure. Circ J. 2015; 79: 398-405.

〈安村良男〉

第4章 重症心不全の病態の理解

2 急性心不全−虚血性・非虚血性

①急性心不全の診断において虚血性か否かの判断は重要か？
②虚血改善するための介入をいつするのか？
③虚血性心筋症の病態とは？

　急性心不全は，症状や心不全徴候を元に，脳性ナトリウム利尿ペプチド（BNP）なら100pg/mL，N末端proBNPならば300（あるいは400）pg/mLを参考に診断を行う．同時に，急性心不全の主病態が何かを把握することが重要である．すなわち，クリニカルシナリオ（CS）の病態分類に準ずる方法で，心原性肺水腫（CS 1），全身的な溢水（体液貯留）（CS 2），低心拍出・灌流（CS 3），急性冠症候群（CS 4），右心不全（CS 5）であるか否かの判断は可及的速やかに行う．急性冠症候群を除外しても，急性心不全において原因疾患の約3割は，虚血性心疾患であることが報告されている[1]．したがって，急性心不全の病態を改善するとともに，虚血に対する介入をどのタイミングで行うかは，個々の患者の状況に応じて適切に介入することが重要なポイントとなる．

1 虚血性急性心不全の分類と介入の実際

　虚血性急性心不全は，大きく分けて3つのタイプに分類し得る．1) 心筋梗塞後で現在心筋虚血を認める．2) 心筋梗塞後で現在心筋虚血は認めない．3) 心筋梗塞はなく，現在心筋虚血を認める，の3タイプである．
　急性期特に重要なことは，図1に示されているように，急性冠症候群か否か，すなわち，CS4か否かをしっかりと早期に判断をして，緊急の再灌流療法の適応が否かを判断することである．急性冠症候群の診断がつき，再灌流療法の適応となれば再灌流療法終了後に急性心不全治療を行うことになる．最も臨床的に問題となるのが，急性冠症候群が否定され，緊急で再灌流を要しないと判断した際，急性心不全治療において冠インターベンションに

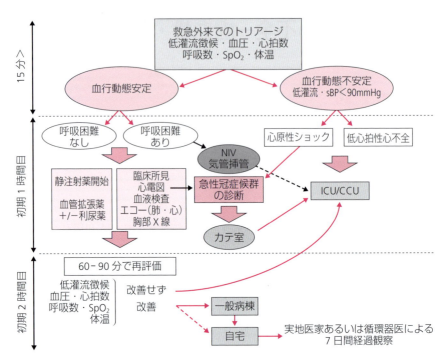

図1 急性心不全初期治療：再灌流療法の必要性

SpO₂：経皮的動脈酸素飽和度，NIV：非侵襲的陽圧呼吸，AMI：急性心筋梗塞，ICU：集中治療室，CCU：心臓血管治療室
(Mebazaa A, et al. Intensive Care Med. 2016; 42: 147-63[2] より一部改変)

よる虚血治療をどのようなタイミングで行うかが問題となる．急性冠症候群を除外した急性心不全疫学研究であるATTEND registryのデータによれば，4836例のうち心筋虚血があり，それが急性心不全の主要因と判断されたのは，全体の31.1%であった．さらに，入院中に冠インターベンションを施行されたのが全体の8%，冠動脈バイパス術を施行されたのが1.3%であった[1]．

2 血行再建術をどのタイミングで行うのか？

上述したATTEND registryのデータからすると，入院中に虚血性心疾患による急性心不全と判断されても，入院中に冠動脈の血行再建術を施行したのは，そのうちの3割程度であることがわかる．したがって，多くの場合，

表1 心不全治療先行治療と血行再建術先行治療の相違

	長所	短所
心不全治療先行	◆侵襲的治療の合併症による心不全悪化のリスクが低い ◆造影剤の副作用（腎障害等）による心不全悪化のリスクがない ◆心不全安定後に待機的に侵襲的治療を行えるため合併症のリスクが低い	◆心不全治療に難渋した際，腎機能悪化等が加わり，血行再建術の施行が困難になるリスクがある ◆心筋虚血の以外の要因もある場合，治療の標的が定めにくくなる
血行再建術先行	◆心筋虚血が解除されるので心不全治療の標的が絞り込める ◆心筋虚血を改善することで心不全の病態が改善し治療が円滑になる	◆侵襲的治療の合併症や造影剤の副作用による心不全治療が難渋するリスクがある

急性心不全治療を優先している可能性が高いことが推測される．この背景には，急性心不全の薬物療法を中心とした加療により，安定化が図れるのであれば，それを優先して，万が一，心不全改善に難渋する場合は，心筋虚血解除を行うというアプローチで対応するという考えがあることがうかがえる．一方で，少しでも虚血が悪影響を与えている可能性があるのなら，主要因を先に改善してから急性心不全の病態改善を図るというアプローチも考えられる．それぞれのアプローチの長所短所をまとめると表1のようになる．いずれかを選択するかについては，明確な判断基準はないが，患者の状況のみならず，心不全治療や血行再建術の技術力も含めて妥当な判断の上で対応する以外に方法はない．タイミングを判断するには，症状や心電図変化はもちろんのこと，CKやトロポイン値の推移と腎機能，CRPなどの感染の状態を指標にして総合的に診ることが重要である．

3 虚血性心筋症の病態とは？

血圧低下や貧血などの変化による2次的要因も含めた慢性的あるいは一時的心筋虚血は，虚血性心筋症と言われる病態において起こりうる．最近の心筋症の分類に虚血性心筋症という用語は見当たらない[3]．しかし，実臨床の中では，再灌流療法を行うほどではないが，びまん性に冠動脈狭窄があり，それが心不全の要因になると判断される例があり，いまだに使用されている．実際に実臨床において冠動脈造影検査では今すぐに血行再建を要しない状態であるが，他に心不全の要因がなく虚血性であると判断される病態が存在するからである．このような慢性虚血の状態に関して，1978年に"ischemic non-infarcted myocardium can exist in a state of function hibernation"なる病態が報告され，いわゆる hibernation という用語が広まった[4]．さらに，このような病態の背景には，繰り返し起こる心筋虚血による慢性的な stunning のような状態を呈することが基礎実験で報告されている[4]．このような病態がありうることは，あまり知られていないが虚血性の急性心不全の病態の背景因子の一つとして今後注目すべき重要な病態と考えられる．このような症例に対しては，急激な血圧低下や頻拍といったバイタルサインの変化や強心薬などによる酸素の需要供給バランスを崩すようなことは極力さけるように注意する必要がある．

> ❖ **Take home messages**
> ①まずはしっかりと急性冠症候群を診断することが重要．
> ②血行再建術は，心不全改善の状態と心筋虚血悪化の有無を経時的に評価し，タイミングをはかって行う．
> ③慢性心筋虚血の病態のリスクありと判断した際には，繰り返し起こる心筋虚血による慢性的 stunning という状態のありうることを想定して，血行動態の急激な変化や心筋酸素需要を急激に増加させる治療に注意して対応をする．

【文献】
1) Sato N, Kajimoto K, Keida T, et al. ATTEND Investigators. Clinical features and outcome in hospitalized heart failure in Japan（From the ATTEND Registry）. Circ J. 2013; 77: 944-51.
2) Mebazaa A, Tolppanen H, Mueller C, et al. Acute heart failure and cardiogenic shock: a multidisciplinary practical guidance. Intensive Care Med. 2016; 42: 147-63.
3) Elliott P, Andersson B, Arbustini E, et al. Classification of the cardiomyopathies: a position statement from the European Society of Cardiology Working Group on Myocardial and Pericardial Diseases. Eur Heart J. 2008; 29: 270-6.
4) Wijns W, Vanter SF, Camici PG, et al. Hibernating myocardium. N Engl J Med. 1998; 339: 173-81.

〈佐藤直樹〉

第4章 重症心不全の病態の理解

3 慢性心不全の増悪

問題提起！

① 心不全の基本病態は何か？
② 基礎心疾患，心不全の重症度，心機能は？
③ 合併疾患は何か？
④ 増悪因子は何か？
⑤ 慢性期の治療目標は何か？

　あらゆる心臓病の終末像が心不全であり，増悪による入院を繰り返しながら進展する病態である．重症の心不全患者で，入退院を繰り返す症例の多くが低心機能で様々な合併疾患を有する．あらゆる薬物療法，非薬物療法を駆使しても病態は進行し，補助人工心臓や心臓移植が必要となるケースもある．心不全の増悪や病態の進行を予防するための治療の適正化を行い，治療目標を明確に定める必要がある．本稿では，重症慢性心不全の病態について，実際の症例をベースに概説する．

症例　55歳，男性

〔病歴〕30代の頃から，健康診断で高血圧，糖尿病を指摘されていたが，治療を受けていなかった．48歳時に，急性心筋梗塞を発症し，冠動脈形成術を受けた．術後の心エコー検査では，左室前壁，中隔，心尖部にかけて広範囲の壁運動異常があり，左室駆出率（LVEF）は35％であった．アンジオテンシン変換酵素（ACE）阻害薬とβ遮断薬の治療が行われ，心臓リハビリテーションが導入された．しかしながら，無症状で経過したため50歳時に自己判断で通院を中断した．53歳時に労作時息切れを自覚するようになり，体重増加，下腿浮腫が出現した．心不全と診断され，心エコーではLVEF 30％，左室拡張末期径（LVDd）68mmと著明な拡大，肺高血圧の所見があった．利尿薬および血管拡張薬の治療を受け，心不全症状は改善した．ACE阻害

薬とβ遮断薬の再導入が行われた．服薬および通院は継続したが，その後も2回の心不全増悪による入院を繰り返し，利尿薬の調整が行われた．1か月前から残業が増え，会社の同僚との外食も増えた．2週間前より，体重が3kg増加し，下腿浮腫が出現，労作時の息切れおよび腹部膨満感を自覚するようになった．今回，心不全増悪で4回目の入院となった．入院時は体重8kg増加，起坐呼吸を呈していた．血圧は90/65mmHg，正常洞調律であったが心拍数は110拍/分，末梢冷感や交互脈はなかった．Hb 11.0g/dL，T-bil 1.0mg/dL，AST 45，ALT 54，eGFR 38mL/min/m²，Na 134mEq/L，K 3.5mEq/L，BNP 1024pg/mL．心エコーではLVEF 28%，LVDd 72mm，軽度のtetheringによる僧帽弁閉鎖不全，推定肺動脈収縮期圧60mmHg，下大静脈の拡大と呼吸性変動の低下があった．

1 心不全の基本病態は何か？

　心臓のポンプ機能障害が起こると，その低下した機能を補うべく様々な代償機転が働く．神経体液性因子，特にレニン・アンジオテンシン・アルドステロン（RAA）系と交感神経系の活性化はこの代償機転として極めて重要な役割を果たしている．神経体液性因子の活性化によって心拍出量や血圧は維持されるが，慢性的かつ過剰な活性化は心筋細胞肥大や間質の線維化といった細胞レベルの構築変化をきたし，心筋および心室のリモデリングをもたらす．この神経体液性因子の活性化と心筋リモデリングの進展が慢性心不全の主病態と考えられ，この悪循環サイクルを断ち切るために，神経体液性因子の抑制薬による治療が行われる（図1）[1]．

　本症例では，心筋梗塞後の収縮不全に対して，無症状であったがACE阻害薬とβ遮断薬が導入された．しかしながら，自己中断し，結果として心筋リモデリングの進展があり，心不全が発症した．

　さらに，慢性心不全の増悪期には，心不全の徴候や症状悪化から入院加療が開始されるまでの間に，RAA系や交感神経系の活性がさらに更新し，過剰な体液貯留を増強させる．

　本症例でも入院1か月前から徐々に心不全増悪徴候があったが，入院時には極めて著明な体液貯留が観察されている．

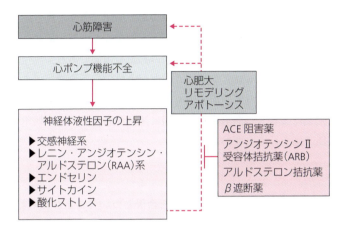

図1 慢性心不全の形成・進展における神経体液性因子の役割
(Braunwald E, et al. Circulation. 2000; 102: IV14-23[1] より改変)

2 基礎心疾患，心不全の重症度，心機能は？

　慢性心不全で経過している症例であれば，基礎心疾患の診断はついており，多くの場合心不全に対する加療は行われている状況である．あらゆる心臓病が心不全の基礎心疾患となり得るが，本邦の慢性心不全の増悪で入院した患者を対象とした JCARE-CARD の解析では，虚血性心疾患 30％，高血圧性心疾患 35％，弁膜症 26％，心筋症 15％であった[2]．心不全増悪での入院時には，基礎心疾患としてどこまで診断されているか今一度見直す機会でもある．

　本症例では，虚血性心疾患が基礎心疾患であることは明らかである．一方，心筋症として経過観察されている場合などは，基礎心疾患に対する特異的な治療が可能な二次性心筋症が除外されているかどうかを詳細に判断する必要がある．

　慢性心不全の増悪時の重症度評価は Nohria-Stevenson 分類（3 章 -4 参照）で行うと良い．多くの症例でうっ血（wet）を呈しており，warm であるか cold であるかを判断する必要がある．いずれの病態かを判断できない場合あるいは迷う場合，初期治療に反応しない場合には，Swan-Ganz カテーテルによる血行動態評価（1 章 -5 参照）が必要となる．

心機能の評価には，心エコーが最も有用かつ簡便であり，繰り返し，安全に行える．左室駆出率で代表される収縮能だけでなく，拡張機能も評価できる．さらに，血行動態の推定や治療効果の判定も可能である．

本症例では，wet & warm でありうっ血が主体の心不全増悪であるが，低心機能，血圧低値であり腎機能障害も合併していることを考えると，利尿薬や血管拡張薬によるうっ血治療を行う際に注意が必要であり，慎重に血行動態・腎機能評価を行う必要がある．

3 合併疾患は何か？

心不全患者では様々な他臓器の障害を合併していることが知られている．本邦の心不全患者を対象とした JCARE-CARD 研究では，推定糸球体濾過量 60mL/min/1.73m^2 未満の腎機能障害合併患者は 70.3％であり，貧血合併患者は 56.7％であった[3,4]．また，これら合併症の重症度が心不全の生命予後および心不全増悪による入院の独立した規定因子であることも知られている．低ナトリウム血症の合併は 10％程度であったが，これも独立した予後の規定因子である[5]．特に，心不全における腎機能障害の合併は心腎連関として近年注目されている病態である．これまで心不全時の低心拍出による腎血流の減少が腎機能障害の原因であると考えられていたが，むしろ腎うっ血が関わっていることが報告され，退院前にうっ血を十分にコントロールすることの重要性が示唆されている[6]．このような血行動態異常だけでなく，先

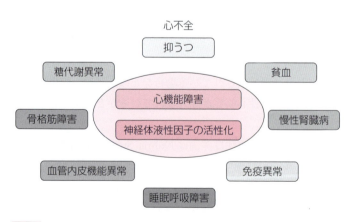

図2 心不全の病態と臓器合併症

に述べた神経体液性因子の活性化も心腎連関には関わっていると考えられている．一方，心不全治療時に腎機能が悪化する場合（WRF）があり，WRFも心不全の予後悪化因子である[7]．うっ血治療にナトリウム排泄性のループ利尿薬を用いることが多いが，腎機能悪化，神経体液性因子の活性化，低ナトリウム血症を引き起こすことがしばしばある．実際，退院時にループ利尿薬の投与量が多いほど，心不全の予後が悪いことが知られている[8]．

さらに，糖代謝異常，骨格筋障害，血管内皮機能異常，睡眠呼吸障害や免疫異常など全身に多彩な異常をきたす病態である（図2）．

本症例における腎機能障害は心腎連関と考えられた．特に，腎うっ血の要素が大きいと考えられる．しかしながら，もともと高血圧および糖尿病と診断されていることを考えるとこれらの影響も考慮する必要がある．また，貧血の合併や低ナトリウム血症の合併もある．ループ利尿薬での治療を開始したが，うっ血が残存したためトルバプタンの追加投与を行い，うっ血治療を行った．

4 増悪因子は何か？

心不全は経過中に，うっ血の増悪や末梢低灌流による血行動態の異常をきたし心不全増悪による入退院をしばしば繰り返す．病態を理解する上でも，治療を適正に行う上でも，増悪因子が何であるかを知ることは極めて重要で

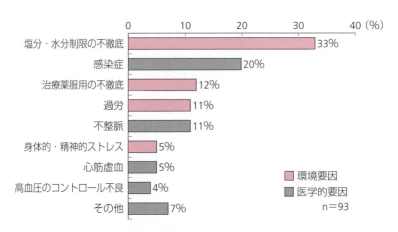

図3 心不全増悪による入院の原因

(Tsuchihashi M, et al. Jpn Circ J. 2000; 64: 953-9[9] より改変)

ある．この増悪には虚血，血圧コントロール不良，不整脈などの医学的要因以外に，服薬忘れ・水分塩分制限不徹底などのアドヒアランス不足，過労などの要因が大きな役割を果たしていることが知られている（図3）[9]．増悪要因が明らかとなれば，再入院予防へのアプローチが可能である．医学的要因の場合は薬物あるいは非薬物療法による介入を強化することになる．一方で，医学的要因以外の増悪因子の関与をコントロールするためには，多職種による包括的な患者教育を含めた患者管理が重要であり，再入院予防には極めて重要な点である．

本症例では，その後の検査では虚血や不整脈の関与はなく，過労と塩分・水分制限の不徹底が増悪因子であった．病歴からわかるように，患者のアドヒアランスは悪く，徹底した患者教育，患者管理が必要である．

5 慢性期の治療目標は何か？

慢性心不全の治療目標は①心筋リモデリングの進展抑制，②生命予後の改善，③慢性心不全の急性増悪の予防，④症状・運動耐容能・QOLの改善である（図4）．一つひとつの目標は独立したものではなく，互いに関連している．これらの目標を達成するために，薬物療法・非薬物療法・疾病管理が行われる．図5に示すように，慢性心不全の病態は，stage B, C, Dへと進

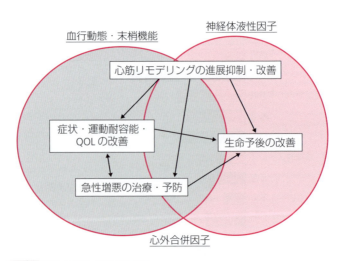

図4 慢性心不全の治療目標

3. 慢性心不全の増悪

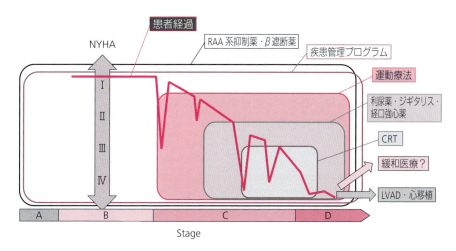

図5 慢性心不全の重症度と治療

行性である．さらに，それぞれの時点において，症状つまり NYHA 心機能分類で表される重症度があり，多くの患者で増悪による入院を繰り返す．目標の①や②は stage の進行を遅らせ，図5の横軸をいかに長くするかである．このためには，基本病態の項で述べたように，神経体液性因子の活性化を抑制すべく RAA 拮抗薬および β 遮断薬による治療を行う．また，心電図で wide QRS の症例では，心臓再同期療法（CRT）が有効である可能性がある．これらの治療法は予後改善効果が証明されている．一方，目標の③は増悪の波をいかに減少させるかである．つまり再入院を予防するか，入院しても軽症で治療を開始する必要があり，利尿薬の適切な使用と増悪因子の項で述べたように患者管理が重要である．さらに，目標の④は運動耐容能や QOL を改善させ，図5の縦軸をいかに上方に保つかである．心不全患者の重要な病態の一つとして，運動耐容能低下が挙げられる．運動耐容能が低下すればするほど，予後が悪いことも知られている．さらに重要なことには運動耐容能の規定因子は心機能を含む中心循環よりむしろ骨格筋の異常を含む末梢の要因が大きく関わっている点である[10]．ACE 阻害薬や CRT による治療でも運動耐容能が改善するという報告が散見されるが，劇的な効果は望めない．運動耐容能の改善のためには，適切な処方に基づく継続的な運動療法が必要である．また，運動療法は心不全の予後改善効果，再入院予防，QOL 改善効果などが報告されており，心不全の標準治療と考えられる．

本症例は，2年間で心不全入院を4回繰り返している．ACE阻害薬やβ遮断薬の神経体液性因子抑制薬はすでに投与されている．心電図ではwide QRS の所見はなく，非同期収縮も確認できなかった．今後，運動療法，患者管理を含む心臓リハビリテーションを継続し，運動耐容能向上，再入院予防に努めるとともに，心不全が進展するようであれば補助人工心臓および心臓移植へ向けて準備する必要がある．

> ❖ **Take home messages**
>
> ①心不全の基本病態は，神経体液性因子の活性化と心筋リモデリングの進展が重要である．
> ②心不全増悪の急性期には，血行動態に基づく重症度を把握し速やかに治療を開始する必要がある．
> ③心不全においては様々な他臓器の障害を合併しており，特に腎機能障害は予後や治療経過と密接に関連している．
> ④心不全の増悪因子は医学的要因より治療に対するアドヒアランス不足などの患者要因の関わりが大きく，再入院予防のためには患者管理が重要である．
> ⑤心不全は増悪を繰り返しながら進展する病態であることを理解し，適切な治療目標をもって適切な治療法を選択する必要がある．

【文献】

1) Braunwald E, Bristow MR. Congestive heart failure: fifty years of progress. Circulation. 2000; 102: IV14-23.
2) Tsutsui H, Tsuchihashi-Makaya M, Kinugawa S, et al. Characteristics and outcomes of patients with heart failure in general practice and hospitals. Circ J. 2007; 71: 449-54.
3) Hamaguchi S, Tsuchihashi-Makaya M, Kinugawa S, et al. Chronic kidney disease as an independent risk for long-term adverse outcomes in patients hospitalized with heart failure in Japan. Report from the Japanease Cardiac Registry of Heart Failure in Cardiology (JCARE-CARD). Cic J. 2009;

73: 1442-7.
4) Hamaguchi S, Tsuchihashi-Makaya M, Kinugawa S, et al. Anemia is an independent predictor of long-term adverse outcomes in patients hospitalized with heart failure in Japan. Report from the Japanease Cardiac Registry of Heart Failure in Cardiology (JCARE-CARD). Cic J. 2009; 73: 1901-8.
5) Hamaguchi S, Kinugawa S, Tsuchihashi-Makaya M, et al. Hyponatremia is an independent predictor of adverse clinical outcomes in hospitalized patients due to worsening heart failure. J Cardiol. 2014; 63: 182-8.
6) Damman K, van Deursen VM, Navis G, et al. Inceased central venous pressure is associated with impaired renal function and mortality in a broad spectrum of patients with cardiovascular disease. J Am Coll Cardiol. 2009; 53: 582-8.
7) van Kimmenade RR, Januzi JL Jr, Baggish AL, et al. Amino-terminal pro-brain natriuretic peptide, renal function, and outcomes in acute heart failure: redefining the cardiorenal interaction? J Am Coll Cardiol. 2006; 48: 1621-7.
8) Eshaghian S, Horwich TB, Fonarow GC. Relation of loop diuretic dose to mortality in advanced heart failure. Am J Cardiol. 2006; 97: 1759-64.
9) Tsuchihashi M, Tsutsui H, Kadama K, et al. Clinical characteristics and prognosis of hospitalized patients with congestive heart failure-a study in Fukuoka, Japan. Jpn Circ J. 2000; 64: 953-9.
10) Okita K, Kinugawa S, Tsutsui H. Exercise intolerance in chronic heart failure-skeletal muscle dysfunction and potential therapies. Circ J. 2013; 77: 293-300.

〈絹川真太郎〉

第4章 重症心不全の病態の理解

4 左心不全

問題提起！

① 重症心不全における左心不全の主な病態とは何か？
② 左心不全はどのように診断するか？
③ 左心不全で最も重要な指標とは何か？
④ 重症心不全の初期治療ではどのようなことを行うか？
⑤ 重症心不全の左心不全における治療で注意すべきことは？

　急性心不全は「うっ血」がメインであることが知られている[1]が，重症心不全においてもそれは例外ではない．右心不全における臓器うっ血が肺を除く全身臓器であるのに対し，左心不全における臓器うっ血のターゲットは「肺」である．左心不全は右心不全に比べ呼吸困難など症状が強く，医療機関を救急受診することも多いため，歴史的に様々な研究がなされてきた．本稿では主に重症心不全における「肺うっ血」について概説する．

1 左心不全の病態と原因

　左心不全とは，日本循環器学会ガイドライン[2]に準ずれば，「左心系の構造的もしくは機能的障害により末梢臓器が必要とする血液の拍出を行えない，もしくは，十分な血液の拍出を行うために充満圧の上昇を必要とする状態」と考えられる．重症心不全では重度の左室機能障害の結果，左室拡張末期圧，左房圧が上昇しひいては肺静脈圧が上昇する（肺うっ血）．この肺静脈圧の上昇により肺の間質や肺胞腔に水が漏れだし，肺水腫をきたす．結果として，肺での酸素交換能の低下を招き，呼吸困難などの症状へと発展する．したがって，左心不全において最も重要な指標は左室拡張末期圧（平均左房圧）などに代表される左室充満圧と考えられる．

　重症心不全において左心不全をきたす原因としては様々であるが，直接的なものとしては，①左室前負荷の上昇，②左室後負荷の上昇，③収縮性の低下，④急激に進行した弁膜症，⑤頻脈性/徐脈性不整脈，⑥心嚢液貯留，な

どが挙げられる．①や②の機序として，交感神経系活性化を契機としたun-stressed volumeのstressed volumeへの移行（central volume shift）や末梢血管トーヌスの上昇（afterload mismatch）などが提唱されている[3,4]．また③については，虚血の進行，心筋症の進行，ペーシングによる心機能低下などが考えられる．このように病態を追求することは，治療戦略を決定する上でも非常に重要である．

2 左心不全の診断・アセスメント

1. 問診（症状）

　心不全が疑われる患者の病態把握においては，軽症であれ重症であれ，問診が非常に重要となる．患者本人に質問することができれば一番だが，症状が重篤でそれが不可能な場合は，治療を開始しながら周りの家族から聴取する．左心不全では肺うっ血により呼吸困難をきたすと考えられるが，安静時，労作時を限らなければ，呼吸困難は心不全において約9割の症例で認められる症状であり[5]，これを主訴に来院するケースも多い．また，臥位での咳嗽（特に夜間咳嗽）も心不全に特徴的な症状の1つである．これは，臥位をとることで静脈灌流が増加し，左室前負荷が上昇することにより左室拡張末期圧の上昇へと繋がる．そのため，患者が仰臥位で搬送され咳嗽を認めている場合は，血行動態の破綻をきたす前に速やかに頭部を挙上させる必要がある．その他左心不全を示唆する臨床症状としては，起坐呼吸や夜間発作性呼吸困難等がある．ただし，これらは「最近横になって寝ることができていたか？」「夜間に急に息苦しくなって目覚めることがあったか？」といったように具体的に尋ねなければ患者本人からの情報が得られないこともあるため，積極的に問診を取る必要がある．

2. 身体所見

　聴診においては，間質や肺胞腔に漏れでた水を反映し，湿性ラ音や，時にwheezeを聴取する（心臓喘息）．また，頸静脈怒張は，右房圧の上昇を示唆する身体所見であるが，多くの左心不全では右心不全を伴い右房圧の上昇もきたすことが多いことから，これは重要な参考所見となる．ただし，頸静脈怒張の評価は定性的であり判断が難しいこともある．

3. 様々な検査所見

　B型ナトリウム利尿ペプチドは左心不全において重要なマーカーである．

BNPは心室の壁応力（wall stress）の上昇に反応し，心筋から分泌される蛋白であり[6]，左室拡張末期圧の上昇を伴うような左心不全において値が上昇すると考えられる．ただし，収縮性心膜炎のように心室が周囲から圧迫されるconstrictive physiologyを呈するような症例においては，wall stressの上昇を伴わず，BNPの上昇も低値に留まるため，BNPが低値であるからといって左心不全をすぐに否定してはいけない．

　左心不全では，肺うっ血により呼吸障害があることから，血液ガス分析が酸素化能評価に有用である．PCO_2は低下していることもあるが，これは実際には患者が呼吸困難のため呼吸回数が増加しているためである．したがって，PCO_2が正常値を呈していたとしても，呼吸回数が上昇している症例においては，PCO_2すら下がらない重篤な状態であり，より注意深い観察・治療が必要となってくる．

　胸部X線写真では，心腔の拡大や肺うっ血を反映して，CTRの拡大や肺うっ血像を認める（図1）．時に，葉間胸水（vanishing tumor）を認めることもある．肺うっ血像は原則的に両肺に認められるが，片側性の場合は偏移の強い僧帽弁逆流を伴うこともある[7]．ただし，胸部X線検査で異常が認められなくとも心不全を完全に否定することはできないため，この所見に引きずられないように注意したい[8]．

　急性左心不全を診断する上で，心エコーはベッドサイドで使用できる非常に有用なツールとなる．まず，左心機能評価として，左室駆出率がどの程度低下しているのか，弁膜症の程度や有無，心嚢液の存在，など心臓の構造

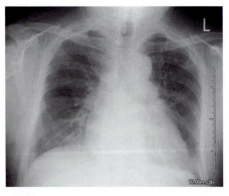

図1　胸部X線写真（CTR拡大，肺うっ血像）

的・機能的異常を評価することができる．また，上記でも述べたように左心不全において重要な指標は左室充満圧であるが，左室充満圧の上昇は右心系に伝わり肺高血圧をきたす．心エコーでの肺高血圧の評価法としては，経三尖弁逆流圧較差（tricuspid regurgitation pressure gradient：TRPG）や拡張期経肺動脈弁逆流圧較差（pulmonary regurgitation pressure gradient：PRPG）などがあり[9]，これらは左心不全の程度を評価するのに非常に有用である．ただし，心拍出が極度に低下した症例においては，肺動脈圧すら上げることができず，急性期にTRPGやPRPGが逆に低下していたり，強心薬の投与によりこれらの上昇をきたすことがある．これは左心不全の程度が軽度というわけではなく，重度の低心拍出状態を意味する．僧帽弁流入波形のパターンも，左室拡張末期圧を推定する上で重要な指標である[10]（図2）．これらは，治療に対する反応性を見る上でも有用であり，その後のモニタリングに使用することもできる．

　詳細は他稿に譲るが，急性心不全の病態は古くよりSwan-Ganzカテーテルによって直接測定された肺動脈楔入圧と心係数を用いたForrester分類により分類されてきた．この分類では，横軸に肺動脈楔入圧があり，肺うっ血の軸となる．重症心不全では，低心拍出のためForrester Ⅲ群やⅣ群に分類されることが多いが，たとえ来院時にⅡ群に位置していたとしても，重症心不全では心機能曲線は右下にシフトしており，治療経過中にⅣ群に落ち込むことがあるため，強心薬の併用をしながら（心機能曲線を左上にシフトさせる）うっ血の解除を行う（図3）．しかしながら，様々な大規模試験の結果を受け，現在ではSwan-Ganzカテーテルの留置をルーチンに行うことは勧

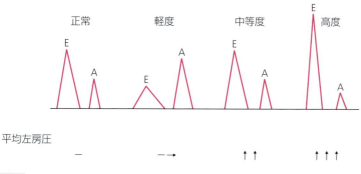

図2 僧帽弁流入波形のパターン

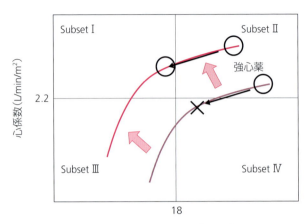

図3 Forrester 分類と心機能曲線
強心薬による心機能の底上げにより Subset IV への落ち込みを防ぐ

められておらず，実際には臨床所見や非侵襲的検査から判断しながら治療を行うことが多い．

このように左心不全の診断・病態把握は，問診，採血（BNP），胸部X線，心エコー検査，いずれか1つだけに捉われず，これらを駆使して総合的に判断することが重要である．

3 左心不全の初期治療

左心不全では「肺うっ血」が主な病態のため，まずは酸素化を保つことが重要である．酸素投与を行い，それでも酸素化が十分達成できない場合は，BiPAP もしくは人工呼吸器管理などを考慮する．続いて行う治療戦略として，(1) 左心前負荷の軽減，(2) 左心後負荷の軽減，(3) 強心薬の投与，がある．(1) は，末梢の静脈を拡張させることで，stressed volume の unstressed volume へのプーリングを図る．また，もちろん利尿薬により血管内ボリューム自体の低下を図ることも重要である．(2) の後負荷の軽減に関しては，硝酸薬やアンジオテンシン変換酵素（angiotensin converting enzyme: ACE）阻害薬やアンジオテンシン受容体拮抗薬（angiotensin receptor blocker: ARB）などが有効である．ただし，腎機能の急激な増悪をきたす可能性があるため，使用には細心の注意を払う．(3) の強心薬は，前者2

つの治療のみでは血行動態が急に破綻することもあることから，低心拍出が疑われる症例では強心薬をあらかじめ併用することが勧められる．このように，特に重症心不全の治療では，病態を正確に把握して行うことが重要となるため，上記に述べたSwan-Ganzカテーテルの使用も必要な時は，躊躇してはならないこともしばしばある．また，臓器灌流が保たれていないと判断された場合には速やかにIABPやPCPSなどの機械的循環補助装置を考慮することも忘れてはならない．

❖ Take home messages

①重症心不全における左心不全の主な病態は左室拡張末期圧上昇から引き起こされる「肺うっ血」である．
②左心不全において最も重要な指標は左室拡張末期圧（平均左房圧）などに代表される左室充満圧である．
③左心不全は，問診，採血（BNP），胸部X線，心エコー検査，いずれか1つだけに捉われず，これらを駆使して総合的に判断することが重要である．
④左心不全の初期治療では病態をしっかりと把握した上で，(1) 前負荷の軽減，(2) 後負荷の軽減，(3) 強心薬の投与を行う．
⑤重症心不全における左心不全治療では，低心拍出状態に陥る危険性があるため，超低心機能症例においては強心薬を併用する．

【文献】

1) Gheorghiade M, Follath F, Ponikowski P, et al. Assessing and grading congestion in acute heart failure: a scientific statement from the Acute Heart Failure Committee of the Heart Failure Association of the European Society of Cardiology and endorsed by the European Society of Intensive Care Medicine. Eur J Heart Fail. 2010; 12: 423-33.
2) 日本循環器学会. 循環器病ガイドシリーズ：急性心不全治療ガイドライン（2011年改訂版）. http://www.j-circ.or.jp/guideline/pdf/JCS2011_izumi_h.pdf（2016年6月閲覧）
3) Fallick C, Sobotka PA, Dunlap ME. Sympathetically mediated changes in

capacitance: Redistribution of the venous reservoir as a cause of decompensation. Circ Heart Fail. 2011; 4: 669-75.
4) Cotter G, Moshkovitz Y, Kaluski E, et al. The role of cardiac power and systemic vascular resistance in the pathophysiology and diagnosis of patients with acute congestive heart failure. Eur J Heart Fail. 2003; 5: 443-51.
5) Fonarow GF, Abraham WT, Albert NM, et al. Organized Program to Initiate Lifesaving Treatment in Hospitalized Patients with Heart Failure (OPTIMIZE-HF): rationale and design. Am Heart J. 2004; 148: 43-51.
6) Iwanaga Y, Nishi I, Furuichi S, et al. B-type natriuretic peptide strongly reflects diastolic wall stress in patients with chronic heart failure: comparison between systolic and diastolic heart failure. J Am Coll Cardiol. 2006; 47: 742-8.
7) Attias D, Mansencal N, Auvert B, et al. Prevalence, characteristics, and outcomes of patients presenting with cardiogenic unilateral pulmonary edema. Circulation. 2010; 122: 1109-15.
8) Collins SP, Lindsell CJ, Storrow AB, et al. Prevalence of negative chest radiography results in the emergency department patient with decompensated heart failure. Ann Emerg Med. 2006; 47: 13-8.
9) Masuyama T, Kodama K, Kitabatake A, et al. Continuous-wave Doppler echocardiographic detection of pulmonary regurgitation and its application to noninvasive estimation of pulmonary artery pressure. Circulation. 1986; 74: 484-92.
10) Yamamoto K, Nishimura RA, Chaliki HP, et al. Determination of left ventricular filling pressure by Doppler echocardiography in patients with coronary artery disease: critical role of left ventricular systolic function. J Am Coll Cardiol. 1997; 30: 1819-26.

〈谷口達典　坂田泰史〉

第4章 重症心不全の病態の理解

5 HFrEF

① HFrEF患者の急性期管理では，何に留意すべきか？
② HFrEF患者での左室径の臨床的意義は何か？
③ HErEF患者の左室逆リモデリングは，予後改善効果と同意義か？

1 HFrEF/HFpEF登場の歴史的経緯

　心不全診療はこの四半世紀，エビデンスに基づく新たな治療体系が構築され，基礎研究がその理論的な裏づけを進めた．心不全のパラダイムシフトとも呼ばれるムーブメントである．すなわち，大規模臨床試験にてACE阻害薬やβ遮断薬による予後改善効果が実証され，レニン・アンジオテンシン・アルドステロン系や交感神経系といった神経体液性因子の過刺激が心不全の慢性進行性病態を形成していくプロセスが解明されたわけである．一連の経緯のなかで，いわゆる「心不全」の代表として土俵にあげられたのが，収縮障害，現在で言うHFrEFである．当時の心不全大規模臨床試験のほぼ全てが，EF低下を試験のエントリー条件とし，HFrEF症例を対象としたものと言ってよい．しかしその後，心不全徴候をきたす症例のなかに，左室駆出率が決して低下していない一群，今で言うHFpEFがあり，しかも，相当数存在することが報告されはじめた．さらに，このHFpEFの長期予後がHFrEFのそれと比して大差がなく，しかも一向に予後改善薬が見出せない点で，急速にスポットライトを浴びるようになった．これら一連の経緯の中で，HFrEF，HFpEFという用語は，あくまで予後という慢性経過，慢性心不全の議論のなかで出てきた用語である．そもそも急性期管理においてHFrEF，HFpEFと2つに大別して論ずる姿勢は，実は必ずしも本質的ではない．

2 HFrEFにおける管理の基本

　一般的に心不全治療は，息切れや浮腫など目に見えて悪い状態からの脱却を目指す「目に見える治療」と，長期予後という実感しえないアウトカム向上を目指す「目に見えない治療」とに大別される．病期ごとに適切な選択が求められるが，「目に見えて悪い」心不全例では急性期治療（「目に見える治療」）を慢性期治療（「目に見えない治療」）に優先させる．HFrEFであろうが，HFpEFであろうが，「目に見えて悪」ければその原則に変わりはない．

　前述した慢性期治療と異なり，心不全急性期の治療エビデンスは極めて乏しい．急性期治療がもたらす長期予後への影響は，その後の慢性期治療によって大きく修飾されてしまうためである．一方で，急性増悪イベント時には心筋傷害が進行し，相加的な予後悪化に繋がる．つまり，急性期に適切かつ速やかに治療介入することは，予後改善に結びつく．要はいかに「目に見えて」よくさせるか─水を引き，血管を開き，心拍数を適正化する，末梢循環を保持させるために心拍出量が不足するなら強心作用を加える─つまるところ血行動態に基づく対処であり，左室駆出率のいかんで心不全急性増悪へ

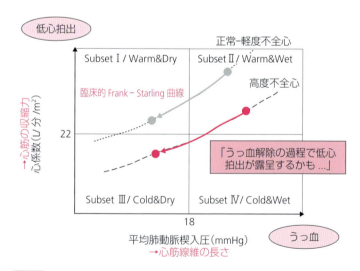

図1 うっ血と低心拍出の綱引き

Forrester分類やNohria-Stevenson分類には，Frank-Starlingの法則が投影できる．うっ血軽減と心拍出量増加は相反する関係にある．高度HFrEF例では，うっ血解除の過程で低心拍出が露呈するかもしれない（赤線）．

の対処が大きく変わることはない.

　あえて，HFrEFとHFpEFとの管理の違いをあげるならば，うっ血解除過程での低心拍出露呈のリスクであろう（図1）. 心不全例ではフランクスターリング機序を介し，左室充満量を増やすことで心拍出を確保しようとする. 裏を返せば，肺うっ血を安易に解除すると低心拍出が露呈し，この傾向はHFrEFで大きい. HFpEFでは，収縮性心膜炎やアミロイドーシスなど

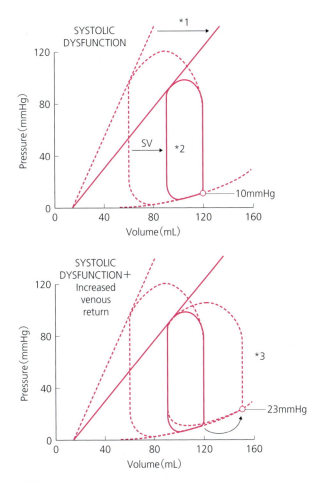

図2 HFrEFにおける圧容量曲線
HFrEFでは，心収縮能の低下（*1）により一回拍出量が減少する（*2）. それを代償するためには，血管内ボリュームの増加（*3）が必要である.

の強い拘束性障害がない限り，減容量にて低心拍出をきたすことは稀である．

3 HFrEF の病態：血行動態からの視点

1. 心機能

　Forrester 分類をはじめ，心不全の病態解釈は左室充満圧-心拍出量関係を主軸としてきた．その解釈を厳密化したものが，圧容量曲線である（図2）．HFrEF では，心収縮能の低下により一回拍出量が減少する．それを代償するためには，血管内ボリュームの増加が必要である．収縮期血圧が低く，ボリュームを引くと低心拍出が低下するという臨床的特異性が理解しやすい．

2. 心形態

　後述するように，左室リモデリングの結果として生じた左室径の拡大は，不良な予後を示唆する．一方で，左室径の拡大は，心腔内ボリュームを増加させることで当座の一回拍出量を保持させようとする代償機構でもある．言い換えれば，大きな左室はボリュームとしての予備能を担保させており，急性増悪期でボリュームの変化が生じても血行動態は追従しやすい．逆に，小さな左室は，体液管理が非常に難しい．HFrEF において左室径は，急性期と慢性期とでその意味合いが異なってくる．

4 HFrEF の病態：左室リモデリング

　HFrEF は，心筋の脱落とそれを代償する左室リモデリングで形成される．HFrEF の理解は，左室リモデリングの理解でもある．一方，この病態の進行過程を逆行させ，予後を改善させる，すなわち，左室逆リモデリングを望める治療法が登場し，心不全管理は新たな局面を迎えた．

1. 左室リモデリング

　左室リモデリングは，心不全患者における予後悪化の強力な予測因子である．その先駆けは，心筋梗塞部の状況のみならずその後の左室形状の変化が遠隔期予後に関係するとの動物モデルでの報告[1] に遡る．左室リモデリングは，心筋組織という局所内でアンジオテンシン，ノルエピネフリン，アルドステロンなど神経体液性因子と総称される各種ホルモン濃度と関連し，これら作用が積み重なるように関わり合い心筋の障害と肥大が進行する[2]．左室リモデリングは，まさに急性心筋梗塞後の基礎および臨床両面の研究から

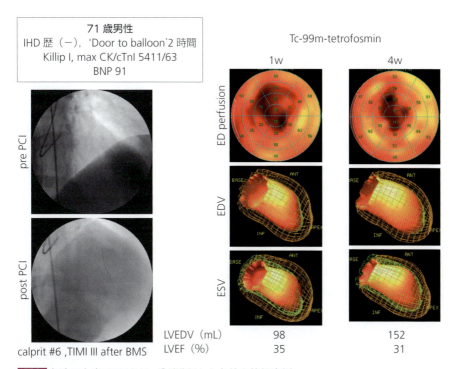

図3 急速に左室リモデリングが進行した急性心筋梗塞例
十分な急性期再灌流療法に関わらず，わずか4週間で1.5倍もの左室容量の拡大が生じた．

認識されるに至った．しかし，冠動脈の形態や動態の観察と介入に主眼が置かれ，心ポンプの保全という本来の治療標的が観察項目として欠如する臨床現場が少なくない．再灌流療法が成功し，同様な心筋壊死量であっても，非虚血性では経験しがたい急速な左室リモデリングを経験する（図3）．

ところで，ある介入法により一患者の長期予後が改善したか否かを，個別に判断することはほぼ不可能である．確率論的に大規模臨床試験によるエビデンスを信じて，「目に見えない治療」を選択する以外にない．医療者や患者には実感を伴わないため，現場での「目に見えない治療」の浸透度は必ずしも高くない．例えば，心不全例へのβ遮断薬投与は半ば常識化しているが，循環器専門施設でさえその処方は不十分であり，同薬の未処方が独立した予後悪化因子として抽出される[3]．対策として浮かび上がるのが，surrogate markerという手がかり指標である．そのなかで，左室リモデリング，

すなわち心臓の動きや形という「目に見える」指標が,「目に見えない」長期予後を推測する指標として代替されつつある.

2. 左室逆リモデリング

と同時に,治療効果としてのアウトカムを標的とする際に,手がかり指標として左室逆リモデリングもまた有用である.多くの心不全臨床研究では,左室逆リモデリングをもたらす治療介入は予後改善効果が高く,一方,予後改善をもたらさない治療法は心室リモデリングへの抑制効果がほとんどないか,全くないことが明らかとなった.ちなみに,心筋梗塞後を含めた虚血性心不全では,一般的にβ遮断薬による心室逆リモデリング効果が乏しい[4].拡張型心筋症など非虚血性心不全で散見される,正常化に至るほどの大幅な左室逆リモデリング例にはまず遭遇しない.ただし,大規模臨床試験やメタ解析では,β遮断薬による心不全例での予後改善効果は,虚血性と非虚血性とで有意な差が見られない[5].その理由は明らかでないが,再梗塞などの虚血イベントや重症不整脈による心臓突然死などの心不全増悪以外のイベントがβ遮断薬で抑制される可能性が推測される.

Case 1: 66M, DCM

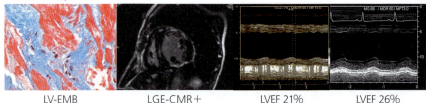

LV-EMB　　　LGE-CMR＋　　　LVEF 21%　　　LVEF 26%
　　　　　　　　　　　　　LVESVI 130mL/m²　LVESVI 158mL/m²

Case 2: 36M, DCM

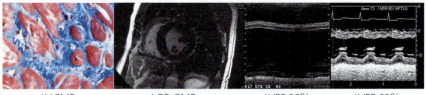

LV-EMB　　　LGE-CMR−　　　LVEF 28%　　　LVEF 62%
　　　　　　　　　　　　　LVESVI 150mL/m²　LVESVI 61mL/m²

図4 心臓MRI像とβ遮断薬導入後の左室逆リモデリング

心臓MRIでのGd遅延造影像以外はほぼ同等な背景の拡張型心筋症の2症例であったが,1年後の左室逆リモデリングには大きな差が見られた.

3. 左室逆リモデリングをどう予測するか

　心不全予後を改善させるには，左室逆リモデリングをきたしうる治療法を率先して選択する．しかし，左室逆リモデリングは，結果論的な側面があり，responderかを事前に予測する診断手段が望まれる．その目的で急速に存在感を増しているのが，心臓MRIである．Gd遅延造影像は，心筋線維化マーカーとして重要視されてきている（図4）．心筋疾患や心不全での予後予測因子であり，左室逆リモデリングを予見する[6]．直接的な線維化の証明である心筋生検との比較は十分検証されていないが，診断精度は心臓MRIが優る印象がある．心筋生検があくまで心内膜側の心筋情報に過ぎず，サンプリング・エラーという大きな問題点を抱えているためかもしれない．

❖ Take home messages

① うっ血を安易に解除すると低心拍出が露呈し，この傾向はHFrEFでより大きい．
② 左室径の拡大は，不良な予後を示唆する．一方，ボリュームとしての予備能を担保し，急性増悪期でボリューム管理が容易となる．
③ 左室逆リモデリングは予後改善を予見するが，左室逆リモデリングが軽度でもβ遮断薬療法での抗不整脈作用など，予後改善に寄与しうる．

【文献】

1) Pfeffer JM, Pfeffer MA, Braunwald E. Influence of chronic captopril therapy on the infarcted left ventricle of the rat. Circ Res. 1985; 57: 84-95.
2) Cohn JN, Ferrari R, Sharpe N. Cardiac remodeling — concepts and clinical implications: a consensus paper from an international forum on cardiac remodeling. Behalf of an International Forum on Cardiac Remodeling. J Am Coll Cardiol. 2000; 35: 569-82.
3) Shiba N, Watanabe J, Shinozaki T, et al. Poor prognosis of Japanese patients with chronic heart failure following myocardial infarction — comparison with nonischemic cardiomyopathy. Circ J. 2005; 69: 143-9.

4) O'Keefe JH Jr, Magalski A, Stevens TL, et al. Predictors of improvement in left ventricular ejection fraction with carvedilol for congestive heart failure. J Nucl Cardiol. 2000; 7: 3-7.
5) Flather MD, Shibata MC, Coats AJ, et al. Randomized trial to determine the effect of nebivolol on mortality and cardiovascular hospital admission in elderly patients with heart failure (SENIORS). Eur Heart J. 2005; 26: 215-25.
6) Nabeta T, Inomata T, Iida Y, et al. Baseline cardiac magnetic resonance imaging versus baseline endomyocardial biopsy for the prediction of left ventricular reverse remodeling and prognosis in response to therapy in patients with idiopathic dilated cardiomyopathy. Heart Vessels. 2014; 29: 784-92.

〈猪又孝元〉

第4章 重症心不全の病態の理解

6 HFpEF

問題提起！
① HFpEF の左室圧容積関係はどうなっているか？
② HFpEF の病態生理は拡張能低下だけか？
③ HFpEF の急性期治療において，HFrEF 例と差があるか？

　Heart Failure with preserved ejection fraction（HFpEF）とは，Framingham の心不全診断基準を満たす症状があり，左室駆出率（LVEF）が 50％以上あり，左室拡張機能障害が存在する，の 3 条件を満たす心不全と定義される．心不全の約半数を占め，予後は LVEF の低下した心不全（HFrEF）と同様

	HFrEF	HFpEF
左室形態	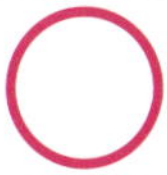 ○	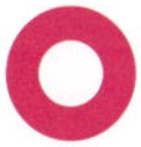 ◎
左室圧容積曲線	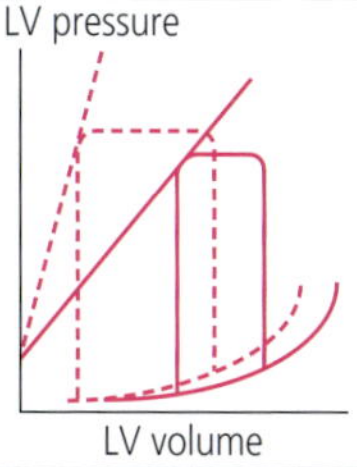 LV pressure / LV volume	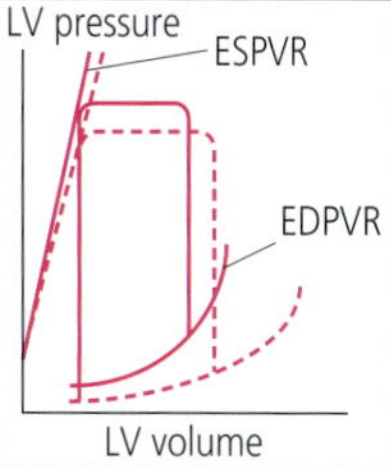 LV pressure（ESPVR, EDPVR）/ LV volume
左室拡張末期容積	↑	正常
左室重量	遠心性肥大	求心性肥大または求心性リモデリング
左房	拡大	拡大
LVEF	↓	正常
dp/dt	↓	正常
左室拡張末期圧	↑	↑

図1 HFrEF と HFpEF の相違
（Maeder MT, et al. J Am Coll Cardio. 2009; 53: 905-18）[2]

である.本邦の心不全レジストリーの一つであるJCARE-CARD[1]をみると,HFpEFに合併する因子として,HFrEFに比して高齢女性,高血圧,心房細動,腎不全,貧血が多く,虚血性心疾患は少ない.糖尿病に関しては両者同程度である.

左室は求心性肥大や線維化の影響で硬く,左室拡張末期圧-容積関係(ED-PVR)は急峻になっており,左室拡張末期容積の少しの増加で急激に左室拡張末期圧が上昇する.また,左室収縮末期圧-容積関係(ESPVR)も左室の硬さを反映して急峻になっており,かつ収縮末期圧も高いため,拡張末期容積が増加すると収縮末期圧が上昇してしまう[2].図1にHFrEFとの相違を示す.

1 病態生理

1. 拡張障害(前負荷予備能の低下:大きくなれない)

正常の心臓では,運動時には筋肉ポンプや内臓静脈のリザーバーとして存

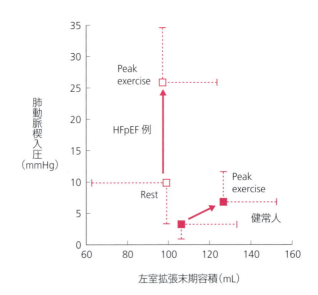

図2 運動時の左室末期容積と肺動脈楔入圧の関係
HFpEF例では左室拡張末期容積を増加させることができず,肺動脈楔入圧だけ上昇してしまう.
(Kitzman DW, et al. J Am Coll Cardiol. 1991; 17: 1065-72)[3]

在する unstressed volume を動員して前負荷（左室拡張末期容積）が増大するが，左室の弛緩も短縮しており左房から左室内への suction も増大し，Frank-Staring の機序に従い心拍出量が増加する．この際，左室が十分に柔らかいと左室拡張末期圧を上げずに心拍出量を増やすことができる（前負荷予備能）．HFpEF では，左室が硬く（左室 stiffness 増大）十分に拡張することができず左室拡張末期容積はあまり増加せず，左室拡張末期圧だけが上昇し，息切れの原因になる[3]（図2）．

2. 収縮障害（収縮予備能の低下：小さくなれない）

HFpEF 例では安静時の EF は正常であっても，運動時には EF の増加度は正常例に比し低下している．通常，左室の収縮が良好であれば，収縮末期容積が小さいほど recoil を増強させ拡張早期の suction も強化されるが，HFpEF 例では収縮予備能の低下のために拡張能の低下も招いてしまう．例えば安静時 EF 50% の HFpEF 例が運動時に 75% まで上げられれば左室駆出も良好で無症状でいられるのに，60% までしか上げられず息切れが生じるといった具合である．Frank-Starling 機序が破綻しているといえる．Borlaug らは，健常人と無症状の高血圧症例と HFpEF 例に 20W の軽度運動負荷をして収縮能を評価し，HFpEF 症例では健常人と高血圧例に比し収縮予備能の低下を確認している[4]（図3）．

3. 変時性障害（chronotropic incompetence：速くなれない）

HFpEF 例では変時性障害も伴っている．正常心では運動時には心拍数を

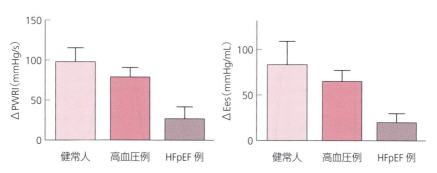

図3 20W の運動負荷での収縮能の変化度
HFpEF 例では健常人，高血圧例に比し，運動負荷での収縮能の増加度が低下している．
PWRI: peak power index, Ees: end-systolic elastance
(Borlaug BA, et al. J Am Coll Cardiol. 2010; 56: 845-54)[4]

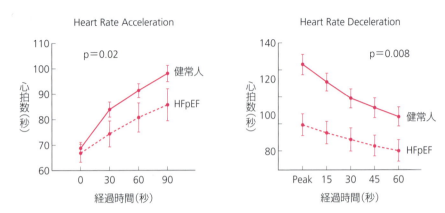

図4 HFpEF 例では健常人に比し，運動負荷時の心拍数の加速も減速も低下している
(Borlaug BA, et al. Circulation. 2006; 114: 2138-47) [5]

増やし心拍出量の増加に寄与する．HFpEF 例では，運動中に心拍数を上げにくく，そのために心拍出量を増加させることができず，運動耐用能は低下する．また，運動中止後の戻る速さも低下している [5]（図4）．

4．心室・大動脈カップリング（血圧の調節ができない）

HFpEF 例では高齢，高血圧の合併例が多く大動脈は硬化している．このため左室の後負荷は増大（実効動脈エラスタンス：E_a の傾きが急峻）して

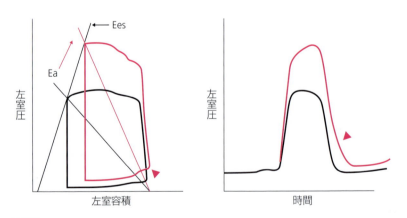

図5 後負荷の上昇（赤矢印）は弛緩を遅延させ，左室拡張末期圧を上昇させる（赤矢頭）
(Borlaug BA, et al. Eur Heart J. 2011; 32: 670-9) [7]

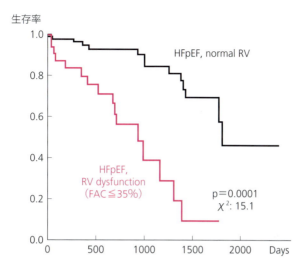

図6 HFpEF 症例に右心不全を合併すると予後不良
(Melenovsky V, et al. Eur Heart J. 2014; 35: 3452-62) [8]

おり，心室の硬さ増強（収縮末期エラスタンス：Ees の傾きも急峻）と呼応し心室と動脈のカップリング（接合）は低下する．このため，前負荷，後負荷の変化に過敏に反応し大動脈圧は容易に上昇・下降してしまう．急激な後負荷の増大は急激な血圧上昇を起こし，左室拡張末期圧を上昇させ，ひいては左室弛緩を延長させることで拡張能悪化を誘発する[6,7]（図5）．

5. 右心機能障害，肺高血圧（右も悪い）

HFpEF 例では左室拡張末期圧の上昇を反映して肺高血圧を伴っていることが多い．慢性の肺高血圧は肺血管のリモデリングや線維化をもたらし右室の後負荷を増加させ右室収縮能の低下を招く．HFrEF 例では，右心系の拡張は，限られた心膜腔内で左心を圧迫し拡張障害を起こし（ventricular interdependence），左心系の充満圧を上昇させることはよく知られている．HFpEF のように左室の容量が正常または減少していても，この機序は起こりうる．右心機能異常の有無は予後に最も影響を与える因子である[8]（図6）．

2 診断

心不全症状・徴候を認め左室駆出率＞50％で，BNP が高く，拡張障害を有することを証明する．詳細は慢性心不全治療ガイドライン（2010 年改訂

版)⁹⁾参照.

3 治療

HFrEFとは病態生理が違うので,その治療には若干の差が生じる.BNPや症状,身体所見では両者を鑑別することはできない.初療室での心エコーは必須である.

1. 急性期治療
a) 左心不全(肺うっ血)の形で発症したHFpEFの場合

拡張不全例における治療アルゴリズムは日本循環器学会の慢性心不全治療ガイドライン(2010年改訂版)http://www.j-circ.or.jp/guideline/pdf/JCS2010_matsuzaki_h.pdf(p.26,図5「左室機能不全の治療アルゴリズム」)を参照されたい⁹⁾.肺うっ血があり,心拍出量低下がある場合にカテコラミンやPDE III阻害薬の適応がある.しかしながら,拡張障害例に対する血管拡張薬の投与は収縮障害例に比して心拍出量の増加はあまり期待できず,血圧低下を招く恐れがあり注意が必要である¹⁰⁾(図7).HFpEF症例では

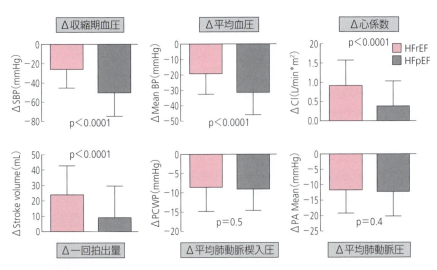

図7 HFpEFとHFrEFのニトロプルシドに対する反応性の違い

平均肺動脈圧,楔入圧は同等に低下させているが,一回拍出量,心係数は低下しており,結果として収縮期血圧,平均血圧が低下している.
(Schwartzenberg S, et al. J Am Coll Cardiol. 2012; 59: 442-51)¹⁰⁾

Eesの傾きが急峻なため少しの前負荷・後負荷の減少で，一回拍出量をあまり増やさずに体血圧は大きく低下してしまう．肺うっ血を改善させる目的でhANPや硝酸薬などの血管拡張薬を使用する場合は通常より低用量で開始するか，少量の強心薬を併用する方が安全と思われる．この場合の強心薬の選択は，血管拡張作用の強いPDE III阻害薬より，ドブタミンや低めの血圧の場合はドパミンが適しているかもしれないが，この点に関してのエビデンスはない．

b）右心不全（体うっ血）の形で発症した HFpEF の場合

　左室のEFは保たれていても右室のEFが保たれているとは限らない．慢性の肺高血圧の影響で右室の収縮能は低下している場合が多い．この場合，第一選択の薬剤は利尿薬と考えられるが，血管拡張薬に対する反応と同様に一回拍出量が低下し低血圧になりやすい．HFpEFでは心肥大があり左室内腔は狭小化しており，左室前負荷の低下は，そのまま一回拍出量の低下となって表れる．この際の利尿薬は血管内脱水を起こしやすいループ利尿薬より，細胞内から血管内に水分の移動（refilling）を起こし血管内脱水を起こしにくい水利尿薬の方が理に適っていると思われる．

2. 慢性期治療

　HFrEFと比べるとHFpEFの予後はこの20年以上，改善していない．慢性期には高血圧，心房細動などの原疾患への治療としてACE阻害薬やARB，抗アルドステロン薬が使用される．うっ血の除去を目的として利尿薬が投与される．2014年に発表されたTOPCAT試験でHFpEFに対するスピロノラクトンの効果を見たものであるが，心血管死，心不全入院，心停止からの蘇生の複合エンドポイントで差は認めなかったが，心不全入院は減少させた．

　最近では，angiotensin reseptor neprilysin inhibitor（ARNI）が注目されている．

Take home messages

① HFpEF 例での左室圧容積関係では EDPVR も ESPVR も急峻になっている.

② HFpEF 例は拡張能低下だけではなく,収縮予備能,変時予備能,心室-大動脈カップリング,右室機能も障害されている.

③ HFpEF 症例の急性期治療では HFrEF 症例よりも血管拡張薬や利尿薬に過敏に反応し,心拍出量や血圧の低下を起こしやすく,注意を要する.

【文献】

1) Tsuchihashi-Makaya M, Hamaguchi S, et al. Characteristics and outcomes of hospitalized patients with heart failure and reduced vs preserved ejection fraction. Report from the Japanese Cardiac Registry of Heart Failure in Cardiology (JCARE-CARD). Circ J. 2009; 73: 1893-900.
2) Maeder MT, Kaye DM. Heart failure with normal left ventricular ejection fraction. J Am Coll Cardiol. 2009; 53: 905-18.
3) Kitzman DW, Higginbotham MB, Cobb FR, et al. Exercise intolerance in patients with heart failure and preserved left ventricular systolic function: failure of Frank-Staring mechanism. J Am Coll Cardiol. 1991; 17: 1065-72.
4) Borlaug BA, Olson TP, Lam CSP, et al. Global cardiovascular reserve dysfunction in heart failure with preserved ejection fraction. J Am Coll Cardiol. 2010; 56: 845-54.
5) Borlaug BA, Melenovsky V, Russell SD, et al. Impaired chronotropic and vasodilator reserves limit exercise capacity in patients with heart failure and a preserved ejection fraction. Circulation. 2006; 114: 2138-47.
6) Kawaguchi M, Hay I, Fetics B, et al. Combined ventricular systolic and arterial stiffning in patients with heart failure and preserved ejection fraction: implications for systolic and diastolic reserve limitations. Circulation. 2003; 107: 714-20.
7) Borlaug BA, Paulus WJ. Heart failure with preserved ejection fraction: pathophysiology, diagnosis, and treatment. Eur Heart J. 2011; 32: 670-9.

8) Melenovsky V, Hwang SJ, Lin G, et al. Right heart dysfunction in heart failure with preserved ejection fraction. Eur Heart J. 2014; 35: 3452-62.
9) 日本循環器学会. 循環器病ガイドシリーズ: 慢性心不全治療ガイドライン（2010年改訂版）. http://www.j-circ.or.jp/guideline/pdf/JCS2010_matsuzaki_h.pdf（2016年6月閲覧）
10) Schwartzenberg S, Redfield MM, From AM, et al. Effects of vasodilation in heart failure with preserved or reduced ejection fraction implications of distinct pathophysiologies on response to therapy. J Am Coll Cardiol. 2012; 59: 442-51.

〈橋村一彦〉

第 4 章 重症心不全の病態の理解

7 右心不全

問題提起!

① 右心不全には primary な右室機能障害,および左心不全,肺疾患や肺動脈性肺高血圧症などに伴う secondary な右室不全の両者を含んでおり病態の把握が重要である.
② 右心機能の評価方法および右心不全の治療方針は未だエビデンスに乏しいのが現実である.

　かつて右室は肺循環へ血液を送る単なる導管と認識されていたが,その後,多数の心不全のコホート研究で左心不全患者において右室機能が運動耐容能や生命予後を規定する重要な因子であることが明らかとなり[1],現在では右心不全の原因や病態の理解の必要性が注目されている.しかし現状は未だ右心機能の評価方法および右心不全の治療方針についてエビデンスに乏しい.本稿では右心不全の病態,評価方法,および原因別の治療法について概説し,右心不全患者のへの具体的なアプローチを考えたい.

1 病態

　右心不全では右室前方への拍出の障害による心拍出量の低下,および右室充満の障害による静脈圧上昇による体循環のうっ血をきたす.急性右室梗塞や急性肺血栓塞栓症による急性右心不全では心拍出量の低下による循環不全が症状の主体となり,肺動脈性肺高血圧心や心膜疾患などの慢性右心不全では肝,腎,四肢,腸管のうっ血により肝硬変や消化器症状,腎機能障害,四肢浮腫などをきたす.

1. 右心不全に伴う臓器障害

　ほとんどの右心不全は緩徐に体液貯留が進行し臓器うっ血の進行により症状が出現する.臓器うっ血の中でも最も頻度が高いのがうっ血肝である.右心不全による下大静脈圧上昇に続いて肝静脈圧も上昇し,中心静脈に近い類洞の拡張,出血および胆汁排泄の閉塞が起こり胆道系酵素の上昇をきたす.

重症の慢性心不全患者において認められる総ビリルビン上昇はうっ血肝も寄与していると考えられており，心不全の予後予測因子とされている．慢性的なうっ血肝が持続するとやがて肝硬変へ進展し低アルブミン血症，凝固異常などを合併する．腎不全を合併した心不全患者も予後不良であり，その機序として心臓の低拍出症候群による腎臓の血流障害が考えられていた．しかし近年は心臓の後方障害，体うっ血が腎機能へ影響を与えている腎うっ血という概念も提唱されている[2]．また，腸管うっ血に伴う腸管浮腫とそれに伴う蛋白漏出性胃腸症もしばしば心不全患者に合併し，低アルブミン血症をきたし心不全をより難治性なものとする．

2. 左室，右室連関

　左心不全患者に右心不全を合併する頻度は報告によって異なるが，右心機能障害は左心不全の独立した予後規定因子であることが報告されている．Meyerらは左室駆出率（LV-EF）35％以下の慢性心不全において右室駆出率（RV-EF）の20％以下の右心機能障害の合併率は13.5％であり，RV-EFが保持された患者と比較して全死亡や心不全入院の独立因子であることを示した[1]．DCMを対象とした近年の報告では34％で右室機能障害の存在を認め，右室機能障害は独立した予後予測因子であることが示された[3]．またLamらは左室収縮能の保持された心不全においても肺高血圧症は予後不良因子であることを近年報告した[4]．

　右心不全の原因として最も多いのが左心不全に起因する肺高血圧症を合併する場合である（表1）．成因により左室の収縮機能低下，拡張機能障害，弁膜症に分けられ，2013年でのニース分類ではさらに先天性，後天性の左

表1 右心不全の原因

①左心不全（最も多い） 　左室収縮機能障害，左室拡張機能障害，弁膜疾患，先天性，後天性の左室流入路，流出路閉塞
②右室収縮機能障害 　右室心筋梗塞，右室心筋症（不整脈原性右室心筋症，心臓サルコイドーシス），心筋炎
③右室容量負荷の増大 　三尖弁疾患，シャント疾患
④右室後負荷の増大 　肺血栓塞栓症，肺動脈性肺高血圧症
⑤右室拡張障害 　収縮性心膜炎，心タンポナーデ

室流入路，流出路閉塞が追加されている．左心不全に伴う左室充満圧の上昇が持続的に左房圧，肺静脈圧を上昇させ，それに続いて肺動脈圧が上昇する．早期の治療介入により左房圧が低下すれば肺動脈圧も低下するが，長期間，肺高血圧が持続すると毛細血管および肺動脈側を含む肺血管内皮障害，リモデリングが引き起こされ，肺血管抵抗が上昇し，不可逆的な状態に移行する．左心不全に伴う肺高血圧症の治療は左心不全の原疾患に対する治療が優先されるが不可逆的な肺高血圧症の場合は原疾患への治療のみでは肺動脈圧の低下を得難いことが多い．この病態への肺高血圧症治療薬であるシルデナフィル，エポプロステノール，ボセンタンの治療効果のエビデンスは未だ確立されていない．

一方，右心不全が左心不全の病態に影響を及ぼすこともよく知られている．右室と左室は心室中隔を共有して解剖学的に接しており，限られた心膜腔内に両室が存在することより両心室は密接な関連（心室間相互作用）[5]を認める．右室不全による右室の拡大にて心室中隔の形態異常（septal bowing）をきたし，左室拡張障害，左室拡張期圧，左房圧の上昇をきたし心拍出量の低下や肺うっ血から左心不全を増悪させる．

2 右室機能評価方法

右心不全の際は右室拡大，右室収縮能低下，経三尖弁圧較差増大，下大静脈拡大や呼吸性変動の欠如などの異常所見の有無を評価する．

しかし右室の形態は極めて複雑であるため，現時点で臨床的に右室径や右室機能評価のスタンダードは確立されていない．

心エコーでの右室径の評価として，アメリカ心エコー図学会（ASE）のガイドライン[6]では，①心尖部四腔像から測定される右室基部径，中部径，長軸径，②傍胸骨左室長軸像から測定される右室流出路近位部径，③傍胸骨左室短軸像から測定される右室流出路遠位部径の評価が推奨されている．また右室収縮能は，①収縮期三尖弁輪移動距離（TAPSE），16mm 未満で収縮能低下と判断，ただし角度依存性や容量依存性に留意が必要である．②右室弁輪部長軸方向移動速度（S'），正常は 10cm/sec 以上である．③右室内腔面積変化率（RVFAC），正常値は 35％以上である．④ RV index of myocardial performance（RIMP）は右心系 Tei-index であり右心系の収縮能と拡張能を総合的に評価し正常は 0.40 以下である．右室拡張能は右室流入血流波形

(E/A, E波 deceleration time), 拡張早期三尖弁輪速度 (e'), 肝静脈血流速度 (S波, D波) で評価を行う.

また現在では, 右室機能評価として心臓MRIが標準となりつつある. DCMの患者において心臓MRIで計測したRV-EFが45%以下の所見は死亡, もしくは心移植の予測因子であることが報告されている[7]. しかし心不全急性期に心臓MRIの撮影は現実的ではないことや簡便性, コスト面でも問題が残る. その他心プールシンチ, 3D-CTでの右室機能評価が試みられている.

3 原因, 治療

右心不全患者を診療する際, まずは原因疾患の検索が最も重要である. 原因を表1に提示する. 特徴的な診断法, 治療法のある代表疾患を取り上げ具体的な対策を考えたい.

1. 右室心筋梗塞

右室梗塞の際は, 再灌流療法後に適切な前負荷管理を行っても反応に乏しいときは強心薬の使用を検討する. ドブタミンは右心不全に対する強心薬として第一選択となる. β_1作用による心拍出量増加, 冠循環の是正だけではなくβ_2刺激による肺血管抵抗の低下も期待できる. ミルリノン (PDE III阻害薬) もドブタミン同様に心拍出量増加と肺血管抵抗の低下を期待できるが体血圧の低下をきたす場合があり留意が必要である.

2. 右室心筋症 (不整脈原性右室心筋症: ARVC, 心臓サルコイドーシス: CS)

ARVCは右室の拡大と機能低下, 右室起源の心室性不整脈を特徴とする右室心筋症であり2010年に診断基準が改訂された[8]. 新診断基準では新たに機能異常, 形態異常, 組織所見に関して基準値を設定し, ARVCの診断感度が上昇した. ARVCの治療は心室性不整脈, 右心不全, および左心不全治療があげられるが, 進行性の病態に対して有効な治療法は確立されていない. 若年症例においては早期より心移植も治療選択として考慮すべきである.

一方, CSの診断には心臓か他の臓器の組織学的診断が必須であり, 組織学的診断が得られない場合は心臓を含む複数臓器での臨床診断が必要である[9]. そのため孤発性CSで組織所見が得られなかった場合は非常に診断に難渋する. またCSの中でも右室優位に進行する症例があり前述のARVC

との鑑別が必要となる症例がある．CS はステロイドにより治療可能な心筋症であり，現在有用性が報告されている FDG-PET，心臓 MRI などの画像診断を用いて積極的に診断を進めることが重要である．

3. 肺血栓塞栓症

　急性肺血栓塞栓症の際は抗凝固療法の開始と合わせて迅速に右心機能の評価を行う．高度な肺高血圧のため拡大した右室腔により左室が圧排されると左室の拡張不全が生じる．利尿薬や硝酸薬は前負荷を下げ容易に心拍出量や血圧を低下させてしまうので，安易な使用は勧められない．循環動態に応じて呼吸循環サポート，下大静脈フィルター挿入，PCPS 装着を行いながら，血栓溶解療法，カテーテル治療および外科的血栓摘除術の適応を判断する．

　一方，慢性的な肺血栓塞栓症により肺動脈が器質化血栓により閉塞されると肺高血圧を合併し慢性血栓塞栓性肺高血圧症（CTEPH）となる．酸素療法，抗凝固療法に合わせて肺動脈血栓内膜摘除術（PEA）やバルーン肺動脈拡張術（BPA）を考慮する．2015 年 2 月には可溶性グアニル酸シクラーゼ（sGC）刺激薬であるリオシグアトが CTEPH の治療薬として承認された．

4. 肺動脈性肺高血圧症

　肺高血圧症は日本循環器学会による肺高血圧症治療ガイドライン（2012年改訂版）[10]に臨床分類が示されている〔http://www.j-circ.or.jp/guideline/pdf/JCS2012_nakanishi_h.pdf (p.5, 表 3「再改訂版肺高血圧症臨床分類」) 参照〕．第一群，肺動脈性肺高血圧症（PAH）の特発性／遺伝性 PAH では一酸化窒素（NO）吸入やエポスロステノール静注などを用いて急性肺血管反応試験を施行しその反応性で Ca 拮抗薬による治療を開始する．さらにWHO 機能分類の重症度に応じてエンドセリン受容体拮抗薬（ERA），ホスホジエステラーゼ阻害薬（PDE5-I），プロスタサイクリン（PGI2）製剤，エポプロステノール持続静注療法を選択する．

5. 収縮性心膜炎

　難治性右心不全で開心術既往，放射線治療歴，心膜炎既往のある患者では疑うべき病態である．CT などの画像診断で肥厚した心膜を認めることや，右心カテーテルでの心房圧波形での y 谷の急峻化，右室圧波形の dip & plateau 所見を参考とするが，これらの診断精度は必ずしも高くない．収縮性心膜炎による右心不全の治療として利尿薬は症状軽減にある程度有効ではあるが根本的加療は心膜剥離術である．内科的治療に抵抗性であれば時期を逸

することなく外科的加療を検討することが重要である．

　上記，疾患特異的な治療に加えて急性期の右心不全では右室の収縮障害が，慢性期の右心不全では容量負荷が病態の主体となるため下記の治療法も考慮する．

a) 急性右心不全治療

　強心薬使用にて右室収縮性の増強，肺血管抵抗の低下を期待する．強心薬に反応が乏しい場合は NO 吸入療法が行われる場合がある．NO は即座に肺血管抵抗を下げる効果を期待できるが管理上の煩雑さから使用できる医療機関は限定されている．さらに循環動態が安定しない時は RV 補助装置や PCPS，膜性人工肺体外循環（ECMO），透析の使用を考慮する．

b) 慢性右心不全治療

　容量コントロールのためループ利尿薬が治療主体となる．しかしうっ血肝の長期持続にて肝機能の低下，低アルブミン血症となりループ利尿薬に抵抗性となることが多く，その他の利尿薬としてアルドステロン拮抗薬，サイアザイド，トルバプタンが選択肢となる．

　不可逆的な右心不全の進行が予想される場合は RV 補助装置，心移植を早期より選択肢として考慮すべきである．

> **❖ Take home messages**
>
> ①重症心不全においては右室不全合併を念頭に治療にあたる必要がある．
> ②右室機能の評価は未だゴールデンスタンダードが確立されておらずエビデンスの蓄積を期待する．

【文献】
1) Meyer P, Filippatos GS, Ahmed MI, et al. Effects of right ventricular ejection fraction on outcomes in chronic systolic heart failure. Circulation. 2010; 121: 252-8.
2) Uthoff H, Breidthardt T, Klima T, et al. Central venous pressure and im-

paired renal function in patients with acute heart failure. Eur J Heart Fail. 2011; 13: 432-9.
3) Gulati A, Ismail TF, Jabbour A, et al. The prevalence and prognostic significance of right ventricular systolic dysfunction in nonischemic dilated cardiomyopathy. Circulation. 2013; 128 1623-33.
4) Lam CS, Roger VL, Rodeheffer RJ, et al. Pulmonary hypertension in heart failure with preserved ejection fraction: a community-based study. J Am Coll Cardiol. 2009; 53: 1119-26.
5) Santamore WP, Dell'Italia LJ. Ventricular interdependence: significant left ventricular contributions to right ventricular systolic function. Prog Cardiovasc Dis. 1998; 40: 289-308.
6) Rudski LG, Lai WW, Afilalo J, et al. Guidelines for the echocardiographic assessment of the right heart in adults: a report from the American Society of Echocardiography endorsed by the European Association of Echocardiography, a registered branch of the European Society of Cardiology, and the Canadian Society of Echocardiography. J Am Soc Echocardiogr. 2010; 23: 685-713.
7) Gulati A, Ismail TF, Jabbour A, et al. The prevalence and prognostic significance of right ventricular systolic dysfunction in nonischemic dilated cardiomyopathy. Circulation. 2013; 128: 1623-33.
8) Marcus FI, McKenna WJ, Sherrill D, et al. Diagnosis of arrhythmogenic right ventricular cardiomyopathy/dysplasia: proposed modification of the task force criteria. Circulation. 2010; 121: 1533-41.
9) 日本サルコイドーシス/肉芽腫性疾患学会. サルコイドーシスの診断基準と診断の手引き-2006.
10) 日本循環器学会. 循環器病ガイドシリーズ: 肺高血圧症治療ガイドライン (2012年改訂版). http://www.j-circ.or.jp/guideline/pdf/JCS2012_nakanishi_h.pdf (2016年6月閲覧)

〈杉原志伸　山本一博〉

第5章 重症期を脱する重症心不全治療

1 利尿薬

①ループ利尿薬抵抗性をどのように対処するべきか？
②低ナトリウム血症を伴う体液貯留症例では，どの利尿薬を選択するべきか？
③トルバプタンが有効でなかったときの対処法は？

　重症心不全の治療において，利尿薬は最も使用頻度の高い薬剤の一つに挙げられる．そのなかで中心的役割を果たすのがループ利尿薬であり，その利尿作用は即効性があり，かつ強力である．このためうっ血を認める心不全で用いる利尿薬は，急性期・慢性期を問わず，ループ利尿薬が第一選択薬となっている[1,2]．しかし治療経過中，ループ利尿薬を投与しても十分な利尿効果を得ることができないループ利尿薬抵抗性（loop diuretic resistance: LDR）や，慢性的なループ利尿薬の使用による低ナトリウム血症を合併することがある．これらLDRや低ナトリウム血症は，心不全の治療を難渋させる原因となるが，有効な対処法が確立されていないのが現状である．

　心不全患者における低ナトリウム血症の罹患率はおおよそ5％程度と報告されており，重症心不全では低ナトリウム血症はさらに進行すると言われている．低ナトリウム血症の合併は心不全における予後不良因子であると報告されているが，一方で塩分制限やループ利尿薬の投与が低ナトリウム血症を促進させてしまっている側面もある[3]．日本循環器学会を中心とした2010年度合同研究班による急性心不全治療ガイドライン（2011年改訂版）では"減塩は必須事項"と記載されているが，具体的な摂取量は記載されておらず，また低ナトリウム血症を合併している場合の対応についても具体的な指針は示されていない[1]．

　近年，バソプレシンV_2受容体拮抗薬であるトルバプタン（サムスカ）が使用可能となり，心不全治療における利尿薬の選択肢は広がっている．そこで本稿では，重症期を脱する重症心不全治療において，実際の症例を参考に

しながら，利尿薬を使用する際の問題点および対処法について考察していくこととする[4]．

> **症例** 40歳代，男性
>
> 〔病歴〕20年前より拡張型心筋症で当院通院加療となっていた．心不全の標準治療薬（β遮断薬，ACE阻害薬）と経口ループ利尿薬で治療されていたが，2年前には心臓再同期療法（CRT）が導入される．しかし心不全は徐々に増悪し，利尿薬を増量するも体液貯留が亢進していき，労作時倦怠感と呼吸苦を主訴に当院入院加療となる．
> 現症は，体重78kg，血圧102/74mmHg，心拍数80bpmで，全身の著明な浮腫を認めた．
> 主な血液検査として，血清ナトリウム値136mEq/L，血清クレアチニン値0.97mg/dL，血清BNP値は2860pg/mLであった．心エコー図検査では，左室拡張末期径78mm，左室駆出率19％，一回心拍出量27mLと著しい心内腔の拡大と収縮能低下を認めた．
> 入院後，フロセミド（ラシックス）の持続投与（40mg/day）を行うも利尿効果は不良であり，ドブタミン（3μg/min/kg）を併用したところ良好な利尿を得ることができた．治療開始から約1週間で7kgの体重減少を認めたが，徐々に血清ナトリウム値は低下していき（129mEq/L），体重減少は緩やかとなり，体重は71kgで変動しなくなった．依然うっ血所見は認められており，さらなる体液量の減少が必要なため，フロセミドに加えトルバプタン（3.25mg）を導入したところ，1週間で1.5kgの体重減少を認めるも，その後体重は減少しなくなった．血清ナトリウム値は128mEq/Lと低ナトリウム血症は是正されず，うっ血所見や全身倦怠感，呼吸苦は残存し，また一回心拍出量は19mLまで低下していた．この時に測定した血中バソプレシン（arginine vasopressin：AVP）値は，12.7pg/mLと高値であった（基準値4.0pg/mL以下）．ここで，フロセミド40mgを，高張食塩水（10％NaCl 46mL，NaCl 4.6g）に溶解して1日かけて持続投与したところ，尿量は著明に増加し，1週間で4.5kgの体重減少を認め，一回心拍出量は36mLまで増加した．また血中AVP値は3.6pg/mLまで改善した（図1）．

適正な体液量まで補正できた後，ドブタミンの漸減を試みたが，心拍出量の低下が顕著となり，減量を断念した．循環動態が安定しているがカテコラミン依存状態であり，INTERMACS profile 3 と判断され，後日植込型人工心臓の適応となった．

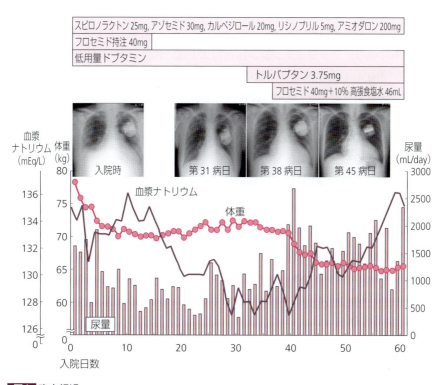

図1 臨床経過

　重症心不全では，うっ血に対する治療のため長期にわたりループ利尿薬が投与されており，体液貯留とナトリウム喪失による希釈性低ナトリウム血症やLDRを示す症例が多い．重症心不全の増悪で入院となり，治療を行う際，塩分摂取制限を厳格に行うと，低ナトリウム血症がさらに進行し，LDRは強固なものとなり，治療に難渋することとなる．本稿で提示した症例では，入院前より経口ループ利尿薬が投与されており，入院治療開始後にフロセミドを持続静脈投与で追加するも有効な利尿を得られず，LDRを示していた．

LDRの対処法としては，一般的に①強心薬の併用，②サイアザイド系や，トルバプタンなど他の利尿薬の併用，③限外濾過や持続的血液濾過透析，などが挙げられる．重度の収縮不全で低心拍出を認める症例では，まず①の強心薬の併用が選択される．しかし提示した症例のように，重症心不全ではLDRに低ナトリウム血症が併存している場合があり，強心薬を併用しても治療に難渋することがある．

低ナトリウム血症ではレニン・アンジオテンシン・アルドステロン系が賦活化しており，アンジオテンシンIIは視床下部に作用しAVPを放出させる．また，重症心不全症例では，血圧，心拍出量，有効循環血液量の低下により，圧・容量受容体を介してAVPの分泌が亢進している．このため低ナトリウム血症を合併した重症心不全症例では血漿浸透圧が低値であるにもかかわらずAVPの分泌が亢進し，さらなる体液貯留や低ナトリウム血症の進行，利尿薬抵抗性を引き起こしている．

トルバプタンは2010年10月より保険適用となった新しい利尿薬で，集合管のバソプレシンV_2受容体に作用する拮抗薬である．電解質の喪失なく自由水を排泄させるので，うっ血所見を伴い利尿薬抵抗性を示す心不全症例での有効性が期待されている．体液貯留を認める心不全で入院した症例に対してトルバプタンの有効性を検証したQUEST試験では，プラセボ群と比較しトルバプタン群で有意に体重が減少し，また血清ナトリウム濃度が上昇

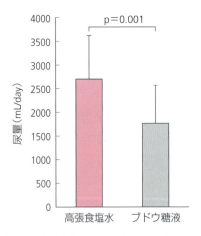
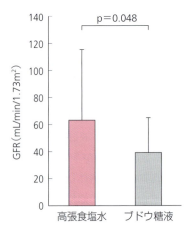

図2 高張食塩水＋フロセミドの効果

することが報告されている[5]．この臨床試験により，心不全増悪期の体液管理におけるトルバプタンの有効性が示されたが，対象症例の左室駆出率は50％程度と比較的維持されていた．このため，重症心不全症例におけるトルバプタンの有効性は確立されておらず，本稿で提示した症例のように強心薬やトルバプタンを併用しても対応しきれない症例も存在する．

Okuharaらは非代償性心不全症例に対してループ利尿薬を投与する際に，高張食塩水を併用することで利尿効果が増強すると報告している[6]（図2）．その他にも，いくつかの論文でフロセミドと高張食塩水の併用療法の有効性が報告されている[7,8]．本稿で提示した症例でも，フロセミド40mgを高張食塩水と併用して投与したところ，劇的な尿量の改善を認め，適正な体液量まで補正することができた．利尿効果の改善のみならず，一回心拍出量の増加による循環動態の改善を認め，また低ナトリウム血症も是正された．フロセミドと高張食塩水の併用療法は，有効循環血液量を増加させることでAVPの分泌を抑制し，利尿効果を増強させるものと考えられる．

フロセミドと高張食塩水の併用療法は，利尿薬抵抗性の重症心不全症例の治療の有効なオプションとなる可能性があり，今後のエビデンスの蓄積が待たれる．

従来の利尿薬に加えトルバプタンが使用可能になることで，治療の選択肢は増えたが，LDRや低ナトリウム血症を合併し，体液貯留の是正に難渋する重症心不全症例が依然存在する．各症例の病態を熟考し，適切な利尿薬およびその投与法を決定していくことが重要である．

❖ Take home messages

①重症心不全でループ利尿薬抵抗性を示す症例では，強心薬，サイアザイド系やトルバプタンを含む他の作用の利尿薬併用，限外濾過・持続的血液濾過透析を行う．
②低ナトリウム血症を合併する体液貯留症例では，ナトリウム利尿薬に比して，水利尿薬トルバプタンが有効である．
③トルバプタンが有効でない場合は，フロセミドと高張食塩水の併用療法を考慮する．

【文献】

1) 日本循環器学会. 循環器病ガイドシリーズ: 急性心不全治療ガイドライン（2011 年改訂版）. http://www.j-circ.or.jp/guideline/pdf/JCS2011_izumi_h.pdf（2016 年 6 月閲覧）
2) 日本循環器学会. 循環器病ガイドシリーズ: 慢性心不全治療ガイドライン（2010 年改訂版）. http://www.j-circ.or.jp/guideline/pdf/JCS2010_matsuzaki_h.pdf（2016 年 6 月閲覧）
3) Oren RM. Hyponatremia in congestive heart failure. Am J Cardiol. 2005; 95: 2B-7B.
4) Morisawa D, Hirotani S, Oboshi M, et al. Combination of hypertonic saline and low-dose furosemide is an effective treatment for refractory congestive heart failure with hyponatremia. J Cardiol Cases. 2014; 9: 179-82.
5) Matsuzaki M, Hori M, Izumi T, et al. Efficacy and safety of tolvaptan in heart failure patients with volume overload despite the standard treatment with conventional diuretics: a phase III, randomized, double-blind, placebo-controlled study（QUEST study）. Cardiovasc Drugs Ther. 2011; 25 Suppl 1: S33-45.
6) Okuhara Y, Hirotani S, Naito Y, et al. Intravenous salt supplementation with low-dose furosemide for treatment of acute decompensated heart failure. J Card Fail. 2014; 20: 295-301.
7) Paterna S, Pasquale PD, Parrinello G, et al. Changes in brain natriuretic peptide levels and biolelctrical impedance measurements after treatment with high-dose furosemide and hypertonic saline solution versus high-dose furosemide alone in refractory heart failure. J Am Coll Cardiol. 2005; 45 1997-2003.
8) Paterna S, Fasullo S, Parrinello G, et al. Short-term effects of heyprtonic saline solution in acute heart failure and long-term effects of hypertonic saline solution in acute heart failure and long-term effects of a moderate sodium restriction in patients with compensated heart failure with New York Heart Association class III（Class C）（SMAC-HF Study）. Am J Med Sci. 2011; 342: 27-37.

〈森澤大祐　廣谷信一　増山　理〉

第5章 重症期を脱する重症心不全治療

2 PDE3型阻害薬

- PDE3型阻害薬のエビデンスは？
- PDE3型阻害薬が適した患者は？

1 PDE3型阻害薬のエビデンスは？

　PDE3型阻害薬は環状アデノシン一リン酸（cAMP）を分解するPDEを阻害して心筋，血管平滑筋細胞内のcAMPを上昇させ，心筋収縮力増大と血管拡張を得る．その作用はβ受容体を介さない．静注投与開始後15分程度で作用が出現し維持される[1]．血行動態改善効果はほぼ用量依存性である[1]．血管拡張作用を伴う強心効果は心筋酸素消費量増大を伴いにくい[2]．硝酸薬に比し耐性が生じにくい[3]．

　しかしながら，急性心不全の臨床試験においては血圧低下，不整脈などの副作用発現が多く，予後を改善しなかった[4]．患者を選択して使用する必要がある．

2 PDE3型阻害薬が適した患者は？

　PDE3型阻害薬に限らず強心薬一般に言えることであるが，左室流出路圧格差を示す患者では左室流出路閉塞が増悪するため禁忌である．また，左室駆出率の保たれた心不全においてはPDE3型阻害薬は推奨されないが，左室駆出率が保たれていても左室内腔の狭小化による低心拍出状態をきたすような病態，アミロイドーシスや肥大型心筋症における投与においては効果があると考えられる．日本循環器学会のガイドラインではこのような場合にはClass IIbとなっている[5]．

　腎排泄性であるため，腎機能の悪化した患者では血中濃度が上昇し，不整脈などの合併症頻度が高くなるため注意が必要である[4]．

1. 左室収縮能が高度に低下し低心拍出状態にある場合

　上述のように，PDE阻害薬を含む強心薬は短期的に血行動態を改善するものの長期予後改善効果は証明されていない．したがって，左室収縮能が高度に低下し低心拍出状態にある場合に，冠血行再建や補助循環，心臓移植などの治療が可能となるまで，あるいは明らかな増悪因子が改善するまで，全身状態を維持または改善するため使用するのが妥当であると考えられる（AHAガイドラインClass IIa)[6]．虚血性心疾患よりも非虚血性心筋症による心不全においてより良い効果が期待できる[7]．日本循環器学会ガイドラインでは非虚血性の場合にはクラスIIa，虚血性の場合にはクラスIIbの推奨となっている[5]．

2. β遮断薬が投与されている場合

　β遮断薬が投与されている慢性心不全急性増悪患者では，交感神経受容体がブロックされているので，ドパミンやドブタミンなどβ受容体を介した薬剤の強心効果は得られにくい．PDE3型阻害薬の作用はβ受容体を介しないため，β遮断薬を投与されていない患者と同様に心拍出量増加と肺動脈楔入圧低下が得られる[8]．このことから，日本循環器学会のガイドラインでもβ遮断薬を投与された慢性心不全増悪患者ではPDE阻害薬の有効性が記載されている[5]．

3. 右心不全を合併する場合，両心不全の場合

　左心不全が主たる病態の疾患であっても時間の経過とともに右心不全を合併する．肺高血圧が持続すると，後負荷の増大の弱い右室は機能障害を生じ，右心不全を合併する[9]．左室収縮機能低下と右室収縮機能低下の合併は予後不良である[9]．一方，右室後負荷を軽減することにより右室機能は改善しうる[9]．両心不全の治療は左室機能の改善のみならず，右室の後負荷の軽減と収縮力の増強が必要となる．このような場合は，ドブタミンとPDE3型阻害薬の併用が有用である[10]．日本循環器学会のガイドラインでは心拍出量の高度な低下が主体の両心不全の治療の場合，ドブタミンとPDE3型阻害薬の併用をクラスIIbとしている[5]．PDE3型阻害薬は低用量では血管拡張作用よりも強心作用が主であると報告されている[10]．ドブタミンと併用することによりPDE3型阻害薬の強心効果が相乗的に増強される．併用する場合は両薬剤とも低用量から開始する[10]．

2. PDE3型阻害薬

症例 37歳，男性

〔主訴〕呼吸困難，全身浮腫

〔現病歴〕5年前より労作時呼吸困難感を自覚．左室駆出率20％．拡張型心筋症としてフォローされていた．以降3回の心不全入院を繰り返した．
1年前から歩行時息切れ，下腿浮腫出現．3か月前に他院入院．NYHA III，B型ナトリウム利尿ペプチド1551pg/mLであった．複数の利尿薬を使用するも状態改善せず．むくみが増悪し，普段の体重より30kg程度重い106kgとなり，当院転院となった．

〔身体所見〕身長168cm，体重106kg，意識清明，血圧102/68mmHg，心拍数95回/分（不整），呼吸数40回/分，酸素飽和度99％（酸素3L投与），体温36.4℃
眼球結膜黄染，眼瞼結膜貧血なし，呼吸音両側肺野で喘鳴著明，心音：頻脈傾向と全身の浮腫のために評価困難．四肢冷たく，浮腫著明

〔入院時内服薬〕アーチスト1.25mg/日，ユリノーム25mg/日，ピモベンダン3.75mg/日，ダイアート60mg/日，メキシチール200mg/日，サムスカ7.5mg/日

〔入院時検査所見〕白血球5700/μL，赤血球436万/μL，ヘモグロ

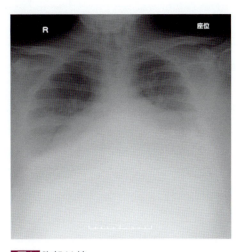

図1 胸部X線

ビン 13.7g/dL, 血小板 14 万 /μL, 総ビリルビン 5.7mg/dL, 直接ビリルビン 4.3mg/dL, アスパラギン酸アミノトランスフェラーゼ 50IU/L, アラニンアミノトランスフェラーゼ 25IU/L, アルカリフォスファターゼ 680IU/L, LDH 584IU/L, Na 134mEq/L, K 4.6mEq/L, Cl 93mEq/L, 尿素窒素 28mg/dL, クレアチニン 1.11mg/dL, C反応性蛋白 5.57mg/dL, B型ナトリウム利尿ペプチド 2175pg/mL

〔胸部X線〕（図1）〕心胸郭比 73.9％，両心房の拡大著明，両側胸水を認めた．

〔心電図〕（図2）〕心房細動，心拍数 90 前後，四肢誘導低電位，前胸部誘導 R 波増高不良

〔心エコー〕（図3）〕左室拡張末期径 78mm, 左室収縮末期径 74mm, 中隔壁厚 8mm, 後壁厚 10mm, 左室駆出率 10％, 左房容積 143mL,

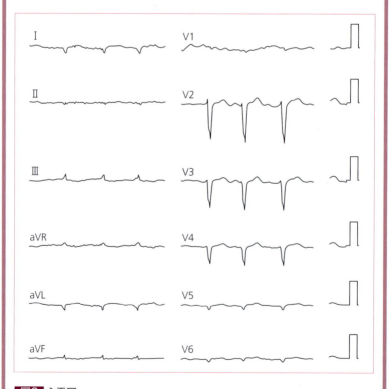

図2 心電図

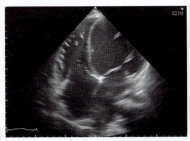
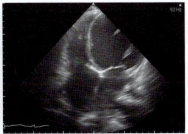

拡張期　　　　　　　　　収縮期

図3 経胸壁心エコー，心尖部四腔断面

僧帽弁流入血流 E 波 107cm/秒，E 波減衰時間 132msec，三尖弁輪収縮期移動距離 8.7mm
大動脈弁逆流（−），僧帽弁逆流 2/4 度，三尖弁逆流 3/4 度，右房右室圧較差 20mmHg，心囊水（＋），両側胸水多量
〔**右心カテーテル検査**〕心拍数 90 回/分．平均肺動脈楔入圧 36mmHg，肺動脈圧 52/36mmHg，平均右房圧 26mmHg，大動脈圧 110/70mmHg，混合静脈血酸素飽和度 54.4%，心拍出量 3.55L/min，心拍出係数 1.69L/min/m^2（Fick 法），体血管抵抗 1284dynes・sec・cm^{-5}，肺血管抵抗 90dynes・sec・cm^{-5}

　拡張型心筋症による高度の左室機能障害の症例である．発症当初は左心不全がメインであったが，数年の経過で両心不全に至った．入院時全身浮腫著明であり，臓器低灌流，肝うっ血によると思われる黄疸も認め，全身状態不良であった．左心機能の高度の低下に加えて，右心機能の低下も認められた．一方，社会背景などからすぐに補助人工心臓装着は困難であった．ドブタミンによる治療のみでは血行動態の改善を認めなかった．このため，PDE3 型阻害薬のミルリノンを少量から開始し，漸増した（0.125μg/kg/分→0.375μg/kg/分）．約 1 か月半の経過で徐々に利尿を図り，むくみは改善した．臓器低灌流の状態から脱することができず，最終的に左室補助人工心臓装着に至った．当初は右室補助人工心臓装着も必要と考えられたが，左室補助人工心臓のみで血行動態の改善が得られた．PDE3 型阻害薬をはじめとする薬剤による右室後負荷の軽減により，右室機能が改善した可能性もあると考えられた．

> ### ❖ Take home messages
> - PDE3型阻害薬は血管拡張作用に強心作用を併せ持つ薬剤である．
> - PDE3型阻害薬に長期予後改善効果はないが，急性心不全において低心拍出による症状を呈している症例で，根本治療を実施するまでに状態を改善するための使用が検討される．
> - β遮断薬を使用中の症例や，カテコラミンだけでは状態の改善しない症例，臓器低灌流が主体の両心不全を伴う症例で使用が検討される．

【文献】

1) Seino Y, Momomura S, Takano T, et al. Multicenter, double-blind study of intravenous milrinone for patients with acute heart failure in Japan. Japan Intravenous Milrinone Investigators. Crit Care Med. 1996; 24: 1490-7.
2) Monrad ES, Baim DS, Smith HS, et al. Effects of milrinone on coronary hemodynamics and myocardial energetics in patients with congestive heart failure. Circulation. 1985; 71: 972-9.
3) Simonton CA, Chatterjee K, Cody RJ, et al. Milrinone in congestive heart failure: acute and chronic hemodynamic and clinical evaluation. J Am Coll Cardiol. 1985; 6: 453-9.
4) Cuffe MS, Califf RM, Adams KF Jr, et al. Short-term intravenous milrinone for acute exacerbation of chronic heart failure: A randomized controlled trial. JAMA. 2002; 287: 1541-7.
5) 日本循環器学会．急性心不全治療ガイドライン（2011年改訂版）．http://www.j-circ.or.jp/guideline/pdf/JCS2011_izumi_h.pdf（2016年7月閲覧）
6) Yancy CW, Jessup M, Bozkurt B, et al. 2013 ACCF/AHA guideline for the management of heart failure: a report of the American College of Cardiology Foundation/American Heart Association Task Force on practice guidelines. Circulation. 2013; 128: e240-327.
7) Felker GM, Benza RL, Chandler AB, et al. Heart failure etiology and response to milrinone in decompensated heart failure: results from the OPTIME-CHF study. J Am Coll Cardiol. 2003; 41: 997-1003.
8) Lowes BD, Tsvetkova T, Eichhorn EJ, et al. Milrinone versus dobutamine

in heart failure subjects treated chronically with carvedilol. Int J Cardiol. 2001; 81: 141-9.
9) Voelkel NF, Quaife RA, Leinwand LA, et al. Right ventricular function and failure: report of a National Heart, Lung, and Blood Institute working group on cellular and molecular mechanisms of right heart failure. Circulation. 2006; 114: 1883-91.
10) Jaski BE, Fifer MA, Wright RF, et al. Positive inotropic and vasodilator actions of milrinone in patients with severe congestive heart failure. Dose-response relationships and comparison to nitroprusside. J Clin Invest. 1985; 75: 643-9.

〈大原貴裕〉

第5章 重症期を脱する重症心不全治療

3 ドパミン,ドブタミン,カテコラミン

問題提起!
- ドパミン,ドブタミン,カテコラミンの薬理作用の理解

　カテコラミンはアドレナリン受容体（α_1, α_2, β_1, β_2）と結合して生理作用を示す．心筋に存在するβ受容体の大部分はβ_1受容体であり，陽性変力作用を発揮する．一方，血管平滑筋に存在するβ_2受容体刺激は末梢血管拡張作用を示す．これに対し血管平滑筋に存在するα_1受容体刺激は血管収縮を示し，心筋α_1受容体刺激では軽度の収縮力増強を示す．

1 ドブタミン

　ドブタミンは合成カテコラミン薬でありβ_1，β_2，α_1受容体刺激作用を有する．β_1受容体への選択性が高く用量依存的に陽性変力作用を発揮する．

2 ドパミン

　ドパミンは内因性カテコラミンでありノルアドレナリンの前駆物質である．低用量（2γ以下）の投与量では腎動脈拡張作用による糸球体濾過量の増加と腎尿細管への直接作用により利尿効果も示すとされている．しかし実際の心不全患者での効果については不明な点も多い．中等度以上の用量ではβ_1受容体刺激作用と心臓および末梢血管からのノルエピネフリンの放出増加により陽性変力作用，心拍数増加，α_1受容体刺激による血管収縮作用を示す．

3 ノルアドレナリン

　ノルアドレナリンは内因性カテコラミンであり交感神経節後線維や副腎髄質においてドパミンから合成される．ノルアドレナリンはβ_1刺激作用により陽性変力作用と陽性変時作用を示す．また末梢のα受容体に働く強力な末梢血管収縮薬である．つまり末梢血管が拡張し血行動態を保持できないよう

な病態，敗血症性ショックなどを伴う場合は投与が必要になる．

4 ベッドサイドでの投与方法

　上記の3種のカテコラミンの使い分けは主治医の好みによるところもあり施設によっても異なる．ノルアドレナリンについては耐性の出やすさや動脈収縮による後負荷増大などからドパミン，ドブタミンのいずれかを使用する施設が多いと思われる．

　ただ多くの臨床試験でカテコラミンの投与が予後を改善させるとのエビデンスはほとんど見当たらないが，一方カテコラミンと予後の悪化を関連づける報告は多数みられる．高用量のカテコラミンを漫然と長期間投与することは避けるべきであろう．強心薬の適応を慎重に考慮する必要がある．

症例

症例は70歳前半の男性．基礎心疾患は心アミロイドーシスである．心アミロイドーシスの病状は進行しており，左室拡張末期径/収縮末期系は51/44mm，EFは30％と低下していた．末梢挿入型中心静脈カテーテルよりドブタミン2γの投与を行っていたが，投与後第13病日より発熱とともに比較的急激な血圧低下（収縮期血圧70mmHg）が認められ，次第に尿量の低下を呈した．発熱2日目，朝から無尿となっており次第に倦怠感を訴え始めた．

〔対応〕発熱，カテーテルの長期留置などから経カテーテル的な感染症を疑った．至急，血液培養を採取するとともに静脈路の入れ替え，抗生剤の投与を開始した．強心薬についてはドブタミンを5γへ増量するとともに，ノルアドレナリン0.01γでの投与を開始した．投与後，血圧値の改善を認め利尿薬への反応もみられた．中心静脈圧値をモニタリングしつつ補液量の調整を行ったところ尿量も安定した．

本症例では，発熱時，比較的末梢も暖かく血管抵抗の低下が疑われた．全身状態が悪くカテーテル検査等の評価は不可能なケースであるが，このような心不全＋敗血症性のショックが疑わしいケースではノルアドレナリンの投与が効果をもたらすことがある．

5 ガイドライン上の強心薬の適応

わが国のガイドライン（日本循環器学会．急性心不全ガイドライン2011年改訂版）では心原性ショックを伴う急性心不全症例にはカテコラミンの投与は推奨クラスⅠ，エビデンスレベルCである．

6 強心薬を必要とする病態

心不全患者に強心薬を投与する目安としては低灌流所見の有無が重要である．Nohria-Stevensonらの病態分類が身体所見上の分類などが目安として推奨されている．

ただ低灌流を示す基準は一様ではなく時に判断に難しいことも多々ある．身体所見は多分に主観的な要素を含むことからも，客観的なデータも含めて常に多角的に病態を評価・把握することが肝要である．

❖ Take home messages

- 心不全患者における強心薬の適応（低灌流所見の有無）について理解する．

〈髙濱博幸〉

第5章 重症期を脱する重症心不全治療

4 hANP: カルペリチド

問題提起！

①急性心不全の血管拡張薬として，カルペリチドと硝酸薬のどちらを使用するか？
②カルペリチドの投与量は，低用量で十分か？
③カルペリチドは急性心不全患者の予後改善を期待できるか？

1 急性心不全治療の現状

　急性心不全の主たる病態は，肺うっ血である．心不全患者の多くは，肺うっ血に伴う呼吸困難の出現や増悪により，予定外の来院に至る．急性心不全に対する重要な治療は，肺うっ血の改善である．そのため，肺うっ血に至った病態を理解することが必要であり，循環血液量の増大によるものか，もしくは血圧上昇などに伴う体内水分の再分布によるものかに大別できる．急性心不全における肺うっ血の改善に用いられる薬剤として，血管拡張薬がある．血管拡張薬には，硝酸薬とカルペリチド（商品名　ハンプ）がある．どちらも血管拡張薬であるため，血圧低下が生じるため，低血圧を呈している心不全患者への投与が困難であることがある．

2 慢性心不全のパラダイムシフト

　慢性心不全の治療では，経口強心薬による心不全治療が予後を逆に悪化させることが示された一方，レニン・アンジオテンシン系や交感神経系などのシグナルを抑制することが心不全の予後を改善することがわかってきた．これらの結果から，慢性心不全治療においては，血行動態を改善することより，心臓をはじめとした臓器保護を考慮した治療が重要であると認識されるようになった．この慢性心不全に対する治療に起こったパラダイムシフトは，急性心不全の治療においても臓器保護を考えた治療が求められていることを示唆している．しかし，慢性心不全の治療と異なり，急性心不全の治療

は救命や症状改善に求められる時間が数時間〜数日と極めて短期間であるため，臓器保護を考えた治療を検討することが難しいという現状がある．

3 カルペリチドの薬理作用

カルペリチドは，心房性ナトリウム利尿ペプチド（ANP: atrial natriuretic peptide）の製剤である．本利尿ペプチドは，我が国で単離精製された心臓に局在する生理活性ペプチドである．心房に負荷がかかると，心房に蓄えられていた ANP が血中から全身に放出され，様々な生理作用をもたらす．ANP の細胞シグナルとしては，ANP が細胞表面のグアニル酸シクラーゼA受容体に結合し，膜結合型グアニル酸シクラーゼが細胞内の cGMP 活性を増加させることで，生理活性作用を示す．ANP の生理活性作用は，血管平滑筋弛緩による血管拡張作用と腎臓における濾過量増大によるナトリウム利尿作用に代表されるが，それ以外にも，交感神経系抑制作用，レニン・アンジオテンシン系抑制作用，抗酸化作用，心肥大抑制作用，間質線維化抑制作用などがある．これらの多様な作用を有している点が，血管拡張薬の代表である硝酸薬と異なる点である．

4 急性心不全治療における交感神経や RAS 系の活性化

急性心不全に対して血管拡張薬を投与することで，血行動態を改善し，肺うっ血が軽減することが期待できる．その一方，血行動態の変化に伴う交感神経やレニン・アンジオテンシン系の活性亢進が生じてしまう危険性がある．カルペリチドは，心臓から生成される心保護ペプチドと考えられており，交感神経系やレニン・アンジオテンシン系に対する抑制作用を有する．この点が，硝酸薬とカルペリチドの違いであり，急性心不全の臓器保護を考えた治療として，カルペリチドが期待される点である．

5 nesiritide の大規模試験

カルペリチドと同様の利尿ペプチドである脳性利尿ペプチド（nesiritide）を用いた臨床試験が報告されている．急性非代償性心不全患者の短期予後は，強心薬であるドブタミン投与と比較して，nesiritide 投与により予後が改善することが報告された[1]．nesiritide と硝酸薬の有効性を比較した VMAC 試験の結果も報告され，489 名の非代償性心不全患者において，ne-

4. hANP：カルペリチド

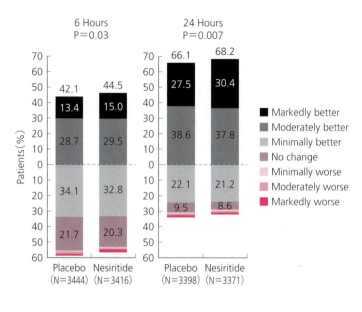

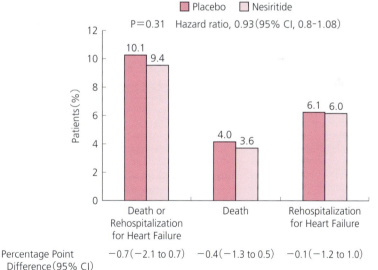

図1 nesiritide 群で，呼吸困難症状は軽度改善するが，予後改善まで至らず（ASCEND-HF 試験）(O'Connor CM, et al. N Engl J Med. 2011; 365: 32-43[4]) より)

siritide群で硝酸薬と比べて，肺動脈楔入圧が低下した[2]．その一方，心不全症状の改善や6か月後の心事故発生率等は両群間で差がなかった．その後のメタ解析[3]では，対照群と比較してnesiritide群の方が予後が悪化する可能性が示唆され，ASCEND-HF試験によるnesiritideの有効性の再評価が行われた[4]．7000名を超える急性非代償性心不全患者において，主要評価項目の一つとして，心不全症状を示す呼吸困難の症状が，プラセボ群と比較して，nesiritide群で軽度だが有意な改善を示した（図1）．しかし，もう一方の主要評価項目である30日後の総死亡および心不全による再入院による複合エンドポイントでは，両群間に差が認められなかった（図1）．またnesiritide投与により腎機能が悪化する懸念が指摘されていたが，本試験においては両群間で腎機能の悪化に差は認めなかった．これらの結果より，nesiritideは急性心不全治療の標準治療としてはまだ推薦できないと結論づけられた．

6 カルペリチドの研究

急性心不全患者におけるカルペリチドの有効性を示した大規模臨床試験の結果は報告されていない．小規模臨床試験として，PROTECT試験が報告されている[5]．49例の急性心不全患者において，対照群と比較してカルペリチド投与群では，総死亡もしくは心不全による再入院による複合エンドポイントの発生頻度が有意に低かった（カルペリチド群11.5% vs 対照群34.8%）（図2）．カルペリチドの作用機序として，カルペリチド投与開始

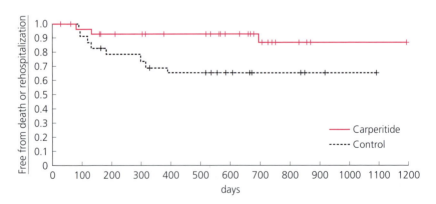

図2 急性心不全患者のカルペリチドによる心血管イベント抑制作用（PROTECT試験）
(Hata N, et al. Circ J. 2008; 72: 1787-93[5] より)

24時間後の血中 cyclic GMP 濃度がカルペリチド投与により有意に増加し，血中 H-FABP/クレアチニン比が低下することが示された．また，J-WIND 試験では，急性心筋梗塞患者に低用量カルペリチドの持続投与により，総死亡もしくは心不全による再入院の複合エンドポイントの発生を低下することが示された[6]．

7 注意点

我が国におけるカルペリチドの使用成績調査によると，8割の症例が 0.05 μg/kg/min 以下での投与で開始され，カルペリチドの平均投与期間は 5.2 日間であった．カルペリチド投与により，呼吸困難感，末梢浮腫などの心不全症状が改善することが報告された．現在では，0.025 μg/kg/min 以下の低用量で管理されることが多くなっている．一方，安全性に関しては，副作用

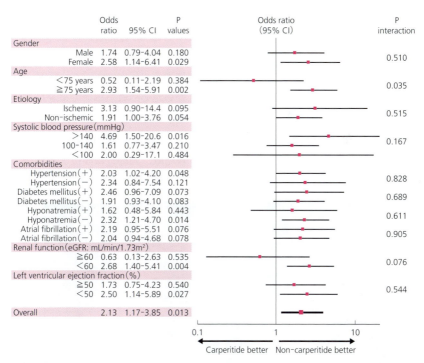

図3 急性心不全患者におけるカルペリチド投与と院内死亡との関連
(Matsue Y, et al. J Card Fail. 2015; 21: 859-64[7] より)

の発現頻度は4.64％であり，最も多い副作用は低血圧であった．そのため，カルペリチド投与をする上で，右心不全患者や低血圧患者に対する投与は極めて慎重に行う必要があることに留意する．また最近，傾向スコアを用いた解析による後ろ向き観察研究で，カルペリチド投与と急性心不全患者の院内死亡の増加とが関連すると報告された[7]（図3）．この研究結果は，急性心不全患者に漫然とカルペリチドを投与することへの注意を促す報告である．今後，急性心不全患者に対するカルペリチドの有効性および安全性を評価する臨床試験による検証が望まれるところである．心不全の発生がエンドポイントに含まれるため，プラセボを用いた比較試験が必要になるため，多施設での共同試験の立ち上げが必要である．

症例 80歳代，男性

〔病歴〕10年前に急性心筋梗塞にて入院となった．緊急冠動脈造影時に，左前下行枝＃6に75％の狭窄を認めたが，自然再疎通例として，薬物療法にて経過観察となった．6年前に，腹部大動脈瘤に対して，腎動脈ステントの留置術が施行された．数か月前より，味付けの濃い食事を好んで食べるようになり，塩分摂取過多の傾向であった．睡眠中に呼吸困難感が出現し，症状が軽快しないため，救急車にて来院した．救急隊到着時に，血圧201/106mmHgと血圧上昇を認め，心拍数80/min，SpO$_2$ 89％の状態であった．来院時現症は，血圧182/96mmHg，心拍数79/min 整，III音聴取，両肺野に湿性ラ音を

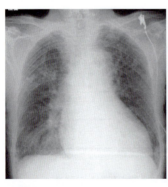
図4 入院時

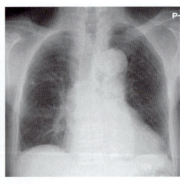
図5 退院時

聴取した．胸部X線にて両側の肺うっ血像，右胸水貯留，心拡大を認めた．入院後，NPPV装着の上，硝酸薬にて降圧治療を開始した．フロセミド10mgの静注にて反応性利尿を得た．硝酸薬投与によるも収縮期血圧が170mmHg台と高かったため，カルペリチド0.025μg/kg/minの投与を開始した．その結果，収縮期血圧が120mmHg台と良好なコントロールを得ることができた．心エコーにおけるTRPGも，43mmHgから23mmHgに改善した．3日間のカルペリチド投与を継続し，肺うっ血の改善を認めたため，投与を終了した．血漿BNP値は，入院時1020.2pg/mLと著明な高値を認めたが，カルペリチド終了時には685.8pg/mLまで低下した．β遮断薬とACE阻害薬を開始し，呼吸困難感の症状も改善したため，入院後10日目に退院となった．

❖ Take home messages

① 急性心不全に対する血管拡張薬として，カルペリチドと硝酸薬のどちらが有効であるというエビデンスはなく，今後の研究結果が待たれるところである．
② 急性心不全治療に対するカルペリチドは，0.0125〜0.025γの低用量投与が一般的である．
③ 長期予後を改善するというエビデンスもある一方，後ろ向き観察研究では，カルペリチド投与群が予後が悪いという報告もある．大規模臨床試験として検証された結果はなく，今後の研究が進むことが期待される．

【文献】
1) Silver MA, Horton DP, Ghali JK, al. Effect of nesiritide versus dobutamine on short-term outcomes in the treatment of patients with acutely decompensated heart failure. J Am Coll Cardiol. 2002; 39: 798-803.
2) Intravenous nesiritide vs nitroglycerin for treatment of decompensated

congestive heart failure: a randomized controlled trial. JAMA. 2002; 287: 1531-40.
3) Sackner-Bernstein JD, Kowalski M, Fox M, et al. Short-term risk of death after treatment with nesiritide for decompensated heart failure: a pooled analysis of randomized controlled trials. JAMA 2005; 293: 1900-5.
4) O'Connor CM, Starling RC, Hernandez AF, et al. Effect of nesiritide in patients with acute decompensated heart failure. N Engl J Med. 2011; 365: 32-43.
5) Hata N, Seino Y, Tsutamoto T, et al. Effects of carperitide on the long-term prognosis of patients with acute decompensated chronic heart failure: the PROTECT multicenter randomized controlled study. Circ J. 2008; 72 (11): 1787-93.
6) Kitakaze M, Asakura M, Kim J, et al. Human atrial natriuretic peptide and nicorandil as an adjunct to reperfusion therapy for acute myocardial infarction with ST-segment elevation: the randomised (J-WIND): two randomise trials. Lancet. 2007: 370; 1483-90.
7) Matsue Y, Kagiyama N, Yoshida K, et al. Carperitide Is Associated With Increased In-Hospital Mortality in Acute Heart Failure: A Propensity Score-Matched Analysis. J Card Fail. 2015; 21: 859-64.

〈朝倉正紀〉

第5章 重症期を脱する重症心不全治療

5 血管拡張薬

　心不全領域では，血管拡張薬はなくてはならない薬物である．血管拡張薬には急性期に主に使用する静脈注射での血管拡張薬と慢性期に主に使用する内服での血管拡張薬があるが，ここでは特に静脈注射での血管拡張薬について取り上げたい．

①血管拡張薬の作用機序や特徴，エビデンスは？
②どのように血管拡張薬を使い分ければ良いか？

　循環器内科領域でよく使われ，理解しておきたい静脈注射での血管拡張薬は表1の通りである．
　心不全治療における血管拡張薬に関しては大規模なランダム化比較試験は存在しない．急性期に血管拡張薬を投与しないコントロール群を設けることは倫理的に許容されず，患者同意を得ることも困難であり，また心不全の病態は多種多様であることからエビデンスに乏しいのが現状である．
　そのような理由からも，作用機序に基づいた血管拡張薬の理解と選択が日常臨床では求められる．

1　心機能を規定する因子について

　血管拡張薬の作用機序を理解するためには，まずは心機能（心拍出量）を

表1　静脈注射での血管拡張薬

分類	一般名	商品名
硝酸薬	ニトログリセリン 硝酸イソソルビド ニトロプルシド	ミオコール，ミリスロール ニトロール ニトプロ
ナトリウム利尿ペプチド	カルペリチド	ハンプ
カルシウム拮抗薬	ニカルジピン	ニカルピン

規定する4つの因子（前負荷，後負荷，心収縮力，心拍数）について知っておく必要がある．心拍出量は一回拍出量×心拍数で表され，一回拍出量は，前負荷・後負荷・心収縮力の3つで規定される．

　前負荷は，静脈還流量（体液量），つまり心臓に戻ってくる血液量を表し，前負荷が増大すれば一回拍出量も増加し，前負荷が足りないと一回拍出量は低下する（Frank-Starlingの法則）．

　後負荷は，細動脈の末梢血管抵抗であり，末梢血管の硬さ，末梢血管収縮を表し，平均動脈圧や全身血管抵抗で代用される．全身血管抵抗は，（平均動脈圧－中心静脈圧）×80/心拍出量　で表される．

　心収縮力は，増加・低下で表され，心筋の収縮力が強力である程，一回拍出量は増加する．

　以上，一回拍出量を規定する3つの因子に心拍数を加えて，血管拡張薬が作用する部位が静脈系（つまり前負荷低下）か，動脈系（つまり後負荷低下）か，もしくは冠動脈かを意識することが重要である．

2 各々の血管拡張薬の特徴について

1．ニトログリセリン，硝酸イソソルビド

a）効果

　ニトログリセリンは，静脈系優位の血管拡張と，冠動脈拡張作用を有する[1]．少量投与（<40μg/min）では，静脈系を拡張するが，大量投与（>200μg/min）では動脈拡張作用も有すると言われている．硝酸イソソルビドは，ニトログリセリンとほぼ同様の作用を示すが，動脈拡張作用が少し弱いとされている．

b）特徴

　ニトログリセリンは半減期が非常に短く，中止するとすぐに効果が消失すると言われており，非常に使用しやすい薬剤である．一方，耐性が問題となり，血行動態への変化は数時間～24時間程度で減少すると言われており[2]，必要に応じて増量すべきである．

　硝酸イソソルビドは，半減期がニトログリセリンより長いが，耐性獲得が遅いという利点がある．

　また，両薬剤ともに，前負荷軽減により血圧低下が著明に出る場合や，脳血流亢進による頭痛の副作用が出ることがある．

c）エビデンス

古くから心不全に対して使用されており，その急性期の効果は疑いようがなく，心不全に対する血管拡張薬としては不可欠の薬剤である．ただし，プラセボとの比較試験は施行不可能であることから生命予後改善効果の「エビデンス」はない．血圧高値の肺水腫をきたした急性心不全症例を対象に，高用量硝酸イソソルビド＋低用量フロセミドと，低用量硝酸イソソルビド＋高用量フロセミドの比較試験では，高用量硝酸イソソルビド使用群の方が，早期に酸素化が改善し，人工呼吸器導入の頻度が低かったと報告されている[3]．

d）実際の症例と使い方

> **症例**
>
> 5年前に健康診断を契機に拡張型心筋症の診断に至り，以降外来通院されている．来院の数時間前より突然の呼吸困難を認め，救急搬送となった．来院時の収縮期血圧は240mmHgであり，SpO_2はリザーバーマスク15L下で80％台であった．聴診上，両側肺野に湿性ラ音を聴取し，胸部X線上は両側肺水腫像を呈していた．経過から，クリニカルシナリオ1[4]の急性心不全が強く疑われた．直ちにニトログリセリンスプレーを2puff行った．非侵襲的陽圧換気を導入し，静脈路確保を行い，ニトログリセリンの持続静注を開始した．速やかに自覚症状が改善し，酸素化も改善し，血行動態も安定した．

〔使い方〕

本症例のように，血圧高値を伴った急性心不全に対しては，禁忌がない限り第一選択と考えられる．急性期は静脈路確保困難な場合もあり，簡便である舌下スプレーが使用される場面も多い．静脈注射の場合は，ニトログリセリンは0.5〜10μg/kg/minで持続静注，硝酸イソソルビドは0.5〜3.3μg/kg/minで持続静注を行い，適宜増減する．

2．ニトロプルシド

a）効果

血管平滑筋に作用し，動脈と静脈の両方を同程度に，かつ強力に拡張する作用がある．ニトログリセリンよりもはるかに強力な降圧作用を持つ．

b）特徴

　強力な血管拡張作用を有する反面，下記の3点の欠点がある．1点目は，冠動脈狭窄を有する場合に，正常冠動脈を拡張し狭窄血管の血流が低下する，いわゆる冠動脈盗血現象が存在することである．2点目は，高用量（＞3μg/kg/min）で長期間使用した場合や腎機能低下時に，代謝産物であるシアン化物，チオシアン酸塩が蓄積し，シアン中毒になる可能性がある．3点目は，長期持続投与による反射性の頻脈や中止後のリバウンド高血圧をきたす可能性があり，漸減しながら中止することが必要である．このような理由から一般的に投与期間を24～48時間に限定して使用する場合が多い．

c）エビデンス

　後ろ向き研究ではあるが，心拍出係数＜$2.0L/min/m^2$の非代償性急性心不全による入院患者に対して，平均動脈圧を65～70mmHgを目標にニトロプルシドを使用した群は，非使用群と比較して，25か月後の経過観察期間中の死亡率の改善を認めたと報告されている[5]．

　機序からは，弁逆流に関連した急性心不全に効果を発揮すると思われ[6]，また，低左心機能を伴う重症大動脈弁狭窄症患者で，心拍出係数＜$2.2L/min/m^2$かつ平均動脈圧＞60mmHgの非代償性心不全患者に対して，ニトロプルシドを使用することにより，特に副作用なく血行動態，心拍出係数の改善を認めたとの報告もある[7]．

d）実際の症例と使い方

　海外では心不全に対して時々使用され，血管拡張薬を使用したい時の1つの選択肢となっているが，日本では手術時の低血圧維持や異常高血圧時にのみ適応が認められており，使用機会は限定される．重症高血圧を伴う心不全患者や，弁膜症に関連した急性心不全患者には使用も考慮される．使用する際には，血圧をモニターしながら，0.1～0.3γより投与を開始し，適宜増減する．

3．カルペリチド

　利尿作用とともに，血管拡張作用も併せ持つ薬剤である．詳細は別項に記載されているので，参照して頂きたい．

4．ニカルジピン

a）効果

　ジヒドロピリジン系カルシウム拮抗薬に分類され，血管平滑筋に働き，主

に動脈系を拡張させる．また，冠動脈拡張作用も有する．

b) 特徴

　動脈系を拡張させるニトロプルシドと比較し，反射性の頻脈や冠動脈盗血現象を起こさないという特徴がある．

c) エビデンス

　心不全に対する血管拡張薬としては，前述の硝酸薬やナトリウム利尿ペプチドが主に使われ，動脈系を優位に拡張するカルシウム拮抗薬のエビデンスはほぼ皆無である．ただし，前負荷を下げ過ぎずに後負荷を減らしたい症例も稀ではあるが経験するところであり，本稿に記載させて頂いた．

d) 実際の症例と使い方

> **症例**
>
> 30歳女性．労作時呼吸困難を主訴に受診した医院で心胸郭比の拡大を認め，心エコーを行ったところ，左室駆出率：20%，左室拡張末期径：75mmと低左心機能を認め，精査加療目的に紹介となり入院．入院時の右心カテーテル検査で，肺動脈楔入圧30mmHg，肺動脈圧60/33mmHg，右房圧4mmHg，心拍出係数1.9L/min/m^2，体血圧200/110mmHg，全身血管抵抗3000dynes*sec*cm^{-5}であった．血管拡張作用＋強心作用のあるPDE Ⅲ阻害薬を用いたが，依然として血圧高値であり，ニカルジピンを2.0γ併用して，収縮期血圧が140mmHgを下回るように後負荷の軽減を行った．

〔使い方〕

　硝酸薬使用での前負荷低下により，著明な血圧低下が予想される心不全症例では，動脈系優位に作用するニカルジピンを用いる場面もある．0.5～2γより投与を開始し，適宜増減する．

> ### ❖ Take home messages
>
> - 個々の心不全病態に応じて，静脈系，動脈系のいずれを拡張させるのかについての作用機序や，副作用を踏まえて，血管拡張薬を選択する必要がある．

【文献】

1) Elkayam U. Nitrates in the treatment of congestive heart failure. Am J Cardiol. 1996; 77: 41C-51C.
2) Elkayam U, Janmohamed M, Habib M, et al. Vasodilators in the management of acute heart failure. Crit Care Med. 2008; 36: S95-105.
3) Cotter G, Metzkor E, Kaluski E, et al. Randomised trial of high-dose isosorbide dinitrate plus low-dose furosemide versus high-dose furosemide plus low-dose isosorbide dinitrate in severe pulmonary oedema. Lancet. 1998; 351: 389-93.
4) Mebazaa A, Gheorghiade M, Piña IL, et al. Practical recommendations for prehospital and early in-hospital management of patients presenting with acute heart failure syndromes. Crit Care Med. 2008; 36: S129-39.
5) Mullens W, Abrahams Z, Francis GS, et al. Sodium nitroprusside for advanced low-output heart failure. J Am Coll Cardiol. 2008; 52: 200-7.
6) Stout KK, Verrier ED. Acute valvular regurgitation. Circulation. 2009; 119: 3232-41.
7) Khot UN, Novaro GM, Popović ZB, et al. Nitroprusside in critically ill patients with left ventricular dysfunction and aortic stenosis. N Engl J Med. 2003; 348: 1756-63.

〈濱谷康弘　天木 誠〉

第5章 重症期を脱する重症心不全治療

6 呼吸補助療法

問題提起！
① どのような患者に対して呼吸補助療法をすればよいのか？
② モードと圧設定はどうするか？
③ 呼吸補助療法を行う際の注意点は何か？

　救急車で呼吸困難の患者が搬送されてきた．患者は顔面蒼白で額は冷や汗でびっしょり，呼吸困難で話すことすらままならない．搬送した救急隊は粛々とバイタルサインを報告する．意識，やや混濁．マスク酸素を最大限投与しても酸素飽和度は85％しかない．胸部X線では肺水腫像を呈し，心エコーでは左室収縮能の低下を認めている．重症急性心不全である．吸入酸素投与だけでは酸素化を保つことはできず，このままでは生命維持ができない．さて，どうするか？

　以前であれば，救急外来で気管挿管のうえ人工呼吸器を装着する，というケースであるが，呼吸困難患者に鎮静をかけて気管挿管を行うことは，患者にとっても医療従事者にとっても大きな負担となる．しかし，マスク装着のうえ非侵襲的陽圧換気（non-invasive positive pressure ventilation：NPPV）を行うことで，多くの症例で気管挿管を回避でき，近年では呼吸管理の第一選択として推奨されている．

　本稿では，重症心不全患者に対するNPPVの方法や効果について，具体例を交えて解説する．

1 心原性肺水腫に対するNPPVの有益性

　急性心原性肺水腫では，肺静脈圧上昇により肺胞腔への体液の漏出が起こるとともに，肺コンプライアンスの低下や気道抵抗の増加が起こり，呼吸不全をきたす．呼気終末陽圧呼吸（positive end-expiratory pressure：PEEP）は，呼気の気道内圧を陽圧に保つことで，肺胞の虚脱を防ぎ換気を改善するとともに，機能的残気量の増加，呼吸仕事量の減少をもたらし，酸素化を改

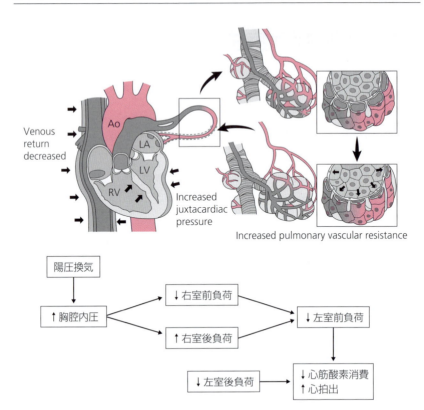

図1 陽圧換気による血行動態への影響
(Wiesen J, et al. Heart. 2013; 99: 1812-7[4] より)

善させる[1,2]．また，胸腔内圧を増加させ静脈灌流を減少させることにより前負荷を軽減し，心臓周囲圧の上昇により後負荷の軽減をもたらすことで，血行動態的にも心不全に対して有益な影響を与える（図1）[3,4]．さらに交感神経系の興奮を抑制することにより頻脈や心拍変動（heart rate variability）を改善する効果も有する[5]．

急性心不全治療ガイドラインにおいても，酸素投与で無効の場合のNPPVはclass I であり第一選択として推奨されている[6]．メタアナリシスによれば，持続陽圧呼吸（continuous positive airway pressure：CPAP）によるNPPVは急性心原性肺水腫での気管挿管を60%回避し，院内死亡を47%減少させた[7]．

心原性肺水腫においてNPPVは，理論的にもエビデンス的にも有効なこ

とが明らかなため，早期から積極的に NPPV を用いて呼吸管理をするべきである．具体的には，吸入酸素療法に抵抗性で SpO_2 95％未満の低酸素血症例，あるいは頻呼吸，努力性呼吸，起坐呼吸などの呼吸困難を伴う例，呼吸性アシドーシスや高二酸化炭素血症（$PaCO_2$ 50mmHg 以上）がある例などは適応となる．一方，NPPV の装着には患者の協力が必要であり，意識障害や不穏患者には適応とならない（CO_2 ナルコーシスは除く）．また，気胸を伴う場合，ドレナージを行ってから施行するべきである．他方，NPPV 開始後も低酸素血症が改善しない場合や，咳反射が低下し気道の喀痰が排出できない場合は，NPPV 無効例としてただちに気管挿管に移行することが推奨される．

2 NPPV に使用される機器と設定条件

1. bilevel PAP

　NPPV で用いられる人工呼吸器は従量式と従圧式に分類されるが，1990 年頃に，従圧式の bilevel PAP(bilevel positive airway pressure) という換気様式の人工呼吸器が登場して以来，軽量で簡便な機器として同方式が NPPV の主流となっている．bilevel PAP とは，吸気時には吸気圧（IPAP: inspiratory positive airway pressure），呼気時には呼気圧（EPAP: expiratory positive airway pressure）という 2 つの圧レベルをかけることで呼吸補助をする．圧力の設定は機種によっても異なるが，下限は 2～4cmH$_2$O，上限は 25～40cmH$_2$O となっている．IPAP と EPAP の差（IPAP−EPAP）がサポート圧で，IPAP を増減することで換気量を調節する．マスク近傍には呼気排出孔があり，意図的に余剰な空気を排出し CO_2 の再呼吸を防いでいるが，マスクのずれなどによる予期せぬリークにも対応しており，自動で流量を調整する機能を有している．

2. bilevel PAP の換気モードとインターフェイス

　bilevel PAP 方式の機種における換気モードには，S（spontaneous），T（timed），S/T（spontaneous/timed），CPAP（continuous positive airway pressure）の各モードがある（表 1）．呼吸器疾患や神経筋疾患などで換気量が保てない場合には S/T モードで開始されることもあるが，心原性肺水腫，とくに急性の場合は，CPAP モードで開始されることが多い．当センターでは，8cmH$_2$O の CPAP モードがデフォルトとして設定されており，救急搬送患

表1 bilevel PAP 方式の機器における換気モード

モード		換気方法
S	Spontaneous	自発呼吸のみを補助する.
T	Timed	設定した呼吸数,吸気率で換気を調節する.
S/T	Spontaneous/Timed	主に自発呼吸を補助するが,自発呼吸がない場合はバックアップとして換気する.
CPAP	Continuous positive airway pressure	吸気,呼気ともに一定の圧をかける.

者に対して開始されている.急性心原性肺水腫に対してbilevel PAP モードもCPAP 同様,有効性が認められているが,CPAP よりも効果が高いとした報告はない[7, 8].CO_2 高値例は,換気量を保つため S/T モードが選択される.

　マスクの選択やフィッティング調整は,NPPV 導入におけるキーポイントの一つである.患者の忍容性やリークの状況によって使い分ける.トータルフェイス(顔全体),フルフェイス(口・鼻),ネーザルマスク(鼻)などがあり(図2),マスクのサイズもそれぞれに数種類ある.患者の鼻柱の高さや顔面のサイズに応じて,適切なインターフェイスを用いるようにするが,救急外来での初期装着は,トータルフェイスマスクが効果的である.また,ストラップの締めすぎは皮膚障害の原因になるため,注意が必要である.多少のリークは機器により補正されるので,長時間快適に装着できることを優先するようにする.

　吸入酸素濃度は SpO_2 が 95% 以上を維持するように設定する.NPPV 機

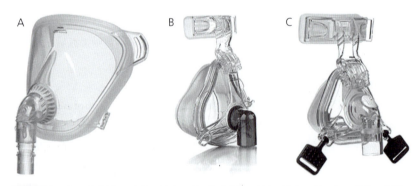

図2　A: トータルフェイスマスク,B: フルフェイスマスク,C: ネーザルマスク
(フィリップスのウェブサイトより)

器は酸素ブレンダの付いた高濃度の酸素が投与できるものと，酸素濃度が規定できない小型の機器とがあるが，急性心原性肺水腫患者に投与する場合，前者が好ましい．その場合，FiO_2 100％から開始し，血液ガスをチェックしながら FiO_2 を調節する．

3. ASV

近年，新しいNPPV機器として，ASV（Adaptive-Servo Ventilation）が普及してきた．ASVは，患者の呼吸パターンをモニターし，目標分時間気量に合わせて，理想的な換気回数および適切な吸気圧サポートを提供する独特な機器である．初期の機器設定が不要で簡便であることから，マンパワーの少ない施設などで使用される場合がある．しかし，高濃度の酸素投与は困難（FiO_2 50％程度まで）であり，急性心原性肺水腫における使用は限定的である．

3 NPPVからの離脱

心原性肺水腫に対するNPPV治療は，酸素化の改善だけでなく，血行動態の改善など急性心不全そのものの治療でもあるため，NPPV（主としてCPAP）のみで心不全が改善することも多い．酸素化が保持でき，呼吸困難がなければ，圧を減量していく．病状に合わせて臨機応変に行うが，NPPVの場合，状態が悪化したら簡便に再装着できるため，CPAP圧が$4cmH_2O$以下となったら，積極的に離脱を試みるようにする．

一方，NPPV導入後も低酸素血症が改善しない場合は，すみやかに気管挿管へ移行することが望ましい．

症例 67歳，男性

〔主訴〕呼吸困難

〔既往歴〕10年前まで高血圧の服用歴あるが，自己中断

〔経過〕1週間前より労作時の呼吸困難感を認めていたが，軽度のため経過観察していた．3日前より夜間呼吸困難を認め，起坐位で改善．本日午前4時頃，呼吸困難で目覚めた．一時改善するも我慢できなくなり，12時頃，救急車を要請し当院に搬送された．
当院搬送時，呼吸困難著明で会話ができない状態であった．ベンチュリーマスク（酸素10L，FiO_2 50％）にて酸素飽和度は94％，呼吸数

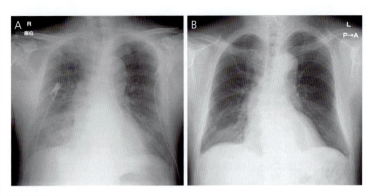

図3 胸部X線

34回，心拍数140/分，血圧238/162mmHgであった．胸部X線では両側の肺水腫像（図3A），心エコーでは左室全周性の壁運動低下を認め（LVEF＝39％），急性心原性肺水腫と診断した．

救急外来でただちにNPPVを導入した．設定条件はCPAPモード，PEEP 8cmH₂O，FiO₂ 100％，マスクはトータルフェイスマスクを使用した．NPPV開始後，呼吸困難はすみやかに改善，酸素飽和度は100％に上昇し，血圧は降下した．CCUへ入室し，NPPV，ニトログリセリンの持続点滴による治療で経過観察した（表2）．酸素飽和度および血液ガス所見を指標にFiO₂を漸減し，翌日早朝，FiO₂ 35％，PEEP 4cmH₂Oの条件で酸素化が保たれていることを確認し，NPPVから離脱した．胸部X線の肺水腫像は改善（図3B），冠動脈造影では有意狭窄を認めなかった．

表2 NPPV開始前後の推移

	開始前	1時間後	6時間後	翌日早朝
モード		CPAP	CPAP	CPAP
PEEP (mmHg)		8	6	4
FiO₂ (%)		100	50	35
心拍数 (bpm)	140	107	88	79
血圧 (mmHg)	238/162	176/104	120/83	136/68
呼吸数 (/分)	34	24	21	19
PaO₂ (mmHg)	68	251	83	87
PaCO₂ (mmHg)	33	37	36	34

〔解説〕

いわゆる CS1（Clinical Scenario 1：収縮期血圧 140mmHg 以上）の急性心不全症例で，早期の NPPV（CPAP モード）が著効し，気管挿管への移行を回避できた．NPPV の装着だけで呼吸困難および酸素化が著明に改善しており，このような症例では強心薬や利尿薬が必要でない場合も多い．すみやかに血圧降下をきたしており，NPPV による換気改善効果のみならず，陽圧換気による前負荷および後負荷の軽減効果や交感神経抑制による効果も大きかったものと考えられる．本症例は，虚血性心疾患ではないが，長期にわたる高血圧罹患歴があり，来院時の著明な血圧高値や低酸素血症があいまって，相対的な心筋虚血に陥っている可能性が高い．心筋への酸素供給，心筋の酸素消費量減少といった観点からも早期 NPPV 導入が有益であった．

Take home messages

① 急性心原性肺水腫による呼吸不全が疑われる患者に対しては，非侵襲的陽圧換気（NPPV）を考慮する．酸素吸入のみで SpO_2 95％未満，あるいは頻呼吸，努力性呼吸，起坐呼吸などの臨床症状が改善しない場合，速やかに NPPV を開始する．

② 心原性肺水腫の場合，NPPV の換気モードは通常 CPAP を用いる．初期の設定は補助圧 $8cmH_2O$ 程度，FiO_2 100％で開始し，その後，血液ガス検査の結果により調整する．CO_2 が貯留傾向時など換気を保ちたい場合，S/T モードが選択される．

③ NPPV は患者の協力が必要であり，意識障害や不穏では適応とならない．またマスクのフィッティングが重要で，長時間快適に装着できることを優先する．NPPV が不応で，低酸素血症の遷延や高二酸化炭素血症の増悪があるようなら，すみやかに気管挿管に移行するようにする．

【文献】

1) Tobin MJ. Mechanical ventilation. N Engl J Med. 1994; 330: 1056-61.
2) Esteban A, Anzueto A, Frutos F, et al. Characteristics and outcomes in adult patients receiving mechanical ventilation: a 28-day international study. JAMA. 2002; 287: 345-55.
3) Luecke T, Pelosi P. Clinical review: Positive end-expiratory pressure and cardiac output. Crit Care. 2005; 9: 607-21.
4) Wiesen J, Ornstein M, Tonelli AR, et al. State of the evidence: mechanical ventilation with PEEP in patients with cardiogenic shock. Heart. 2013; 99: 1812-7.
5) Butler GC, Naughton MT, Rahman MA, et al. Continuous positive airway pressure increases heart rate variability in congestive heart failure. J Am Coll Cardiol. 1995; 25: 672-9.
6) 日本循環器学会. 循環器病ガイドシリーズ: 急性心不全治療ガイドライン（2011年改訂版）. http://www.j-circ.or.jp/guideline/pdf/JCS2011_izumi_h.pdf（2015年9月閲覧）
7) Masip J, Roque M, Sánchez B, et al. Noninvasive ventilation in acute cardiogenic pulmonary edema: systematic review and meta-analysis. JAMA. 2005; 294: 3124-30.
8) Agarwal R, Aggarwal AN, Gupta D, et al. Non-invasive ventilation in acute cardiogenic pulmonary oedema. Postgrad Med J. 2005; 81: 637-43.

〈菅野康夫〉

第5章 重症期を脱する重症心不全治療

7 IABP

> **問題提起！**
> ①重症心不全治療におけるIABPの位置づけは？
> ②IABP使用前に確認しておくべきことは？
> ③IABP使用の適切なタイミングは？

　IABPは大腿動脈からバルーンカテーテルを挿入，胸部下行動脈に留置し，バルーンを拡張・収縮させることで，心拍出量の10〜20％を補助する装置である．最も簡易に使用できる機械的循環補助装置（mechanical circulatory support）として臨床現場でよく用いられている．急性心筋梗塞に伴うショック症例に用いられることが最も多いが[1]，本稿では主に重症心不全例に対する使用を念頭に考える．

1 IABPがもたらす効果

　IABPの原理はCounter pulsationの原理に基づいている．Counter pulsa-

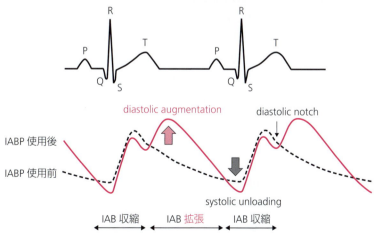

図1 IABPによるdiastolic augmentationとsystolic unloading

tion は以下の2つのメカニズムにより循環改善効果を示す（図1）．

1. Diastolic augmentation

左室拡張期にバルーンを拡張することで冠血流を増加させ，また平均大動脈圧を上昇させることにより臓器還流を改善させる．

2. Systolic unloading

左室収縮期にバルーンを収縮させることで，大動脈内のボリュームを減らし，収縮期血圧を低下（後負荷減少）させることで心仕事量を減少させ心筋酸素消費量を減少させる．

上記のメカニズムから特に虚血性心疾患を基礎疾患とした重症心不全での有効性が期待されるが，非虚血性心不全に対しても同等の効果があると報告[2]されており，非虚血性心不全に対しても積極的に適応すべきである．

2 IABPのエビデンスとガイドラインでの位置づけ

IABPは約50年の歴史があり，主に急性心筋梗塞による心原性ショック症例に有効とされてきた．しかし，2012年に発表されたIABP-SHOCK-II研究[3]およびその慢性期予後に与える影響を検討した報告[4]では意外なことにIABPの有効性は示されなかった．この研究ではIABPがPCI前に挿入されたのはわずか13.4％であり，挿入のタイミングが遅かったため急性期および慢性期予後に対して有効性を発揮できなかった可能性は十分考えられるものの，この結果を受けてESCの再還流療法に関するガイドライン[5]ではIABPのルーチン使用に関してはClass IIIへと落とされている．

では重症心不全に関してはどうか？　残念ながら重症心不全に関するエビデンスは限定的と言わざるを得ない．急性心筋梗塞とは異なり，重症心不全という進行性の病態に対してIABPという"一時的な"機械的循環補助装置の効果を検討すること[6,7]は今後も難しいと予想され，重症心不全に対するIABPのエビデンスを求めることは困難と思われる．

ESCの心不全ガイドライン[8]ではIABPは重症心不全治療における短期間の一時的機械的循環補助装置という位置づけであり，左室補助人工心臓（LVAD）装着，心臓移植を決断するまでの"bridge to decision（BTD）"のために用いるとされている．

ごく最近，INTERMACS profile 2（強心薬投与中にも関わらず増悪する

状態）の重症心不全症例に対して，LVAD 装着術前の予防的 IABP 挿入が，LVAD 装着術前の血行動態，自律神経活性を改善させ，さらには術後の血行動態，並びに ICU 滞在期間等の術後経過を良好にすると報告[9]された．

3 禁忌

バルーンを拡張期に膨張させるため，中等度以上の大動脈弁閉鎖不全症患者では逆流量を増加させてしまうため，禁忌である．また，胸腹部大動脈瘤を有する患者では大動脈破裂があり原則禁忌と考えるべきである．また，高度の大動脈粥状硬化病変や下肢閉塞性動脈硬化症を有する患者に対しては慎重に検討する．

重要なことは，これらは初診時より評価可能であることから，IABP が必要となるかもしれない重症例に関しては，理学的所見では心不全の評価に関わるものの他に，IABP 使用を見越して，足背動脈触知するかどうか，心エコーによる大動脈弁逆流の評価は入院時にしておくべきである．また，特に動脈硬化が強いと予想される症例に関しては単純 CT で良いので大動脈石灰化の評価も入院早期に行っておくべきである．

4 IABP 挿入前に考えておくこと

IABP を鎖骨下動脈より挿入し中長期に用いることは可能ではあるが，原則 IABP は 10 日から 2 週間程度の一時的機械的循環補助装置であるため，離脱ないしその次のステップ（PCPS や，より強力で長期使用可能な機械的循環補助装置である LVAD）を具体的に考えた上で使用する必要がある．離脱できない可能性は十分あるため，その場合どうするかの戦略も必ず立てておくべきである．すなわち，心臓移植登録や LVAD，あるいは緩和医療も含めて検討し，長期的戦略を考えておくことが必要である．

5 適応となる心不全症例と IABP 挿入のタイミング

どういう症例にどういうタイミングで IABP を使用するかは実際臨床現場で判断に悩むことが多い．誤解を招く恐れがある中で，敢えて実臨床に即した言い方をすれば，悩むときは IABP を早めに入れておいたほうが正解である場合が多い．当然のことながら症例ごとに適切なタイミングを判断すべきであるが，IABP 挿入の判断が遅れることで，臓器循環不全がさらに進行し

病態の悪化を招きうるからである．つまり重症心不全がさらに重症化してから挿入すれば，IABP 離脱までの時間が長くなり，挿入期間が長くなればなるほど IABP 合併症が増えるという悪循環に陥り，回復の可能性を失うことにもなりかねないことに留意すべきである．

6 IABP 挿入手技

　初診時から IABP 挿入が必要になる可能性を考え，準備しておくことが必要である．手技としては比較的単純な手技であるが，緊迫した状況で挿入することも多く，落ち着いて，確実に手技を進めていくことが何よりも重要であると思われる．最近では心臓カテーテル検査，冠動脈インターベンション治療は橈骨動脈アプローチが主流であり，特に若い循環器内科医は大腿動脈穿刺を行う機会が以前に比べ激減していると思われるが，循環器内科医にとって現在も最も基本的で重要な手技であると認識すべきである．

1) 理論上はベッドサイドでも挿入可能であるが，緊急時以外は必ず透視下での挿入を原則とすべきである．
2) Seldinger 法により 8Fr シースを大腿動脈に挿入．
3) バルーンカテーテルは体格（身長）により適切なサイズのものを選択する．透視下でバルーンを適切な位置に留置する（図 2）．上端を左鎖骨下

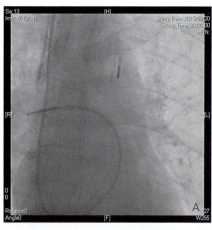 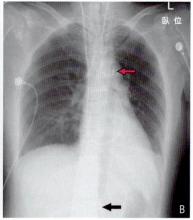

図2　A：透視での IABP 先端位置の確認
　　　B：胸部 X 線写真での IABP 先端（赤矢印）と下端（黒矢印）の確認（その間で拡張したバルンが見えている）

動脈より遠位へ，下端は腎動脈より高位に留置するとされるが，実際は適切なサイズのバルーンを先端で位置合わせして固定する．
4) 心電図，あるいは圧トリガーにて作動開始．通常トリガーは心電図波形を選択し，大動脈圧波形にて効果が最大限発揮されるタイミングに設定する．

7 合併症

　機械的循環補助装置の中では合併症は少ないものの，下肢虚血，出血，バルーン破裂，動脈損傷（動脈解離を含む），コレステロール塞栓症，腹部臓器虚血（腸管虚血）などがあげられる．

　合併症の早期診断が重要であるため IABP 管理中は常に上記合併症が起こりうることを意識しておく必要があり，また，病態の改善が得られればできるだけ早期に weaning，抜去を考慮すべきである．IABP の weaning に関しては他稿を参考にされたい．

> ❖ Take home messages
> ① IABP は "一時的" 循環補助装置であるため，移植登録，VAD，あるいは緩和医療を含めた長期的な戦略を考えたうえで使用，あるいはその判断をするための Bridge として使用する（BTD; bridge to decision）．
> ② IABP が使用可能か（中等度以上の AR の有無，下肢血管の状態）は入院後可及的早期に確認しておく．
> ③ IABP が必要かも？ と思ったタイミングでの早めの使用を考慮する．

【文献】

1) Thiele H, Ohman EM, Desch S, et al. Management of cardiogenic shock. Eur Heart J. 2015; 36: 1223-30.
2) Lauten P, Rademacher W, Goebel B, et al. Intra-aortic counterpulsation for hemodynamic support in patients with acute ischemic versus non-ischemic heart failure. J Invasive Cardiol. 2012; 24: 583-8.
3) Thiele H, Zeymer U, Neumann FJ, et al. Intraaortic balloon support for myocardial infarction with cardiogenic shock. N Engl J Med. 2012; 367: 1287-96.
4) Thiele H, Zeymer U, Neumann FJ, et al. Intra-aortic balloon counterpulsation in acute myocardial infarction complicated by cardiogenic shock(IABP-SHOCK II): final 12 month results of a randomised, open-label trial. Lancet. 2013; 382: 1638-45.
5) Authors/Task Force members, Windecker S, Kolh P, et al. 2014 ESC/EACTS Guidelines on myocardial revascularization: The Task Force on Myocardial Revascularization of the European Society of Cardiology(ESC) and the European Association for Cardio-Thoracic Surgery(EACTS) Developed with the special contribution of the European Association of Percutaneous Cardiovascular Interventions(EAPCI). Eur Heart J. 2014; 35: 2541-619.
6) Norkiene I, Ringaitiene D, Rucinskas K, et al. Intra-aortic balloon counterpulsation in decompensated cardiomyopathy patients: bridge to transplantation or assist device. Interact Cardiovasc Thorac Surg. 2007; 6: 66-70.
7) Mizuno M, Sato N, Kajimoto K, et al. Intra-aortic balloon counterpulsation for acute decompensated heart failure. Int J Cardiol. 2014; 176: 1444-6.
8) McMurray JJ, Adamopoulos S, Anker SD, et al. ESC Guidelines for the diagnosis and treatment of acute and chronic heart failure 2012: The Task Force for the Diagnosis and Treatment of Acute and Chronic Heart Failure 2012 of the European Society of Cardiology. Developed in collaboration with the Heart Failure Association (HFA) of the ESC. Eur Heart J. 2012; 33: 1787-847.
9) Imamura T, Kinugawa K, Nitta D, et al. Prophylactic Intra-Aortic Balloon Pump Before Ventricular Assist Device Implantation Reduces Perioperative Medical Expenses and Improves Postoperative Clinical Course in INTERMACS Profile 2 Patients. Circ J. 2015; 79: 1963-9.

〈木岡秀隆〉

第5章 重症期を脱する重症心不全治療

8 PCPS

問題提起！

① PCPS どのような状況で使用するのか？
② PCPS 使用中に注意すべきポイントは何か？
③ どの時点で PCPS からの離脱は可能か？

　心不全増悪による入退院を繰り返す慢性心不全患者では，徐々に心機能が低下し，やがて薬物治療抵抗性となる．このような患者が急性増悪をきたし，種々に強心薬を使用しても血行動態の維持が困難な状態に陥った場合，機械的循環補助装置が必要となる．自己心拍によりある程度の動脈圧が維持されている症例に対しては，比較的低侵襲である大動脈内バルーンパンピング（IABP）の有効性が期待できる．しかし，ショックまたはプレショック状態のように自己心拍では動脈圧が維持できない状態では，より強力な循環補助装置である経皮的心肺補助装置（percutaneous cardiopulmonary support：PCPS）や補助人工心臓（ventricular assist system：VAS）が必要となる[1]．しかし，これら装置の使用に当たっては，装着時の侵襲，補助期間，さらには挿入後の治療経過を想定した上で慎重に検討する必要がある．本稿では重症心不全の患者に対して短時間にて装着可能な PCPS の使用法について概説する．

1 PCPS の構成と挿入時の注意点

　PCPS は脱血管，送血管，膜型人工肺，遠心ポンプによって構成される閉鎖型の心肺補助装置である．通常，脱血管は大腿静脈より挿入し，先端を右房内に留置し，送血管を大腿動脈より挿入する．右房より脱血した血液を膜型人工肺で酸素化し，遠心ポンプにて大腿動脈に挿入した送血管へ逆行性に送血する（図1）[2]．PCPS 使用中は強力な抗凝固療法を行うため，出血リスクを伴う．特に PCPS の送脱血管は太いため，穿刺部からの出血がしばしば問題となる．そのため，送脱血管の挿入に際しては，ショック状態では確実

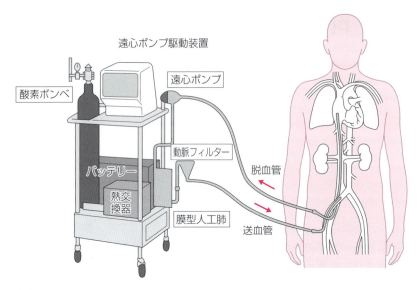

図1 PCPS

な挿入が優先されるが，心不全増悪時でも待機的に挿入する場合は，できるだけ刺入部からの出血が少なくなるよう慎重に穿刺，挿入を行う．また，流量補助を開始し，回転数を上げ脱血量が増加した際に，脱血不良が生じる場合がある．その際は生理食塩水などの細胞外液を 500～1000mL 補液し脱血量を維持する．

2 PCPS の効果

　PCPS は IABP とは異なり，人工肺により酸素化された血液を 2～3L/分で流量補助できるため，自己心肺機能が著しく低下し動脈圧が維持できない状態でも効果を発揮する．補助効果は遠心ポンプの回転数により調整可能である．しかし，大腿動脈より逆行性に送血するため，回転に比例して補助効果が強くなるが，その一方で，不全心に対する後負荷の増大にもつながる．そのため，特に重症心不全例においては，IABP を併用することにより，後負荷の軽減と冠灌流圧の増大が得られ，心補助効果が増強される．

3 PCPS の適応・導入のタイミング

　PCPS の適応となる病態を表1に示す．これらの病態において，心不全増

表1 PCPSの適応と禁忌

適　応	禁　忌
1）心停止，重度心原性ショック状態に対する心肺蘇生	1）高度の大動脈弁閉鎖不全症
2）難治性心不全（急性心筋梗塞，劇症型心筋炎，心筋症）	2）大動脈解離
3）薬剤治療抵抗性の心室性不整脈	3）高度の閉塞性動脈硬化症
4）開心術後の低拍出量症候群	4）播種性血管内凝固症候群
5）心大血管手術の循環補助	5）不可逆性脳障害
6）体外循環からの離脱困難	6）悪性腫瘍の末期患者
7）補助人工心臓装着までのブリッジ	

悪により血行動態的に，高用量の強心薬投与あるいはIABP併用下でも収縮期血圧90mmHg以下，心係数2.0L/分/m^2以下，肺動脈楔入圧20mmHg以上の状態から脱し得ない場合，速やかにPCPSの挿入を検討する[3]．特に劇症型心筋炎の場合，急速に血行動態が悪化することがあるため，不可逆的臓器障害をきたさないためにも，挿入すべきタイミングを逸しないことが重要である[4,5]．

また，PCPSは多くの場合，一時的に循環補助を行うことで離脱可能であると考えられる症例に使用されるが，心筋症などで心不全増悪による入退院を繰り返すような難治性心不全例では，PCPSから離脱困難となる症例も存在する．その場合，心臓移植の適応がある症例では，心臓移植へのブリッジとしてVAS装着へと移行できるが，移植適応外の症例であれば，PCPS依存状態となり，退院困難となってしまう．よって，PCPSの適応を検討する際には，挿入後の経過も十分考慮しておく必要がある．

4 PCPS使用中の管理・注意点

PCPS挿入中は血栓形成の予防のために，ヘパリンによる抗凝固療法を行う．通常は，ACT（活性化全血凝固時間）が200〜300秒になるようコントロールを行う．PCPS使用中は回路にて血小板が消費され，血小板低下をきたす場合があるが，急速に減少した場合は，ヘパリン起因性血小板減少症（HIT）を疑いHIT抗体を測定し，必要に応じてヘパリンから選択的抗トロンビン薬であるアルガトロバンに切り替える[6]．また，一定の自己心拍出があれば，脳循環は自己肺で酸素化された血液により維持される．しかし，自己心機能が著明に低下した症例では，自己の心拍出量が低下し，脳組織が低酸素血症に陥る可能性がある．そのため，自己の心肺による酸素化能が反映

される右上肢より定期的に動脈血液ガスを測定し，モニターしなければならない．PCPSの合併症を表2に示す．PCPSの送血管はIABPと比較しても太いため，刺入部末梢側の虚血に注意が必要である．下肢の色調不良や温度低下を認めた場合は，ドップラ血流計にて血流を確認し，検知できない場合は，送血管刺入部の末梢側に一時的にバイパスを作成し，下肢虚血を予防する．また，PCPSとIABPの併用により強力な循環補助が得られるため，挿入前に投与していた強心薬は，臓器灌流が維持できる範囲で可能なかぎり減量し，自己心機能の温存，回復をはかる．しかし，PCPS開始後も循環動態が維持できない場合は，より強力かつ長期の循環補助が可能なVASへの移行を検討する必要がある．特に心臓移植適応となる可能性が高い場合，VASへ移行し血行動態が維持できたとしても，不可逆的臓器障害を合併していれば，移植適応外となってしまうため，タイミングを逸しないことが重要である．

表2 PCPSの合併症
・下肢虚血 ・出血（穿刺部，後腹膜など） ・血管損傷 ・血栓塞栓症 ・感染症

5 PCPSのWeaning

　PCPS使用下で強心薬を減量しても血行動態が安定していれば，離脱を検討する．PCPSの補助流量を徐々に低下させ，1L/min程度まで低下させた状態で，心拍出量（心係数2.2L/min/m²以上が目安），血圧が維持され，中心静脈圧の急速な上昇がないことを確認する．また，心エコーにて補助量減少による自己心機能の低下がないことや，大動脈弁をMモードで観察し，良好な解放が得られていることを確認する．これらの条件を満たした場合，IABPの併用下でPCPSを停止させ抜去する．また，離脱後，軽度の血圧低下や尿量減少を認める場合には，使用中に減量した強心薬の一時的な増量も検討する．

❖ Take home messages

①PCPSは心不全増悪により，強心薬やIABPを使用しても血行動態の維持が困難な状況で使用する．高度に自己心機能が低下した

状態でも，2〜3L/分の強力な流量補助により循環維持が可能である．
②PCPS 使用中は，合併症（下肢虚血，出血，血栓塞栓症，感染症など）に注意しながら，可能な限り強心薬の減量を試みる．
③強心薬を減量または中止した状態で，補助流量を 1L/min まで低下させても血行動態が維持されていれば離脱可能である．

【文献】

1) Hunt SA, Abraham WT, Chin MH, et al. American College of Cardiology Foundation; American Heart Association. 2009 Focused update incorporated into the ACC/AHA 2005 Guidelines for the Diagnosis and Management of Heart Failure in Adults a Report of the American College of Cardiology Foundation/American Heart Association Task Force on Practice Guidelines Developed in Collaboration with the International Society for Heart and Lung Transplantation. J Am Coll Cardiol. 2009; 53: e1-90.
2) 中谷武嗣. 新版経皮的心肺補助法－PCPS の最前線. 東京: 秀潤社; 2004. p.141-8.
3) Norman JC, Cooley DA, Igo SR, et al. Prognostic indices for survival during postcardiotomy intra-aortic balloon pumping. Methods of scoring and classification, with implications for left ventricular assist device utilization. J Thorac Cardiovasc Surg. 1977; 74: 709-20.
4) McCarthy RE 3rd, Boehmer JP, Hruban RH, et al. Long-term outcome of fulminant myocarditis as compared with acute（nonfulminant）myocarditis. N Engl J Med. 2000; 342: 690-5.
5) Aoyama N, Izumi T, Hiramori K, et al. National survey of fulminant myocarditis in Japan: therapeutic guidelines and long-term prognosis of using percutaneous cardiopulmonary support for fulminant myocarditis（special report from a scientific committee）. Circ J. 2002; 66: 133-44.
6) 御領慎輔, 高山秀和, 梶川洋志, 他. PCPS におけるアルガトロバンの使用経験について. 体外循環技術. 2007; 34: 320.

〈花谷彰久　葭山　稔〉

第5章 重症期を脱する重症心不全治療

9 VAD

① VAD とは？
② VAD の種類とは？
③ VAD の適応とは？
④ VAD 装着の至適タイミングとは？

　心不全に対する内科的治療としては，強心薬や心保護薬を含めた薬物療法，心臓再同期療法，そして心臓リハビリテーションなどが試みられてきた．しかし，これら心不全に対するガイドラインに基づいたすべての内科的治療または外科的治療に対して抵抗性のいわゆる重症心不全においては補助人工心臓（Ventricular Assist Device：VAD）治療や心臓移植治療が治療選択

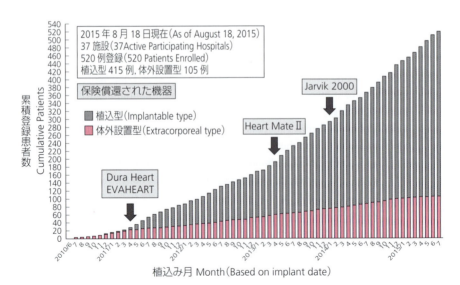

図1 日本における補助人工心臓装着患者の推移
（J-MACS レジストリーより改変）

肢となる．2011年4月より，我が国においても非拍動流式植込型VAD（以下，植込型VAD）が心臓移植への橋渡し治療（bridge to transplantation：BTT）として保険償還されて以降，従来の拍動流式体外設置型VAD（以下，体外設置型VAD）から植込型VADが主流となり，2015年8月時点で国内の植込型VAD装着患者は400例を超えている[1]．これら植込型VAD装着患者は，本邦においては心臓移植希望登録患者ということになるが，およそ9割の心臓移植希望登録患者がVAD装着下に移植待機を行っており，今後もさらにその増加が見込まれている（図1）．

本稿では現在国内で用いられているVADの種類について紹介し，VADを用いた重症心不全治療についてその適応，管理の実際について概説する．またVADを用いた重症心不全治療の実際について異なった臨床経過を呈した2症例を提示する．

1 補助人工心臓とは

VADは自己の心臓からの血液拍出では末梢臓器機能を維持できない，いわゆる循環不全に陥っている重症心不全患者に対し，血液を左（右）心室から脱血し，ポンプを介して大動脈（肺動脈）へ送血することで左（右）心室

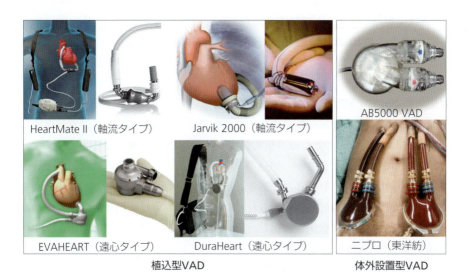

図2 日本にて使用可能な植込型VAD，体外設置型VAD

をバイパスし，機能低下に陥った自己心に変わって全身（肺）への循環補助を行う装置である．一般的に補助人工心臓を総称して LVAD と称されることが多いが，LVAD とは左心を補助する左室補助人工心臓（left ventricular assist device：LVAD）の略であり，正式には右心を補助する右室補助人工心臓（right ventricular assist device：RVAD），そして両心を補助する両室補助人工心臓（bi-ventricular assist device：BVAD）とは，明確に区別される．

　VAD の機械としての種類には，ポンプ設置部位が体外または体内なのか，血液の拍出形式が拍動流式または連続流式なのか，そして連続流式の場合はインペラの形態が軸流タイプまたは遠心タイプなのか，などにより区別する．我が国において使用可能な VAD 機器は，拍動流式体外設置型 VAD としてニプロ（東洋紡）型 VAD と AB5000 があり，非拍動流式植込型 VAD として軸流タイプの HeartMate II と Jarvik 2000，遠心タイプの EVA-HEART と DuraHeart とがある（図2）．これらに加えて遠心タイプの非拍動流式植込型 VAD である HVAD（HeartWare Ventricular Assist Device）も治験を終え，いずれ保険償還される見込みである．

2　VAD の適応

　VAD の適応は，原則 BTT 使用に限られるものの，実際には体外設置型 VAD と植込型 VAD とでは主に急性発症の重症心不全症例に対する適応の点で異なる（図3）．植込型 VAD については，その適応は前述した通り BTT 使用のみに限られている．したがって心臓移植適応が承認されていない症例における植込型 VAD の装着は保険上認められず，植込型 VAD の適応はすなわち心臓移植適応とほぼ同等であると考えてもよい．現在，心臓移植の適応承認には一部の施設を除いて自施設での心臓移植適応検討委員会に加えて日本循環器学会心臓移植委員会，心臓移植適応検討小委員会での2段階の承認が必要であるが，植込型 VAD の装着は心臓移植適応検討小委員会での承認後に行われるべきであると定められている．自施設の心臓移植適応検討委員会での適応承認が得られている症例の場合は，当該症例が心不全の悪化により急激に状態が悪化した場合に限り，日本循環器学会の適応承認前に植込型 VAD を装着することが認められているが，その場合は学会申請時に学会の適応承認前に VAD 装着に至った医学的理由が求められる．

　しかし，体外設置型 VAD はその限りではなく，VAD の適応疾患におい

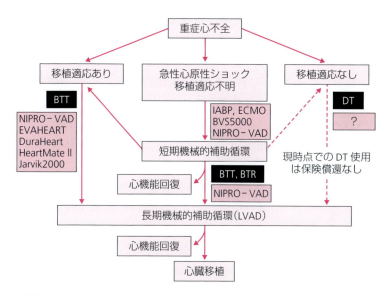

図3 重症心不全に対する治療戦略
(Peura JL, et al. Circulation. 2012; 126: 2648-67[2])より国内の現状に合わせ改変)

ても，植込型VADの場合はその適応疾患は心臓移植の適応疾患とほぼ同一，すなわち特発性心筋症，虚血性心筋疾患，心筋炎後心筋症，一部の二次性心筋症が主なものとなる一方で，体外設置型VADは必ずしも心臓移植適応を前提としていないため，上記以外にも急性心筋梗塞，劇症型心筋炎，心臓血管外科術後などの急性循環不全に対し，自己心機能回復を期待し使用することができる（bridge to recovery：BTRもしくはrescue therapy）．ただし，体外設置型VADをBTRとして適応する際には，当該症例の自己心機能の回復が得られなかった際にVADから離脱できない可能性がある．その場合は速やかに心臓移植適応を申請，取得し，植込型VADへの切り替えを検討する必要が出てくるため，そのような急性疾患では体外設置型VAD装着前の限られた時間内においてもできる限り心臓移植に対する絶対的禁忌事項が存在しないことを評価しておくことが臨床上重要となる．また，体外設置型VADの適応にはBTR以外にもほぼ移植適応が承認されるであろう症例などに対して，例えば全身状態を安定化させ，移植適応の判断が可能となるまでの期間を循環補助するbridge to candidacy（BTC）やbridge to decision（BTD）という適応もある．急性に悪化した場合では肝機能や腎機能といっ

た他臓器の可逆性評価が問題となるケースや[3,4)]，家族背景や本人の意思確認などの最終確認がとれておらず，医学的適応に加えてこのような社会的適応が問題となるケースも少なくない．BTR，BTC，BTDとして体外設置型VADを装着した症例で，これら心臓移植の医学的適応基準，社会的適応基準をクリアした症例では，体外設置型VADを装着し，全身状態安定後に植込型VADへの切り替えが可能となる（bridge to bridge：BTB）．我が国においては，いわゆるdestination therapy（DT，VADを心臓移植適応に関係なく，心不全治療の最終手段として装着すること）は認められていないため，急性疾患に対して体外設置型VADを装着した症例では全身状態安定後の心臓移植を含めたその後の治療戦略についても常に考えておくことが求められる．

　VADの適応を心不全の重症度の観点から判断するときには，INTERMACS（Interagency Registry for Mechanically Assisted Circulatory Support：北米を中心としたVAD市販後調査のレジストリー）の患者重症度分類が非常に参考となる[5)]．国内においても日本の補助人工心臓市販後レジストリーであるJ-MACS（Japanese registry for Mechanically Assisted Circulatory Support：J-MACS）が同様に患者重症度を分類しているが，これらはINTERMACS分類を元にしている〔日本循環器学会/日本心臓血管外科学会合同ガイドライン：重症心不全に対する植込型補助人工心臓治療ガイドライン．http://www.j-circ.or.jp/guideline/pdf/JCS2013_kyo_h.pdf（p.153，表3「INTERMACS（J-MACS）Profiles」）参照〕．INTERMACS分類はいわゆるNYHA（New York Heart Association：ニューヨーク心臓協会）の心不全機能分類IIIからIVの症例をさらに細かく重症度で分類したものであり，通常はINTERMACS profile 1から3の症例がVADの適応となる重症度とされる．INTERMACSからの年次報告のなかで，本患者分類に基づいたVAD装着患者の予後解析ではprofile 1の症例はprofile 2または3の症例に対して装着後の予後が不良であることが明らかとなっており[6)]，今では可能な限りprofile 3以上の軽症の段階でのVAD装着が推奨されている．日本においても重度の心原性ショックを呈するprofile 1では前述の予後解析の結果を受け，まずは体外設置型VADを装着し，全身状態の改善を図ることが取るべき治療戦略として定められており[7)]，profile 2～3の症例に対してのみ，植込型VADの装着が認められている．さらに最近欧米では強心薬非依

存の軽症患者を対象とした ROADMAP 研究の結果を受け，profile 4 以上のさらに軽症の症例においても植込型 VAD の適応は拡大しており，国内においてもいずれ同様の適応拡大が期待される[8]．

3 退院までの管理・合併症

日本では VAD は原則として BTT として装着され，その長い心臓移植待機期間を在宅にて安定して過ごすことが求められる．そのため VAD 患者の合併症予防は予後改善のみならず，患者の在宅での生活の質（QOL）にも直結する重要課題である．

VAD 装着後の急性期では，心タンポナーデに代表される術後出血や，様々な原因による循環不全に注意する必要があり，日々の血液検査や X 線の確認とともに頻回に経胸壁心臓超音波検査を行い胸水，縦隔内血腫の存在や心室サイズを含めた心臓形態変化の観察を行う．循環障害を生じるような血腫や胸水の存在は，再開胸や外科的ドレナージの適応となるため，心臓外科医，循環器内科医の連携は常に重要である．また，時に術後急性期から右心不全を合併する症例を経験するが，そのような右心機能低下症例では右心系から左心系への血液循環が維持できず，循環不全とともに左心系の虚脱などが観察される[9]．このような症例に対しては，ドブタミンやホスホジエステラーゼⅢ（PDE Ⅲ）阻害薬といった強心薬の投与や，一酸化窒素（NO）吸入，ホスホジエステラーゼⅤ（PDE Ⅴ）阻害薬といった肺血管拡張作用を持つ薬剤の投与が有効なことがある．VAD 装着前からの右心不全発症の予測因子は様々なものがこれまで報告されているが，当院では右心カテーテル検査結果から得られる右室 1 回仕事量係数（RVSWI：right ventricular stroke work index）や中心静脈圧，肺動脈楔入圧比などを指標として術前から各症例の右心機能を評価している．

急性期から慢性期にかけての合併症としては，その他にもドライブライン感染，脳出血・脳梗塞を含めた血栓塞栓症などといった合併症が存在するが，いずれも患者 QOL を低下させるとともに時に致死的な経過を辿ることがあり，日々の慎重な診療が肝要である．

我々の施設では VAD 装着後約 1 か月から 2 か月を経過した時点で，VAD 設定の最適化を目指した右心カテーテル検査および心臓超音波検査を行っている．すなわち十分な心臓およびポンプ拍出量と左室減負荷を達成するとと

もに過大なVADによる脱血からの左室虚脱（サッキング現象）や大動脈弁逆流の増悪を起こさないように検査中にポンプ回転数を変化させ，最適な回転数に調整している．また，薬剤介入としても残存自己心機能を温存すべくβ遮断薬やアンジオテンシン変換酵素（ACE）阻害薬，アンジオテンシン受容体阻害薬といったいわゆる心保護薬も認容性のある限り導入している．これらの薬物治療は自己心機能温存の観点以外にも不整脈合併例に対する抗不整脈効果も期待されるが，潜在的な右心機能低下を伴う症例においてはβ遮断薬の投与により右心不全が顕在化する症例も存在するため注意が必要である．また一部の症例では，特発性心筋症の症例であってもVAD装着後に自己心機能が回復することでVADの離脱が可能となる場合があるが，これら薬剤による心保護作用が自己心機能回復に対して有効に作用している可能性がある[10]．

症例1 44歳，男性（図4-1）

【ポイント】INTERMACS profile 1の状態に対して体外設置型VADを装着し，救命．後日心臓移植適応承認後に植込型VADに切り替えた（bridge to bridge：BTB）症例．

2000年にうっ血性心不全で初回入院となり，この際に拡張型心筋症と診断された．以降，β遮断薬とACE阻害薬による治療を継続してきたが，徐々に心機能低下は進行した．2014年8月に心室再同期療法（CRT）を施行したが，心臓超音波検査では左室拡張末期径／収縮末期径（Dd/Ds）79/76mm，左室駆出率（EF）10％と心機能の改善は認めなかった．2014年末に倦怠感と悪心を訴え入院となり，強心薬を開始したが低心拍出症状は改善せず，当院へ転院となった．強心薬を増量し，大動脈内バルーンパンピングを装着したが，心係数1.5L/min/m^2，採血ではAST値2527U/L，ALT値2225U/L，Cr値1.33mg/dLと進行性の肝腎機能障害を伴った．その時点で本症例はINTERMACS profile 1と判断され，BTCとして体外設置型VADを装着した．VAD装着3日後には強心薬は中止となり，次第に全身状態および臓器障害は改善した．VAD装着後はβ遮断薬やACE阻害薬による薬物治療も継続したが，装着後2か月が経過しても自己心機能改善は認めず，今後の治療方針として心臓移植適応の検討を行うこととなっ

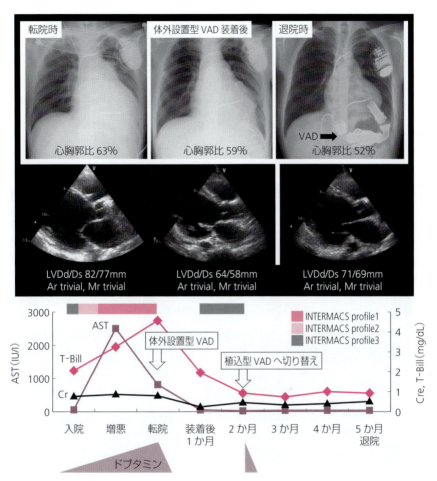

図4-1 臨床経過（症例1）

た．後日，心臓移植適応承認を経て植込型 VAD へ切り替えを行った．

> **症例2** 41歳，男性（図 4-2）
>
> 〔ポイント〕心不全とともに致死性不整脈を合併する症例．緩徐な心不全増悪を認め，INTERMACS profile 3 の状態で植込型 VAD を装着した症例
>
> 2008年に動悸を自覚し，その際に心機能低下と心室頻拍を初めて指

摘され，精査より拡張型心筋症と診断された．抗不整脈薬，β遮断薬，ACE阻害薬の内服を開始したが，心室頻拍の再発を認めたため植込み型除細動器（ICD）が挿入された．2012年からは心不全と不整脈による入退院を繰り返すようになり，2014年3月にもICD頻回作動と心不全増悪のため入院となった．心臓超音波検査ではDd/Ds 87/82mm，EF 13%であり，強心薬の持続点滴を開始した後も心不全の改善を認めず，2014年6月に当院へ転院となった．転院時の心臓超音波検査ではICDリードに疣贅を確認し，血液培養からはグラム

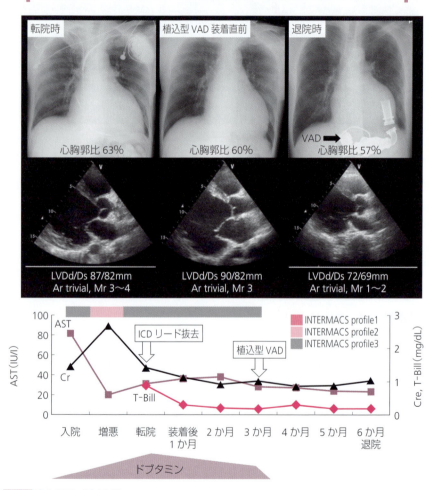

図4-2 臨床経過（症例2）

陽性球菌が検出された．リード感染と診断し，ICD リード抜去を行い，以降は長期抗生剤治療とともに強心薬による循環管理を継続した．感染制御後は循環動態も安定したが，強心薬からの離脱は困難であると判断された．症例は INTERMACS profile 3 であり，安定した状態で，心臓移植適応検討の諸検査を行い，2014 年 8 月に心臓移植適応と承認され，同月に植込型 VAD を装着した．

4 症例のまとめ

　VAD 装着時の重症度の異なる 2 例を提示した．症例 1 は INTERMACS profile 1 の重症例で当初は体外設置型 VAD を BTC として装着した．症例 2 は INTERMACS profile 3 であり，安定した状態で植込型 VAD を植え込むことができた．症例 1 は CRT が無効と判断された時点で移植適応検討を行い，INTERMACS profile 3 での VAD 植込みを目指すべき症例であったかもしれない．体外設置型 VAD から植込型 VAD への切り替えは患者にとって侵襲も大きい．また将来受けることになる心臓移植手術も踏まえ，VAD 装着術は可能な限り一度で済ませたい処置である．重症心不全診療に携わる循環器内科医にとっては心不全患者の重症度を正確に判断し，適切な時期に移植適応検討，VAD 装着を含めた治療のマネージメントを行うことが肝要である．

今後の展望

　重症心不全に対する VAD 治療は植込型 VAD の保険償還以降，著しく増加している．そのようななかで従来から VAD 治療に携わってきた心臓外科医のみならず，心不全を初診から診療する循環器内科医が重症心不全症例の VAD 適応から管理に至るまで積極的に関わっていくべき時代へと突入している．いまだ心臓移植症例数の少ない我が国にとっては心臓移植までの待機日数は長く，BTT としての VAD 治療の役割は大きいため今後もその症例数の増加は必定である．近い将来，心臓移植に関係なく，VAD 装着を行う destination therapy の導入も検討されており，今後ますますの発展が期待される分野である．

> ❖ **Take home messages**
>
> ①VADとは補助人工心臓（ventricular assist device）のことであり，（左右）心室をバイパスして血液を循環させる循環補助装置である
> ②国内では機器の型式により拍動流式体外設置型と非拍動流式植込型の2タイプがあり，体外設置型はさらに2機種，植込型は4機種が保険償還されている
> ③植込型VADの適応は原則心臓移植までの橋渡しであるが，体外設置型VADは心原性ショック症例等を対象とした緊急での装着も認められている．
> ④VADの装着はINTERMACS profile 3以上の全身状態の安定した状態での装着を目指すべきである．INTERMACS profile 1の症例には体外設置型VADの装着が第一選択となる

【文献】

1) 日本臨床補助人工心臓研究会. Japanese registry for Mechanically Assisted Circulatory Support, J-MACS ホームページ
2) Peura JL, Colvin-Adams M, Francis GS, et al. Recommendations for the use of mechanical circulatory support: device strategies and patient selection: a scientific statement from the American Heart Association. Circulation. 2012; 126: 2648-67.
3) Khot UN, Mishra M, Yamani MH, et al. Severe renal dysfunction complicating cardiogenic shock is not a contraindication to mechanical support as bridge to cardiac transplantation. J Am Coll Cardiol. 2003; 41: 381-5.
4) Russel SD, Rogers JG, Milano CA, et al. Renal and hepatic function improve in advanced heart failure patients during continuous-flow support with HeartMate II left ventricular assist device. Circulation 2009; 120: 2352-57.
5) Stevenson LW, Pagani FD, Young JB, et al. INTERMACS profiles of advanced heart failure: The current picture. J Heart Lung Transplant. 2009; 28; 535-41.
6) Kirklin JK, Naftel DC, Pagani FD, et al. Sixth INTERMACS annual report: a 10,000-patient database. J Heart Lung Transplant. 2014; 33: 555-

64.
7) Suwa H, Seguchi O, Fujita T, et al. Paracorporeal ventricular assist device as a bridge to transplant candidacy in the era of implantable continuous-flow ventricular assist device. J Artif Organs. 2014; 17: 16-22.
8) Estep JD, Starling RC, Horstmanshof DA, et al. Risk assessment and comparative effectiveness of left ventricular assist device and medical management in ambulatory heart failure patients: Results from the ROADMAP study. J Am Coll Cardiol. 2015; 66: 1747-61.
9) Lampert BC, Teuteberg JJ. Right ventricular failure after left ventricular assist devices. J Heart Lung Transplant. 2015; 34: 1123-30.
10) Mano A, Nakatani T, Oda N, et al. Which factors predict recovery of natural heart function after insertion of a left ventricular assist system? J Heart Lung Transplant. 2008; 27: 869-74.

〈黒田健輔　瀬口 理〉

第5章 重症期を脱する重症心不全治療

10 外科的治療

問題提起
① 心不全に伴う機能的僧帽弁閉鎖不全症に対する僧帽弁手術は妥当か？
② 形成術は弁輪形成だけで十分か？
③ 機能的僧帽弁閉鎖不全症に対する治療は，形成か置換か？
④ MitraClip は有用か？
⑤ 虚血性心筋症に対する左室形成術は妥当か？

　重症心不全を呈する患者の治療方法として，内科的な薬物療法や CRT-D による同期療法や抗不整脈療法，また陽圧呼吸療法などが行われているが，さらに悪化した場合は外科的治療も考慮される．日本においても補助人工心臓治療や心移植は広く認知され，急速に広がりつつある分野であるが，これらの手術の適応条件を満たす患者は限られている．高齢の患者や家族サポートのない患者，心臓以外にも問題を有する患者などはその適応から外れる．外科的治療は広く門戸は広がっており，外科的介入の適応があれば手術は可能で，僧帽弁手術や冠動脈バイパス術，または左室形成術などが適応となる．ただし，その有用性に関して，また，方法に関してはまだまだ議論されている．
　虚血性心筋症に対して冠血行再建の適応があれば冠動脈バイパス術を行うことに異議は少ない．しかし，重症心不全患者によくみられる Functional MR（機能的僧帽弁閉鎖不全症）に対する術式は様々な意見がある．また，左室瘤に対する左室形成術はガイドライン上推奨されていない．

1 心不全に伴う機能的僧帽弁閉鎖不全症に対する僧帽弁手術は妥当か？

　2014 年の AHA guidelines では，高度僧帽弁閉鎖不全症（MR）に対しては CABG や AVR にともなう場合は僧帽弁手術を行うことは妥当であると示

されている (Class IIa)[1]．高度な MR は，CABG や AVR を行ったところで軽減されないことは証明されているからである．一方で，僧帽弁単独手術に関しては，十分な内科治療を行っても NYHA class III または IV の症状を呈している場合は高度 MR に対しては僧帽弁置換術または形成術を考慮しても良い (Class IIb) と推奨されている．なぜ，Class IIb なのかというと，MR が重症心不全を Volume overload などにより悪化させていることは明らかであるものの，それを修復したことにより生命予後を改善させたというエビデンスが少ないからである．心筋症（虚血性，非虚血性ともに）にともなう MR は弁輪拡大と，tethering による．Tethering は乳頭筋の心尖部方向，側方への移動が原因で，腱索が引っ張られることによる．そのため，僧帽弁形成術（MVP）の効果は心拡大（remodeling）が続くか続かないかに依存するため，さらにいえば，生命予後も心筋の悪化に依存するため，MVP 単独では症状を改善し，短期の弁機能，心機能そして症状は改善するものの生命予後を改善するとは今のところ言えない，と言われている．しかし全体としては外科手術の利益が不明瞭であっても，明らかに症状が改善し，予後も改善した患者を数多く経験することも事実である．そのため，この治療にはレスポンダーが存在すると考えられる．レスポンダーが明確になれば，統計でみる機能性 MR に対する外科治療の成績は明らかに向上するはずである．さらに言えば，様々な施設で機能性 MR に対しては弁輪形成（MAP）のみならず，左室形成（SVR）や CABG の追加，僧帽弁に対しては 2 次腱索の切断，乳頭筋の relocation，乳頭筋の approximation などを行い成績向上に努めている．今後の大規模スタディーに期待したい．

2　形成術は弁輪形成だけで十分か？

　虚血性僧帽弁閉鎖不全症（IMR）の発症原因が前述のように弁輪拡大のみではないため，MAP を中心とした外科治療には議論の余地がある．Bax らは restrictive ring annuloplasty は左室の reverse remodeling を促し，2 年での MR の再発はほとんどなく良好な結果であったと述べている[2]．RIME trial では小規模ながら randomized trial が行われ，MVP＋CABG が CABG 単独よりも，functional capacity の改善，MR の改善，左室の reverse remodeling の促進，BNP の低下において有意に良かったと示した[3]．その他にも多くの施設で同様の報告がされたが，逆に，中長期においては心拡大の進行

とともに再発が多いとの報告もある[4]．そのため，弁輪形成のみでは短期的には逆流を止めるが，症例によっては予後を改善しないのではないかと考えられるようになった．

弁下組織へのアプローチや弁尖に対するアプローチに工夫が必要と考えられ，様々な施設で研究されてきた．代表的なアプローチとしては，① papillary muscle approximation があり，これは僧帽弁越し，または左室形成時に前後の乳頭筋を寄せる方法である．これによって後乳頭筋を前方に寄せることにより tethering を緩和する．また，② papillary muscle relocation（乳頭筋つり上げ法）は乳頭筋に糸をかけ左右の trigon のあたりや前尖の弁輪部などに吊り上げる方法で，これもまた tethering を改善するために行われる．それ以外に，乳頭筋の位置はそのままにして tethering を改善させる目的で行う③ secondary chorade cutting（二次腱索切断），や弁尖を拡大させるにより接合（coaptation）を長くし，逆流を軽減させることを目的で行う④ patch augmentation of anterior leaflet（前尖パッチ拡大術）や⑤ patch augmentation of posterior leaflet（後尖パッチ拡大術）などがある．最近では⑥ posterior annulus shortening（後尖弁輪縫縮術）などが行われ，それぞれ良い結果が示されている．ただし，どの研究も大規模ではないため説得力に欠ける．今後の多施設共同研究や大規模ランダマイズスタディーに期待したい．

一方，非虚血性心筋症（多くの場合は拡張型心筋症であるが）による機能性 MR に対する MVP に関しても多く議論されてきた．高度 MR が心不全に関連し，予後を悪化させることは自明であるが，MR が心不全の悪化の原因なのか結果なのかはわかっていない．そのため，MVP の手術リスクは低いとは共通認識ではあるものの MVP が予後に寄与するかどうかは共通認識ではない．

非虚血性心筋症の場合，紡錘形から球形へ心筋が変化することにより乳頭筋の位置が変わり MR が起こるといわれている．Bolling らは 1998 年に非虚血性心筋症に対して MVP を行うと，左室の reverse remodeling の促進とともに NYHA が有意に改善した，と示した[5]．Randomized control study であった ACORN trial では，MVP または僧帽弁置換術（MVR）を施行すると，MR を制御することで拡張期の overload を抑制し，wall stress を軽減，収縮率（EF）を改善し，左室はより紡錘状の形態となって，結果的に症状

の改善に寄与すると示された[6]．しかし一方で，MVPの再発率は非常に高いとも報告されており，レスポンダーとノンレスポンダーが存在すると思われている．多数のスタディーを総合すると，左室容量が大きいこと（拡張期，収縮期ともに），左室が球形，非常に低い収縮力などがノンレスポンダーの指標である．今後も，どういった患者にどういった手術を行うべきなのかを究明していく必要がある．

3 機能的僧帽弁閉鎖不全症に対する治療は，形成か置換か？

　機能的MRに対して外科適応があると判断された場合，次はMVPかMVRが良いかを考える必要がある．MVPは再発率が高いといわれ，cleveland clinicのデータでは30～40%が6か月以内に高度MRを再発したと報告されている．一方で，GillinovらはMVRに比べて明らかにMVPは生命予後を改善したと報告しており，Bollingらは2 size downのrestrictive ring annuloplastyによってほぼ再発なしと報告している．

　機能性MRに対するMVP術後の再発のリスクファクターは，down sizingしなかったこと，partial bandの使用，flexible ringの使用であった．そのため，MVP時のリングの選択は，現在は2 size downのrigidまたはsemi-rigidのfull ringの使用が推奨されている．また，正常僧帽弁は収縮期にsaddle shapeになることが知られており，機能的MRの時は弁輪が拡大するだけでなくフラットになることも知られている[7]．そのため，多くの施設で弁輪のreverse remodelingのためにsaddle ringが使用されるようになった．その影響に関するmulti-center studyは現在進行中である．

　一方で，MVRは再発の抑制に関しては当然ながらMVPより良好である．一般にMVRの方がMVPに比べて周術期の死亡率が高いことは知られているが，機能的MRの患者においては予後は同じであったとの報告もある．2014年New England Journal of Medicineに掲載された虚血性MRに対するMVRとMVPの比較では，死亡，心関連合併症，NYHA，QOLなどすべてにおいて有意な差はなかったと報告された[8]．その結果を受け，さらに大規模なrandomized studyが現在進行中である．技術的なことをいえば，MVRの際に弁下組織つまりchordaeを温存することが重要なことはすでに多く報告されている．つまり，今のところ機能的MRに対してMVRかMVPか，に関しては現在進行形のstudyの結果を待つ必要があるが，短期

生命予後はMVP、長期MR制御力はMVRが良いといえる。しかし、degenerative MRにおける結果を見る限り、最終的にはMVPが良い結果を生むのではないかと想像される。ただし、MVPにおいては、機能性MRは弁尖または弁輪のみの問題ではなく心筋および心臓の構造そのものの問題であるため、degenerative MRと同じアプローチで良いはずはなく、構造を改善させる工夫（saddle ringの使用や弁下組織へのアプローチ）が必要である。

4 MitraClipは有用か？

日本でのMitraClipの治験は始まった。適応は外科的治療がハイリスクであり、かつ高度MRを制御することに利益があると考えられる症例である。日本の単独MVPの治療成績が極めて良好で死亡率が低い現在、MitraClipの適応となるハイリスク症例はdegenerativeではあまりない。むしろ、CABG術後の虚血性心筋症の症例や低心機能の機能性MRが良い適応になるかもしれない。海外での成績をみると、確かにMRは制御され、血行動態は改善することが確認されているが、少なからずMRが残り、弁輪拡大もそのまま残るという事実が世界的な使用に至っていない理由と思われる。

5 虚血性心筋症に対する左室形成術は妥当か？

STICH trialが虚血性心筋症の患者において左室形成術（SVR）の有用性を示すことができなかったことは大きな衝撃として受け止められた[9]。様々な批判はあるものの、内科医はこの唯一の大規模randomized control studyの結果を信じているように思われる。しかし、サブ解析では左室収縮期末期容積（ESVI）が70mL/m^{2}であれば、生存に寄与するという報告がされた。また、後ろ向き研究では、SVR症例はよりremodelingの進んだ症例に行っているがそれ以外の症例と予後が変わらなかった、という報告もある。SVRの有益性に関する報告は数多くあるが、大規模randomized control studyでないため説得力に欠ける。むしろ、レスポンダーとノンレスポンダーを探すべきである。明らかにSVRによって症状が改善する症例を経験することも事実であり、適応が重要であることは明白である。

❖ Take home messages

①心不全に伴う機能的僧帽弁閉鎖不全症に対する僧帽弁手術は妥当か？
　妥当であるが，リスクとベネフィットをよく比べる必要がある．
②形成術は弁輪形成だけで十分か？
　弁輪形成だけでも短期予後は問題なく，血行動態の改善には寄与する．長期予後的には不十分または不明である．Downsizing annuloplasty, saddle shape ring の使用，乳頭筋へのアプローチなどそれぞれの工夫が求められる．
③機能的僧帽弁閉鎖不全症に対する治療は，形成か置換か？
　MR の制御には MVR，手術死亡率の改善には MVP．長期予後はわからないが，MVR の際には弁下組織の温存が望ましい．MVP の際には前述のとおり，工夫が必要．
④MitraClip は有用か？
　ハイリスク症例のなかには有効な症例はありそう．
⑤虚血性心筋症に対する左室形成術は妥当か？
　普遍的に有効であるとは証明できていない．レスポンダーを探す必要がある．

【文献】

1) Nishimura RA, Otto CM, Bonow RO, et al; ACC/AHA Task Force Members. 2014 AHA/ACC Guideline for the Management of Patients With Valvular Heart Disease: a report of the American College of Cardiology/American Heart Association Task Force on Practice Guidelines. Circulation. 2014; 129(23): e521-643.
2) Bax JJ, Braun J, Simer ST, et al. Restrictive annuloplasty and coronary revascularization in ischemic mitral regurgitation results in reverse left ventricular remodeling. Circulation. 2004; 110(11 suppl 1): II 103-8.
3) Chan KM, Punjabi PP, Flather M, et al. Coronary artery bypass surgery with or without mitral valve annuloplasty in moderate functional ischemic mitral regurgitation: final results of the Randomized Ischemic Mitral Evaluation (RIME) trial. Circulation. 2012; 126: 2502-10.

4) McGee EC, Gillinov AM, Blackstone EH, et al. Recurrent mitral regurgitation after annuloplasty for functional ischemic mitral regurgitation. J Thorac Cardiovasc Surg. 2004; 128(6): 916-24.
5) Bolling SF, Pagani FD, Deeb GM, et al. Intermediate-term outcome of mitral reconstruction in cardiomyopathy. J Thorac Cardiovasc Surg. 1998; 115(2): 381-6; discussion 387-8.
6) Acker MA, Bolling S, Shemin R, et al; Acorn Trial Principal Investigators and Study Coordinators. Mitral valve surgery in heart failure: insights from the Acorn Clinical Trial. J Thorac Cardiovasc Surg. 2006; 132(3): 568-77, 577. e1-4.
7) Topilsky Y, Vaturi O, Watanabe N, et al. Real-time 3-dimensional dynamics of functional mitral regurgitation: a prospective quantitative and mechanistic study. J Am Heart Assoc. 2013; 2(3): e000039.
8) Acker MA, Parides MK, Perrault LP, et al; CTSN. Mitral-valve repair versus replacement for severe ischemic mitral regurgitation. N Engl J Med. 2014; 370(1): 23-32.
9) Jones RH, Velazquez EJ, Michler RE, et al. Coronary bypass surgery with or without surgical ventricular reconstruction. N Engl J Med. 2009; 360: 1705-17.

〈藤田知之　小林順二郎〉

第5章 重症期を脱する重症心不全治療

11 心臓移植

問題提起！

①日本国内で心臓移植はこれまでにどのくらいの数行われてきたのか？　また，年間どのくらいの数行われているのか？
②どのような患者が心臓移植の適応となるのか？
③実際に心臓移植を受けるまでの待機期間はどの程度か？
④心臓移植患者の予後はどの程度なのか？
⑤心臓移植後の生活はどのようなものなのか？

　心臓移植治療とは現時点において左室補助人工心臓（LVAD）と同様，通常のガイドラインに基づいた治療を行ってもなお，心不全の増悪を繰り返すような重症心不全症例に対してその有効性のエビデンスが認められている数少ない治療の一つである．米国心臓協会（American Heart Association：AHA），米国心臓病学会（American College of Cardiology：ACC）が中心となって作成された心不全症例管理のガイドラインにおいてもいわゆるStage Dの難治性心不全（refractory heart failure）の症例に対する治療としてLVADを含む機械的循環補助（mechanical circulatory support：MCS）とともに心臓移植がその治療手段として明記されている[1]．それ以外に記載されている治療に関しては実験的な手術や薬剤などの記載はあるものの，強心薬の持続点滴治療も含め，すべてが最終的に終末期医療，緩和ケアに関連するものであり，実質心臓移植とLVAD治療のみが積極的な治療として認識される．

　本邦においては長らく脳死下臓器提供数が少なく，心臓移植を含めた移植医療が停滞していた時期があった．2010年の改正臓器移植法の施行により，脳死患者本人の臓器提供に関する意志が不明な場合であってもその家族の意志さえあれば臓器提供が可能となり，国内における脳死下臓器提供数，心臓移植数は増加した．本邦における心臓移植の予後は10年生存率で90％に近い良好な予後を示しており，日本国内における心臓移植治療のさらなる発展

期待がかかる．

　本稿では重症心不全患者に対する最後の砦といってもよい心臓移植治療について，本邦における現状やその適応，さらには移植後管理の実際について概説する．本稿の内容は主に非移植施設にて勤務する循環器内科医師が自身の担当する重症心不全患者に対して心臓移植治療を必要とするのではないかと考えた際にいかに移植施設にアプローチすべきなのか，またどのように心臓移植について患者に説明するのか，という視点でまとめている．本稿に記載される心臓移植の実際的な部分に関しては国立循環器病研究センターにて日常行われている心臓移植臨床に基づいて書かれているため，国内の他の心臓移植施設において行われている内容と異なる部分もあることをご理解いただき，重症心不全診療の一つに参考としていただきたい．

1 本邦における心臓移植治療の現状

　本邦において1997年に臓器移植法が施行され，1999年に国内第1例目の心臓移植が大阪大学において行われた．それ以降，2015年7月29日までに合計246例の心臓移植が施行された．2010年の臓器移植法改正以後，

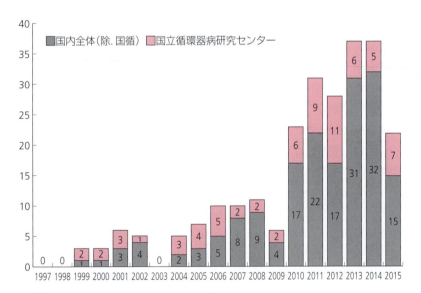

図1 国内および国循における心臓移植数年次推移
（2015年6月30日現在）

11. 心臓移植

国内心臓移植数は緩やかながらも継続的に増加傾向であり，法改正以前は全国で年間 5 例から 10 例程度であった心臓移植数が 2010 年に 23 例と大幅に増加し，2013 年度，2014 年度にはそれぞれ 37 例の心臓移植が施行された（図 1）．しかしながら同様に重症心不全症例数も増加傾向にあり，心臓移植を必要とする国内重症心不全症例に対して未だ十分な数の心臓移植が行われているとはいえない現状である．2015 年 6 月 30 日の時点では国内において心臓移植適応と判定され，登録されている人数は 412 人であるのに対して，国内心臓移植数は増加したとはいえ年間 40 人足らずであることから単純に計算しても現在待機した症例に関しては心臓移植登録を行ってから実際に心臓移植を行うまでに 10 年の待機期間が必要ということになる．日本心臓移植研究会の報告では 2014 年 12 月 31 日の時点での国内心臓移植患者の医学的緊急度（Status：後述する）1 での待機期間は 800 日を超えており，今後さらに長期化することが予測される．また同じ報告のなかで，国内にて心臓移植を受けた重症心不全患者の 90％以上が LVAD 装着下に移植に至っている事実からは 2 年以上に及ぶ長期の心臓移植待機期間に多くの症例において自己の心臓では循環を維持することができず，LVAD 装着を余儀なくされているという現状が見えてくる．

一方で，国内心臓移植症例の移植後の現状に目を向けるとその予後は 10

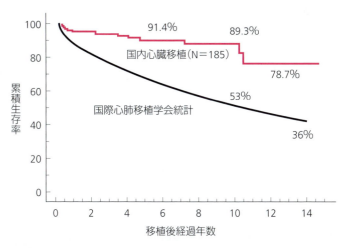

図2 心臓移植後の累積生存率

年生存率で89.3%となっており（2014年12月時点），国際心肺移植学会の報告に比しても良好であることがわかる（図2）．また移植後症例はその多くが社会復帰し，就職や結婚といった日常生活が可能な程度にまで回復する一方で，常に移植臓器の拒絶反応のリスクにさらされ，その拒絶反応に対して一生にわたり継続される免疫抑制療法による副作用や合併症に対しても予防や加療を行うことが求められる．国際心肺移植学会の報告では心臓移植後の死因としては移植後1年以内の初期には急性拒絶反応や感染，グラフト機能不全が多く，慢性期には移植後冠動脈病変と呼ばれる冠動脈疾患や悪性腫瘍，腎不全などが多いと報告されている．国立循環器病研究センターでは2015年6月31日の時点で70例の心臓移植を行っており，そのうち3症例がそれぞれ感染症（1例）と悪性リンパ腫（2例）にて死亡している．また2症例において移植後冠動脈病変によりそれぞれ冠動脈バイパス術とカテーテルによる冠動脈形成術を受けている[2]．

2 どうすれば心臓移植を受けられるのか：移植が必要な重症心不全患者をどのようにマネージメントするのか

1．心臓移植施設との連携

　重症心不全症例が心臓移植治療を受けるためにはまず心臓移植適応患者として客観的に評価され，その適応を承認される必要がある．日本循環器病学会心臓移植委員会により定められている心臓移植適応基準を表1に示す[3]．これら心臓移植適応基準に合致すると判断した場合，心臓移植施設に連絡をとり，その後の対応について相談することになる．近年心臓移植登録患者は増加しており，その疾患背景も多様化しているため，心臓移植適応基準はあくまで参考としていただき，従来のガイドラインに基づいた心不全治療に対し反応の乏しい若年（65歳未満）心不全症例は一度直接移植施設医師に相談することが勧められる．また心臓移植が必要な症例の多くは補助人工心臓装着を必要としているため，良好な全身状態での補助人工心臓手術を目的として，患者の状態が安定している比較的早い段階で心臓移植の適応について検討を始めることが望ましい．

2．心臓移植適応検討から登録まで

　心臓移植適応を検討するにはまず心臓移植適応検討小委員会が作成している心臓移植適応検討データシートに基づき，各移植施設において定期的に開

表1 心臓移植の適応基準

心臓移植の対象となる方は	● 末期的な心不全で移植以外に有効な治療手段が他になく， ● 心臓移植をしなければ余命が幾ばくもない状態である，という医学的状況とともに， ● 移植後の定期検査と生涯の免疫抑制療法に精神的・身体的に十分耐えられ， ● 患者さん自身が移植に積極的で，かつ家族の十分な理解と協力が期待できる，といった心理的，社会的条件が満たされなければなりません．
心臓移植の対象となる方は適応は以下の事項を考慮して決定する	I．移植以外に患者の命を助ける有効な治療手段はないのか？ II．移植治療を行わない場合，どの位の余命があると思われるか？ III．移植手術後の定期的（ときに緊急時）検査とそれに基づく免疫抑制療法に心理的・身体的に十分耐え得るか？ IV．患者本人が移植の必要性を認識し，これを積極的に希望すると共に家族の協力が期待できるか？ などである
適応となる疾患 心臓移植の適応となる疾患は従来の治療法では救命ないし延命の期待がもてない以下の重症心疾患とする．	I．拡張型心筋症，および拡張相の肥大型心筋症 II．虚血性心筋疾患 III．その他（日本循環器学会および日本小児循環器学会の心臓移植適応検討会で承認する心臓疾患）

適応条件	I．不治の末期的状態にあり，以下のいずれかの条件を満たす場合
	   a．長期間またはくり返し入院治療を必要とする心不全
	   b．β遮断薬およびACE阻害薬を含む従来の治療法ではNYHA3度ないし4度から改善しない心不全
	   c．現存するいかなる治療法でも無効な致死的重症不整脈を有する症例
	II．年齢は65歳未満が望ましい
	III．本人および家族の心臓移植に対する十分な理解と協力が得られること

除外条件	**絶対的除外条件** a．肝臓，腎臓の不可逆的機能障害 b．活動性感染症（サイトメガロウイルス感染症を含む） c．肺高血圧症（肺血管抵抗が血管拡張薬を使用しても6 wood単位以上） d．薬物依存症（アルコール性心筋疾患を含む） e．悪性腫瘍 f．HIV（Human Immunodeficiency Virus）抗体陽性 **相対的除外条件** a．腎機能障害，肝機能障害 b．活動性消化性潰瘍 c．インスリン依存性糖尿病 d．精神神経症（自分の病気，病態に対する不安を取り除く努力をしても，何ら改善がみられない場合に除外条件となることがある） e．肺梗塞症の既往，肺血管閉塞病変 f．膠原病などの全身性疾患
適応の決定	当面は，各施設内検討会および日本循環器学会心臓移植委員会適応検討小委員会の2段階審査を経て公式に適応を決定する．心臓移植は適応決定後，本人および家族のインフォームドコンセントを経て，移植患者待機リストに載った者を対象とする． 医学的緊急性については，合併する臓器障害を十分に考慮する．
付記事項	上記適応症疾患および適応条件は，内科的および外科的治療の進歩によって改訂されるものとする．

日本循環器学会心臓移植委員会ホームページ: http://www.j-circ.or.jp/hearttp/HTRecCriteria.html

催されている施設内心臓移植適応検討会にて移植適応検討を行う[3]．移植の適応検討は心臓移植適応基準に基づいて検討されるが，医学的な事項とともに，患者の社会的側面にも焦点をあてて検討される．移植の適応条件として家族の協力と理解が必要であることは適応基準に明確に示されているが，家族構成の詳細や経済的側面の確認，さらには補助人工心臓装着となった際の介助人（Care giver）の存在も確認が必要である．移植施設における施設内心臓移植適応検討会にて症例の移植適応が承認されれば，次に日本循環器病学会心臓移植適応検討小委員会に同データシートを提出し，小委員会での判断を受ける．小委員会から適応が承認されれば，日本臓器移植ネットワークに申請し，その時点から心臓移植待機患者として登録されることとなる（登録料として患者は30000円を支払う）．このような2段階での移植適応承認を経て，初めて心臓移植適応症例として認められるため，実際の承認には数週間から1か月以上かかることもある．現在国内においては2015年5月1日時点で移植症例数が50例を超えた3施設（国立循環器病研究センター，東京大学，大阪大学）については施設内適応検討会での承認をもって日本臓器移植ネットワークに登録が可能となっており，これらの施設においては通常の承認に比較して迅速な適応承認が可能である．

3 心臓移植待機から心臓移植

1．待機，レシピエント選択

　心臓移植待機患者として登録されると，患者はその病状，重症度により3つの医学的緊急度（Status）に分けられ，待機する．Status 1とは重症心不全に対し，①補助人工心臓装着中の状態，②大動脈内バルーンパンピング，経皮的心肺補助等を装着中の状態，③人工呼吸管理を受けている状態，④ICU，CCUなどの重症室に収容され，かつ，カテコラミンなどの強心薬の持続的な点滴投与を受けている状態，のいずれか1つ以上に該当する状態である．Status 2とは待機中の患者でStatus 1以外の状態であり，Status 3とはStatus 1，Status 2で待機中，除外条件（感染症など）を有する状態のため一時的に待機リストから削除された状態である．実際のドナーが現れたときにはドナーとレシピエントの適合条件として，①ABO式血液型の一致および適合，②体重差（体重差として−20%〜30%），③ドナーに対する前感作抗体（リンパ球直接交差試験，ダイレクトクロスマッチテスト施行），④

サイトメガロウイルス（CMV）抗体（CMV抗体陰性のレシピエントにはCMV抗体陰性のドナーが望ましい），⑤虚血許容時間（ドナー心を摘出してから4時間以内に血流再開することが望ましい）を評価し，適合条件に合致するレシピエントより，Status 1, Status 2の順に，待機期間の長い症例を選択する．本邦では90％以上のレシピエントが補助人工心臓を装着しており，すべての成人心臓移植はStatus 1の症例を対象に行われている．

　実際にドナーが現れた時には上述するドナーとレシピエントのマッチングの他にドナーおよびドナー心の状態も評価する．貴重なドナー臓器ではあるものの，マージナルドナー（ドナーおよびドナー臓器の状態として移植に適さない可能性があるもの）と判断された場合にはレシピエントの待機状態を慎重に評価し，ドナー心の受け入れを判断する．本邦の移植の現状では，たとえマージナルドナーであっても待機中の合併症などにより早期の移植が望ましいレシピエントの場合はリスクとベネフィットのバランスを勘案し，受けることもあり得る．文献的にはドナー条件として①高齢，②心エコー検査上の低心機能，③心肥大，④高用量の強心薬使用，⑤心停止の有無，などにより判断されるが，これらマージナルドナーやドナーとレシピエントのマッチング不良は移植後の死因としても頻度の高い，急性期のグラフト機能不全のリスクになると言われている[4]．待機患者に比し，心臓移植数の少ない本邦では，メディカルコンサルタントによる積極的なドナー管理により，脳死ドナーからの心臓利用率は70％を超えており，欧米に比して非常に高い．国立循環器病研究センターの検討では同施設における61例の心臓移植のなかで術後30日以内の死亡例は認めなかったものの，6例の移植後急性期グラフト機能不全を認め，それらグラフト機能不全の発症危険因子はレシピエント待機中の脳卒中の既往とドナーの高用量強心薬投与であった[5]．

2. 心臓移植手術時の流れ

　心臓移植手術時の流れについて図3に示す（実際の外科的手術手技については他を参照ください）．図3は国立循環器病研究センターにて実際に行われた心臓移植手術の時間的経過に基づいている．ドナーが現れたとの情報（ドナーコール，ドナー情報）は日本臓器移植ネットワークよりレシピエントを管理する移植施設に連絡される．移植を担当する医師団は日本臓器移植ネットワークより配信されるドナーの臨床情報に基づき，施設内候補レシピエントとのマッチングを評価する．当該ドナーを受け入れると判断されれ

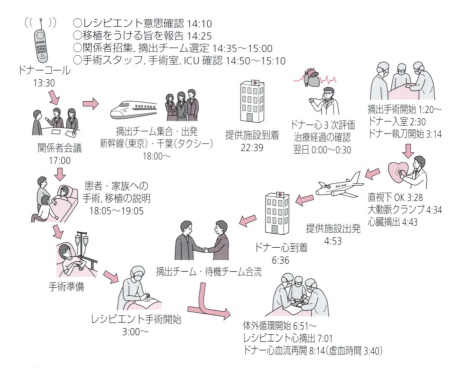

図3 心臓移植手術時の流れ

ば，同日の深夜より行われる臓器摘出手術のため摘出を担当するチームはドナーの入院する施設に向かうことになる．一方でレシピエントに関しては自宅に退院している場合であっても移植についての同意が得られれば，同日に緊急入院となり，実際の移植手術を迎える準備を行う．施設内ではレシピエントを担当するチームがドナーの摘出手術のタイミングに合わせ，レシピエントの手術を行うこととなる．ドナーの心臓の状態は摘出手術の前にも心エコーなどにて評価するが，ドナー心を受け入れるかどうかの最終判断は実際の臓器摘出手術の際に摘出を担当する外科医師が直視下に心臓を視認，触診することで下される．ドナー心の状態が良好であると確認されれば，その時点でレシピエントの実際の手術は開始されるが，多くのレシピエントはLVADが装着されているため，その剥離に時間がかかることを見越して手術が開始される．ドナー心は通常摘出手術による循環停止から循環が再開されるまでに4時間を超えないことを目標としているため，ドナー施設が遠方

の場合はチャータージェットなどによる臓器搬送を行うこともある．ドナー心がレシピエント施設に搬送されてから，実際の心臓の縫合手術が行われるが，ドナーコールが来てから約24時間は日本臓器移植ネットワーク，ドナー施設，レシピエント施設の医療者，ドナー，レシピエントおよびその家族はほぼノンストップで移植手術に向かうことになる．

4　心臓移植後の管理，移植患者の生活

1．拒絶反応と免疫抑制療法

　心臓移植術後は拒絶反応に対して強力な免疫抑制療法を開始する．国立循環器病研究センターでは術中，術後急性期の水溶性メチルプレドニゾロンの投与とともに，タクロリムス水和物（商品名：プログラフ），ミコフェノール酸モフェチル（商品名：セルセプト）を投与する．国立循環器病研究センターにおける移植後急性期の免疫抑制療法のプロトコールを図4に示す．メチルプレドニゾロンは徐々に減量し，拒絶反応などが認められない場合は経口のプレドニゾロン内服へと変更する．拒絶反応は細胞性拒絶反応と抗体関連型拒絶反応の2種類に分類されるが，その評価は心筋生検組織の病理学的所見に基づき，国際心肺移植学会の基準に従って判定される[6]．そのため，移植後症例は移植後1週目，2週目，3週目，5週目，7週目，11週目，4か月半目，6か月目，9か月目，12か月目に右心カテーテル検査とともに，

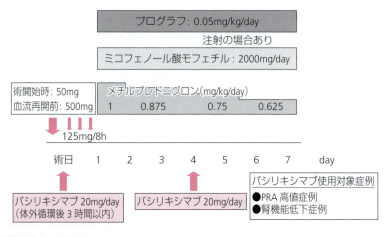

図4　免疫抑制療法

心筋生検検査を行う．さらに移植後には冠動脈内膜肥厚による移植後冠動脈病変を認めるため，5週目には右心カテーテル時に冠動脈造影検査および血管内超音波検査を行う．拒絶反応検査はその後も継続され，移植後5年までは6か月毎に心筋生検を行い，移植後5年から10年目までは1年毎に心筋生検を行う．移植後10年以降は特に拒絶ハイリスクの症例でない場合には2年毎に行う．また冠動脈造影検査，血管内超音波検査についても移植後10年目までは1年毎に施行し，10年目以降は2年毎に行っている．

　免疫抑制剤についてはタクロリムス水和物，ミコフェノール酸モフェチル，プレドニゾロンの3剤併用療法が基本とする．タクロリムス水和物，ミコフェノール酸モフェチルはその血中濃度（トラフ濃度）を測定し，投与量を決定するため，それぞれ9時，21時の決められた時間に内服する．プレドニゾロンについては移植直後から漸減するが，拒絶反応がなく，顆粒球減少などの合併症もなければ移植後1年を目標に減量中止とする．しかし移植後1年以降も少量のプレドニゾロン投与を継続せざるを得ない症例も多い．タクロリムス水和物の副作用としては消化器症状や震戦，腎機能障害や糖尿病発症などが報告されているが，2007年以降，タクロリムスに代わる免疫抑制剤としてmTOR阻害薬であるエベロリムスの心臓移植患者における使用が可能となった．特に腎機能障害例や移植後冠動脈病変合併患者，悪性腫瘍合併患者における有用性が報告されており，当院においても対象症例には積極的に使用している．

2. 移植後冠動脈病変（cardiac allograft vasculopathy：CAV）

　移植後冠動脈病変（CAV）は心臓移植後に生じる冠動脈病変の総称であり，国際心肺移植学会の統計では心臓移植後患者のおよそ半数が移植後3年間でCAVを認め，CAVは移植後1年以降の患者の死因の10～15％を占めるとされている．

　CAVの病因は血管内皮機能の低下にあるとされている．具体的には，ドナー心から持ち込まれるいわゆる動脈硬化病変と血管内皮機能障害を基として，心移植手術手技（ドナー心の虚血時間，再灌流障害），免疫反応（細胞性，抗体関連拒絶反応），非免疫反応（レシピエントの動脈硬化リスク），感染症（サイトメガロウイルス）といった内皮細胞に対するさらなる傷害機序が働くことにより生じる．その臨床像は古典的には，心外膜血管から心筋内の微小血管に渡る血管全長性，びまん性の線維性の内膜肥厚として説明され

ている．近年の光干渉断層法（Optical Coherence Tomography：OCT）による研究では，線維性から炎症性，同心性から偏在性プラークまで様々な病変が存在することが報告されており，今後のさらなる研究が望まれる．病変の進行は，血管内皮機能低下によりもたらされる免疫・炎症細胞（CD8陽性の細胞傷害性ヘルパーT細胞，マクロファージ），中膜平滑筋細胞の増殖，そしてそれらの血管内膜〜外膜への集積から成る内膜中膜の肥厚と，血管外膜の収縮性変化によって進行することが考えられている．また，移植後急性期（移植後1〜2年まで）の進行が著しく，その後の進行は緩やかであることが報告されている．全長性，びまん性の病変の特徴から冠動脈造影のみでの病変の進行の評価は困難とされ，血管内超音波検査の施行が推奨されている．病変の進行を予測する簡便な指標として，移植後最初の1年間で最大内膜肥厚（MIT）の0.5mm以上の増加が移植後5年目までの心血管イベントと関連することが知られている．

　冠血行再建術は，進行したCAVにおいても有効な治療法であることが報告されているが，病変の特徴（全長性，びまん性）から，治療効果は限定的であると考えられている．そのため，予防が重要とされ，mTOR（mammalian target of rapamycin）阻害薬（本邦での保険適応はエベロリムス）が，平滑筋細胞増殖の抑制効果と，他の免疫抑制剤と比較し血管内皮への傷害が少ない点からCAV進行を予防するとして早期導入が注目されている．

3. 移植後患者の生活制限

　心臓移植患者は多くの方が日常生活レベルの活動は問題なく行え，社会復帰されている．しかしながら同時に様々な生活制限が定められている．重症心不全症例に心臓移植治療を希望するかどうかの確認をする際にはこれら生活制限についても説明し，遵守できるかどうかの意志を確認する必要がある．国立循環器病研究センターでは以下の点について心臓移植後患者の順守すべき生活制限と定め，原則全例に対して義務づけている．移植施設により異なる点があるため，実際の症例を紹介する際にはそれぞれの移植施設に確認いただきたい．

☑禁煙，禁酒
☑移植後6か月以内の公共交通機関の利用制限
☑（移植後6か月以内の）外出時はマスクを着用し，人混みの中への外出は慎重に行う

☑生水・生食禁止（刺身，生肉等）
☑発酵食品の摂取制限
☑室内ペット禁止（室外のペットであっても免疫抑制剤用量が多い時期の接触は避ける）

　その他，レストランのサラダバーなどの利用もさけていただくなどの制限を指導している．また通常の定期検査目的の入院以外にも免疫抑制剤の副作用や，拒絶反応により予定外の入院をしていただくことがあるなどについても説明している．

まとめ

　重症心不全患者に対する治療手段の一つとして心臓移植治療について概説した．2010年以降心臓移植数は緩やかではあるが，増加しており，多くの重症心不全患者がその恩恵を受けている．植込型補助人工心臓の保険償還とも相まって，重症心不全に対する治療は大きく注目されている．循環器内科医であっても患者やその家族から心臓移植についての説明を求められることも珍しくなく，実際に移植医療に携わることのない医師であってもその概要は知っておくべき時代になってきた．欧米では心臓移植治療を含めた重症心不全治療はもはや循環器内科医師のSubspecialityの一つとして認識されている．不整脈診療を専門としない循環器内科医師であっても，ペースメーカー治療や植込み型除細動器，アブレーションについての概要を知り，専門とする医師への紹介を含め，自身の患者を適切にマネージメントできるのと同様に，心臓移植治療を必要とする重症心不全症例を適切にマネージメントすることは循環器内科医師に当然求められる知識となってきた．本稿がそういった循環器日常診療の一助となれば幸いである．

❖ Take home messages

①国内ではこれまで246例の心臓移植が行われており，2014年は年間37例の心臓移植が行われた．
②心臓移植適応基準が定められており，同基準は日本循環器学会のホームページ上で参照することができる．

③心臓移植の平均待機期間は 800 日を超えており，今後さらに延長することが予測されている．
④国内心臓移植の予後は 10 年生存率で 89.3％である．
⑤心臓移植後は拒絶反応を調べるための定期的な検査や入院が必要である．また日常生活においても禁煙，禁酒，感染に対する予防対策が重要である．

【文献】

1) Yancy CW, Jessup M, Bozkurt B, et al; American College of Cardiology Foundation; American Heart Association Task Force on Practice Guidelines. 2013 ACCF/AHA guideline for the management of heart failure: a report of the American College of Cardiology Foundation/American Heart Association Task Force on Practice Guidelines. J Am Coll Cardiol. 2013; 62: e147-239.
2) Fujita T, Kobayashi J, Hata H, et al. Off-pump coronary artery bypass grafting for a left main lesion due to cardiac allograft vasculopathy in Japan: first report of a case. Surg Today. 2014; 44: 1949-52.
3) 日本循環器学会心臓移植委員会ホームページ. http://www.j-circ.or.jp/hearttp/
4) Iyer A, Kumarasinghe G, Hicks M, et al. Primary graft failure after heart transplantation. J Transplant. 2011; 2011: 175768.
5) Seguchi O, Fujita T, Murata Y, et al. Incidence, etiology, and outcome of primary graft dysfunction in adult heart transplant recipients: a single-center experience in Japan. Heart Vessels. 2016; 31: 555-62.
6) Stewart S, Winters GL, Fishbein MC, et al. Revision of the 1990 working formulation for the standardization of nomenclature in the diagnosis of heart rejection. J Heart Lung Transplant. 2005; 24: 1710-20.

〈瀬口 理〉

第6章 重症心不全を合併症から考える

1 腎不全が併発しているとき

問題提起!

① 腎不全と CKD の意味に違いはあるのか？
② 腎うっ血とは CVP 上昇による腎臓のうっ血をきたしたものか？
③ 腎機能が低下した心不全 (HFrEF) 患者では ACE 阻害薬をどのように使えばよいのか？

腎機能の悪化が進行性のものか，一部可逆性のものかを完全に予測することは困難であるが，腎保護を意識して治療を行うことは心不全の予後の観点からも必要である．

1 腎機能低下の定義：腎不全と慢性腎臓病（CKD）

糸球体組織の機能が60％以下まで低下した状態を腎不全と呼び，10％未

表1 CKD の診断

CKD は下記の片方または両方が 3 か月以上持続することによって診断する．
① 腎障害を示唆する所見（検尿異常，画像異常，血液異常，病理所見など）の存在
② GFR<60mL/min/1.73m²

表2 CKD のステージ分類

病期ステージ	重症度の説明	推算 GFR 値 mL/min/1.73m²
1	腎障害（+） GFR は正常 または亢進	≧90
2	腎障害（+） GFR 軽度低下	60〜89
3	GFR 中等度低下	30〜59
4	GFR 高度低下	15〜29
5	腎不全	<15

満まで進行すると透析治療が必要な「末期腎不全」の状態となる．腎機能低下は進行性に末期腎不全になる前に，心血管病 cardiovascular disease（CVD）発症の強力なリスクである．そこで，腎障害を早期発見し介入するために慢性腎臓病 chronic kidney disease（CKD）という概念が提唱された．CKDは表1のように定義され，推算GFRによって表2のように1～5のステージに分類される．腎臓の働きが低下している時，その病態をどのようにとらえるかという視点からみた「腎不全」や，CVD発症のリスクとしてとらえる「CKD」とういう概念を整理しておく必要がある．

2 腎機能低下の原因：心腎連関

　心不全に腎不全が合併している場合，心不全の治療方針の決定のためにも腎機能低下の原因を解析しておく必要がある．心不全と腎不全は相互に影響しあうため（心腎連関），心不全には腎機能障害が，腎不全には心機能障害が合併していることが多い．個々の障害が心不全が原因か腎不全が原因か，急性か慢性かによって心腎連関のタイプ分けがなされている（表3）．

3 心不全（うっ血）がもたらす腎機能障害

　心不全の病態はうっ血である．組織低灌流を伴う場合も伴わない場合もある．うっ血には filling pressure の上昇を必ず伴うが，臨床症状は伴う場合（clinical congestion）も伴わない場合（hemodynamic congestion）もある．一方，有効循環血液量が不十分な状態は arterial underfilling とよばれ，神経体液性因子が賦活化し，体液が貯留され[1]，うっ血を助長する．うっ血が長

表3 心原性か腎原性かによる心腎連関のタイプ分け

タイプ1	acute cardio-renal syndrome 心不全の急性の悪化によって腎機能障害が起こったもの
タイプ2	chronic cardio-renal syndrome 慢性の心機能障害のため腎機能障害が起こったもの
タイプ3	acute reno-cardiac syndrome 急性の腎機能の悪化のため心機能障害が起こったもの
タイプ4	chronic reno-cardiac syndrome 慢性の腎機能障害のため心機能障害が起こったもの
タイプ5	secondary cardio-renal syndrome 全身状態の変化が原因で心機能障害や腎機能障害が起こったもの

期にわたると神経体液性因子の亢進を伴い体液の貯留がもたらされる．この状態では，中心静脈圧の上昇（腎臓にとって backward failure の原因となる），腹腔内圧の上昇，腹腔のうっ血が起こる．これらはいずれも腎うっ血や腎機能低下の原因となる．血行動態的に，かつ神経体液性因子がもたらした腎うっ血は腎間質の圧の上昇をきたし，腎臓内の毛細血管や尿細管を圧迫し，局所を低酸素にさらすこととなる．尿細管の圧迫は管腔の圧を上昇させ，糸球体内圧と尿細管圧の圧較差の減少を起こし GFR を減少させる[2]．炎症は腎うっ血の原因であり，結果でもある[3]．特に，静脈のうっ血は炎症を惹起し[4]，腎機能障害の原因ともなる．このように腎うっ血は腎機能障害の原因となり，腎機能障害はさらなる体液貯留をもたらすという負のスパイラルを形成する．したがって，心不全治療において腎うっ血の解除は特に重要である．

4 心不全治療による腎機能の改善（improved renal function）

心不全治療によって，入院時の血清クレアチニン濃度（Cr）が改善していくことがある（improved renal function：IRF）．逆に言えば，このような症例は体液貯留によって腎うっ血をきたし，Cr が上昇して入院し，腎うっ血の解除によって Cr が低下していったと考えることができる．Testani らは 141 例の急性心不全患者で右心機能（心エコーにて右室のサイズを 4 段階に分類），静脈うっ血（心エコーにて下大静脈の呼吸性変動を 4 段階に分類），腎機能〔IRF；入院中に eGFR の改善≧25％，worsening renal function（WRF）；Cr の上昇≧0.3mg/dL〕を測定し，相互の関係を調べた[5]．その結果，静脈うっ血は右室機能の低下患者に多いこと，右室機能が低下した患者では WRF が少なく，IRF が多いことがわかった．また，Testani らは IRF を認める患者では右室機能が低下した患者が多く，かつ ADHF の予後が不良であることを示した[6]．このように，右室機能が低下した ADHF 患者では腎機能がいつもより悪化して入院することが多いものと考えられる．うっ血の治療による Cr の改善は予後の改善を示唆するものではなく，ADHF として重症であることを示唆している．すなわち，このような症例では de-congestion のみならず，いかに心機能を改善するかも念頭に置かなければならない．

5 腎機能障害時の標準的治療

1. ACE 阻害薬

　心不全の重症度によらず heart failure with reduced ejection fraction (HFrEF) のリモデリングの抑制や予後改善のために，あるいは重症心不全の血行動態の改善のために ACE 阻害薬やアンジオテンシン受容体拮抗薬 (ARB) を用いる．腎機能障害を合併した慢性心不全に対する ACE 阻害薬の有効性を直接調べた大規模試験はない．NYHA III/IV の慢性心不全患者に対する ACE 阻害薬の有効性を調べた CONSENSUS 試験では Cr 3.4mg/dL 以上を除外しているが，対象症例の平均の Cr は 1.4mg/dL であり，eGFR も平均 45mL/min/1.73m^2 で多くの CKD 症例を含んでいる．Cr の平均値の上下で 2 群に分けて検討したサブ解析によると，エナラプリルの効果は，Cr の低下群でも低下していない群と比べ同等であった．米国での腎機能障害を伴った心不全症例観察研究では，透析前の症例では，ACE 阻害薬あるいは ARB を投与されている症例のほうが，投与されていない症例と比べ生存率が高かった．また，少数ではあるが CKD のステージ 5 (eGFR 15mL/min/1.73m^2 未満) で透析 100 症例と非透析 43 症例を対象に検討した結果，非透析の症例では，ACE 阻害薬あるいは ARB を処方されている症例のほうが，退院 1 年後の生存率が有意に高かった．しかし，透析症例では，これら薬剤の処方の有無にかかわらず，予後に差がなかった．

　CKD 症例や腎機能障害を合併した心不全症例に ACE 阻害薬や ARB を使用する場合は腎機能の悪化に特に注意をはらう必要がある．ACE 阻害薬は輸出細動脈を拡張し，糸球体内圧を低下させ腎保護的に作用するが，GFR を低下させることがある．重症心不全症例において，どれぐらいの Cr なら使用できるのか，Cr の上昇はどれくらいまで許されるのかは明確に規定されていない．ACE 阻害薬の使用目的を明確にした上で，厳格な腎機能のモニターのもとで使用すべきである．Cr 上昇の許容範囲は，明らかな心不全の合併のない CVD 症例における ACE 阻害薬の腎機能への影響が参考になる．CKD では ACE 阻害薬/ARB は第一選択となっている．ACE 阻害薬は腎保護作用のみならず，同時に 2 次エンドポイントではあったが，心不全の発症を抑制しうることも報告されている[7]．ACE 阻害薬導入後の Cr 上昇が 30% 未満であれば継続する．軽度の腎機能低下と同時に 50% 以上蛋白尿

が減少した場合は，むしろ良好な予後が期待できることも示されている．いかなる CKD ステージでも投与可能である．しかし，血清 Cr 値 2mg/dL 以上の症例では少量より開始し，腎機能と血清 K 値を慎重にモニターする．用量設定では血圧値と同時に尿蛋白量を指標とする．CVD 症例の降圧目的で使用した場合，降圧目標達成後も尿蛋白が残存する場合は増量を考慮する．

心不全患者において ACE 阻害薬は動脈を拡張し末梢血管抵抗（SVR）を低下させると同時に静脈を拡張し，前負荷を減少させる．この動脈拡張作用はアンジオテンシン II を減少させるためと考えられる．静脈拡張作用は間接的に交感神経が抑制されることによる作用と，ブラジキニンの増加によるものと考えられている．循環血漿量が増加している心不全では静脈の拡張による右室の前負荷軽減をきっかけとして起こる右左連関を介して心拍出量が増加する．SVR の低下はもちろん心拍出量を増加させる．心不全患者においては ACE 阻害薬の経口投与によって軽度の血圧の低下，PCWP の減少，SVR の減少，心拍出量の増加が報告されている[8,9]．

非代償性心不全からの離脱目的で血管拡張作用を期待して使用する場合は慎重な用量設定が必要である．症例によっては ACE 阻害薬の増量によって，1) 腎機能の悪化，2) 低血圧，3) 高 K 血症をきたし，ACE 阻害薬の導入や増量が不可能である[10]．スワンガンツカテーテルを挿入し，血行動態をモニターしながら，ACE 阻害薬の増量を試みるのも一つの方法である．腎機能障害を伴う心不全で，特に体液量があまり多くない場合は腎灌流圧低下のため RAS が強く活性化されていることがあり，予想以上に大きく血圧が低下することがあるので注意を要する．

腎機能障害例での ACE 阻害薬の具体的な使い方は日本循環器病学会ガイドラインが参考になる．

2. 利尿薬

CKD のステージが進行すると，利尿薬だけでの体液管理が困難になる．特に糖尿病例では，同程度の腎機能であっても，他疾患と比較すると，体液過剰を招きやすい．利尿薬抵抗性を示し，うっ血が増悪する場合には限外濾過による除水を行う．また ANP 製剤を用いると，利尿作用に加えて腎血行動態が改善され，腎機能が保持される場合がある．心拍出量の維持が困難な場合は少量のドパミンやドブタミンを用いて腎血流を保持し，利尿作用を介

して，容量負荷を軽減できる場合もある．

利尿薬は慢性心不全の治療薬としてJCARE-CARDでは80％以上の症例に使用されており，ループ利尿薬はうっ血性心不全の治療には欠かせない薬剤である．ループ利尿薬はCrが5.0mg/dL程度までの腎機能低下ならば利尿効果は期待できるが，ループ利尿薬の過量な使用は腎機能を悪化させることが報告されているので，その使用量には注意を払う必要がある．

トルバプタン（TLV）はループ利尿薬の使用量を減量できる可能性はあるが，急性心不全や重症心不全の予後を改善させるとする確たる証拠はない．心不全入院患者において標準治療に48時間以内にTLVを追加し，60日以上投与した場合の有効性と安全性を検討したEVEREST試験では，投与1日目の呼吸困難の改善や体重の減少は大きく，7日目の浮腫の改善も大きかったが，長期的な死亡や心不全関連合併症の抑制効果は認められなかった[11,12]．この改善効果の有無はCr＜1.3，Cr≧1.3の両群で差を認めていない．腎機能障害を合併した（eGFR＝15〜60mL/min/1.73m^2）急性心不全症例に着目し，入院早期から48時間の間トルバプタン（TLV）を併用した場合と従来治療のみの場合を比較した試験（AQUAMARINE試験）ではTLV併用群は48時間のループ利尿薬の使用量が少ない，体重の変化が大きい，呼吸困難感の改善が大きいなどの効果を認めている[13]．TLVはループ利尿薬の使用量を減量できる可能性があり，腎機能障害を合併した心不全で有効に利用できる可能性がある．

6 貧血への対応

慢性心不全で観察される貧血の原因は，合併するCKDに起因するエリスロポエチンの低下，心不全に伴うTNFαなどのサイトカインによる骨髄での産生低下などが考えられる．CKDではエリスロポエチンの産生異常により腎性貧血を呈する．クレアチニンクリアランス20〜30mL/min程度からその頻度が増加する．さらに，エリスロポエチン製剤の投与により腎障害の進行が遅延することも示され，貧血治療が腎保護法であることが明らかとなった．

貧血はarterial underfillingの一因であり，体液貯留の原因となる．また，冠動脈疾患，脳卒中などのCVDの発症リスクとなることも示されている．Silverbergらは，重症心不全症例を対象にエリスロポエチン製剤と鉄剤で貧

血を是正したところ，腎機能増悪抑制のみならず，心機能の改善，心不全による入院の低下効果を認めた[14]．しかし，その後いくつかの ESP（erythropoiesis stimulating protein）による報告があるが大規模臨床試験はまだない．慢性心不全 319 例を対象にした臨床試験では血清ヘモグロビン値は，中央値で投与前 11.3g/dL から 13.4g/dL に改善したが，ESP 治療にて運動耐容能，NYHA 重症度分類，QOL も有意には改善させなかった．ESP を心不全治療に試みた過去の 7 編の論文のメタ解析では，ESP 治療は心不全による再入院を有意に減少させたが，死亡率を有意に減少させることはできなかった．腎機能障害を合併した重症心不全での貧血の是正は治療法のオプションではあるが，その効果は不明である[15]．

7 高度腎機能障害時の一時的透析療法（renal replacement therapy）

ADHERE 試験の登録患者を用いて，入院時 Cr，BUN，収縮期血圧は急性心不全患者の院内死亡のリスクを層別化できることを示した[16]．すなわち，入院時の腎機能が悪いほど院内死亡率が高い．腎不全合併重症心不全では利尿薬抵抗性を示すことも多く，RRT（血液透析や限外濾過法など）を施行し，うっ血から離脱できることもある．特に，タイプ 1 の CRS で腎機能が悪化している症例では腎機能は可逆性である場合も多い．しかし，他の合併症を持ち，フレイルな高齢の重症心不全患者においては患者の負担も大きく，予後の改善につながるとは限らない．したがって，重症心不全患者に RRT を開始する場合は risk–benefit を十分評価して，患者とのコンセンサスを得たのちに開始すべきである．

Take home messages

①腎不全は腎臓の働きが低下した時の病態をとらえる視点からみたものであり，CKD は CVD 発症のリスクとしてとらえる視点からみたものである．
②腎うっ血は CVP の上昇（腎臓にとっての backward failure）のみならず，腹腔内圧の上昇，炎症，神経体液性因子の亢進など

の様々な要因が関与している.
③HFrEF 患者では腎機能が低下している場合でも ACE 阻害薬は可能な限り使用する．ただし，腎機能の悪化，血圧下降，高 K 血症には十分注意を払う必要がある．

【文献】

1) Schrier RW, Abraham WT. Hormones and hemodynamics in heart failure. N Engl J Med. 1999; 341: 577-85.
2) Afsar B, Ortiz A, Covic A, et al. Focus on renal congestion in heart failure. Clin Kidney J. 2016; 9: 39-47.
3) Colombo PC, Ganda A, Lin J, et al. Inflammatory activation: cardiac, renal, and cardio-renal interactions in patients with the cardiorenal syndrome. Heart Fail Rev. 2012; 17: 177-90.
4) Colombo PC, Onat D, Harxhi A, et al. Peripheral venous congestion causes inflammation, neurohormonal, and endothelial cell activation. Eur Heart J. 2014; 35: 448-54.
5) Testani JM, Khera AV, St John Sutton HG, et al. Effect of right ventricular function and venous congestion on cardiorenal interactions during the treatment of decompensated heart failure. Am J Cardiol. 2010; 105: 511-6.
6) Testani JM, McCauley BD, Chen J, et al. Clinical characteristics and outcomes of patients with improvement in renal function during the treatment of decompensated heart failure. J Cardiac Fail. 2011; 17: 993-1000.
7) Brenner BM, Cooper ME, de Zeeuw D, et al. Effects of losartan on renal and cardiovascular outcomes in patients with type 2 diabetes and nephopathy. N Engl J Med. 2001; 345: 861-9.
8) Yoshimura M, Yasue H, Tanaka H. Responses of plasma concentrations of A type natriuretic peptide and B type natriuretic peptide to alacepril, an angiotensin-converting enzyme inhibitor, in patients with congestive heart failure. Br Heart J. 1994; 72: 528-33
9) Awan NA, Mason DT. Vasodilator therapy of severe congestive heart failure: The special importance of angiotensin-converting enzyme inhibition with captopril. Am Herat J. 1982; 104: 1127-36.
10) Packer M, Kessler PD, Gottlieb SS. Adverse effects of converting-enzyme inhibition in patients with severe congestive heart failure: pathophysiology and management. Postgr Med J. 1986; 62（suppl 1): 179-82.

11) Konstam MA, Gheorghiade M, Burnett JC, et al. Effects of oral tolvaptan in patients hospitalized for worsening heart failure: the EVEREST outcome trial. JAMA. 2007; 297: 1319-31.
12) Gheorghiade M, Konstam MA, Burnett JC, et al. Short-term clinical effects of tolvaptan, an oral vasopressin antagonist, in patients hospitalized for heart failure. The EVEREST Clinical Status Trials. JAMA. 2007; 297: 1332-43.
13) Matsue Y, Suzuki M, Torii S, et al. Clinical effectiveness of tolvaptan in patients with acute heart failure and renal dysfunction. J Card Fail. 2016 Feb 23. [Epub ahead of print]
14) Silverberg DS, Wexler D, Blum M, et al. The use of subcutaneous erythropoietin and intravenous iron for the treatment of the anemia of severe, resistant congestive heart failure improves cardiac and renal function and functional cardiac class, and markedly reduces hospitalizations. J Am Coll Cardiol. 2000; 35: 1737-44.
15) van der Meer P, Groenveld HF, Januzzi JL Jr, et al. Erythropoietin treatment in patients with chronic heart failure: a meta-analysis. Heart（British Cardiac Society）. 2009; 95: 1309-14.
16) Fonnarow GC, Adams Jr KF, Abraham WT, et al. Risk stratification for in-hospital mortality in acutely decompensated heart failure. JAMA. 2005; 293: 572-80.

〈安村良男〉

第6章 重症心不全を合併症から考える

2 肺高血圧症を併発しているとき

問題提起!
①心不全患者を診たらを必ず肺高血圧の有無を診るべきか？
②肺高血圧を併発する病態とは？
③病態に応じた治療はどうすべきか？

　心不全は，急性であれ慢性であれ右心不全を合併する場合はより重症であり，その治療に難渋することがある．したがって，常に右心機能にも目を配り，左心不全を診ることが重要である．右心不全を考える場合に最も重要な病態は肺高血圧である．図1は，ウィーン大学の過去の研究を総括した解析による収縮不全と拡張不全とで経肺圧較差を有する患者の予後データを示したものであるが[1]，肺高血圧を併発した左心不全は左室駆出率に関わらず予後不良であることが示されている[2]．したがって，より良い心不全診療を行うには，常に肺高血圧の有無に目をむけることが大切である．そのためのスクリーニングとしての心臓超音波検査による肺動脈圧推定や右室形態や機能評価をしっかり行うことが重要である．

1 肺高血圧を合併する病態[2]

　肺高血圧（PH）は平均肺動脈圧が安静時に25mmHg以上と定義されているが，どの臨床分類に入るかは，肺機能検査，膠原病に関する検査等を併用し判断する．本稿では，肺動脈楔入圧15mmHg以上を伴ったいわゆるpost-capillary PHで，肺高血圧分類では2群に属する患者が対象である．図2に示すように，経肺圧較差〔TPG（transpulmonary pressure gradient）：平均肺動脈圧−平均肺動脈楔入圧〕も肺血管抵抗（PVR: pulmonary vascular resistance）も上昇していない肺高血圧は，初期の段階（passive PH）で肺動脈には器質的変化も生じていないと考えられる．このような場合は，心不全治療でPHも改善する．これに対して，圧較差や血管抵抗が上昇している肺高血圧は，reactive PHあるいは，mixed PHと言われる．さらに，平均肺動

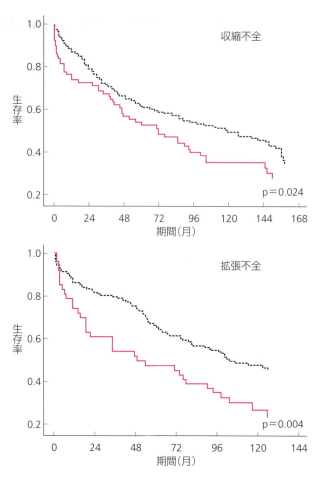

図1 経肺圧較差*を有する肺高血圧併発心不全の予後
(*平均拡張期肺動脈圧—平均肺動脈楔入圧：7mmHg≦：赤，7＞黒)
(Gerges M, et al. Am J Respir Crit Care Med. 2015; 192: 1234-46[1] より一部改変)

脈圧が肺動脈楔入圧に比して極めて上昇（12mmHg＜）している場合は，out-of-proportion という用語が用いられる．このような病態を呈する場合は，肺動脈のリモデリングが進行している状態となっていると考えられ，心不全治療では十分に改善しない場合がある．

PH の病態には，一酸化窒素系，プロスタサイクリン系，エンドセリン系

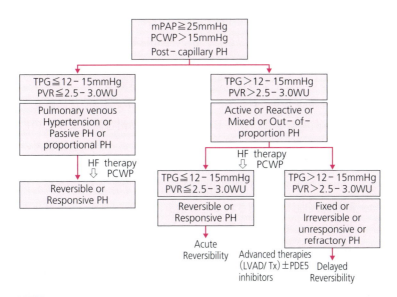

図2 心不全併発肺高血圧の病態

(Georgiopoulou V, et al. Circ Heart Fail. 2013; 6: 344-54[2]より一部改変)
mPAP: mean pulmonary arterial pressure, PCWP: pulmonary capillary wedge pressure, PH: pulmonary hypertension, TPG: transpulmonarypressure gradient, PVR: pulmonary vascular resistance, HF: heart failure, LVAD: left ventricular assist device, Tx: transplantation, PDE5: phosphodiesterase 5

の3つの系が関与し，血管収縮，血管平滑筋増殖，血栓により疾患が進展する．さらに，進行すると右心不全症状を呈する．右心不全合併例は予後不良である．右心系の評価方法として，右心不全症状（浮腫，腹水，頸静脈怒張など），右室肥大による心電図変化（右室ストレイン，V_1のR波増高，R/S比＞1，右軸偏位など）や右房負荷に伴う肺性P波，心臓超音波検査では，右室機能の指標としての tricuspid annular plane systolic excursion (TAPSEがあり，1.5cm未満は予後不良の重要な指標である．下大静脈径および呼吸性変動も参考になる．

2 肺高血圧併発心不全の治療

図1に示したように，TPGもPVRも高くない passive PHの場合は，通常の原因となる心疾患治療に基づく心不全薬物治療あるいは弁膜症外科的治療を行う[3]．しかし，active あるいは reactive PHに関しては，まず薬物心不

全治療を行う．これに反応して PH が改善すれば，reversible PH ということになる．しかし，反応しない場合は，irreversible PH で予後不良であり，非薬物療法である人工心臓や心移植を考慮するが，一部，治療開始からしばらくしてから反応し改善する場合もあり，その判断は難しい．このような難治性の肺高血圧併発心不全に対して，現時点では有効な薬物療法は確立されていない[4]．日本循環器学会のガイドラインでは運動耐容能および QOL 改善を目的としたシルデナフィルの使用はクラスIIbであるが，予後改善のためのエポプロステノールおよびボセンタンはクラスIII，すなわち禁忌となっている[3]．2015 年に公表された欧州心臓病学会の肺高血圧治療ガイドラインでは，肺動脈高血圧で承認されている治療については総じて推奨せず，禁忌（クラスIII）としている[4]．現在，シルデナフィルで左室駆出率の低下した慢性心不全に肺高血圧を併発した症例を対象に病態の改善効果を検証する SilHF 試験が行われており，また，エンドセリン拮抗薬である Macitentan で左心不全による pre- と post-capillary PH に対する安全性および忍容性を評価する第 2 相試験（MELODY-1）が終了し結果が待たれる．

> **Take home messages**
> ① 心不全患者を診たら心臓超音波検査で肺高血圧の可能性をスクリーニングしよう．
> ② 肺高血圧を併発する病態には心不全治療に反応する例としない例があり，しない例の予後は極めて不良である．
> ③ 心不全に伴う肺高血圧併発に対しては，心不全治療をガイドラインに準じてしっかり行うことが基本で，肺高血圧に対する治療の有用性については確立されていない．

【文献】
1) Gerges M, Gerges C, Pistritto AM, et al. Pulmonary Hypertension in Heart Failure. Epidemiology, Right Ventricular Function, and Survival. Am J Respir Crit Care Med. 2015; 192: 1234-46.
2) Georgiopoulou VV, Kalogeropoulos AP, Borlaug BA, et al. Left ventricular

dysfunction with pulmonary hypertension. Part 1: epidemiology, pathophysiology, and definitions. Circ Heart Fail. 2013; 6: 344-54.
3) 日本循環器学会. 循環器病ガイドシリーズ: 肺高血圧治療ガイドライン (2012 年改訂版). http://www.j-circ.or.jp/guideline/pdf/JCS2012_nakanishi_h.pdf (2016 年 6 月閲覧)
4) Galiè N, Humbert M, Vachiery JL, al. 2015 ESC/ERS Guidelines for the diagnosis and treatment of pulmonary hypertension. Eur Heart J. 2016; 37: 67-119.

〈佐藤直樹〉

第6章 重症心不全を合併症から考える

3 電撃性肺水腫を併発しているとき

① 電撃性肺水腫（心原性肺水腫）とは何か？
② 非心原性肺水腫，とくに急性呼吸窮迫症候群との違いは何か？
③ 心原性肺水腫の血行動態はどのようになっているか？
④ 心原性肺水腫の患者の治療はどのように行うか？

1 電撃性肺水腫とは

心原性肺水腫は，急性非代償性心不全の臨床像として非常に頻度の高いものである．心原性肺水腫の特徴は，肺動脈楔入圧，肺静脈圧の上昇によって，肺の間質，ならびに肺胞内に体液の貯留をきたすことである．結果として肺拡散能は低下し，低酸素血症を生じ，呼吸困難が生じる[1]．

電撃性肺水腫という表現はこの心原性肺水腫がとくに急激に生じた場合に使用され，急性呼吸不全のため迅速な治療が行われなければ致死的となるため，可及的速やかに治療介入する必要がある．

2 心原性肺水腫の誘因となる病態・併存疾患

電撃性肺水腫は急激に発症し，後負荷が増大した状態のことが多く，左室収縮能を問わず発症する．臨床像としては，いわゆる CS（clinical scenario）1 に該当する[2]．

左室収縮障害は心原性肺水腫を引き起こす誘因となる．冠動脈疾患，弁膜症，心筋症，心筋炎，中毒，代謝性疾患など収縮能低下をきたす原因は様々であるが，心拍出量低下に伴い，レニン・アンジオテンシン・アルドステロン系や交感神経系が活性化され，ナトリウムや水分貯留を起こし，最終的に肺水腫となると考えられている．

また拡張障害も同様に心原性肺水腫の原因となる．コンプライアンスの低下した心筋は容易に左室拡張末期圧の上昇をきたす．左室肥大や拘束型心筋

症の他に，心筋虚血や高血圧緊急症，新規発症の頻拍性不整脈なども原因となる．

その他，僧帽弁狭窄・閉鎖不全症や大動脈弁狭窄・閉鎖不全症などの弁膜症や左室流出路障害，腎動脈狭窄による腎血管性高血圧症などの併存もみられることがある[3]．

以上の病態・疾患は誘因・原因となり相互に関連しているものが多く，さらに発熱，感染や貧血，身体的・精神的ストレスなど複数の要素も加わって発症すると考えられる．

3 心原性肺水腫の診断の注意点

本稿で扱う心原性肺水腫の病態は冒頭で述べた通り，肺静脈圧上昇による肺うっ血を主体とする．肺水腫を起こす他の病態として，腎不全や過剰補液でみられる体循環血液量増加が主体の肺水腫も存在するが，これは心原性肺水腫と明確に区別することは難しいこともある．また急性呼吸窮迫症候群（acute respiratory distress syndrome：ARDS）に代表される肺毛細血管透過性亢進による肺水腫も存在し，これらの要素が複数関与していると思われる症例も経験する．

ここでARDSについて少し触れておく．これまでARDSの概念・定義への混乱もあり，診断基準も変化してきたが，現在のARDSの定義として広く使用されているのは2012年に提唱されたいわゆる「Berlin definition」[4]である．1994年から使用されてきたAECC definition[5]では肺動脈楔入圧は18mmHg未満，もしくは他の左房圧上昇所見がないことをARDSの診断

表1 急性呼吸窮迫症候群の診断基準（Berlin definition）

経過	1週間以内に発症・増悪する呼吸器症状
胸部画像所見	両側浸潤影
肺水腫の成因	心不全や体液過剰では説明できない呼吸不全 （危険因子が明らかでない場合は心エコーなどの客観的指標で静水圧性肺水腫を除外）
酸素化 　軽症 　中等症 　重症	 PEEPまたはCPAP＞5cmH$_2$O 補助下で 200mmHg＜PaO$_2$/FIO$_2$ ratio≦300mmHg PEEP≧5cmH$_2$O 補助下で 100mmHg＜PaO$_2$/FIO$_2$ ratio≦200mmHg PEEP≧5cmH$_2$O 補助下で PaO$_2$/FIO$_2$ ratio≦100mmHg

PEEP: positive end-expiratory pressure, CPAP: continuous positive airway pressure, PaO$_2$: partial pressure of arterial oxygen, FIO$_2$: fraction of inspired oxygen
(Force ADT, et al. JAMA. 2012; 307: 2526-33[4] より改変)

基準に含んでおり，事実上は心原性肺水腫と ARDS は明確に区別されたものであった．Berlin definition（表1）ではこの基準は削除され，ARDS を「心不全や過剰補液では説明できない肺水腫」を原因とするものとした．

話を心原性肺水腫に戻すと，急激な肺動脈楔入圧上昇が電撃性肺水腫を引き起こすが，呼吸困難など肺うっ血による症状を生じたり，X線上の肺うっ血を生じたりする「臨床的な」肺うっ血における肺動脈楔入圧のカットオフ値は，患者の基礎心疾患や併存疾患とそれらの臨床経過で様々であることが知られている．例えば心係数と肺動脈楔入圧の血行動態指標によって病態分類を行った Forrester 分類[6]は肺動脈楔入圧のカットオフ値を 18mmHg としているが，この対象は急性心筋梗塞の症例に限定されている．

この理由の一つとして，過剰になった肺血管外液を除去するリンパ管の働きが指摘されている[7]．慢性経過の心不全症例では肺動脈楔入圧高値が持続し，リンパ管からの排泄能は亢進しており，高い肺動脈楔入圧でも X 線上は肺うっ血を認めないことも多い．一方で肺毛細血管圧の急激な上昇時は肺血管外液の増加にリンパ管によるドレナージが間に合わず，結果として肺動脈楔入圧は低い値で肺うっ血が生じることとなる．そのため，18mmHg 未満でも肺うっ血は生じる可能性がある．

実臨床では急性発症の呼吸不全を呈した患者を前にしたときに，我々は迅速で的確な診断と同時進行で呼吸不全の加療を行う必要がある．非侵襲的陽圧換気（noninvasive positive pressure ventilation：NPPV）で呼吸管理が可能なことも多い心原性肺水腫と，人工呼吸器管理を中心とした肺保護戦略が必要な ARDS は呼吸管理の点のみでも当然ながら大きく異なるため，両者の鑑別は重要である．

4 心原性肺水腫の治療

心原性肺水腫，ことに電撃性肺水腫は急激に呼吸不全に陥り，適切な治療がなされなければ死に至る緊急事態である．患者の呼吸困難の症状が非常に強く，不穏状態となっていることも多い．肺間質，肺胞内に貯留した体液を除去し，有効な換気をできるようにすることで呼吸状態を改善させることが重要である．

ESC ガイドラインにおける肺うっ血を伴う急性心不全の治療を表2に示す[8]．治療の中心は，呼吸管理と薬物療法である．電撃性肺水腫の呼吸管理

3. 電撃性肺水腫を併発しているとき

表2 肺うっ血を伴う急性心不全の治療の推奨度

治療	Class	Level
ループ利尿薬の経静脈投与は呼吸困難とうっ血を改善させる．使用中は症状，尿量，腎機能，電解質を経時的にフォローアップする必要がある．	I	B
$SpO_2<90\%$，$PaO_2<60mmHg$ の患者に対して高濃度酸素投与を行う．	I	C
抗凝固療法が施行されておらず，抗凝固療法の禁忌がない患者に対して深部静脈血栓症や肺血栓塞栓症を減らす目的で血栓塞栓症予防薬（低分子ヘパリンなど）を投与する．	I	A
非侵襲的換気は肺うっ血による呼吸困難を訴え呼吸数 20/ 分以上の患者に対して，呼吸困難や高炭酸ガス血症やアシドーシスを改善させる目的で使用する．	IIa	B
麻薬（モルヒネ）の経静脈投与は特に急性心不全によって不安や焦燥感，苦痛が強い患者に対して，これらの症状と呼吸困難を改善させるために使用する．麻薬による呼吸抑制が生じるため，意識レベルや呼吸状態を頻繁にチェックする．	IIa	C
硝酸薬の経静脈投与は肺うっ血があり，収縮期血圧が 110mmHg 以上で大動脈弁・僧帽弁狭窄症のない患者に対して，肺動脈楔入圧と末梢血管抵抗を低下させ，呼吸困難とうっ血を改善させる．投与中は症状と血圧を頻繁にフォローアップする．	IIa	B
ニトロプルシドの経静脈投与は肺うっ血があり，収縮期血圧が 110mmHg 以上で大動脈弁・僧帽弁狭窄症のない患者に対して，肺動脈楔入圧と末梢血管抵抗を低下させ，呼吸困難とうっ血を改善させる．しかし，急性心筋梗塞患者においては注意が必要．投与中は症状と血圧を頻繁にフォローアップする．	IIb	B
強心薬は不整脈や心筋虚血誘発の懸念から，収縮期血圧が 85mmHg 未満の低血圧やショック・組織低灌流の所見がない限りは推奨されない．	III	C

(McMurray JJ, et al. Eur Heart J. 2012; 33: 1787-847[8]) より改変)

はNPPVで対応できる場合が多い．NPPVの使用は心原性肺水腫をきたした患者の気管挿管を回避でき，心拍数，呼吸困難の症状，高炭酸ガス血症，アシドーシスを改善させることができる[9-11]．呼気終末陽圧は肺動脈楔入圧を減少させるなど，血行動態改善にも寄与する[12]．しかし，一方でこうした所見の改善が得られない症例に対しては速やかに気管挿管を行い，人工呼吸器管理を行う判断も重要である．

前述のガイドラインで推奨度が示されている血管作動薬はループ利尿薬，血管拡張薬である．麻薬，とくにモルヒネは不安や呼吸困難の症状が強い患者の症状緩和に有効で，かつ血管拡張作用があり前負荷を軽減できる．嘔気と呼吸抑制には注意が必要である．強心薬はショックまたは組織の低灌流所見がない限りは推奨されない（表2）．利尿薬の経静脈投与は即時効果として血管拡張作用と，引き続いてみられる利尿効果による体液除去作用によって肺うっ血の症状を改善させる．ただし，多くの場合静脈投与は数日間の投与で十分であり，体液除去を過剰に行うと血管内脱水や腎機能低下を引き起

こす可能性がある．肺うっ血が存在することは，肺のレベルでは体液貯留状態にあるが，からだ全体としては体液貯留所見に乏しい場合がある．これは体液が central shift した，体液分布に異常をきたした状態を反映しており，体血圧は非常に高値になっていることが多い．こうした症例には利尿薬より血管拡張薬の使用が望ましいと思われる．血管拡張薬は動脈拡張作用により後負荷を軽減し，静脈拡張作用により前負荷を軽減することで体液分布の異常を改善する．血管拡張薬を使用し，肺うっ血を改善させた状態で再度理学的所見や心エコー所見，場合によっては右心カテーテル検査所見を確認すると肺動脈楔入圧のみならず右房圧も正常範囲内であることも多い．こうした症例は体液貯留がほとんどないため，血管拡張薬のみで心不全は速やかに改善し，利尿薬は不要であることが多い．

　当センターでは電撃性肺水腫を強く疑う患者が搬送された際は，到着と同時に NPPV を開始し，血液ガス分析や X 線撮影を必ず治療の前に先行させることは必須としていない．NPPV 管理には患者の忍容性があることが必須であり，患者に最初に与える印象が重要である．「マスクをつけると呼吸が楽になりますよ」と声をかけ，いきなりひもでマスクを固定することはせずに手でマスクを患者の顔に当てて観察する．圧がかかるため患者が驚いたり嫌がったりするときはいったんマスクを外して患者を安心させ，再度説明しながらゆっくり顔に当てる．このようなことを繰り返しながらマスク換気に徐々に慣れさせていくとうまくいくことが多い．患者が話しかけようとしているときはマスクを外して声を聞いて会話することもうまくいくコツである．このように装着離脱が容易で反復できるところが NPPV の利点でもある．電撃性肺水腫は非常に重篤感があり，慣れないうちは医療者側も慌ててしまうこともあるかもしれないが，呼吸困難で悶えている患者の顔を羽交い絞めにしてマスクをしばりつけることはお勧めしない．また救急搬送された患者は搬入時には末梢静脈ルートが確保されていないことが多いが，ルートアクセスが確立する時間までにニトログリセリンのスプレー噴霧などを用いれば迅速な治療を開始できる．またこのような処置をしながら同時進行で心電図，心エコー検査や各種血液検査，X 線撮影などを行っている．末梢静脈ルートが確保できたら血管拡張薬を開始し，症状，頻拍・頻呼吸の改善を確認していく（これらの改善が最も早く，治療効果判定に有用である）．

❖ Take home messages

①電撃性肺水腫（心原性肺水腫）とは肺動脈楔入圧，肺静脈圧の上昇によって，肺の間質，ならびに肺胞内に体液の貯留をきたした状態である．
②心原性肺水腫は肺静脈圧上昇が病態の主体であり，急性呼吸窮迫症候群は血管透過性亢進が主体となる．
③心原性肺水腫の患者の肺動脈楔入圧は上昇しているが，必ずしも体液貯留が顕著とは限らない．非侵襲的陽圧換気と血管拡張薬で治療可能なこともあり，必ずしも利尿薬が必要とは限らない．

【文献】

1) Ware LB, Matthay MA. Clinical practice. Acute pulmonary edema. N Engl J Med. 2005; 353(26): 2788-96.
2) Nohria A, Tsang SW, Fang JC, et al. Clinical assessment identifies hemodynamic profiles that predict outcomes in patients admitted with heart failure. J Am Coll Cardiol. 2003; 41(10): 1797-804.
3) Gandhi SK, Powers JC, Nomeir AM, et al. The pathogenesis of acute pulmonary edema associated with hypertension. N Engl J Med. 2001; 344(1): 17-22.
4) Force ADT, Ranieri VM, Rubenfeld GD, et al. Acute respiratory distress syndrome: the Berlin Definition. JAMA. 2012; 307(23): 2526-33.
5) Bernard GR, Artigas A, Brigham KL, et al. The American-European Consensus Conference on ARDS. Definitions, mechanisms, relevant outcomes, and clinical trial coordination. Am J Respir Crit Care Med. 1994; 149(3 Pt 1): 818-24.
6) Forrester JS, Diamond G, Chatterjee K, et al. Medical therapy of acute myocardial infarction by application of hemodynamic subsets (first of two parts). N Engl J Med. 1976; 295(24): 1356-62.
7) Szidon JP. Pathophysiology of the congested lung. Cardiol Clin. 1989; 7(1): 39-48.
8) McMurray JJ, Adamopoulos S, Anker SD, et al. ESC Guidelines for the diagnosis and treatment of acute and chronic heart failure 2012: The Task Force for the Diagnosis and Treatment of Acute and Chronic Heart Failure 2012 of the European Society of Cardiology. Developed in collaboration

with the Heart Failure Association (HFA) of the ESC. Eur Heart J. 2012; 33(14): 1787-847.
9) Masip J, Roque M, Sanchez B, et al. Noninvasive ventilation in acute cardiogenic pulmonary edema: systematic review and meta-analysis. JAMA. 2005; 294(24): 3124-30.
10) Gray A, Goodacre S, Newby DE, et al. Noninvasive ventilation in acute cardiogenic pulmonary edema. N Engl J Med. 2008; 359(2): 142-51.
11) Weng CL, Zhao YT, Liu QH, et al. Meta-analysis: Noninvasive ventilation in acute cardiogenic pulmonary edema. Ann Intern Med. 2010; 152(9): 590-600.
12) Bradley TD, Holloway RM, McLaughlin PR, et al. Cardiac output response to continuous positive airway pressure in congestive heart failure. Am Rev Respir Dis. 1992; 145(2 Pt 1): 377-82.

〈川上将司〉

第6章 重症心不全を合併症から考える

4 心房細動を合併する重症心不全

問題提起！

①リズムコントロールがいいのか，レートコントロールがいいのか？
②具体的な薬の使い方は？
③抗凝固療法は必要？

症例 64歳，男性

2015年1月頃から動悸，息切れを自覚していた．2月息切れが増悪し外来受診した．
諸検査から頻脈性心房細動を伴う心不全として入院した．NYHA III-IV度であった．

〔身体所見〕身長166.6cm，体重70kg，血圧113/75mmHg，脈拍124/min，肺野に湿性ラ音を聴取
〔既往歴〕特記すべきものなし
〔入院時内服〕なし
〔検査所見〕
血液所見：BNP 189.6pg/dL，AST 56IU/L，ALT 90IU/L，Na 145 mEq/L，K 4.7mEq/L，BUN 23mg/dL，Cr 0.57mg/dL，CRP 0.25 mg/dL，WBC 7700/μL，Hb 14.2g/dL
心電図：心房細動，心拍数120〜140回/min，QRS幅115msec，有意なST低下なし
胸部X線：CTR 53％，両側胸水貯留，上肺野血管影増強
心エコー：LVDd 54mm，LVDs 42mm，EF 35％，IVSd 11mm，PWd 9mm，LAD 51mm，LAV 117mL/m^2，TR-PG 25mmHg
〔入院後経過〕クリニカルシナリオでのCS2の心不全と判断しフロセミドの静脈注射にてvolume reductionをはかると同時に，レートコントロールを開始した．まずジゴキシンの静脈投与を行うもレートコン

トロールは不十分でありランジオロール 1γ の持続投与を行った．徐々に心拍数は低下し，安静時で 80〜90/ 分となった．また血栓予防としてアピキサバン 10mg/day を開始した．
その後フロセミド 20mg，ビソプロロール 0.625mg の内服薬を開始し，第 3 病日にはランジオロールを中止した．同日，経食道心エコーを施行し，左房内血栓がないことを確認の上，電気的除細動（DC）を行った．洞調律に復帰したが，第 5 病日に心房細動が再発したため，リズムコントロールを目的とし，アミオダロン 300mg 投与とした．その後第 13 病日に再度 DC を施行したところ洞調律に復帰し，以後心房細動の再発なく心不全も軽快し第 18 病日に退院した．
退院時処方：ビソプロロール 1.25mg，アミオダロン 150mg，アピキサバン 5mg 2T 分 2

1 疫学

心不全と心房細動（AF）の合併は臨床的によく遭遇するが，それぞれが両者は極めて密接に関連し合っており，あたかもニワトリと卵の関係で表現されることが知られている．日本人における心不全患者の中の，約 4 割がAF を合併しているとされ[1]，AF は心不全の原因として重要であるが，一方で心不全に伴う低心機能や左室拡張末期圧の上昇，僧帽弁逆流などによる，左房への圧負荷および容量負荷によって，左房筋の過伸展や内皮細胞の障害などが起こり，心房筋の変化が生じ，AF の発生や維持に深くかかわっているとされる．また AF が長期に持続し，頻拍状態が続くと，2 次的な心機能低下から心不全に移行する，いわゆる頻脈誘発性心筋症の場合もあるため注意が必要である．

2 リズムコントロールか，レートコントロールか

今回のケースでは急性期はレートコントロールを行い，心機能低下を認めたため頻脈誘発性心筋症の可能性も考慮し，その後リズムコントロールも行った．AF-CHF 試験[2] では EF35％以下の AF を有する患者を対象としてIII 群抗不整脈薬によるリズムコントロール群と β 遮断薬やジギタリス製剤によるレートコントロール群に分けて予後が比較されたが，全死亡を含めた

複合エンドポイントは両群間で差がなかった．しかしこの試験でのリズムコントロール群での実際の洞調律維持率は高くないことが問題点として挙げられている．AFFIRM 試験でも同様に両群間で差はなかったが，真に洞調律を維持した症例を用いたサブ解析では洞調律維持群の方が生命予後良好であることを考えると，一度はリズムコントロールをトライすべきであろうと考えられる．

本症例では現病歴や検査所見などから頻脈誘発性心筋症が疑われたため，レートコントロールと volume reduction による心不全治療を行い，病態が安定したところでリズムコントロールも行った．

3 レートコントロールについて

RACE II 試験[3]では，持続性心房細動患者を対象に，安静時 110bpm 未満を目指す緩やかなレートコントロール群と安静時には 80bpm 未満，中等度運動時には 110bpm 未満を目指す厳格なレートコントロール群とで比較したところ，両群間で心血管死や心不全の発生を含んだ複合エンドポイントでは差がなく心房細動時の至適な心拍数は明らかではない．日本循環器病学会ガイドライン[4]では，まず安静時 110bpm 未満を目指し，自覚症状や心機能の改善が認められなければより厳密なコントロール（安静時 80bpm 未満，中等度運動時 110bpm 未満）を目標としている．心不全急性期の適切な心拍数についての言及はないが，ガイドラインに合わせて基本的には安静時で 110bpm 以下を目標とし循環動態が安定を目的とすべきであろう．

心不全を伴う心房細動のレートコントロールの際に注意しなければならないのが β 遮断薬や Ca 拮抗薬などの陰性変力作用を持つものである．これらの薬剤使用時には，血行動態をモニタリングしながら少量から使用することを心がける必要がある．ジギタリス製剤は陽性変力作用，陰性変事作用があり特に心機能低下例に選択されることが多い．しかしながら，ジギタリス製剤は迷走神経を介して心拍数を低下させるため心不全合併などの交感神経活性時には効果的でない可能性があること，治療域が狭いため副作用の発現を考慮して半量から使用するなどを注意しなければならない．

近年，短時間作用型 β_1 遮断薬であるランジオロールが急性心不全患者に効果的なことが判明した．J-LAND 試験では，オノアクトのほうがジゴキシン静脈投与と比較し，心機能低下例にて 2 時間以内の心拍数抑制効果は

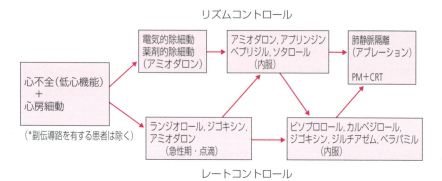

図1 心不全を合併する心房細動の治療戦略

勝っていた．ただし，この試験では左室駆出率が25％以下の患者は含まれていなかったことに留意し，著しい心機能低下例では，慎重に使用する必要がある．またアミオダロンにも心拍数を下げる効果があり，低心機能の患者にはリズムコントロールと合わせて使用することもある．慢性期では心機能保持の観点からも，長期的にはβ遮断薬が主体として，必要があればCa拮抗薬やジギタリス製剤を追加する．

【処方例】
　点滴：ジゴキシン 1A　iv
　　　　ランジオロール 1γ～10γ
　　　　アミオダロン 17mL/h［5A 750mg＋5％Glu 500mL］（保険適応外）
　内服：ジゴキシン 0.125mg，1T，分1，朝後
　　　　ビソプロロール 0.625mg，1T，分1，朝後
　　　　カルベジロール 2.5mg，1T，分1，朝後
　　　　ジルチアゼパム（100mg），2CP，分2，朝夕後（保険適応外）
　　　　ベラパミル 240mg，分3，毎食後

4　リズムコントロール

1．電気的除細動

急性期ではレートコントロール後に行うことも多いが，循環動態の維持が困難であれば，まず電気的除細動を考慮する．

心房細動移行後48時間以上経過していれば，血栓の存在を考慮する．3

週間以上の抗凝固治療がなされていなければ，本症例のように経食道心エコーなどにて血栓がないことを確認する必要がある．

2. 薬物

　心機能低下例で洞調律維持を目的として抗不整脈薬を使用する場合には一般的にIII群薬のアミオダロンが選択されるが，静注は保険適応外であることに留意する．一方，日本ではアミオダロンのかわりにベプリジルを使用する場合もある．J-BAF試験では持続性心房細動患者でのベプリジルによる除細動および洞調律維持効果が検討された[5]．3か月の時点にてベプリジル100mgでは37.5% 200mgでは69.0%が洞調律となっていた．しかし200mgでは少数ながらQT延長からTorsades de pointesの発生を認めており，心不全急性期はQT延長が生じやすいため，高用量のベプリジルには注意を要し，症例に応じてQT時間のモニタリングによって催不整脈に注意する必要がある．

　またわずかに陰性変力作用もあり収縮力が極端に低下している症例では使用しづらい．

　一方，ソタロールに関しては，我が国のガイドラインでは記載はないが，ACC/AHA/ESCガイドラインでは虚血性心疾患の洞調律維持に第一選択となっている．I群薬は低心機能では原則使用しないがアプリンジンはIb群に分類され陰性変力作用が少なく，使用が考慮される場合がある．

【例】
　点滴：アミオダロン 17mL/h［5A 750mg＋5%Glu 500mL］（保険適応外）
　内服：アミオダロン 100〜200mg　分1-2
　　　　ベプリジル 100〜200mg　分2
　　　　アプリンジン 40mg　分2

3. 非薬物療法

　非薬物治療としては，肺静脈隔離術と心臓再同期療法＋房室結節アブレーションの2つがある．後者はAFが残存するわけであるが，最近報告されたPABA-CHF試験[6]では心機能が低下した持続性心房細動患者において，肺静脈隔離術による洞調律復帰によって左室駆出率が改善，運動耐容能も改善することが示されている．対象となったのは比較的若年（平均60歳）で，平均左房径48mmであったが，最近の研究では積極的な洞調律維持を心不全症例でこそ推奨する時代になりつつある．ただガイドライン上は低心機能

表1 心房細動に対する代表的薬剤について

	方法	用量	使用状況	副作用
リズムコントロール				
アミオダロン	点滴 内服	点滴：17mL/h〔5A 750mg＋5% Glu500mL〕 内服：50〜200mg	低心機能症例では first choice	血圧低下，徐脈，QT延長，甲状腺機能亢進症，甲状腺機能低下症，間質性肺炎，角膜障害，肝酵素上昇等
ベプリジル	内服	100mgから開始 最大でも200mgまで	中等度の心機能低下まで使用	QT延長（4.2%），無顆粒球症（頻度不明），間質性肺炎（0.1%未満）
ソタロール	内服	40mgから開始 最大で120mgまでとしたい	アミオダロンの代替で使用	心室頻拍（1.0%），心不全（1.3%），QT延長
アプリンジン	内服	40mgから開始 最大60mgまで	ベプリジルと併用で効果増強される．	間質性肺炎，肝障害，無顆粒球症
レートコントロール				
ビソプロロール	内服	0.625mから開始し徐々に増量（最大5.0mg）	first choice β_1選択性が強くCOPD患者でも慎重に使用できる	徐脈，房室ブロック，血圧低下，気管支喘息
カルベジロール	内服	1.25mgから開始し徐々に増量（最大40mg）	ビソプロロールと共に first choice．ビソプロロールより除拍作用が弱く比較的脈が速くない時に使用しやすい	徐脈，房室ブロック，血圧低下，気管支喘息
ランジオロール	点滴	1γから開始 最大10γまで	急性期でのレートコントロールに使用．薬価が高いが超即効型であり低心機能でもごく少量から使用できる．	徐脈，房室ブロック，血圧低下，気管支喘息
ベラパミル	内服	8〜24mg，分2〜3	β遮断薬が禁忌であったり脈拍コントロールが不十分な場合に考慮される．	徐脈，房室ブロック，血圧低下
ジルチアゼパム	内服	内服200mg，分2	同様	徐脈，房室ブロック，血圧低下
ジゴキシン	点滴，内服	点滴：0.25mg 単回投与 内服：0.125mg	陽性変力作用がありβ遮断薬単剤で効果不十分であれば追加する．濃度依存性に副作用が増加するので0.125mgを超えない．	ジギタリス中毒（徐脈，視野障害，食欲低下），発作性心房頻拍

や高度な左房拡大があればアブレーションの適応は IIb であり，症例ごとに検討されなければならない．

5 心不全に合併した心房細動か / 心房細動からの心不全

心不全の存在は AF 発生の原因であるが，頻拍性 AF から心機能が低下する頻脈誘発性心筋症の存在が知られている．急性期に鑑別することは大変難しいがこの症例のように，現病歴から頻拍が慢性的に存在していたことが判明していれば頻脈誘発性心筋症（tachycardia induced cardiomyopathy：TIC）を疑うことが可能な場合があるが，治療の経過で心機能の改善を認めることでのみ診断できる場合もあるため，急性期の心不全治療が完了したあとも定期的な心機能評価が重要である．

6 抗凝固療法

一般に心房細動患者に対する抗凝固療法は $CHADS_2$ スコアで計算される．1 点以上で何等かの抗凝固薬が推奨されている．心不全の存在は少なくとも $CHADS_2$ は 1 点以上になるが，$CHADS_2$ スコアの中でも心不全の存在は脳梗塞発生に強いリスク因子となることが報告されており，特に凝固能が高まっている急性期は積極的な抗凝固療法の適応になる．

❖ Take home messages

- レートコントロールかリズムコントロールかは個々の症例によって決定される．血行動態が不安定であれば，リズムコントロールを選択せざるを得ない場合があるが一般には緩やかなレートコントロールを行い，血行動態の改善が認められなければリズムコントロールに踏み切ることを考慮すべきである．ランジオロールの有用性が報告されているため，今後は静注 β 遮断薬が積極的に用いられる可能性が高い．落ち着いた慢性期には患者背景や検査所見に依存するが，若年であればカテーテルアブレーションなども含め，積極的にリズムコントロールも考慮される．
- レートコントロールの内服薬としては β 遮断薬の使用が考慮さ

れる．単剤で困難であればCa拮抗薬や少量ジギタリス製剤の併用なども考慮する．
- リズムコントロールの内服薬としては，アミオダロンが選択されること多いが，副作用に注意すべきである．
- 個々のケースに応じてベプリジル，ソタロール，アプリンジンなども使用可能．不用意に心機能を低下させるIa, Ic群薬は使用しない．
- 抗凝固療法は禁忌がなければ早期に導入すべきである．

【文献】

1) Tsutsui H, Tsuchihashi-Makaya M, Kinugawa S, et al. Characteristics and outcomes of patients with heart failure in general practices and hospitals. Circ J. 2007: 71: 449-54.
2) Roy D, Talajic M, Nattel S, et al. Rhythm control versus rate control for atrial fibrillation and heart failure. N Engl J Med. 2008: 358: 2667-77.
3) Van Gelder IC, Groenveld HF, Crijins HJ, et al. Lenient versus strict rate control in patients with atrial fibrillation. N Engl J Med. 2010: 362: 1363-73.
4) 日本循環器学会．循環器病ガイドシリーズ：心房細動薬物治療ガイドライン2013改訂版). http://www.j-circ.or.jp/guideline/pdf/JCS2013_inoue_h.pdf（2016年6月閲覧）
5) Yamashita T. Series: Clinical study from Japan and its reflections: J-BAF study. Nihon Naika Gakkai Zasshi. 2011; 100(8): 2316-22.
6) Khan MN, Jaïs P, Cusmmings J, et al. Pulmonary vein isolation for atrial fibrillation in patients with heart failure. N Engl J Med. 2008; 359: 1778-85.

〈丸山将広　野田　崇　草野研吾〉

第6章 重症心不全を合併症から考える

5 心室頻拍を合併する心不全

問題提起！

①低心機能患者における心室頻拍に対する薬物療法は？
②低心機能患者における心室頻拍に対する非薬物療法は？

症例 2008年から拡張相肥大型心筋症による心不全にて数回入院歴あり．2009年から慢性腎不全に対して維持透析が導入されている．2011年Holter心電図にて数回の持続性心室頻拍を認めたため両心室ペーシング機能付き植込み型除細動（CRT-D）が留置され，アミオダロン150mgが導入された．2014年4月，心室頻拍に対する適切作動（除細動）が生じたため当院へ緊急入院となった．

〔来院時内服〕
アミオダロン150mg　分1，ビソプロロール2.5mg　分1，ワルファリン3mg　分1
オメプラゾール15mg　分1朝後

〔来院時所見〕
血液所見：AST 17U/L，ALT 9U/L，Na 138mEq/L，K 3.7mEq/L，BUN 25mg/dL，Cre 5.4mg/dL
　　　　　アミオダロン血中濃度0.62μg/mL，代謝物濃度0.48μg/mL
心電図：心拍数70回/分，QTc 446ms，心房sensing，心室pacing状態
心エコー：LVDd/Ds 57/48mm，IVSD/PWD 12/11mm，EF 20%，E/A 1.1，LVOT-VTI 15.2cm，MR 1-2/4，TR 1/4

〔入院後経過〕アミオダロン400mg内服に増量して経過を見ていたが第2病日心拍数160/分の心室頻拍を認め，アミオダロン25mg/hで持続点滴を開始した．しかし心室頻拍発生は抑制できずニフェカラント0.2mg/kgで急速飽和の上，0.3mg/kg/hで開始した．それでも心室

頻拍はコントロールできなかったため，鎮静の上，気管挿管管理とし，一時IABPを併用し，心室期外収縮の抑制を目的にCRT-Dのペーシングレートを70→80bpmに増量したところ，心室頻拍を認めなくなった．
第5病日にQTcが510msと延長していたためニフェカラントを0.1mg/h/kgまで減量したところ，第8病日に再び心室頻拍を認めた．薬物治療の限界と考えられたため，カテーテルアブレーションを行った．心外膜および心内膜の両側からアプローチし，異常電位を中心に焼灼を行い，以後，心室頻拍は誘発されなくなった．病室にて非持続性心室頻拍が出現したため，メキシレチンの内服を追加した．

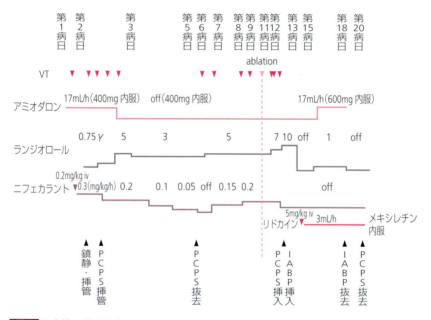

図1 心室性不整脈治療経過

1 急性期の治療

低心機能患者で，循環動態が破綻する心室頻拍／心室細動といった致死性不整脈が持続する場合は，電気的除細動が第一選択である．電気的除細動に

5. 心室頻拍を合併する心不全

て致死性不整脈が停止した後には，予防策を考慮しなければならない．まず致死性不整脈の誘因を除外するため，電解質異常や催不整脈作用のある薬剤の内服歴などの確認は必須である．治療としては，III 群抗不整脈薬の静脈投与を行う．不整脈学会ガイドラインでは心機能低下例（EF 40％以下）における持続性心室頻拍に対する治療について，アミオダロンやニフェカラントが推奨されている．まれに，III 群薬の静脈投与でも心室頻拍が再発する場合があり，交感神経活性化の抑制目的にて，鎮静を行う．また，保険適応外であるが，最近オノアクトが β 受容体遮断作用により，重症心室性不整脈の抑制に有効であったとの報告があり興味深い．また，心不全を合併している場合には血行動態を考慮して，人工呼吸器管理とすることがある．それでもコントロールがつかず，心不全の不十分な管理が致死性不整脈発生の増悪因子と考えられる場合には，大動脈内バルーンパンピング（IABP）や経皮的心肺補助装置（PCPS）の挿入を行う．一方，CRT-D・ICD といったデバイス植込み後の患者ではペーシングレートを上昇させたり，ペーシングのタイミングを変更することで，トリガーとなる心室期外収縮の抑制が可能な場合がある．また非薬物治療として，カテーテルアブレーションや人工心臓，心移植なども施設によっては考慮されるべきである．

以下，重症心不全を伴う心室性不整脈に対する薬物療法について詳しく解説していく．

1. 静脈注射薬

リドカイン

Ib 群抗不整脈薬である．即効性があり陰性変力作用が少なく第一選択として使用可能である．ただし AMI 後の心室性不整脈の予防に関して，心室性不整脈は抑制するが死亡率は増加させるとのデータもあり注意が必要である[1]．まず緩徐に静注（50〜100mg）で使用した後，効果があれば持続で使用する（0.5〜2mg/分）．用量依存性に房室ブロックや洞不全症候群，痙攣やせん妄，嘔気といった副作用が出現するため，適宜用量を調整する．ただし，最近では器質的心疾患を有する心不全患者に対する第一選択薬は後述のIII 群薬が推奨されている．

アミオダロン

III 群抗不整脈薬．心筋の K^+ チャネル遮断作用により活動電位時間，有効不応期を延長させる．また Na^+ チャネル遮断作用，Ca^{2+} チャネル遮断作

用,抗アドレナリン作用も要する.血中濃度が安定するまで効果を示さないため,導入期は急速導入をする.投与法は初期急速投与として 1A を 5%ブドウ糖液 100mL に加え 10 分間で投与する.次に 5A を 5%TZ 500mL に加えて 33mL/h(48mg/h)で 6 時間投与した後,17mL/h(25mg/h)と減量し 42 時間投与する.内服に比べると急性期に Na^+ チャネル遮断作用が現れやすく,すでにアミオダロンを内服している患者にも効果あることがある.また逆頻度依存性が少ないとされ,徐脈時の QT 延長から Torsades de pointes の発生頻度は比較的少ないとされている.ただし血管拡張作用による血圧低下や β 遮断薬作用による徐脈や房室ブロックの出現には注意が必要である.

ニフェカラント

III 群抗不整脈薬.心筋の IKr チャネルを抑制して QT 間隔と有効不応期を延長する.陰性変力作用がほとんどなく,日本ではアミオダロンと共に心機能が低下した心室頻拍症例には第一選択の薬剤である.通常は 0.3mg/kg を単回投与し,0.2〜0.4mg/kg/h を維持量とする.また心室頻拍/細動の除細動効果を高めることでも知られ,心室頻拍で除細動できない例では急速投与を行うこともある.腎排泄が 50%程度であり腎不全患者では使用量に注意が必要であり,1/2〜1/3 の量で使用することもある.基本的にはアミオダロンと併用しない.副作用して,QT 時間が過度に延長することが知られているので,QT 間隔のモニタリングと Torsades de pointes の出現に十分な注意が必要である.

ランジオロール　保険適応外

我が国で開発された $β_1$ 選択制の強い即効型 β 遮断薬である.陰性変力作用が弱く,添付文書にも心機能低下の患者の頻脈性不整脈に対しても慎重に投与できると記載されているが心抑制には極めて注意が必要でごく少量から開始すべきである.

心室性不整脈に対する大規模なエビデンスはないが VT storm に対して有効であったとの報告もあり今後期待できる薬である.

2. 内服薬

メキシレチン

リドカインと同じ Ib 群抗不整脈薬である.Na チャネルへの結合,解離速度は速く連結期の短い早期興奮に対して効果がある.リドカインが有効であ

れば内服で継続することが多い．また静脈注射の剤形もあり，静脈注射で使用後から内服薬への移行がスムーズに行える．陰性変力作用は弱く低心機能患者でも慎重に使用できるが，効果は III 群薬に劣る．III 群薬単独で効果が不十分な場合の追加薬として投与される場合が多い．肝障害と消化器症状に注意が必要である．

ソタロール

β 遮断薬作用と III 群薬の IKr 遮断薬の作用を併せ持つ．ニフェカラントが有用なケースでソタロールの内服へ移行する症例が多い．ニフェカラント同様に用量依存的に QT 延長を認めることが多く Torsades de pointes に注意が必要であり QTc を指標に用量の調整が必要になる．また腎排泄であり腎不全例では使用量に注意が必要である．一方，除細動閾値を下げることも知られている．

アミオダロン

基礎疾患のある心室性不整脈に最も頻繁に使用される薬剤である．マルチチャネル遮断薬であり主に Na チャネルや K チャネルに作用し β 遮断薬作用も併せ持つ．脂溶性であり血中濃度が安定するまで時間がかかる．そのため，導入時（4 週間）は 200～400mg　維持量を 100～200mg 程度とすることが多い．近年では初期に静脈注射薬を使用し，内服を併用することも多くなっている．一方，心外合併症が多く甲状腺異常や間質性肺炎の出現が報告されている．特に間質性肺炎は致死的になることがあり注意が必要であり問診，X 線，CT 撮影や KL-6 などのチェックが欠かせない．まれではあるが，開始初期に間質性肺炎をきたす症例が存在することも覚えておかなければならない．ソタロールに比べると QT 延長の頻度は少ないが注意が必要である．

カルベジロール / ビソプロロール

低心機能症例では抗不整脈薬としてというより心不全に対して導入されていることが多いが，過分極内向き電流と L 型 Ca^{2+} 電流を抑制することにより抗不整脈作用をもつ．過去の様々な報告で，心不全患者での突然死の予防効果を示している．

2 慢性期の非薬物的治療

1. カテーテルアブレーション（ABL）

　単形性心室頻拍で薬物療法が無効であればABLの適応となるが，しばしば心内膜からのアプローチでは治療が困難なケースも多い．また再発も高いため，この症例のように抗不整脈薬との併用が必要となる場合が多い．特定のPVCから心室細動などに移行する場合はトリガーとなるPVCに対してABLが有効な場合がある．

2. 植込み型除細動器（ICD）

　低心機能例で心室頻拍を認める場合はICD植込みが必須である．最近では低心機能例への一次予防としてのICDがガイドラインでも推奨されており，突然死予防の治療として確立している[2]．

❖ Take home messages

- 低心機能の心室頻拍症例では非薬物療法としてICDやCRT-Dなどの植込み型ショックデバイスは必須である．
- 低心機能の心室頻拍症例に対する急性期の薬物療法はIII群薬の点滴静注である．
- 効果が不十分であれば呼吸管理を伴う鎮静やペーシングの設定変更による期外収縮の抑制を図り，それでも抑制できなければ補助循環などの使用を考慮する．
- 慢性期の薬物療法としてもIII群薬の内服は第一選択であるがQT時間の延長など副作用に十分留意する．それでも効果不十分であればメキシチールの追加などを考慮する．
- β遮断薬は心不全への治療効果も期待して少量から投与する．
- 心室頻拍へのカテーテルアブレーションに関して成功率は高くないが，薬剤抵抗性の場合は考慮すべきである．

【文献】

1) Alexander JH, Granger CB, Sadowski Z, et al; The GUSTO-I and GUSTO-IIb Investigators. Sadowski Prophylactic lidocaine use in acute myocardial infarction: incidence and outcomes from two international trials. Am Heart J. 1999; 137: 799-805.
2) 日本循環器学会. 循環器病ガイドシリーズ: 不整脈の非薬物治療ガイドライン 2011 年改訂版）http://www.j-circ.or.jp/guideline/pdf/JCS2011_okumura_h.pdf（2016 年 6 月閲覧）

〈丸山将広　野田 崇　草野研吾〉

第6章 重症心不全を合併症から考える

6 虚血性心疾患を併発しているとき

① どのタイミングで冠動脈造影を行うか？
② 血行再建は PCI（percutaneous coronary intervention）か CABG（coronary artery bypass graft）か？

　心不全患者を診たとき，心不全の原疾患は何かということを考えることが重要である．心不全の原因そのものに介入できれば，心不全を根本から断ち切ることができる可能性がある．虚血性心疾患に伴う心不全は，血行再建を行うことで劇的に改善する可能性があり，また血行再建なしでは改善が得られないことが多く，虚血の評価は重要である．本稿では，虚血性心疾患による重症心不全患者のマネージメントについて述べる．

　重症心不全患者で，どのように虚血性心疾患の評価を行うべきであろうか？　もちろん，病歴（狭心症の症状の有無・冠危険因子の有無）・心筋トロポニン値・心電図・心エコーでの局所壁運動異常の有無などから，虚血性心疾患の合併の可能性が高いか低いかを評価することは重要である．非侵襲的な虚血性心疾患の評価方法としては，運動負荷や薬剤負荷にて虚血を評価する機能的な検査方法と冠動脈 CT にて解剖学的な評価を行う方法がある．重症心不全患者では，心不全のため充分な運動負荷をかけられない可能性も高く，また逆に運動負荷をかける危険性も高い．冠動脈 CT は特異度の高い検査なので，虚血性心疾患の低リスク患者では CT で有意な狭窄がないことを確認するので充分かもしれない．ただ CT は石灰化があると評価が困難で，また実際よりも重症に評価する傾向もあり，最終的には冠動脈造影が必要となることも多い．したがって，心不全患者全員に冠動脈造影を行う必要はないが，左室収縮能低下を伴う重症心不全患者に限って言えば，虚血の評価は必須であり，冠動脈造影を行うのは妥当と思われる．

6. 虚血性心疾患を併発しているとき

1 いつ冠動脈造影を行うか？

　問題は，いつ冠動脈造影を行うかである．もちろん，ST上昇型急性心筋梗塞や心原性ショックを呈する急性冠症候群では，速やかな冠動脈造影と血行再建が必要である．では，急性非代償性心不全で救急搬送されてきた患者は，いつ冠動脈造影を行うべきであろうか？　現時点では，冠動脈造影をいつ行うかについての確立したコンセンサスもガイドラインもない[1]．虚血が原因であれば速やかな血行再建は心不全改善に寄与する．一方で，冠動脈造影の際には，患者は臥位にならざるを得ず，造影剤の容量負荷が加わり，肺うっ血は悪化する．さらに腎障害を合併していると造影剤腎症も懸念される．ST上昇型急性心筋梗塞と心原性ショックを伴う急性冠症候群を除くと，急性非代償性心不全の場合は，まずは通常の急性心不全治療を行い，心不全が改善し状態が安定した後に冠動脈造影を行う方針がよいと思われる．通常の心不全治療に対する反応が悪い場合，逆に心不全が悪化していく場合には，その時点で，冠動脈の評価を行う必要がある．心不全のコントロールがつかずに緊急で冠動脈造影を行う場合は，多枝病変や左主幹部病変が疑われる．臥位にしたり造影したりすることで急速に状態が悪化する可能性もあり，IABPの使用も念頭に置く必要がある．また呼吸状態によっては気管挿管・人工呼吸を考慮する．通常の急性心不全治療で改善した場合，あるいは慢性心不全の場合は，安定した状態で冠動脈造影に臨むことになる．

2 心筋 viability の評価

　冠動脈造影の結果，虚血性心疾患による心不全と判明した場合，次に viability の評価を行う．現在，心筋の viability を評価する方法には，心筋シンチ・ドブタミン負荷エコー・造影MRI・PETがある．4つのモダリティーでの viability の検出力の差は小さく，各施設で慣れた方法で評価するのでよい．ただ，viability の評価の有用性に関しては，評価が定まっていない．2002年に出されたメタアナリシスでは，24の viability 評価の試験の結果（無作為比較試験ではない）を解析している[2]．viability のある患者群では血行再建にて有意に死亡率が低下するが（16% vs 3.2%，$p<0.0001$），viability のない患者群では血行再建にて死亡率の低下を認めない（7.7% vs 6.2%）と報告されている．2011年に薬物治療とCABGを比較した無作為比較試験

であるSTICH試験が発表され，そのサブ解析でviability評価の有用性が検討された[3]．Viabilityのある群の方がない群より生存率が高かったが，他の背景因子で補正すると有意ではなくなった．またviabilityがあってもCABGによる生存率の改善は得られなかった．そのため，viabilityの評価の有用性は定まっていない．実際，2014年のESC/EACTSのガイドラインでも「心筋のviabilityの評価だけで血行再建を行うか決定するべきではない」という記述にとどまる[4]．

3 血行再建するべきか？

Viabilityの評価の後は，血行再建の手段を考慮することになる．血行再建に関しては2014年のESC/EACTSのガイドラインがわかりやすい[4]．虚血性心疾患に伴う心不全において血行再建を行うことは自明のことのように思われる．しかし，心不全合併例での血行再建法は通常はCABGとなり，その手術リスクも高いことから欧米では薬物治療とCABGを比較する試験が行われている．前述したように薬物治療とCABGを比較した無作為比較試験としてSTICH試験がある[5]．左室駆出率35％以下の冠動脈疾患の患者1212名を薬物治療のみか薬物治療＋CABGに無作為に割り付けた試験である．主要評価項目である全死亡はCABGで低下しなかったものの（CABGの全死亡に対するハザード比0.86；95％信頼区間0.72-1.04；$p=0.12$），あらかじめ決められた二次評価項目である心血管死および全死亡＋心不全入院は有意に減少させた（心血管死のハザード比HR 0.81；95％信頼区間0.66-1.00；$p=0.05$，全死亡＋心不全入院のハザード比0.84；95％信頼区間0.71-0.98；$p=0.03$）．この結果はintention-to-treatの解析だが実際に割り付け通りの治療を受けなかった患者も多く，実際の治療内容によるas-treatedの解析では，CABGにて全死亡の低下を認めた（ハザード比0.70；95％信頼区間0.58-0.84；$p<0.001$）．したがって，薬物治療のみよりは血行再建した方がよいと考えられる．

4 PCIかCABGか？

血行再建の手段としては，PCIとCABGという選択肢がある．左主幹部または多枝病変の虚血性心疾患の血行再建に関しては，長らくCABGが標準治療であった．薬剤溶出性ステント（DES）の時代となり再狭窄率も低

下した中で，左主幹部病変または3枝病変に対するCABGとPCIを比較したのがSYNTAX（SYNergy between percutaneous coronary intervention with TAXus and cardiac surgery）試験である[6]．5年間の追跡の結果，MACCEはCABG群で少なかった（CABG群26.9% vs PCI群37.3%，$p<0.0001$）．MACCEの主な差は，心筋梗塞（CABG群3.8% vs PCI群9.7%，$p<0.0001$）と再血行再建（CABG群13.7% vs PCI群25.9%，$p<0.0001$）であった．SYNTAX試験では冠動脈病変の複雑さをSYNTAXスコアで分類しており，SYNTAXスコアが低い群（≦22）すなわち病変が複雑でない群では，PCIは再血行再建が多いもののCABGと同等の成績であった．SYNTAX試験の結果からは，3枝病変または左主幹部病変の血行再建の標準治療はCABGであり，病変が複雑でない場合（SYNTAXスコア22以下）にはPCIでもよいということになる．

さて，重症心不全に合併した虚血性心疾患の血行再建はどうするべきであろうか？ 心不全合併症例でのCABGとPCIを比較した無作為比較試験はないが，第1選択はCABGになると考えられる．重症心不全患者においては完全血行再建が非常に重要であり，確実に血行再建できるという点でCABGの方が優れている．さらにPCIは病変の局所治療であるが，CABGは吻合した血管そのものの血行再建であることが重要な点である．ステント留置した血管で新規病変による心筋梗塞を起こすリスクはあるが，バイパスを吻合した血管では新規病変が生じても心筋梗塞を生じにくい．このことがSYNTAX試験でのCABG群の心筋梗塞発症率の低さの理由と思われる．心機能のよい患者では心筋梗塞は致死的ではないかもしれないが，低左心機能患者の心筋梗塞は致死的である．実際に，虚血性心筋症180例の剖検の結果，死因の57%は急性心筋梗塞であったと報告されている[7]．日本のデータではレジストリー研究のCREDO-Kyoto（Coronary REvascularization Demonstrating Study in Kyoto）Cohort 2がある．薬剤溶出性ステント（Cypherステント）時代のPCIとCABGを比較したレジストリーである．心機能別にPCIとCABGの成績が検討されており[8]，左室駆出率（LVEF）が50%を超える群では，PCIの成績はCABGと同等であった．しかし，LVEFが50%以下の群では，PCIよりCABGの方が心臓死が少なかった（ハザード比2.39，95%信頼区間1.43 to 3.98，$p<0.01$）．さらにLVEF 50%以下の群を，35%以下と35〜50%未満に分けても結果は同様で，CABG群にお

いて心臓死が少なかった．Credo-Kyoto cohort 2 のデータも考慮して，現時点では，心不全症例では血行再建の第 1 選択は CABG と考えられる．

　さらに PCI か CABG かという選択では，合併疾患が重要である．重要な合併疾患としては糖尿病と慢性腎不全がある．多枝病変の糖尿病患者の血行再建法を検討した無作為比較試験に FREEDOM 試験（The Future REvascularization Evaluation in patients with Diabetes mellitus: optimal management of Multivessel disease trial）がある[9]．FREEDOM 試験では，糖尿病患者では CABG の方が脳卒中は多いものの死亡・心筋梗塞の率が低かった．糖尿病患者では，PCI より CABG の方が望ましい．一方，慢性腎不全に関してはあまりデータがない．CREDO-Kyoto cohort 2 の解析に傾向スコア・マッチングを用いて，腎不全合併例（eGFR<30mL/min/1.73m^2）の PCI と CABG を比較したデータがある[10]．77 症例ずつと n が少ないが，PCI と CABG では，死亡率（急性期・遠隔期）や透析導入に関しては差がなかった．MACCE は，PCI より CABG で少なく，その差は再血行再建・心筋梗塞・心不全であった．腎不全合併例では，血行再建法としては CABG の方が成績がよさそうである．

　2014 年の ESC/EACTS のガイドラインでは，患者の状態・冠動脈病変の複雑さ・合併疾患・完全血行再建を考慮して，ハート・チームにて決定するべきとされている．ここまで述べてきた点を考慮しつつ，循環器内科医・心臓外科医を含むハート・チームで治療方針を決定することが重要である．

　最後に，虚血性心疾患による重症心不全は，血行再建ができれば終わりではなく，慢性心不全の治療ガイドラインに則った薬物治療は重要であり，さらに原疾患の虚血性心疾患の二次予防も重要であることを忘れてはならない．

❖ Take home messages

①重症心不全患者において虚血の評価は重要である．ただし，冠動脈造影のリスクとベネフィットを考えて，タイミングを考える必要がある．虚血による心不全は急速に悪化するリスクがあり，その場合は，速やかな血行再建および IABP による補助を躊躇して

はいけない．
②重症心不全患者の血行再建の選択は，ハート・チームでの議論が重要である．冠動脈病変の複雑性（SYNTAX スコア）・合併疾患（糖尿病・腎不全など）を総合的に判断し，CABG か PCI かを選択する．薬剤溶出ステントの時代になっても重症心不全に合併した虚血の血行再建は CABG の方が予後がよい．

【文献】

1) Flaherty JD, Bax JJ, De Luca L, et al. Acute Heart Failure Syndromes International Working Group. Acute heart failure syndromes in patients with coronary artery disease early assessment and treatment. J Am Coll Cardiol. 2009; 53: 254-63.
2) Allman KC, Shaw LJ, Hachamovitch R, et al. Myocardial viability testing and impact of revascularization on prognosis in patients with coronary artery disease and left ventricular dysfunction: a meta-analysis. J Am Coll Cardiol. 2002; 39: 1151-8.
3) Bonow RO, Maurer G, Lee KL, et al; STICH Trial Investigators. Myocardial viability and survival in ischemic left ventricular dysfunction. N Engl J Med. 2011; 364: 1617-25.
4) Authors/Task Force members, Windecker S, Kolh P, Alfonso F, et al. 2014 ESC/EACTS Guidelines on myocardial revascularization: The Task Force on Myocardial Revascularization of the European Society of Cardiology (ESC) and the European Association for Cardio-Thoracic Surgery (EACTS) Developed with the special contribution of the European Association of Percutaneous Cardiovascular Interventions (EAPCI). Eur Heart J. 2014; 35: 2541-619.
5) Velazquez EJ, Lee KL, Deja MA, et al. Coronary-artery bypass surgery in patients with left ventricular dysfunction. N Engl J Med. 2011; 364: 1607-16.
6) Mohr FW, Morice MC, Kappetein AP, et al. Coronary artery bypass graft surgery versus percutaneous coronary intervention in patients with three-vessel disease and left main coronary disease: 5-year follow-up of the randomised, clinical SYNTAX trial. Lancet. 2013; 381: 629-38.
7) Orn S, Cleland JG, Romo M, et al. Recurrent infarction causes the most deaths following myocardial infarction with left ventricular dysfunction.

Am J Med. 2005; 118: 752-8.
8) Marui A, Nishiwaki N, Komiya T, et al. CREDO-Kyoto CABG Registry Cohort-2 Investigators. Comparison of 5-Year Outcomes After Coronary Artery Bypass Grafting in Heart Failure Patients With Versus Without Preserved Left Ventricular Ejection Fraction (from the CREDO-Kyoto CABG Registry Cohort-2). Am J Cardiol. 2015; 116: 580-6.
9) Farkouh ME, Domanski M, Sleeper LA, et al. FREEDOM Trial Investigators. Strategies for multivessel revascularization in patients with diabetes. N Engl J Med. 2012; 367: 2375-84.
10) Komiya T, Ueno G, Kadota K, et al. CREDO-Kyoto Investigators. An optimal strategy for coronary revascularization in patients with severe renal dysfunction. Eur J Cardiothorac Surg. 2015; 48: 293-300.

〈田巻庸道　中川義久〉

第6章 重症心不全を合併症から考える

7 高血圧を合併しているとき

問題提起
①急性心不全入院時の血圧が極めて高い場合は血圧をどの程度まで下げればよいか？
②高血圧性心筋症とはどのような病態か？

1 重症心不全の血圧

　一般に，重症心不全は心不全治療法の変遷とともに変わってきている．Metraらは心臓移植や人工心臓の植え込みを最終的な治療と位置づけた場合の定義を提案している．それによると，標準治療がなされており，それでもNYHA IIIまたはIV，運動耐容能が低下，低心機能の客観的所見，うっ血または組織低灌流所見，6か月以内に1回以上の心不全入院歴がある症例と定義されている[1]．この定義に従えば，重症心不全で血圧のコントロールに難渋する症例は極めて少ない．高血圧を伴い，心不全入院を繰り返すという観点からは，vascular failureを繰り返す症例や，心不全の合併はあるものの治療の主眼は血圧のコントロールである難治性高血圧が相当する[2]．Vascular failureを繰り返す症例は動脈硬化性疾患の合併症が多く，個々の病態に対応することが主たる治療であるが，中にはその治療に難渋する症例も存在する．しかし，一般的には重症心不全の治療はうっ血の解除や組織低灌流に対する対応であり，低血圧への対応に苦慮することはあっても高血圧の対応に難渋することは少ない．

2 血圧の高い急性心不全

　入院前の血圧情報がなく，入院後の血圧が高い症例では，どのレベルに血圧をコントロールするかが難しい場合がある．尿量やfilling pressureの指標をモニターしながら，できるかぎりゆっくり下げていく必要がある．本来高血圧の患者では，急速に血圧を正常化させると，尿量が極端に減少すること

が多い．

3 高血圧性心筋症

　高血圧の代償機転として心筋の肥大があるが，圧負荷が長期にわたると，なかには左室が拡大する症例が存在する．また早期には拡張障害が前面に出るが，長期的には収縮障害をきたす症例も存在する．高血圧による心機能障害をきたした心臓は高血圧性心筋症（hypertensive cardiomyopathy：HTCM）とよばれ，表1に一つの分類法を提示する[3]．

　無症状の高血圧ではLVEFの低下は0.9〜14％とされている．フラミンガム試験では159人の高血圧患者を4年間フォローしたところ18％でLVEFの低下が認められている[4]．この報告によれば，遠心性の肥大がLVEFの低下の危険因子であった．

　低心機能症例では血圧を上昇させることができず，心不全で入院した患者は拡張型心筋症とHTCMのタイプ4（HTCM with reduced EF：HTCM-rEF）とを鑑別することは難しいことが多い．しかし，拡張型心筋症（DCM）の診断においてはHTCMrEFを鑑別診断にあげておくことは大切である．なぜなら，HTCMrEFはβ遮断薬のレスポンダーであることが多いからである[5,6]．DCMと診断された患者のうち高血圧の合併は決して少なくない．KogaらはDCMと診断された患者のうち35％に高血圧を合併していたと報告している[7]．我々は，心不全で入院し，左室拡張末期径＞55mm，LVEF＜45％でかつ冠動脈疾患が否定された164例にβ遮断薬を導入し，LVEFの経過を追った．LVEFの改善とともに血圧が上昇する患者が存在した．中には，LVEFの改善とともに，積極的に降圧薬を増量する必要があるほどに高

表1 高血圧性心筋症の分類法

タイプ1	左室（LV）肥大を伴わないLVの拡張障害
タイプ2	LV肥大を伴うLV拡張障害
タイプ2A	正常最大運動耐容能
タイプ2B	最大運動耐容能の低下
タイプ3	LVEF≧50％で心不全あり
タイプ3A	LV mass/volume＞1.8で，心筋虚血のサインが乏しい
タイプ3B	LV mass/volume＜1.8で，心筋虚血のサインあり
タイプ4	左室の拡大とLVEF＜50％

血圧が顕在化する症例も存在する．過去の高血圧の既往を病歴で調べ，β遮断薬治療後の高血圧の合併の有無をも調べた．β遮断薬に忍容性があり，半年以上追跡ができた140例で高度高血圧（収縮期血圧＞180mmHgまたは拡張期血圧＞110mmHg），中等度高血圧（収縮期血圧＞150mmHg，または拡張期血圧＞100mmHg）で定義すると，高度高血圧は18％，中等度高血圧は33％で，合わせて約50％と高率に高血圧の合併があることがわかった．心エコーで特発性DCMとHTCMrEFを比較すると，HTCMrEFは特発性DCMと比較して左房が大きく，治療によって小さくなることが示された[8]．すなわち，HTCMrEFは高血圧に起因する左室拡張不全によって左房に長期間負荷がかかり左房は拡大するが，この拡大は可逆性であることが多いと考えられる．

> ❖ **Take home messages**
> ①入院時の血圧が極めて高い場合は標準血圧まで下げるのではなく，尿量やfilling pressureの指標を考慮しながらゆっくりと下げる．
> ②高血圧性心筋症とは高血圧が関与し，心筋に障害が伴っていると考えられる病態である．左室が拡大している症例もあれば拡大していない症例もある．拡大している症例は拡張型心筋症に類似の病像を呈することがある．

【文献】

1) Metra M, Ponikowski P, Dickstein K, et al. Advanced chronic heart failure: A position statement from the Study Group on Advanced Heart Failure of the Heart Failure Association of the European Society of Cardiology. Eur J Heart Fail. 2007; 9: 684-94.
2) Cotter G. Acute heart failure: a novel approach to its pathogenesis and treatment. Eur J Herat Fail. 2002; 4: 227-34.
3) Iriate MM, Olea JP, Sagastagonia D, et al. congestive heart failure due to hypertensive ventricular diastolic dysfunction. Am J Cardiol. 1995; 76: 43D-7D.

4) Drazner MH, Rame E, Marino EK, et al. Increased left ventricular mass is a risk factor for the development of a depressed left ventricular ejection fraction within five years. J Am Coll Cardiol. 2004; 43: 2207-15.
5) Herlitz J, Wikstar J, Denny M, et al. Effects of metprolol CR/HL on motality and hospitalizations in patients with herat failure and history of hypertension. J Cardiac Fail. 2002; 8: 8-14.
6) Park D, Kim S, Lee J, et al. Echocardiographic serial changes of hypertensive cardiomyopathy with severely reduced ejection fraction: comparison with idiopathic dilated cardiomyopathy. Clin Cardiol. 2012; 35: 554-8.
7) Koga Y, Adachi K, Toshima H, et al. Dilated cardiomyopathy: clinical significance of possible related factors. Jap Circ J. 1987; 51: 689-98.
8) Park D, Kim S, Lee J, et al. Echocardiographic serial changes of hypertensive cardiomyopathy with severely reduced ejection fraction: comparison with idiopathic dilated cardiomyopathy. Clin Cardiol. 2012; 35: 554-8.

〈安村良男〉

第7章 原因疾患を治療する

1 拡張型心筋症

問題提起!
- 拡張型心筋症の病態について理解する.

　拡張型心筋症（dilated cardiomyopathy：DCM）は左室のびまん性収縮障害と左室拡大を特徴とする疾患群と定義される．確定診断には冠動脈疾患や2次性心筋症等の類似の左室拡大を呈する疾患を除外する必要があり，本疾患は除外診断的意味を持つ．病態には依然として不明な点が多く残されている．またDCMは進行性，かつ難治性であり，心不全入院を繰り返しやがて心不全の悪化や致死性不整脈により死に至る．

1 疫学

　わが国におけるDCMの頻度には不明な点が多い．わが国で以前に実施された全国調査に基づくと有病率は人口10万人あたり14.0人，発症率は3.58％と報告されている[1]．ただし本統計は厚生省の難病指定を受けることが可能な患者に限定したものである．軽症例や未診断例，未届け症例などを含めると患者数の実数は不明のままである．また実際の心不全入院患者などに本疾患が占める割合などにおいても正確な実態については不明な点も多い．

2 病因

　DCMの病因には不明な点が多い．本疾患の一部に家族内発症を認めることから遺伝子異常，またウイルス感染，自己免疫機序などの病因が報告されている．ただし一元的にすべての患者で病因を説明し得るものはなく，不明な点が多い．

3 臨床的病態

　DCMの病態の特徴は，広範囲に及ぶ心筋障害である．心筋の収縮性はび

まん性に低下する．また広範囲な心筋障害を反映して心筋の壁厚は菲薄化する．心臓超音波検査では左室駆出率（EF）の低下と壁厚の低下を認める．このような病態を反映して血行動態学的には前方駆出力の低下を特徴とする．右心カテーテル検査では心係数の低下を認めることが多い．本疾患による心不全患者ではこの前方駆出の低下は臓器灌流の低下，すなわち重要臓器への血流低下を惹起する．また長期にわたるリモデリング，すなわち左室心筋の線維化の進行は心筋の拡張末期エラスタンスを上昇させることがある．このため圧・容量曲線の上方へのシフトが惹起され，重症患者では前負荷の増加などから左室拡張末期圧が上昇しやすくなる．つまり肺うっ血などの臓器うっ血が生じる．このようにDCM患者の心不全病態等として低い心拍出量による低灌流症状，左（右）室拡張末期圧の上昇に伴う臓器うっ血，と2つの症状が主体であり，その出現に注意を払う．臨床的にはlow output syndrome（LOS）の出現の有無に特に注意を払う必要がある．

また本疾患では心筋細胞の脱落や線維化などにより電気的に不均一な障害心筋となることから多彩な不整脈を生じうる．左脚ブロックなど心室の収縮同期不全を認める症例ではcardiac resyncronization therapy（CRT）の適応や抗不整脈薬の適応を考慮する．ただし収縮障害が顕著な例では，抗不整脈薬の適応は慎重に考える必要がある．

4 拡張型心筋症患者の心不全急性増悪に対する急性期治療

まずDCM患者に特殊な急性期治療の方法があるというわけではない．一般的には低灌流所見を呈する患者には強心薬の適応を考慮すべきである．必要に応じて右心カテーテル検査などの血行動態評価を検討する．

薬剤投与量については当科ではドブタミン2～3γの投与にて開始することが多い．後負荷の高い症例ではカテコラミンをベースにPDE 3型阻害薬の併用を考慮する．

5 内科的治療が奏効しない場合は

強心薬の投与の目的の一つに血行動態の立て直しによって，RAAS系をはじめとした液性因子のストームを安定化させることがあげられる．カテコラミンの投与が長期予後を改善させるわけではないが，長期予後を改善させる薬物であるβブロッカーの導入を行うためにはまず血行動態を安定させる必

要がある．ただ上記の治療が奏効しない場合には非薬物治療の適応を検討する必要がある．一つにはCRTの適応を検討する．また左室拡大に伴う僧帽弁尖のテザリングや弁輪拡大による機能性僧帽弁逆流を呈することがある．DCMに対する外科的治療の介入は依然としてcontroversialであるが，外科的介入についても適応を検討する．また重症例では心移植の適応も検討する必要があるが，左室補助人工心臓治療についての詳細は他稿に譲る．

Take home messages

- 拡張型心筋症の臨床像は多彩であるが，特に病状が進行する患者については非薬物療法を検討する必要があり，慎重なフォローアップが必要である．

【文献】

1) Miura K, Nakagawa H, Morikawa Y, et al. Epidemiology of idiopathic cardiomyopathy in Japan: Results from a nationwide survey. Heart. 2002; 87: 126-30.
2) Schwartzenberg S, Redfield MM, From AM, et al. Effects of vasodilation in heart failure with preserved or reduced ejection fraction implications of distinct pathophysiologies on response to therapy. J Am Coll Cardiol. 2012; 59: 442-51.
3) Grossman W, Braunwald E, Mann T, et al. Contractile state of the left ventricle in man as evaluated from end-systolic pressure-volume relations. Circulation. 1977; 56: 845-52.

〈髙濱博幸〉

第7章 原因疾患を治療する

2 肥大型心筋症

①肥大型心筋症の治療の目的は何か？
②肥大型心筋症の薬物治療はどのように選択するか？
③肥大型心筋症の非薬物治療にはどのようなものがあるか？

　肥大型心筋症の治療の目的は，1）生命予後の改善，2）症状の軽減，3）合併症の予防にある．適切な治療法は，症状の有無やその程度，左室流出路狭窄や不整脈，さらに突然死リスクの有無によって選択する〔日本循環器学会．肥大型心筋症の診療に関するガイドライン（2012年改訂版）．http://www.j-circ.or.jp/guideline/pdf/JCS2012_doi_h.pdf（p.32，図9「肥大型心筋症の治療フローチャート」）参照〕．薬物療法に抵抗性の場合には非薬物療法を考慮する．
　本稿では，肥大型心筋症の治療について，日本循環器学会「肥大型心筋症の診療に関するガイドライン（2012年改訂版）」に基づいて概説する．

1 薬物治療

1. 自覚症状を有する症例

a）閉塞性肥大型心筋症（HOCM）

　高度な圧較差を伴う場合，β遮断薬やナトリウムチャンネル遮断薬を用い，アンジオテンシン変換酵素（ACE）阻害薬，アンジオテンシン受容体拮抗薬（ARB）はむしろ禁忌である．一方で，収縮能低下例では利尿薬，ACE阻害薬，ARBを，拡張能低下例ではβ遮断薬，ベラパミル，ジルチアゼムを選択する．

b）非閉塞性肥大型心筋症（HNCM）

　心不全例や拡張症肥大型心筋症（dilated phase HCM：D-HCM）では一般の心不全治療に準じる．収縮能の低下している症例においては，駆出率の低下した心不全（HFrEF）に対する治療を行う．

2. 不整脈を有する症例

a) 心房細動

　心房細動は肥大型心筋症の約20%に伴い，年率2%で頻度が増加する．左房拡大が一因とされ，高度の心筋肥大を有する症例に多い．頻脈性心房細動は血行動態を悪化させ，息切れや胸痛，失神などを引き起こす．

　肥大型心筋症に伴う心房細動治療の目的は，心拍数のコントロールと脳卒中の予防，生活の質（quality of life：QOL）の改善であり，洞調律維持も含まれる．カルシウム拮抗薬やβ遮断薬による心拍数のコントロールは，血行動態を保ち症状を改善する．ただし，ジギタリスは閉塞性肥大型心筋症においては，圧較差を増大させるため禁忌である．なお，限られた例に対しては，房室結節アブレーションとペースメーカ植込みが有用である．洞調律化のためには，十分な抗凝固療法，あるいは心内血栓がないことを確認したうえで薬理学的あるいは電気的除細動を行う．心房細動の予防には，アミオダロンが最も効果が高い．Ia群抗不整脈薬であるジソピラミドとβ遮断薬の併用は左室内圧較差の軽減効果もあり，閉塞性肥大型心筋症では有用である．他のIa群，Ic群抗不整脈薬でも同様の軽減効果が期待できるが，心房細動予防効果および長期予後への効果は不明である．近年，心房細動に対するカテーテルアブレーション治療の有効性が報告されており，肥大型心筋症においても症状やQOLの改善が期待されている．しかしながら，左房径が拡大した例や拡張障害が高度な例は再発が多く，その適応を十分に検討する必要がある．心房細動を合併すると脳梗塞のリスクが8倍になると報告されており，禁忌でない限り経口抗凝固薬を投与する．

b) 心房粗動

　薬物治療は心房細動に準ずる．非薬物療法としては，通常型心房粗動に対してカテーテルアブレーションを第一選択として考慮する．

c) 発作性上室性頻拍

　発作の停止にはベラパミルやジルチアゼムなどのカルシウム拮抗薬やATP製剤，WPW症候群合併例にはIa群，Ic群抗不整脈薬あるいはアミオダロンを静脈内投与する．WPW症候群あるいは房室結節リエントリー性頻拍の予防には，カテーテルアブレーションの有効性が高い．

3. 突然死のハイリスク

　肥大型心筋症に伴う突然死の発現頻度は1%/年あるいはそれ未満といわ

れ，肥大型心筋症の死因のなかでは最も多いが，必ずしも突然死の危険性が高い患者は多くない．一般的に，突然死の危険性が高い例は若い症例（特に25歳未満）に多いが，中年以降も認められる．突然死の危険因子として，心停止，心室細動あるいは持続性心室頻拍からの蘇生例は，再発の危険性が高い（年10％程度）．さらに突然死の危険因子として，以下が知られている〔日本循環器学会．肥大型心筋症の治療に関するガイドライン（2012年改訂版）．http://www.j-circ.or.jp/guideline/pdf/JCS2012_doi_h.pdf（p.9，表7「突然死に関する危険因子」）参照〕．

①突然死の家族歴（40〜50歳未満）
②原因不明の失神
③著明な左室肥大（壁厚≧30mm）
④ホルター心電図による非持続性心室頻拍
⑤運動中の血圧反応異常

危険因子の数が増えるほど突然死の危険性が増し，危険因子2つ以上で高度，1つでは中等度となる．なお，非持続性心室頻拍は若年（30歳以下）では独立した危険因子になるという報告もあるが，単独では弱いとされる．さらに，近年の研究から拡張相肥大型心筋症，左室心尖部瘤（左室中部閉塞に伴うものを含む），左室流出路閉塞，MRIによる広い遅延造影像などが突然死の危険因子となる可能性が指摘されている．一方で，心房細動や電気生理学的検査による持続性心室頻拍・心室細動誘発の誘発性による突然死の予測には限界がある．また，遺伝子変異と臨床転帰との関連性も検討されているが，現時点ではまだ確立していない．アミオダロンは不整脈の抑制効果はあるものの，突然死の予防については限界があり，ハイリスク症例に対してはICDが最も有効である．

2 非薬物療法

非薬物療法には1）外科治療，2）DDDペースメーカ，3）経皮的中隔心筋焼灼術（PTSMA）がある．DDDペースメーカは手術に比べ低侵襲であるが，左室流出路圧較差の改善が得られるのは60〜90％と報告によりまちまちであり，自覚症状の改善にはプラセボ効果が加わっている可能性も否定できず，運動能力の向上などの客観的データは充分得られているとは言いがたい．PTSMAは手術療法に匹敵する効果がみられ，侵襲も比較的小さく，

今後操作手技の習熟や器具の改善により治療成績の向上が期待される一方，急性期死亡率は冠動脈インターベンションより高く，人為的な心筋梗塞（scar）の作成が将来の心室頻拍の基質となる危険性や D-HCM へ移行する可能性について治療の歴史が浅いため明らかではない．また房室ブロックの合併もみられ，アルコールが前下行枝など意図しない血管へ流入すれば重篤な合併症を招く危険性がある．

現時点では，外科治療が非薬物治療のスタンダードであるが，DDD ペースメーカや PTSMA など，いずれの治療法を選択すべきか明確な適応基準がない．したがって，個々の症例で，各々の方法の利点と問題点を考慮しながら最も適した治療法を選択せざるをえない．

1）外科治療（心筋切開術，心筋切除術，僧帽弁手術）

外科治療は最も歴史が古く，治療成績が確立している．心筋切開術，心筋切除術および僧帽弁手術が行われ，左室流出路の解剖学的な拡大と血行動態上の障害となる僧帽弁収縮期前方運動（SAM）の解除を目的に行う．

僧帽弁手術を必要とするのは，1）僧帽弁閉鎖不全の原因が，SAM ではなく僧帽弁自体の器質的変化による場合，2）中隔の肥大が非典型的な場合（例えば，僧帽弁前尖への異常腱索の付着，びまん性の心筋肥大などで，SAM がないか，あっても左室流出路狭窄に関与していない場合），3）切開，切除の対象となる前方中隔の肥厚が強くない場合（18mm 以下），4）心筋切開，切除術で充分な効果が得られない場合である．前乳頭筋の肥大やびまん性心筋肥大などには僧帽弁置換術が有効である．

心筋切開，切除術により 90％以上の症例で左室流出路狭窄が解除され再発はほとんどみられない．70％以上の症例で 5 年以上にわたり，心不全の改善，運動能力の向上がみられ，10 年生存率は 72〜88％である．一方，手術死亡は 3.2〜4.6％で，経験豊富な施設では 0〜2％と報告されている．僧帽弁手術については，手術死亡は 6％程度で，10 年生存率は約 75％と心筋切除と変わらず，良好な成績を示している．合併症としては，左脚ブロック，房室ブロック，心室中隔穿孔，大動脈弁損傷，冠動脈瘻などがある．

2）デバイス治療

a）左室内圧較差に対する治療として心臓ペースメーカ

心房同期心室ペースメーカにより左室流出路圧較差が減少する作用機序として，①右室心尖部ペーシングにより左室側の収縮が遅延し，心室中隔の奇

異性運動を起こす，②左室流出路が収縮する前に左室心尖部寄りの内腔（high-pressure chamber）が先行して収縮する，③左室全体の収縮能低下によるVenturi効果の減少の関与，④慢性期に認められる心室中隔肥大の退縮などの諸説があるが，未だ十分には解明されていない．

長期観察研究ではDDDペーシングが症状改善効果や左室内圧較差軽減効果を維持したという報告や薬物療法との併用で相乗効果が得られたとする報告などがある．現時点では薬剤抵抗性の症候性HOCM患者すべてにDDDペーシング治療は推奨できないが，不整脈に対するペースメーカあるいはICDの適応がある患者，他の治療を施しても症状が強い患者に対しては考慮してもよいと考えられる．

b）植込み型除細動器（ICD）

心停止，心室細動あるいは持続性心室頻拍からの蘇生例は，二次予防としてICD植込みの適応となる．突然死リスクが認められる場合，一次予防としてICD植込みを考慮する．ICDでは，その適応のみならず管理（不適切作動の回避や長期デバイス合併症の予防など）を慎重に行っていく必要がある．

c）心臓再同期療法

拡張相肥大型心筋症（D-HCM）においては，収縮不全による心不全の管理が必要となる．CRTは同期不全を伴う慢性心不全患者において，心不全悪化を防止するのみならずその予後を改善する．一方，CRTはすべての心不全例で有効とは限らない．また，拡張相肥大型心筋症例のみを対象としたCRTの有効性に関する報告はないが，非虚血性心不全例として一般のCRT適応に準じて考慮する．ICD適応の患者には，両室ペーシング機能付き植込み型除細動器（CRT-D）が推奨される．

3）PTSMA

PTSMAは，心室中隔切除術と同じコンセプトで90年代に開発された．経皮的冠動脈インターベンションの技術と器具を応用した技術で，左室流出路狭窄の原因となる肥厚した中隔心筋を灌流する冠動脈に高濃度エタノールを緩徐に注入して局所的に壊死させ，左室流出路狭窄を解除する治療である．当該部位を灌流する左前下行枝から分枝する中隔枝の同定は心エコー図と冠動脈造影の所見より推定しておき，超選択的心筋コントラストエコー法により最終的に同定すると治療成績の改善と合併症減少が著明となる．

適応は薬物治療に抵抗性の心不全（NYHA IIm〜IV），狭心症状または失神があり，かつ安静時または薬物負荷時の左室内圧較差が30mmHg以上であることに加えて中隔壁肥厚が15mm以上あること，左室駆出率が40％以上などである．

治療効果は術後の臨床症状と左室内圧較差の改善から判定され，早期には焼灼部は浮腫状で半年〜1年を過ぎて壊死部が縮小し壁厚減少，症状改善が得られる．PTSMA後の自覚症状の改善や左室内圧較差の減少は長期的に維持され，心不全の発生や左室拡大は起こらないとされている．外科治療とPTSMAの比較も小規模ではあるが報告されており，早期ならびに長期的な効果は外科手術が優れるが，PTSMAの成績も近づきつつある．米国からの両者の比較検討では，全体の長期死亡に差はないが，65歳未満では中隔心筋切除術の方が有意に有効，65歳以上では同等であり低侵襲のPTSMAが選択されるようになっている．

慢性期合併症として持続性心室頻拍，心室細動などの致死性心室性不整脈やそれによる突然死の可能性がある．もともと心臓突然死のリスクを保有する患者が多く，さらに作成した心筋壊死がその後の新たな心室性不整脈発生のsubstrateとなることがないか，慎重な対応とICD適応の検討が必要である．

❖ Take home messages

①肥大型心筋症の治療の目的は，1) 生命予後の改善，2) 症状の軽減，3) 合併症の予防にある．
②適切な治療法は，症状の有無やその程度，左室流出路狭窄や不整脈，さらに突然死リスクの有無によって選択する．薬物療法に抵抗性の場合には非薬物療法を考慮する．
③非薬物療法には 1) 外科治療，2) DDDペースメーカ，3) 経皮的中隔心筋焼灼術（PTSMA）があるが，現時点ではいずれの治療法を選択すべきか明確な適応基準はない．

【文献】

1) 日本循環器学会. 循環器病ガイドシリーズ: 肥大型心筋症の診療に関するガイドライン（2012年改訂版）. http://www.j-circ.or.jp/guideline/pdf/JCS2012_doi_h.pdf

〈筒井裕之〉

第 7 章 原因疾患を治療する

3 大動脈弁疾患

① 大動脈弁狭窄症の評価は十分になされているか？
② 経カテーテル大動脈弁植込み術（TAVI）の適応を判断できるか？
③ 緊急手術の適応となる大動脈弁閉鎖不全症の原因疾患は？

1 大動脈弁疾患による重症心不全

　大動脈弁疾患により重症心不全を呈しているということは治療と並行して手術適応を検討する必要があることを意味している．そのためには心エコーによる正確な重症度評価および，大動脈弁疾患の成因の把握，併存疾患および手術リスク（STS score, Euroscore II, Japan score）の評価が必要となる．これらをもとに主治医は Heart team で治療方針の検討を行い，患者および家族と共に治療方針を決定する重要な役割を担っている．

2 大動脈弁狭窄症による重症心不全

1. 急性期治療

　大動脈弁狭窄により慢性的に後負荷がかかり左室は肥大し，コンプライアンスは低下する．また左室拡張末期圧の上昇および心拍出量の低下から相対的心筋虚血をきたしやすい．代償期であれば無症状の症例もあるが，急激な血圧上昇，心房細動発症，心筋虚血をきっかけにして急性心不全を発症し，来院することが多い．

　このような状況ではまずは酸素化を改善するために酸素投与/NIPPV（非侵襲的陽圧換気）やうっ血解除のために利尿薬投与を行うのは通常の急性心不全の対応と同様である．しかし重症大動脈弁狭窄症に対する硝酸薬など血管拡張薬の使用に関しては急激な血行動態をきたす可能性があるため，使用においては十分注意が必要である[1]．海外の報告でニトロプルシドが有効で

あったとする報告[2]や，急性肺水腫を呈した中等度から高度大動脈弁狭窄症患者に硝酸薬を使用した場合，大動脈弁狭窄症を有さない急性心不全患者と比較して低血圧（収縮期血圧≦90mmHg）が遷延する頻度が多い傾向にあったが，硝酸薬の中止や昇圧剤の使用などの有害事象に差はないと報告[3]がある．いずれにしても血管拡張薬の使用に関して十分なデータはなく，血圧がモニターできる状況に限り慎重に使用を考慮する．

血行動態が不安定な心房細動の場合には電気的カルディオバージョンも考慮されるが，多くは心房細動の発症時期が不明な高齢者が多く，状況が安定しない状態での経食道心エコー検査もリスクを伴う．そのため塞栓症のリスクから電気的カルディオバージョンが躊躇されることも少なくない．初期治療が奏効すると心拍数も落ち着いてくる症例もあり，ジギタリスなどで心拍数をコントロールすることも考慮されるが，それでも血行動態が不安定な場合には電気的カルディオバージョンだけではなくカテコラミンや機械的補助も検討する必要がある．

高度大動脈弁狭窄症に冠動脈疾患を合併する頻度は25〜50％と報告されており，特に高齢者では合併する頻度が高くなる[4]．病歴聴取と冠危険因子，心電図，心エコー，心筋障害マーカーの評価を行い冠動脈疾患の合併が疑われれば冠動脈造影検査を行う．冠動脈疾患を有していれば大動脈弁置換術と同時に冠動脈バイパス術を施行するが，手術リスクの高い症例においては後述する経カテーテル大動脈弁植込み術（TAVI）と経皮的冠動脈形成術または冠動脈バイパス術による血行再建術を組み合わせた治療方針を検討する．

2. 大動脈弁狭窄症の評価と治療

大動脈弁狭窄症の重症度評価は心エコーによる大動脈弁口面積および大動脈弁通過血流速度，平均圧格差で評価される．有症状の高度大動脈弁狭窄症は大動脈弁置換術の適応である（図1）[5]．

救急外来において収縮期雑音が聴取されるも心エコー検査が十分に行えない場合には，大動脈弁の解放制限，石灰化の有無を確認する．大動脈弁短軸像で弁尖の開放をそれぞれ評価し，制限なし＝0，制限あり＝1，高度に制限あり＝2とスコアリングし，3尖の合計が3点を超える場合に中等度から高度大動脈弁狭窄症が疑われる[6]．

石灰化のため大動脈弁の弁数の正確な評価が難しい症例が多いが，若年で高度大動脈弁狭窄症を呈する症例の場合には2尖弁を念頭において検査す

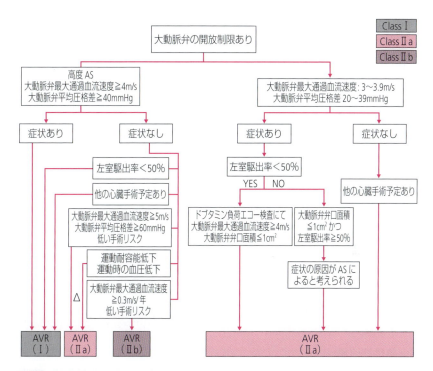

図1 大動脈弁狭窄症の手術適応のガイドライン
(2014 AHA/ACC Guideline for the Management of Patients With Valvular Heart Disease)

る．2尖弁は長軸断層像で収縮期ドーミングを認めることがあり，このような症例は経食道心エコー検査で確認する．また2尖弁は上行大動脈拡大や大動脈解離，大動脈縮窄症を合併することがあるので注意が必要である．

　左室収縮力の低下した症例（左室駆出率50％以下）においては，弁口面積が小さくても一回心拍出量の低下（low flow）のため大動脈弁圧格差が小さく評価（low gradient）されることがある（low flow–low gradient AS）．そのため大動脈弁圧格差のみで大動脈弁狭窄症の評価を行うことは狭窄度を過小評価する可能性がある．Low flow–low gradient AS の場合にはドブタミン負荷心エコー（最大 $20\mu g/kg/min$）によって心拍出量を増加させ，大動脈弁圧格差は増加するも弁口面積が $1.0cm^2$ 以下である "True AS" と大動脈弁圧格差は増加せず，弁口面積が $1.0cm^2$ 以上になる "Pseud AS" を鑑別することが可能となる．True AS の場合には大動脈弁置換術の適応を考慮する

（図1）．

　近年経カテーテル大動脈弁植込み術（TAVI：transcatheter aortic valve implantation）が行われるようになり，大動脈弁置換術の適応だが手術リスクが高い症例や開心術のリスクの高い併存疾患（肝不全，呼吸不全，開心術既往など）を有する症例，Frailty の高い症例が適応となる〔日本循環器学会．2014 年版　先天性心疾患．心臓大血管の構造的疾患（structural heart disease）に対するカテーテル治療のガイドライン．http://www.j-circ.or.jp/guideline/pdf/JCS2014_nakanishi_h.pdf（p.68，表 17「TAVI の適応（非解剖学的）」）参照〕．対象となる症例はアクセスルートおよび大動脈弁輪部の評価のため造影 CT を行い，適応について Heart team で検討する．

　外科手術および TAVI のリスクも高いが重症心不全で内科的治療に難渋する症例に対しては経皮的大動脈形成術（PTAV：percutaneous transluminal aortic valvuloplasty）も考慮される（同ガイドライン．p.63，表 13「PTAV の適応」参照）．

3　大動脈弁閉鎖不全症による重症心不全

1．急性期治療

　大動脈弁閉鎖不全症は拡張期に大動脈弁逆流を生じ，左室容量負荷がかかることにより左室拡大および遠心性肥大をきたす疾患である．慢性の経過であれば代償機転が働き，比較的長期間にわたって心不全は代償される．一方大動脈解離や感染性心内膜炎，外傷，人工弁不全などによる急性の経過であれば上記の代償機転が働かず，急激に左室拡張末期圧の上昇による肺うっ血と心拍出量低下をきたす．

　急性大動脈弁閉鎖不全症の場合には慢性の経過と比較して左心系の拡大がなく，脈圧は一回拍出量の低下から小さくなる．また拡張期逆流性雑音は左室拡張末期圧の急激な上昇により大動脈−左室圧格差が小さくなるため，急性の経過の場合には慢性の経過と比較して拡張末期では雑音が小さくなるため，逆流を過小評価する可能性があり注意が必要である[7]．

　急性期心不全治療は十分な酸素化（必要時には NIPPV），後負荷軽減のための血管拡張薬，うっ血解除のための利尿薬，必要時のカテコラミンという治療内容はほかの疾患による急性心不全治療内容と変わらない．慢性の経過で急性心不全を起こした症例に関しては心不全治療後に改めて手術の適応，

3. 大動脈弁疾患

リスクを評価する．

急性大動脈解離（Stanford A 型）による急性大動脈弁閉鎖不全症の場合には緊急手術の適応であり，速やかに心臓血管外科医にコンサルトが必要である．感染性心内膜炎により難治性肺水腫や心原性ショックに至る場合にも緊急手術の適応を考慮する必要があるが，術前に脳血管障害の有無の評価が必要である．

人工弁不全の場合には逆流の原因（亀裂や弁周囲の裂開など）と重症度を，経食道心エコーにより正確に評価し手術の必要性とタイミングを判断する．

2. 大動脈弁閉鎖不全症の評価と治療

大動脈弁閉鎖不全症の重症度は心エコーでカラードップラーや逆流量の定量によって評価する．有症状の高度大動脈弁閉鎖不全症は大動脈弁置換術の適応である（図2）[5]．

大動脈弁閉鎖不全症の成因として弁自体の器質的変性（リウマチ性，加

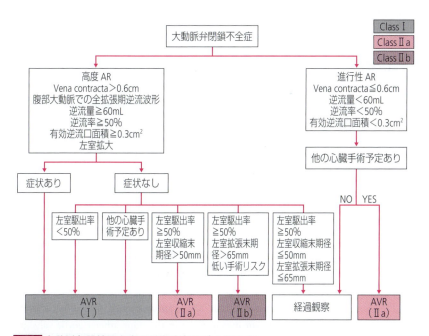

図2 大動脈弁閉鎖不全症の手術適応のガイドライン
(2014 AHA/ACC Guideline for the Management of Patients With Valvular Heart Disease)

齢，2尖弁など）と大動脈基部の異常（大動脈弁輪拡張症，Marfan 症候群などの結合組織病）に分けられる．

　急性心不全を起こした慢性の経過による高度大動脈弁閉鎖不全症の多くは既に左室拡大および左室収縮力低下をきたしている症例がほとんどであり，手術時期を逸すると心機能改善が得られず予後不良となるため早期に手術検討が必要である．

❖ **Take home messages**

①Low-flow, low gradient AS を見落とさないためにも狭窄度は大動脈弁圧格差のみならず弁口面積による重症度評価を行う．
②TAVI は大動脈弁置換術の適応があるが手術リスクが高い症例で検討する．
③急性大動脈解離や感染性心内膜炎による急性大動脈弁閉鎖不全症では緊急手術を考慮する．

【文献】

1) McMurray JJV, Adamopoulos S, Anker SD, et al; Authors/Task Force Members. ESC guidelines for the diagnosis and treatment of acute and chronic heart failure 2012: the Task Force for the Diagnosis and Treatment of Acute and Chronic Heart Failure 2012 of the European Society of Cardiology. Developed in collaboration with the Heart Failure Association (HFA) of the ESC. Eur Heart J. 2012; 33: 1787-847.
2) Khot UN, Novaro GM, Popović ZB, et al. Nitroprusside in critically ill patients with left ventricular dysfunction and aortic stenosis. N Engl J Med. 2003; 348: 1756-63.
3) Claveau D, Piha-Gossack A, Friedland SN, et al. Complications associated with nitrate use in patients presenting with acute pulmonary edema and concomitant moderate or severe aortic stenosis. Ann Emerg Med. 2015; 66: 355-62. e1.
4) Goel SS, Ige M, Tuzcu EM, et al. Severe aortic stenosis and coronary artery disease—implications for management in the transcatheter aortic valve replacement era. J Am Coll Cardiol. 2013; 62: 1-10.

5) Nishimura RA, Otto CM, Bonow RO, et al. 2014 AHA/ACC Guideline for the Management of Patients With Valvular Heart Disease: a report of the American College of Cardiology/American Heart Association Task Force on Practice Guidelines. Circulation. 2014; 129: 2440-92.
6) Abe Y, Ito M, Tanaka C, et al. A novel and simple method using pocket-sized echocardiography to screen for aortic stenosis. J Am Soc Echocardiogr. 2013; 26: 589-96.
7) Stout KK, Verrier ED. Acute valvular regurgitation. Circulation. 2009; 119: 3232-41.

〈髙潮征爾〉

第7章 原因疾患を治療する

4 僧帽弁逆流症

> **問題提起！**
> ①機能性僧帽弁逆流症の重症度判定や，予後への影響は？
> ②機能性僧帽弁逆流症の治療方針は？

　僧帽弁逆流症（mitral regurgitation：MR）は，僧帽弁の不完全な閉鎖により左室から左房へと血液が逆流する疾患である．MRは僧帽弁弁尖および弁輪，腱索，乳頭筋，左房，左室からなる僧帽弁機構のいずれの要素の異常によっても生じる．一般的に成因は，僧帽弁自体に異常を有する器質性MRと，僧帽弁自体には異常を認めない機能性MRに大別される．

　器質性MRの重症度判定や治療方針に関しては，多くのエビデンスが蓄積されてきている．一方，機能性MRに関しては，データの蓄積が乏しく，依然として明らかになっていない点が多いのが現状である．重症心不全患者では機能的MRを合併することが多く，拡張型心筋症のおよそ40％[1]，虚血性心疾患のおよそ60％[2]に合併するとも報告されている．本稿では，機能性MRにフォーカスを当てて概説したい．

1 機能性MRのメカニズムについて

　機能性MRの成因として，一つは左室・左房拡大による弁輪拡大があげられる．また，左室拡大による乳頭筋の変位に伴う，僧帽弁弁尖の心尖部方向への牽引（これを「tethering」という）による弁尖接合面積（coaptation area）の減少や，接合点（coaptation point）の心尖部方向への変位も重要なメカニズムの1つである．稀なケースとして，左室同期不全（dyssynchrony）が原因で機能性MRが生じる場合もある．

2 機能性MRの予後に対する影響について

　心筋梗塞患者303例を5年間フォローした報告では，心筋梗塞に機能性MRを合併すると，心臓死のリスクが30％から50％へと増加することが報

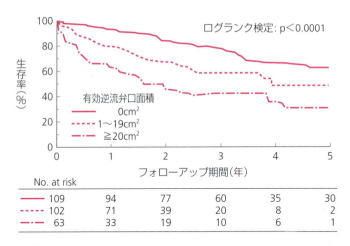

図1 機能性 MR と予後の関連について
(Grigioni F, et al. Circulation. 2001; 103: 1759-64[3] より改変)

告されている[3]．さらに興味深いのは，有効逆流弁口面積（effective regurgitant orifice area：ERO）が，$0.2cm^2$ を超えると5年生存率は30％まで低下している点である（図1）．器質性 MR では ERO≧$0.4cm^2$ が高度逆流の指標であるが，機能性 MR ではより軽度な逆流から予後悪化と関連している．

3 機能性 MR の重症度評価について

MR の重症度評価として，定性評価と定量評価が用いられる．日本循環器学会ガイドラインの重症度評価は弁膜疾患の非薬物治療に関するガイドライン（2012年改訂版）http://www.j-circ.or.jp/guideline/pdf/JCS2012_ookita_h.pdf（p.6，表8「僧帽弁逆流の重症度評価」）を参照されたい[4]．本ガイドラインでは，器質性 MR も機能性 MR も同様の重症度評価を用いている．

一方，2012年に発表されたヨーロッパ心臓病学会からのガイドライン[5]，2014年に発表されたアメリカ心臓病学会からのガイドライン[6] では，器質性 MR と機能性 MR で定量評価のカットオフ値が異なる（表1）．日本循環器学会の基準に従えば中等度機能性 MR となる症例でも，欧米のガイドラインでは重症機能性 MR に分類されることがある．予後に対する影響で示した通り，機能性 MR の重症度評価に関しては，器質性 MR とは分けて考える必要性がある．

表1 機能性 MR の重症度評価

アメリカ心臓病学会のガイドライン

グレード	定義	エコー所見
Grade A	At risk of MR	No jet or small central jet Jet area＜20% of LA Vena contracta＜3mm
Grade B	Progressive MR	ERO＜0.2cm^2 RV＜30mL RF＜50%
Grade C	Asymptomatic severe MR	ERO≧0.2cm^2 RV≧30mL RF≧50%
Grade D	Symptomatic severe MR	同上

MR: mitral regurgitation, LA: left atrium,
ERO: effective regurgitant orifice area,
RV: regurgitant volume, RF: regurgitant fraction
(Nishimura RA, et al. J Am Coll Cardiol. 2014; 63: 2438-88[6]) より改変)

ヨーロッパ心臓病学会のガイドライン

重症機能性 MR のエコー所見	
定性評価	Vena contracta≧7mm 肺静脈への収縮期血流逆流 E 波≧1.5 m/sec TVI mitral / TVI aortic＞1.4
定量評価	ERO≧0.2cm^2 RV≧30mL

MR: mitral regurgitation,
TVI: time velocity integral,
ERO: effective regurgitant orifice area,
RV: regurgitant volume,
RF: regurgitant fraction
(Vahanian A, et al. Eur Heart J. 2012; 33: 2451-96[5]) より改変)

4 機能性 MR の治療方針について

　機能性 MR に関しては，上述の通り僧帽弁自体に異常がないため，まずは心不全治療を行う必要がある．機能性 MR を合併している心不全患者（特に左室収縮能の低下した患者）に対しては，レニン・アンジオテンシン阻害薬やβ遮断薬，アルドステロン拮抗薬を投薬し，必要に応じてループ利尿薬などを用いることが強く推奨されている．また，左室同期不全が機能性 MR の原因となっていることもあり，適応基準を満たす場合には心室再同期療法（cardiac resynchronization therapy：CRT）も検討する．

5 機能性 MR に対する侵襲的治療適応について

　内科的治療に抵抗性の機能性 MR に対しては，侵襲的な治療を考慮する必要がある．ただし，機能性 MR に対する手術成績は，技術の進歩にも関わらず，依然として周術期死亡率が高いと報告されている[7]．また，機能性 MR に関しては，僧帽弁手術の施行が長期の生命予後を改善させうるという明確なエビデンスはないのが現状である．

アメリカ心臓病学会のガイドラインにおいても，機能性 MR に対する手術適応として，class I 適応はない．重症の機能性 MR であり，CABG や AVR を行う際の同時手術が class IIa で適応となっているのみである（表 3）．

血行再建術や他の心臓手術を予定しておらず，かつ最適な内科的治療後も症状が残存する重症の機能性 MR に対しての僧帽弁手術は class IIb での推奨に留まっている．

6 カテーテル治療について

近年，経皮的に MR をクリップによる修復するデバイスがアメリカで開発され，これまで外科的治療のみであった MR への新たな治療選択肢として期待されている．

僧帽弁カテーテル治療デバイスは，欧州では 2008 年に器質性および機能性 MR に対して CE マークを取得している．米国では 2013 年に FDA の承認を得たが，手術リスクの高い器質性 MR のみが適応となっており，機能性 MR に対しては認可されていない状況である．日本においては 2016 年 7 月の時点では認可されていないが，器質性 MR，機能性 MR に対する治験が始まり，近い将来認可される予定である．

カテーテルでの治療は，術後 1 年の MR 再発率が手術と比較すると劣り（19% vs 3%），長期成績も不明である．一方でカテーテル治療後の 83% の患者で NYHA の改善を認めたことも報告された[8]．リスクが高く手術困難な症例に対してはこれまで保存的治療しか手だてがなかったが，治療の選択肢が増えることで予後の改善に期待がかかる．また機能的 MR に対しても

表3 機能性 MR の手術適応

機能性 MR に対する手術適応	推奨度	エビデンスレベル
重症の機能性 MR で，CABG や AVR を受ける患者に対して，僧帽弁手術施行	Class IIa	C
重症の機能性 MR で，内科的治療後も症状が残存する患者に対して，僧帽弁手術施行	Class IIb	B
中等度の機能性 MR で，他の心臓手術を受ける患者に対して，僧帽弁形成術施行	Class IIb	C

MR: mitral regurgitation, CABG: coronary artery bypass graft,
AVR: aortic valve replacement.
(Nishimura RA, et al. J Am Coll Cardiol. 2014; 63: 2438-88[6] より改変)

侵襲度の高い手術では予後改善の結果が得られなかったが，人工心肺の必要がないカテーテル治療であれば予後改善効果が期待される．現在，手術リスクが高い有症候性の重症機能性 MR に対する，薬物治療およびカテーテル治療のランダム化比較試験（COAPT 試験）が海外で進行中である．機能性 MR の治療戦略を変える可能性があり，結果が待たれる．今後のデータの蓄積が待たれる．

> ❖ **Take home messages**
> - 機能性 MR の予後に対する影響や重症度評価は，器質性 MR と分けて考える必要がある．
> - 機能性 MR に対しては，まずは内科的治療を試みるべきである．
> - 内科的治療抵抗性の機能性重症 MR に対する治療戦略のひとつとして，今後カテーテル治療が選択肢となる可能性がある．

【文献】
1) De Marchena E, Badiye A, Robalino G, et al. Respective prevalence of the different carpentier classes of mitral regurgitation: a stepping stone for future therapeutic research and development. J Card Surg. 2011; 26: 385-92.
2) Perez de Isla L, Zamorano J, Martinez Quesada M, et al. Prognostic significance of ischemic mitral regurgitation after non-Q-wave acute myocardial infarction. J Heart Valve Dis. 2005; 14: 742-8.
3) Grigioni F, Enriquez-Sarano M, Zehr KJ, et al. Ischemic mitral regurgitation: long-term outcome and prognostic implications with quantitative Doppler assessment. Circulation. 2001; 103: 1759-64.
4) 日本循環器学会. 循環器病ガイドシリーズ: 弁膜疾患の非薬物治療に関するガイドライン（2012 年改訂版）. http://www.j-circ.or.jp/guideline/pdf/JCS2012_ookita_h.pdf（2016 年 6 月閲覧）
5) Vahanian A, Alfieri O, Andreotti F, et al. Guidelines on the management of valvular heart disease（version 2012）. Eur Heart J. 2012; 33: 2451-96.
6) Nishimura RA, Otto CM, Bonow RO, et al. 2014 AHA/ACC guideline for the management of patients with valvular heart disease: executive summary: a report of the American College of Cardiology/American Heart As-

sociation Task Force on Practice Guidelines. J Am Coll Cardiol. 2014; 63: 2438-88.
7) Wu AH, Aaronson KD, Bolling SF, et al. Impact of mitral valve annuloplasty on mortality risk in patients with mitral regurgitation and left ventricular systolic dysfunction. J Am Coll Cardiol. 2005; 45: 381-7.
8) Whitlow PL, Feldman T, Pedersen WR, et al. Acute and 12-month results with catheter-based mitral valve leaflet repair: the EVEREST II (Endovascular Valve Edge-to-Edge Repair) High Risk Study. J Am Coll Cardiol. 2012; 59: 130-9.

〈濱谷康弘　天木 誠〉

第7章 原因疾患を治療する

5 三尖弁疾患

① 三尖弁疾患をきたす最も頻度の高い病態は何か？
② 右心不全の場合に，利尿薬を使用する際にまず評価すべき項目は何か？
③ 一次性TRで三尖弁手術を検討する場合に，注意すべきことは何か？

ここでは成人で見られる三尖弁疾患について概説する．小児科領域の三尖弁疾患に関しては他稿を参照されたい．三尖弁疾患には三尖弁狭窄（tricuspid stenosis：TS）と三尖弁逆流（tricuspid regurgitation：TR）がある．読者の先生方が三尖弁疾患に対して対処，治療などを考える状況として，その多くは救急で急性心不全（重症例を含む）やその他の急性疾患患者を診察する時，あるいは病棟での心不全患者の今後のマネージメントを考える場合が多いと思われるが，既に経験上認識されておられるように三尖弁疾患を単独で診療する機会は非常に少ない．多くは，何らかの左心疾患やその他の弁膜症などとともに，併存疾患の一つとして診療する場合が圧倒的に多い．

まず，初めにそれぞれの疾患の特徴について概説した後に，実際の診療上の注意点等について解説したい．

1 三尖弁狭窄（TS）

1．病因

成人でTS単独で発症するケースは非常に珍しい．TSの原因の多くは，リウマチ性であり，大部分はTRとともに生じる．さらに，リウマチ性の場合には僧帽弁疾患が併存することが多く，時に大動脈弁疾患も合併する．まれではあるがその他の原因として，先天性，ペースメーカーのリード関連，心臓腫瘍，カルチノイド症候群，感染性心内膜炎，SLEなどの膠原病，人工弁感染などがある[1]．

2. 病態

TSにより，右房と右室の間に拡張期における持続的な圧較差が生じ，この圧較差は吸気など静脈灌流が増える時にさらに増大する．この結果，心拍出量の減少と静脈圧の上昇が認められる．

3. 症状と所見

上述した通り，TSが単独で存在するケースは非常に珍しく，TS患者の症状は併存する僧帽弁や大動脈弁疾患の重症度などに大部分が依存する．TS単独の場合には，低心拍出量のため易疲労性が生じ，また静脈圧の上昇により食欲不振や嘔気，肝腫大，腹水，末梢浮腫，頸静脈怒張などを生じる．聴診所見としては，三尖弁開放音，吸気時に増強する前収縮期および拡張中期雑音である．TSの拡張期雑音は，僧帽弁狭窄と比べより軟らかく，持続時間が短いものである．また，TS単独の場合には肺うっ血をきたさないために，肺野は清である．

4. 検査所見

a) 一般検査

TSに特異的な検査所見はないが，肝うっ血の程度により軽度の血中ビリルビン値の上昇が生じ，時に軽度の肝酵素の上昇や血中アルブミン値の低下をきたす．胸部X線や心電図でも特異的な所見はないが，胸部X線では右房の拡大所見を，また心電図では洞調律が維持されている患者において，右房の拡大を反映して下壁誘導でのP波の先鋭化を認める．

b) 心エコー検査

臨床症状などからTSの疑いを持った時には，心エコー検査によりTSの診断を行う．また心エコーはTSの原因の同定に有効な場合もあり（ペースメーカーリードの異常など），かつ併存する左心疾患の異常や僧帽弁や大動脈弁などの異常も同時にチェックするように心がける．三尖弁のエコー輝度増強や可動制限，拡張期ドーム形成，右房の拡大所見などが重要な所見である[2]．心エコー・ドプラ法にて右房-右室間の圧較差を推定することも可能である．具体的には，pressure half-time（$T_{1/2}$）が190msec以上で弁口面積が1.0cm^{2}以下の時に重症TSと判断する[3]．ただし，このような圧較差や$T_{1/2}$は心拍数やTRの存在，心拍出量の低下等により影響されるため注意が必要である．

また，言うまでもないが心エコー検査ではTSと同時にTRの評価をする

ことが重要である．TRの程度や重症度により，三尖弁に対する介入の判断が影響される可能性があるためである[4]．

c）心臓カテーテル検査

　心臓カテーテル検査は，TSの評価のためだけの目的では必要とされないことが多いが，併存する左心疾患や弁膜症の評価と合わせて行う場合や，手術等の介入を前提として冠動脈の評価を行う目的で行う．右房-右室間の圧較差を測定する際には，一つのカテーテルを右室から右房へと引き抜きして測定するよりも，2つのカテーテルを用いて右室と右房の圧を同時測定して圧較差を求める方がより正確であるとされる．また，心拍出量や弁口面積を測定して，心エコー検査所見と合わせてTSの重症度を評価する．

5. 治療

　単独のTSは珍しいため，その治療方針決定の根拠となるようなまとまったデータはない．そのため，重症のTSはより経験のある施設，医師に紹介，あるいはその意見を求めることが望ましいと考える．

a）内科的治療

　内科的治療には，減塩や利尿薬が中心となる．ただし，TSは三尖弁の器質的な狭窄をきたしているために，根本的な治療は外科的あるいはカテーテルによる介入となる（後述）．肝うっ血による症状や，静脈圧上昇に伴う浮腫，腹水等は利尿薬の適切な使用により軽減され得る．しかし，ここで重要なのは右心不全の場合に一般に言えることだが，利尿薬の不適切な使用によりかえって低心拍出を助長する可能性があることに常に注意する必要がある．特にTSは低心拍出を伴う病態であるため，心拍出量低下を示唆する臨床症状に注意すると共に心エコーにより心拍出量の変化を観察することが重要である．

b）Intervention

　TSは三尖弁の器質的な狭窄をきたしている病態のために，症状の伴う重症例には内科的治療と並行してinterventionが考慮されるべきである．Interventionには，外科的弁手術（弁形成術と弁置換術）と経皮的バルーン治療が含まれる．弁置換術の際には，生体弁か機械弁かの検討も必要となる．単独のTSに対するinterventionを考える上で，やはり判断根拠となるようなまとまったデータは少ないが[5,6]，一般に外科的弁手術の方がより過去の症例の蓄積が多いことや，TSの多くの症例ではTRも併存していること，

経皮的バルーン治療によりTRが悪化し得ることなどから第一に考慮されるべきである．その他大まかな治療指針は以下の通りである．
① 外科手術のリスクがそれほど高くないと判断される症例には，経皮的バルーン治療よりもまず外科的弁手術が考慮されるべきと思われる．
② 外科的手術リスクが比較的高く，かつTRが多くない症例においては経皮的バルーン治療を検討すべきと思われる．

2 三尖弁逆流（TR）

1．病因

　三尖弁には僧帽弁と比べて coaptation zone の幅が狭く，また右室圧も通常低く tight な閉鎖を必要としないため，軽度のTRは健常人の約70％に見られたとの報告がある[7]．有意なTRの内その大部分は，左心疾患や肺高血圧，右心不全，心房細動の合併等による右房・右室の拡張に伴う弁輪の拡大に起因する機能性（二次性）のものである．成人TR例において，弁自体の構造異常による一次性のTRの頻度はまれであるが，その原因として先天性と後天性のものがあり，リウマチ熱や，ペースメーカーのリード関連，胸部外傷，感染性心内膜炎，エブスタイン奇形，カルチノイド症候群，右室に及ぶ虚血性心疾患，マルファン症候群などの結合組織疾患，三尖弁逸脱などが考えられる．

2．病態

　TRにより，収縮期の右房への血液の逆流から右心系の容量負荷の病態であるが，右房は比較的コンプライアンスの良い臓器であるため，中等度以上のTR患者でも無症状のことが多い．重症例になれば，静脈圧の上昇をきたし，右心不全症状と所見が顕在化する．さらに進行すれば，右室機能障害や低心拍出をきたす．また，静脈圧の上昇がうっ血により腎機能障害をきたすことも時に見られる．時に重症のTRでも長年無症状で経過するケースもあり，容量負荷に対する右室の代償機構が症例により異なることがその一因かもしれない．

3．症状と所見

　TS同様，TRが単独で存在するケースは珍しく，TR患者の症状は併存する僧帽弁や大動脈弁疾患の重症度などに依存する部分が大きい．また，臨床的には中等度から高度のTRを検出することに意義がある．TR単独の場合

には，食欲不振や嘔気，肝腫大，腹水，末梢浮腫，頸静脈怒張などの右心不全症状が中心である．聴診所見としては，第四肋間胸骨左縁で最強の全収縮期逆流性雑音を聴取し，吸気時に増強し，呼気時に減弱する（Rivero-Carvallo 徴候）．三尖弁開放音，吸気時に増強する前収縮期および拡張中期雑音である．右心不全が進行した症例ではⅢ音を聴取することもある．時に重症例でも TR 雑音を欠く場合があることや右心系の拡大の程度により最強点が異なることなどに，注意を要する．また，TR 単独の場合には肺うっ血をきたさないために，肺野は通常清である．

4. 検査所見

胸部 X 線や心電図では TR に特異的な検査所見はないが，胸部 X 線では右房・右室の拡大所見を，また心電図では進行した症例では右室機能障害を反映して，右側胸部誘導で非特異的な ST-T 変化を認める．また，TR の基礎疾患が，左心疾患や肺高血圧症，心房中隔欠損症などの場合には，それぞれに特徴的な所見を呈する．

TR の診断には心エコーが主要なモダリティーであり，時により正確な右心機能の定量的評価を要する場合には心臓 MRI も行うことが望ましい．

a) 心エコー検査

臨床症状等から TR の疑いを持った時には，心エコー検査で右房・右室の拡大の有無や，弁輪の拡大の有無，三尖弁の構造・運動を評価し，さらに TR の原因となる左心疾患や僧帽弁疾患など他の基礎疾患を検出するように努めることが大事である．一次性 TR の場合，弁尖の逸脱や疣贅，切れた腱索，心尖部側への偏位（エブスタイン奇形）などを認める．また，心エコー・ドプラ法にて TR の定量化を行い，重症度判定を行う．TR の Vena Contracta＞0.7cm で，肝静脈への収縮期逆流を認める場合重症と考える[8]．また，ドプラ法にて TR の velocity から右室-右房間の圧較差を推定し，肺高血圧症の程度を推定することも重要である．一般に，心エコーでの右室機能の正確な評価は，その解剖学的特徴などから困難であるものの，右室機能が hyperdynamic なのか，正常か，あるいは低下しているのかを評価することも重要である．

b) 心臓 MRI

心臓 MRI により，TR の逆流量の定量化や，逆流率，右室容積および駆出率の正確な評価，心筋の性状，ひいては併存する左室や僧帽弁の評価まで

行うことができ，有用である．

c) 心臓カテーテル検査

心臓カテーテル検査は，TR の評価や診断のためだけの目的では必要とされないことが多いが，併存する左心疾患や弁膜症，肺高血圧症，心房中隔欠損症などの評価と合わせて行う場合や，手術等の介入を前提として冠動脈の評価を行う目的で行う．

5. 治療

単独の TR は珍しく，その原因や合併する左心疾患や僧帽弁の治療方針により影響される．治療には内科的治療（減塩，利尿薬など）と外科治療があるが，右心系はコンプライアンスが比較的良いため，内科的治療のみで耐容される場合も多い．肝うっ血や静脈圧上昇に伴う症状は利尿薬の適切な使用により軽減され得るが，TS の場合と同様に利尿薬の不適切な使用により低心拍出を助長する可能性があることにも注意が必要である．外科的治療の適応についての考え方は以下の通りである．

a) 外科治療

後天性 TR の外科治療の対象の多くは二次性（機能性）TR と感染性心内膜炎である．両者ともに，僧帽弁や大動脈弁疾患に起因，あるいは併存することが多い．外科治療としては，弁輪形成術（Suture Annuloplasty と Ring Annuloplasty）や，弁形成術，弁置換術（生体弁と機械弁）がある．

エブスタイン奇形などの一次性 TR で三尖弁手術を行う場合には，術後右室の後負荷が増大するため，術前に右室機能障害が進行している症例や，術後にも左心不全や肺高血圧症が残存するような症例では，高度の低心拍出量症候群に陥るリスクがあり，手術適応を慎重に判断しなければならない〔日本循環器学会．弁膜疾患の非薬物治療に関するガイドライン（2012 年改訂版）．http://www.j-circ.or.jp/guideline/pdf/JCS2012_ookita_h.pdf（p.34，表 34「三尖弁閉鎖不全症に対する手術の推奨」）参照〕．

① 二次性 TR：二次性 TR の手術適応は一般に逆流が 3 度以上（moderate 以上）とされる．その手術適応とされる弁輪拡大については，ESC ガイドラインでは 40mm 以上[9]，他では 21mm/m^2 以上とされている[10]．成人では，左心系の手術（僧帽弁や大動脈弁）や心房中隔欠損症，右室二腔症の根治術などに随伴して行われる場合が多い（同ガイドライン．p34，表 34，図 7「二次性 TR に対する外科治療指針」）参照〕．

②感染性心内膜炎：内科的治療により感染が制御できない場合と心エコー上疣贅が遊離しそうな場合に外科的手術が考慮される（同ガイドライン．p.34，表34，図7参照）．

3 実際の診療上の注意点－三尖弁疾患－

　読者の先生方が実際の救急の場において三尖弁疾患の患者に遭遇した場合の注意点について考えてみたい．当然ながら孤立性の三尖弁疾患の患者がそれのみで急性の胸部症状を訴え救急を受診するケースはほとんどないと考えられる．多くは，左心疾患やその他の疾患に続発する二次性のTRである．急性の胸部症状を有する患者に心エコーをあてて有意なTRを検出した場合に，まずは左心疾患（急性心筋梗塞，急性心不全，急性僧帽弁閉鎖不全症など）や右心疾患（急性肺塞栓症，右室梗塞，肺動脈性肺高血圧症の増悪，成人先天性疾患の増悪など）を心電図等含め鑑別しなければならない．こういう場合のTRの評価において大事なのは，有意な二次性TRがあるということは右心系および三尖弁輪の拡大があることを意味するが，その原因として右心系に主に容量負荷がかかる場合と，圧負荷がかかる場合がある（両者が併存する場合もある）．これは，経胸壁心エコーにおいて左室短軸像を描出した場合に，容量負荷だけであれば右室の左室への圧排（心室中隔の偏位）は拡張期が中心となり，圧負荷の場合には拡張期に加えて，収縮末期の圧排も認めることから鑑別が可能なことがある．典型的には，前者は急性肺塞栓症（1回のみの塞栓では肺動脈圧は上昇しにくいとされる）や右室梗塞，肺高血圧症を伴わない心房中隔欠損症などがあり，後者は肺動脈性肺高血圧症や慢性血栓塞栓性肺高血圧症，アイゼンメンゲル症候群がその代表である．

❖ Take home messages

- 三尖弁疾患と診断した場合，まず左心系の異常を見逃すな．
- TSで右房-右室間の圧較差の測定には，2つのカテーテルを用いて右室と右房の圧を同時測定した方がより正確である．
- 右心不全の場合には，利尿薬の不適切な使用によりかえって低心

拍出を助長する可能性があることに常に注意せよ．
- 時に重症例でも TR 雑音を欠く場合があることに注意せよ．
- 一次性 TR で三尖弁手術を行う場合には，術後右室の後負荷が増大するため，高度の低心拍出量症候群に陥るリスクに注意せよ．

【文献】

1) 日本循環器学会. 循環器病ガイドシリーズ: 弁膜疾患の非薬物治療に関するガイドライン（2012 年改訂版）. http://www.j-circ.or.jp/guideline/pdf/JCS2012_ookita_h.pdf（2016 年 6 月閲覧）
2) Nishimura RA, Otto CM, Bonow RO, et al. 2014 AHA/ACC guideline for the management of patients with valvular heart disease: a report of the American College of Cardiology/American Heart Association Task Force on Practice Guidelines. J Am Coll Cardiol. 2014; 63: e57-185.
3) Pérez JE, Ludbrook PA, Ahumada GG, et al. Usefulness of Doppler echocardiography in detecting tricuspid valve stenosis. Am J Cardiol. 1985; 55: 601-3.
4) Baumgartner H, Hung J, Bermejo J, et al. Echocardiographic assessment of valve stenosis: EAE/ASE recommendations for clinical practice. J Am Soc Echocardiogr. 2009; 22: 1-23. quiz 101-2.
5) Sancaktar O, Kumbasar SD, Semiz E, et al. Late results of combined percutaneous balloon valvuloplasty of mitral and tricuspid valves. Cathet Cardiovasc Diagn. 1998; 45: 246-50.
6) Yeter E, Ozlem K, Kiliç H, et al. Tricuspid balloon valvuloplasty to treat tricuspid stenosis. J Heart Valve Dis. 2010; 19: 159-60.
7) Zoghbi WA, Enriquez-Sarano M, Foster E, et al. Recommendations for evaluation of the evaluation of the severity of native valvular regurgitation with two-dimensional and Doppler echocardiography. J Am Soc Echocardiogr. 2003; 16: 777-802.
8) Bonow RO, Carabello BA, Chatterjee K, et al. 2008 Focused update incorporated into the ACC/AHA 2006 guidelines for the management of patients with valvular heart disease: a report of the American College of Cardiology/Amecian Heart Association Task Force on Practice Guidelines. Circulation 2008; 118: e523-661.
9) Vahanian A, Baumgartner H, Bax J, et al. Guidelines on the management of valvular heart disease: The Task Force on the Management of Valvular

Heart Disease of the European Society of Cardiology. Eur Heart J, 2007; 28: 230-68.
10) Colombo T, Russo C, Ciliberto GR, et al. Tricuspid regurgitation secondary to mitral valve disease: tricuspid annulus function as guide to tricuspid valve repair. Cardiovasc Surg. 2001; 9: 369-77.

〈福井重文〉

第7章 原因疾患を治療する

6 頻脈性および徐脈性心不全

問題提起！
①頻脈および徐脈に伴う心不全に対するアプローチはどのようにするべきか？
②治療を行う上での注意点は何か？

　心不全患者を診る際，その誘因（増悪因子）を同定することはその後の管理において極めて重要である．日本人慢性心不全患者の再入院の誘因を調査した研究では，そのうち約1割が不整脈であったと報告している[1]．頻脈性不整脈，徐脈性不整脈の出現は，ともに心不全の増悪因子となりうる．他の心不全増悪因子と同様，増悪因子の除去とその後の再発予防が心不全管理の基本であることは言うまでもない．本稿では，頻脈性不整脈および徐脈性不整脈をきっかけに心不全を発症した症例を提示し，それぞれの対応について概説する．

症例1　32歳，男性
〔病歴〕幼少時より遺伝性球状赤血球症と診断されていたものの，自覚症状なく経過していた．来院1年ほど前よりスポーツ時の息切れをするようになった．動悸の自覚はなかった．徐々に症状が増悪し，起坐呼吸が出現したため当院に緊急搬送となった．来院時は末梢冷感が著明で意識障害が出現しており，来院時の心電図では心房レート250bpmの心房頻拍を認めた．胸部X線写真では著明な肺うっ血の所見であった（図1）．
頻脈に伴う急性心不全の状態であり，ただちにカルディオバージョンを施行し洞調律に復帰した．しかし洞調律復帰後も左室の拡大（左室拡張末期径63mm）と左室機能障害（左室駆出率13％）を認めており，頻脈誘発性心筋症の状態と考えられた．心不全コントロールのために大動脈内バルーンパンピングおよび強心薬によるサポートを要

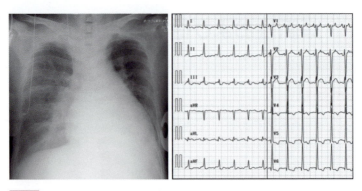

図1 症例1の入院時胸部X線写真（左）および心電図（右）

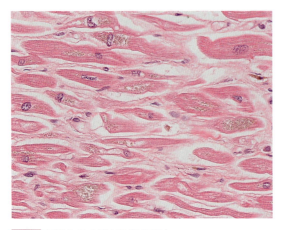

図2 症例1の心筋HE染色標本
心筋内にヘモジデリンの沈着を多数認めた．

し，徐々に心不全の改善を認めた．しかし洞調律に復帰後も複数種類の心房頻拍および心房細動がしばしば出現し血行動態が破綻するため，急性期はランジオロールを使用して頻脈性不整脈を抑制し，その後ビソプロロールの内服を開始し徐々に増量した．

しかし本症例では頻脈の抑制後も心機能の改善に乏しく，頻脈誘発性心筋症とは考えづらい経過であった．後日施行した心筋生検で心筋組織に過剰な鉄沈着を認め，原疾患として心臓ヘモクロマトーシスが判明した（図2）．

1 症例1の考察

　症例1は頻脈性心不全の症例である．頻脈性心不全の治療は，血行動態が破綻し緊急を要する場合にはまずカルディオバージョンにて洞調律への復帰を図るべきである．洞調律への復帰が困難な場合もしくは一旦洞調律化してもすぐに頻脈性不整脈が再発する場合には，レートコントロールを試みる．同時に，不整脈を生じやすくする可逆的な要因（電解質異常，感染や炎症の存在など）があれば除去するよう努める．心不全の増悪に伴う交感神経緊張状態自体が頻脈性不整脈を生じやすくするため，速やかな心不全治療そのものが頻脈性不整脈を生じにくくすることはよく経験される．

　レートコントロールに用いられる薬剤は往々にして陰性変力作用があり，心不全増悪時には使用しづらい．そのため従来は，頻脈性心不全に対しては陰性変時作用・陽性変力作用を併せ持つジギタリス製剤が使用されることが多かった．近年発表されたJ-Land Studyによれば，左室機能の低下した頻脈性心不全患者において，超短期間作用型β遮断薬であるランジオロールは急性期のレートコントロールにおいてジゴキシンよりも優れていることが報告された[2]．

　頻脈が長時間持続すると心収縮能は低下し，これを頻脈誘発性心筋症と呼ぶ．一般に頻脈の改善に伴い可逆的な病態であると考えられるが，頻脈が長期に持続した場合には心筋組織の線維化が進行し，頻脈改善後にも不可逆的な心筋障害が残存することも報告されている[3]．このような場合，頻脈誘発性心筋症とその他の心筋症の鑑別はしばしば困難である．また様々な心筋症の進行や心不全の増悪に伴って上室性・心室性不整脈も生じやすくなるため，両者が併存しているケースも多い．頻脈を伴う左室機能障害を診た場合，すぐに頻脈誘発性心筋症と判断せず，特に頻脈の停止後も心機能が正常化しない場合にはその他の心筋症の合併を疑い，心筋生検やMRI検査をはじめとした心筋症の検索を進めることが重要であると考えられる．

症例2　73歳，男性

〔病歴〕63歳時にリウマチ性僧帽弁狭窄兼閉鎖不全症に対して僧帽弁置換術を施行された．以後外来でフォローされていたが，入院1か月前より下腿浮腫，労作時呼吸困難が出現し，精査のため入院となった．

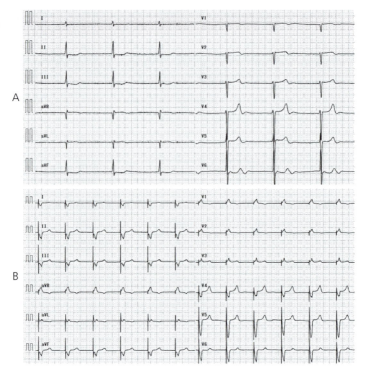

図3 ペースメーカー植込み前の徐脈性心房細動（A），および CRT 植込み後（B）

心電図では心拍数 40bpm 台の徐脈性心房細動となっており，心不全増悪の原因と考えられた（図 3A）．冠動脈造影では冠動脈病変は認めず，右心カテーテル検査で収縮性心膜炎の所見は認めなかった．心エコー上，左室拡張末期径は 70mm と拡大し，左室駆出率は 53％ と軽度に低下していた．人工弁機能に大きな異常はなかった．

徐脈性心房細動が心不全増悪の原因と考え，VVI ペースメーカー植込み術を施行し，ペーシングレート 70ppm とし，心不全は軽快した．しかし 2 年後に再び心不全症状が徐々に増悪し，再入院となった．左室駆出率 30％ と左室機能低下が進行しており，右室ペーシングの持続が原因と考え両心室ペーシング（心臓再同期療法，cardiac resynchronization therapy：CRT）への upgrade が施行された（図 3B）．

2 症例2の考察

　頻脈性不整脈と同様に，徐脈性不整脈も心不全の原因となり得る．本症例は心臓弁膜症の手術後であるが，徐脈性心房細動を契機に心不全症状が出現した．徐脈性不整脈に対しては，まず徐脈を呈する内服薬の減量・中止など可逆的な要素の改善を試みるべきであるが，それでも改善しない場合にはペースメーカーの適応となる．徐脈の原因が洞不全であれば心房ペーシング，房室ブロック（本症例のような徐脈性心房細動を含む）であれば心室ペーシングが必要である．

　本症例のように右心室単独ペーシングが持続することで心機能低下をきたす例があることが報告されており[4]，日本循環器学会の「不整脈の非薬物治療ガイドライン（2011年改訂版）」でもNYHAクラスIII以上の慢性心不全を呈し左室駆出率35％以下で，徐脈に対してペースメーカーが植込まれ，高頻度に心室ペーシングに依存する症例はCRTの適応（class IIa）となっている．このような症例では，CRTへのupgradeにより心機能の改善を期待できることも報告されている[5]．

おわりに

　実際の症例を提示して頻脈性および徐脈性心不全について概説した．ここで提示した2症例はいずれも基礎心疾患を背景に持ち，不整脈をきっかけに心不全増悪をきたした症例である．不整脈に伴って心不全を発症した症例に出会った場合，不整脈の治療による心不全コントロールのみで満足するべきではない．全くの正常心が不整脈のみで心不全を発症することはむしろ少なく，背景にある心疾患の有無を検索することが重要であることを重ねて強調したい．

❖ Take home messages

- 頻脈性不整脈に伴う心不全では可能であれば洞調律復帰，もしくは心拍数コントロールを行う．
- 徐脈性不整脈に伴う心不全ではペースメーカーの適応を考慮する．特に心機能低下症例で心室ペーシングに依存することが予想

される場合には CRT の適応を考慮する.
- 頻脈性および徐脈性心不全いずれも，不整脈の原因となり得る基礎心疾患を検索することが重要である.

【文献】
1) Tsuchihashi M, Tsutsui H, Kodama K, et al. Clinical characteristics and prognosis of hospitalized patients with congestive heart failure – a study in Fukuoka, Japan. Jpn Circ J. 2000; 64; 953-9.
2) Nagai R, Kinugawa K, Inoue H, et al. Urgent management of rapid heart rate in patients with atrial fibrillation/flutter and left ventricular dysfunction –comparison of the ultra-short-acting β1-selective blocker landiolol with digoxin（J-Land Study）. Circ J. 2013; 77; 908-16.
3) Gopinathannair R, Etheridge SP, Marchlinski FE, et al. Arrhythmia-induced cardiomyopathies: mechanisms, recognition, and management. J Am Coll Cardiol. 2015; 66; 1714-28.
4) Sweeney MO, Hellkamp AS. Heart failure during cardiac pacing. Circulation. 2006; 113; 2082-8.
5) Geldorp I, Vernooy K, Delhaas T, et al. Beneficial effects of biventricular pacing in chronically right ventricular paced patients with mild cardiomyopathy. EUROPACE. 2010; 12; 223-9.

〈藤野剛雄　井手友美〉

第8章 退院まで持って行く重症心不全治療

1 VADのweaning

問題提起！

① 心臓移植を必要とするような重症心不全症例の心機能がLVAD装着により回復し，LVADから離脱するようなことが起こりうるのか？
② どのような症例がLVADからの離脱が可能なのか？
③ LVADからの離脱には薬剤介入は必要なのか？
④ LVADからの離脱が可能なのかどうかを調べる手段はあるのか？

　補助人工心臓（ventricular assist device：VAD）はガイドラインに準じたすべての心不全治療を行ってもなお心不全悪化を認め，入退院を繰り返す症例や，強心薬からの離脱が困難な，いわゆる重症心不全症例に適応となる治療であり，いわば心不全治療の最後の砦である．しかしながら実際にすべての心不全治療が無効であった，特発性心筋症を基礎心疾患とする重症心不全症例において，VAD装着によりその心機能が改善し，一旦装着したVADから離脱（weaning）することが可能なのだろうか．

　以前より拡張型心筋症（DCM）に代表される特発性心筋症を基礎心疾患とした重症心不全に対してVADを装着された症例の一部に自己心機能の回復が認められることが報告されてきた．LevinらはVAD装着を経て心臓移植に至った重症心不全症例と薬物療法のみで心臓移植に至った重症心不全症例それぞれの摘出心の心機能を圧容量曲線から検討したところ，VAD装着を経て心臓移植に至った症例では対照群である正常心と同程度の心機能を示したと報告している[1]．以後もVAD装着を経たDCMの心筋検体の解析にて病理学的所見の改善やカルシウムハンドリングに関わる分子の発現パターン一部の改善などが認められるなどの報告があり，VADによる左室の減負荷は心機能改善に寄与する可能性があり，VADからの離脱の報告も散見されるようになった[2,3]．2005年にはDandelらが，131例のVAD装着症例

中，32例にVAD離脱を認め，離脱した症例の5年生存率は78.3％と比較的良好であったことを報告した[4]．このようにVADを装着された拡張型心筋症症例の約10％程度において心機能が回復し，離脱に至る症例が存在することが認識されてきた．VADによる劇的な左室減負荷と心不全の著明な改善は，心不全の増悪因子である交感神経系を中心とした神経体液性因子の状況を劇的に変化させ，β遮断薬投与と同様に神経体液性因子に基づいた心不全悪循環を断ち切る効果があると考えられているが，自己心機能回復に関わる正確な分子学的機序についてはいまだ明らかではない．さらには心筋梗塞や劇症型心筋炎といった急性心原性ショックからVAD装着を余儀なくされる症例においても遷延する心機能低下を認めつつも病態安定後にVAD離脱に至る症例は少なくなく，VADからの離脱は慢性安定重症心不全症例や急性重症心不全症例に関わらず，VAD治療の一つのオプションとして常に考慮すべき治療戦略である．

　本稿ではVAD装着に至った特発性心筋症を基礎心疾患とする重症心不全症例において起こりうる自己心機能回復と，それに伴うVAD離脱について臨床の立場から概説する．また実際に離脱可能であった症例の経過を提示し，VAD離脱の可否を判断する負荷テストや離脱に際しての注意点などを紹介する．

1　VADからのweaning ―離脱可能な疾患，離脱の予測因子について

　本邦においてVADは原則移植までの橋渡し治療（bridge to transplantation：BTT）目的に保険償還されているため，拡張型心筋症といった移植適応となる心疾患に装着されることが多い．さらには一部の急性心原性ショック症例に対する自己心機能回復までの橋渡し治療（bridge to recovery：BTR）としても使用されることがあるため，急性心筋梗塞や心筋炎といった急性疾患においても使用される．このように様々な基礎心疾患に伴う重症心不全症例に対して使用されるVADではあるが，これまでの報告ではいわゆる拡張型心筋症症例におけるVAD離脱の報告が多い．2008年の国立循環器病研究センターの報告では82例のVAD装着症例のうち8症例の離脱例を認め，そのうち7例は拡張型心筋症，1例は心筋炎であった[5]．同報告のなかで，離脱症例と非離脱症例（VAD装着後1年を経過し，離脱不可で

あった症例）それぞれの患者背景を比較検討し，①若年，②心不全罹患歴が短い，③心筋線維化が少ないこと，がVAD離脱の予測因子であったと報告している．

次に東京大学からの報告ではVAD装着を行った拡張型心筋症60症例中16例に左室リバースリモデリング（VAD離脱：6例，左室駆出率≧35％：10例）を認めたと報告しており，VAD装着後の左室リバースリモデリングの予測因子は拍動型VAD装着とVAD装着前の不十分なβ遮断薬治療であったと報告している[6]．これら国内2施設の報告をまとめると，若年で病歴が短く，VAD装着までに十分な心不全薬物治療が行われていない症例で，さらに心筋線維化の少ない症例に関してはVAD装着後の自己心機能回復の可能性が高く，常に治療のオプションとしてのVAD離脱を考慮する必要がある．しかしながら東京大学の報告では左室リバースリモデリングは連続流式VADよりも拍動式のVAD装着症例においてよく認められることが報告されており，他の海外施設からの報告においても同様の報告が認められることから，植込型連続流式VADが実際に使用されるデバイスとして主流となった現在においては今後VADからの離脱例はより少なくなることが予測される[7]．予後の観点からも植込型連続流式VAD症例の予後がこれまで本邦において主流であった体外設置型拍動流式のVADに比して明らかに良好であることを考慮すると，特に移植までの橋渡し目的にVAD装着を行った症例では，自己心機能の回復が認められる場合であってもあえて積極的に離脱をせず，心臓移植治療を選択した方が結果的には良好な予後が得られる可能性がある．しかしながら我々の報告では拍動流式のVADが主体の症例での検討ではあるが，VAD装着後のBNP値がより低い症例の方が離脱を含め，予後が良好であることを報告しており，VADからの離脱にかかわらず，VADによる自己心機能回復は予後の観点から重要な臨床的意義をもつ可能性がある．またやはりVADからの離脱を一つの治療オプションとして大きくとらえるのであれば，上述したようなVAD装着後の左室リバースリモデリングおよびVADからの離脱の可能性の高い症例に関しては，すぐに植込型VADの装着を考慮するのではなく，低侵襲に装着可能な拍動流式VADによる短期的循環補助とともに薬物療法を行い，自己心機能回復を待つといった治療オプションも将来的には考慮する必要があるのかもしれない．

2　VAD離脱を目指した薬剤介入

　VAD装着後の自己心機能回復に最も大きく寄与するものはやはりVADによる劇的な左室減負荷と心不全の改善と推測されるであろう．しかしながら様々な心保護薬を含めた薬剤介入がVAD装着による自己心機能回復に補助的に寄与する可能性がある．最も基本的な薬剤としてはアンジオテンシン変換酵素（ACE）阻害薬とβ遮断薬の2つがあげられる．これらの薬剤は様々な大規模研究にてその心不全に対する効果，特にリモデリングに対する効果が報告されており，その心保護効果，心機能改善効果のエビデンスは確立されている．

　国立循環器病研究センターにおいても急性，慢性疾患に関わらず，VADを装着された症例に対しては術後に体液量が適正に調整され，ドブタミンなどの強心薬漸減が開始された時期からACE阻害薬，もしくはβ遮断薬の投与を開始する．いずれの薬剤を優先的に投与するかについては血圧や心拍数などといった各症例の病状により判断するが，現時点でリバースリモデリング効果が認められている薬剤はβ遮断薬のみであるため通常我々の施設ではβ遮断薬から投与することが多い．しかしながら，VAD装着による急な循環改善により，血圧上昇を認める症例の場合は降圧効果を期待し，術後ICU滞在中の急性期からACE阻害薬を導入する場合もある．

　実際のこれら薬剤の導入は通常の心不全症例に対する導入と同様に少量から開始し，漸増する形式で行っている．通常の低心機能を伴う心不全症例に対するβ遮断薬の導入時にはβ遮断薬の陰性変力作用により心不全の増悪を招く可能性があるため，心不全の状態を慎重に観察しながらその投与開始量，さらには漸増の程度などを決定してゆく．VAD装着症例においてもそれらβ遮断薬は慎重に投与する必要はあるものの，左室機能はVADによりほぼ完全に代行されているため，いわゆる肺うっ血，左心不全に陥ることはほとんどない．β遮断薬の投与により心不全が増悪する場合には右心不全が主体となるため体液量の貯留や左室の虚脱などに注意が必要である．通常のVADを装着していない心不全症例に導入する場合に比較すると経験的ではあるが，早いペースでの増量が可能である．またこれら心保護薬の我々の施設での目標投与量はACE阻害薬の場合は常用量を目標としているが，β遮断薬に関しては認容性のある限り増量する場合が多い．VAD装着後はカル

ベジロールの場合は 40mg やビソプロロールの場合は 10mg というように常用量を超えた用量を導入できることがしばしば認められるが，こういった症例では心拍数や血圧を評価しながら積極的に増量してゆくことにしている．

ACE 阻害薬や β 遮断薬以外の薬剤介入としてはレニン・アンジオテンシン・アルドステロン系遮断薬としてアンジオテンシン受容体遮断薬やアルドステロンの投与も可能であれば通常の心不全症例と同様に行う．さらに近年，VAD 装着後の β 遮断薬投与とともに $β_2$ 受容体刺激薬がリバースリモデリングに有効であるとの報告がなされている．Birks らは VAD 装着後の症例に対して ACE 阻害薬や β 遮断薬といった通常の心保護薬に加えて $β_2$ 受容体刺激薬（clenbuterol）を投与することで，自己心機能回復とそれに伴う VAD 離脱の確率を上げることができると報告しており，実際に 20 例の連続流式 VAD 患者において 12 症例で VAD 離脱が可能であったと報告している．移植の機会が少ない本邦においても重症心不全に対する新たな治療オプションとして期待される[7]．

3 VAD 離脱テスト

我々の施設ではこれまで多くの拡張型心筋症症例や心筋炎症例において VAD からの離脱を経験してきた．しかしながらそのすべては体外設置型拍動流式 VAD（NIPRO-TOYOBO VAD）からの離脱であり，2015 年時点では植込型連続流式 VAD からの離脱例の経験はない．またその離脱に関しては原則下記に示す条件や，負荷テストをクリアした症例に対して行うことにしているが，LVAD に関連した感染などによりやむをえず離脱した症例も経験している[8]．

表1 補助人工心臓離脱基準

最小限の VAD による循環補助下（ポンプ拍動数：60 回 / 分）下で
① （経胸壁心エコー法にて計測した）左室拡張末期径（LVDd）＜55mm
② （経胸壁心エコー法にて計測した）左室短縮率（%FS）＞20%
③ BNP＜100pg/mL
上記所見を認める NIPRO-TOYOBO LVAD 装着症例に対して，
④ ドブタミン負荷心エコーもしくは右心カテーテル検査を行い，
- 心拍出量，%FS の改善を認める
- LVDd 拡大，肺動脈楔入圧の上昇なし
- 不整脈の出現なし，症状なし

上記の条件を満たす場合に LVAD からの離脱を考慮する

我々の施設における NIPRO-TOYOBO VAD からの離脱を考慮する基準を表1に示す．NIPRO-TOYOBO VAD 装着後，急性期は連日，急性期以後も2～3日毎に経胸壁心エコー検査を行い，体液量や左室径などを評価する．我々の施設では術後，一過性に上昇する肝腎機能，炎症所見が改善し，全身状態が安定すれば，NIPRO-TOYOBO VAD のポンプ拍動数を80回・分に固定する（体表面積2.0m² を超えるような体格が大きい症例の場合は

表2 ドブタミン負荷検査の流れ

【右心カテ，エコー併用】
- 静脈シース挿入（右心カテーテル検査施行の場合）
- ヘパリン 50 単位 /kg IV（1 時間後 1000 単位追加）（右心カテーテル検査施行の場合）
- INT rate（LVAD ポンプ拍動数）60 回 / 分下で，右心カテ基礎データ収集〔RAP, RVP, PAP, PCWP, CO (thermo, fick)〕，心エコー基礎データ収集（Dd/Ds, IVST/PWT, CO, EF）
- INT rate 20 回 / 分下で，右心カテデータ収集〔PAP, PCWP, CO (fick)〕，心エコーデータ収集（Dd/Ds, CO,）
- INT rate 60 回 / 分下に戻し，ドブタミン 5γ 投与開始．2 分経過後 INT rate 20 回 / 分下に下げ，1 分観察後右心カテデータ，心エコーデータ収集，不整脈出現チェック
- INT rate 60 回 / 分下に戻し，ドブタミン 10γ に増量．2 分経過後 INT rate 20 回 / 分下に下げ，1 分観察後右心カテデータ，心エコーデータ収集，不整脈出現チェック
- 順次ドブタミン投与量を上げていき（5 → 10 → 20 → 30 → 40γ），各投与量でのデータ収集，不整脈チェックを行う．40γ を最大投与量とする
- ドブタミン負荷検査終了後 INT rate 60 回 / 分とし，安静時最終右心カテ，心エコーデータを収集する
- 終了

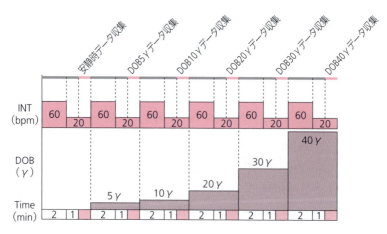

図1 ドブタミン負荷プロトコール【エコー，右心カテ】

この限りではない）．体液量の変化などによる血液ポンプの充満不良などに対しては％Systoleの調整で対処することとしているが，経過中に左室収縮能の改善や，大動脈弁開放の出現とともに開放時間の延長など，自己心機能改善傾向が認められる場合にはポンプ拍動数をさらに60回・分まで低下させる．ポンプ拍動数60回・分の設定下に循環不全の徴候なく，表1①〜③に示すような所見が認められた場合にはVAD離脱の可能性を考え，ドブタミン負荷心エコー検査，右心カテーテル検査を施行する（表2，図1）．我々の施設ではドブタミン負荷右心カテーテル検査時に同時に心エコー検査を行うことが一般的である．自己心機能が十分に回復している症例ではこれら負荷検査中に，心拍数増加による動悸症状や，体熱感といった軽微な自覚症状を訴える場合はあるものの，多くの場合は無症状である．自己心機能回復が不十分な例では検査中に表1④に示す所見のいずれかが認められるため，検査の完遂が困難となる．

ドブタミン負荷検査に伴う注意点

　ドブタミン負荷検査施行時に高用量のβ遮断薬を内服している症例ではドブタミンによる反応性が落ちる可能性があるため，結果の解釈に注意を要する．VAD離脱テストとしてはその他に水負荷テストなどを行う施設もあるが，それぞれの検査において長所，短所があり，各施設において慣れた方法にて行うべきである．いずれにしても負荷テストの目的は心臓の予備能を評価する目的で行うものであり，本来であれば運動負荷検査が最も生理的な検査であるが，VAD装着症例において運動負荷中に右心カテーテル検査および心エコー検査を行うことは困難であるため我々の施設では以前からドブタミン負荷検査にて代用している．ドブタミン負荷検査において運動負荷検査と最も大きく異なる点としては運動による静脈還流量の増加がないことであり，VAD装着後に厳格な水分管理を行っている症例などで検査時に循環血液量が低下した状態の症例では離脱するに足る自己心機能回復を認める症例であってもドブタミン負荷に伴う十分な心拍出量の増加が認められず，場合によっては低血圧を呈し，検査が施行できないこともあるため患者には検査前まで飲水を励行し，検査に望む．

　検査中は一時的にポンプ拍動数を20回/分まで低下させるため，ポンプへの血栓形成のリスクがある．そのため検査開始前にヘパリンを投与する．またVADポンプの血液充満を観察しながら検査を施行するため，血栓観察

の目的とともに VAD ポンプは外部より見える状態で清潔野を確保する．

　ドブタミン 40γ 負荷まで完遂し，表 1 ④ に示すような所見が認められた場合には VAD 離脱を積極的に検討する．表 1 ④ に示す所見をすべて認めない場合であっても症例の病状に応じて離脱を検討する．

4　VAD 離脱，離脱後の注意点

　実際の VAD からの離脱は原則開胸下に行う．再開胸手術となるため，癒着，出血に注意が必要である．離脱は心臓外科医により行われるため本項ではその外科的手技について言及することはないが，離脱時の送血管，脱血管の処理について注意点を示す．劇症型心筋炎などに代表されるようにいわゆる急性心原性ショックなどにて VAD を装着した症例において急性期以後に自己心機能回復を認め，VAD からの離脱を検討する場合，送血管，脱血管の感染の有無は離脱術前に十分評価する必要がある．当院では経皮的心肺補助（PCPS）から VAD 装着にいたった症例で，VAD 離脱後に左室心尖部脱血管カフの真菌感染が明らかとなり，離脱後に再度カフを除去した症例を経験している（図 2）[8]．以後，VAD 装着時に INTERMACS profile 1 のような状態であった症例では感染のリスクが高いと判断し，可能な限り脱血管カ

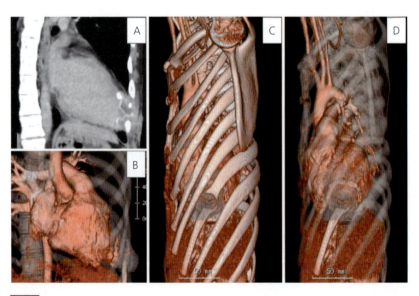

図2

フも除去するようにしている．また送血管も同様に人工物として感染源となりうるため，すべて除去することが望ましいが，その場合には手術侵襲が大きくなるため，リスクベネフィットを考慮し，症例に応じて対応している．多くは手術時の視野の範囲で可能な限り近位側まで剝離し，同部までを除去し，残った送血管を結紮することとしている．

　離脱後症例は通常の心不全症例と同様の心不全治療，場合によっては不整脈治療を継続しながら加療を継続する．劇症型心筋炎症例でほぼ心機能が正常程度にまで回復した場合には投薬などを行っていない症例も存在するが，拡張型心筋症を基礎心疾患とする場合は正常程度にまで完全に心機能が回復する例はまれであり，継続した心不全治療が必要である．当院にて 1999 年から 2015 年の間にいわゆる特発性心筋症（拡張型心筋症，拡張相肥大型心筋症）の診断にて VAD を装着した 100 症例中 12 例に VAD からの離脱を経験している．その 12 症例中，2 例は心不全の再発により死亡し，1 例は心不全再増悪に対して再度 VAD を装着し，心臓移植を受けており，離脱症例 12 例の 10 年生存率は 73％である．

症例　VAD 離脱症例

〔症例〕33 歳，男性

〔家族歴〕

父親：脳梗塞，母親：乳がん（56 歳時死亡）

心疾患・突然死の家族歴なし

〔嗜好・生活歴〕

喫煙：10〜15 本 / 日×6 年間（入院を契機に禁煙）

飲酒：焼酎 200〜300mL/ 日

独身，独居，飲食業に従事

〔現病歴〕生来健康．これまで健診等での異常の指摘なし．

20XX 年 9 月下旬から労作時呼吸困難，夜間の発作性呼吸困難を自覚したが，その後改善．

10 月より再び労作時呼吸困難を自覚．同月より下腿，陰囊浮腫が出現した．

11 月 9 日，近医受診．胸部 X 線上肺うっ血および胸水貯留を指摘され，心不全と診断された．近隣の総合病院に紹介となり，同日入院と

なる.

入院時の検査にて脳性ナトリウム利尿ペプチド 1658pg/mL と増加し,左室拡張末期径/収縮末期径(LVDd/Ds) 62/57mm,左室駆出率(LVEF) 17%,肺動脈楔入圧 31mmHg,心拍出量(心係数) 3.6(2.1)と心収縮能低下に伴う低心拍出,心不全を認めた.強心薬の持続点滴,利尿薬,hANP の持続点滴にて加療を開始するも心不全の改善は乏しく 11月21日,大動脈内バルーンパンピング(IABP)を装着となる.しかし以後も心不全の改善なく,11月27日当院転院となる.

〔入院時血液検査所見〕

血算:白血球数 8200/μL,赤血球数 525×10^4/μL,ヘモグロビン 16.6g/dL,血小板数 15.9/μL

生化学:総ビリルビン 0.8mg/dL,総タンパク 7.0g/dL,アルブミン 3.7g/dL,クレアチン 0.87mg/dL,尿素窒素 11mg/dL,血清ナトリウム 136mEq/L,C 反応性タンパク 5.33mg/dL,BNP 420.6pg/mL

胸部 X 線:心胸郭比 55%,肺うっ血なし,左胸水少量貯留

心電図:正常軸,正常洞調律,心拍数 62 回/分,V$_1$ 二峰性 P 波,V$_2$〜V$_4$ 陰性 T 波

心エコー検査:LVDd/Ds 66/61mm,LVEF 9%,僧帽弁閉鎖不全 軽度

右心カテーテル検査:肺動脈楔入圧 13mmHg,肺動脈圧 27/16(19) mmHg,右房圧 1mmHg,血圧 85/80(77) mmHg,心拍出量(心係数) 4.22L/min (2.50L/min/m^2)

右室心筋生検病理所見:心内膜は軽度に肥厚.心筋細胞は核の大型化・大小不同,2 核を伴い高度に肥大.一部で配列の乱れあり.細胞質には筋原線維の変性および軽度の空胞化あり.空胞内には部分的に PAS 陽性物質あり.間質には軽度の間質性線維化あり.拡張型心筋症として矛盾しない所見.

〔入院後経過〕当院転院時,IABP に加えて,ドパミン 3.5γ,ドブタミン 3.5γ,hANP 0.1γ,フロセミド 240mg/日持続投与中であった.入院時の諸検査では強心薬投与,ならびに IABP 装着下に血行動態は代償されていたものの,病理学的診断では拡張型心筋症に矛盾しない所見であった.心エコー検査での心拡大と低心機能所見からは無

1. VADのweaning

症候性に進行する拡張型心筋症を基礎とした慢性心不全の増悪と診断され，前医にてIABPの離脱が困難であった経過から心臓移植適応に準ずる病状であると判断されたため11月28日体外設置型補助人工心臓（NIPRO-TOYOBO VAD）装着術を施行した（INTERMACS profile 3）．

〔VAD装着後経過〕図3
術後は周術期合併症なく経過．手術翌日よりβ遮断薬（ビソプロロール）内服開始となった．1.25mgより開始し，漸増．2月4日には12.5mgまで増量した．同様にエナラプリルも手術翌日より2.5mgより内服開始となり，1月22日には5mgに増量した．VAD装着1か月後にはVADフルサポート下に大動脈弁の毎心拍開放を認め，自己心機能は回復傾向であったことから3月5日，ドブタミン負荷右心カテーテル検査を施行した．結果，30γまでの負荷にて右室圧所見の悪化は認めず，心拍出量はドブタミン用量依存的に増加した．検査中不整脈等も認めずVAD離脱可能と判断され，3月12日VAD離脱術を施行した．

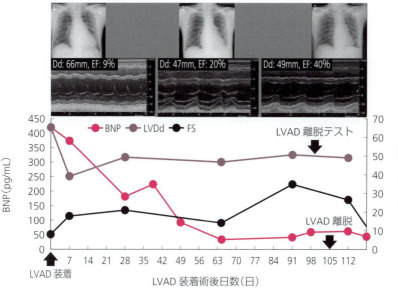

図3

【VAD 離脱後経過】3月12日 VAD 離脱術施行．術中に開始されたドブタミンは手術翌日に中止となり同日よりビソプロロール 2.5mg から投与再開した．3月16日よりエナラプリル 1.25mg から投与再開し，以後ビソプロロール，エナラプリルともに漸増し，入院中にそれぞれビソプロロール 15mg，エナラプリル 5mg まで増量した．退院前に施行した運動耐容能検査では Peak VO$_2$ 28.3mL/min/kg（NYHA class I）であり，BNP 35.5pg/mL と心不全の増悪なく退院となった．その後心不全の再発なく経過している．

まとめ

本項では重症心不全症例に対する治療の一つのオプションとして VAD からの Weaning について概説した．VAD 装着による自己心機能改善のメカニズムについては様々な報告があるものの，未だ不明な点が多く，VAD による自己心機能回復とそれに引き続く離脱を確実な治療手段として考慮することは現実的には困難である．しかしながら当院では未だ経験がないものの，近年主流となっている植込型非拍動流式 VAD からの離脱に関する研究報告もあり，VAD 装着患者の治療過程においては常に離脱の可能性について検討し，必要に応じてその離脱の可否を評価することが求められる．VAD による自己心機能回復機序を解明することは，心筋症の病態解明につながることにほかならず，国立循環器病研究センターにおいても臨床的観点のみならず，分子生物学的観点からもその病態の解明を進めている．本分野のさらなる進歩とともに新たな知見の発見に期待したい．

Take home messages

①特発性（拡張型）心筋症の約1割に自己心機能回復からの LVAD 離脱が報告されている．
②心不全罹患歴の短い症例，LVAD 装着前の心筋線維化の少ない症例，若年症例に LVAD 離脱が可能である可能性がある．また非拍動流式 LVAD に比して拍動流式 LVAD 装着症例に起こりやすいといわれている．

③β遮断薬や ACE 阻害薬といった心筋保護薬の投与も LVAD からの離脱に寄与するかもしれない.
④LVAD 装着下でのドブタミン負荷検査や水負荷試験などにより LVAD からの離脱の可否を評価する.

【文献】

1) Levin HR, Oz MC, Chen JM, et al. Reversal of chronic ventricular dilation in patients with end-stage cardiomyopathy by prolonged mechanical unloading. Circulation. 1995; 91: 2717-20.
2) Rohde SL, Baker RA, Tully PJ, et al. Preoperative and intraoperative factors associated with long-term survival in octogenarian cardiac surgery patients. Ann Thorac Surg. 2010; 89: 105-11.
3) Müller J, Wallukat G, Weng YG, et al. Weaning from mechanical cardiac support in patients with idiopathic dilated cardiomyopathy. Circulation. 1997; 96: 542-9.
4) Dandel M, Weng Y, Siniawski H, et al. Long-term results in patients with idiopathic dilated cardiomyopathy after weaning from left ventricular assist devices. Circulation. 2005; 112: I37-45.
5) Mano A, Nakatani T, Oda N, et al. Which factors predict the recovery of natural heart function after insertion of a left ventricular assist system? J Heart Lung Transplant. 2008; 27: 869-74.
6) Imamura T, Kinugawa K, Hatano M, et al. Preoperative beta-blocker treatment is a key for deciding left ventricular assist device implantation strategy as a bridge to recovery. J Artif Organs. 2014; 17: 23-32.
7) Birks EJ, George RS, Hedger M, et al. Reversal of severe heart failure with a continuous-flow left ventricular assist device and pharmacological therapy: a prospective study. Circulation. 2011; 123: 381-90.
8) Seguchi O, Fujita T, Murata Y, et al. Bone-destroying candida infection following left ventricular assist device explant. J Artif Organs. 2013; 16: 258-62.

〈瀬口 理〉

第8章 退院まで持って行く重症心不全治療

2 IABP, PCPS の weaning

問題提起！
① IABP, PCPS の循環補助力はどの程度か？
② IABP からの離脱を目指すための治療上のポイント
③ PCPS を装着すれば，自己心保護，自己心機能回復を目指し，強心薬は中止すべきか？
④ PCPS 装着症例の自己心機能回復を評価するためのポイント

　大動脈内バルーンパンピング（IABP）および経皮的心肺補助（PCPS）は循環器内科医により導入できる機械的補助循環として最も強力な循環サポートが得られる機器である．特に PCPS はほぼ自己心からの拍出を認めない重症心原性ショック症例であってもその循環をフルサポートできる可能性があり，その導入の迅速性からも心原性ショックを呈する症例の救命治療に欠かせない治療手段である．しかしながら IABP，PCPS の短所としては機器そのものの耐久性に加えて感染や出血といった合併症の点からその長期使用が困難であること，さらにはそれら機器を挿入中の患者は原則ベッド上臥位での管理を強いられることがあげられる．そのため IABP，PCPS いずれの機器に関しても原則導入後 1～2 週間以内にはそれら機器からの離脱もしくはさらなる上位の機械的補助循環である補助人工心臓（VAD）への移行を検討する必要がある．

　本稿では IABP，PCPS からの Weaning について，実際にそれら機器からの離脱が可能であった症例を提示し，その診療のポイントを紹介する．

症例1　IABP の離脱
〔症例〕16歳男性，ミトコンドリア脳筋症
〔既往歴〕幼少時，急性喉頭炎にて加療歴あり
〔家族歴〕特記なし
〔現病歴〕生来健康で普通学級に通う中学生であったが，中学3年生

の 11 月頃より食欲低下，体重減少を自覚していた．
翌年 4 月より高校へ進学．吹奏楽部に所属していたが，食欲低下，体重減少に加えて練習中の息切れや夜間嘔気を自覚していた．
9 月下旬，通学中に気分不良を自覚し，嘔吐したため自宅近隣の心臓血管センターを受診．同院にて著明な左室拡大，低左心機能〔左室拡張末期径 / 収縮末期径（LVDd/Ds）74/68mm，左室駆出率（LVEF）13%〕，脳性ナトリウム利尿ペプチド 1539pg/mL と高値を認め，心不全の診断で入院となった．強心薬の持続点滴治療を受けるも肺高血圧，低心拍出状態〔肺動脈圧（PAP）48/22（35）mmHg，肺動脈楔入圧（PCWP）32mmHg，心拍出量 / 心系数（CO/CI）3.5L/min/2.2L/min/m^2〕は改善せずさらなる治療目的に当院転院となる．

〔入院時現症〕
身長 171cm，体重 44kg，体表面積 1.52m^2．起坐呼吸状態
血圧 94/62mmHg，心拍数 104 回毎分，指尖酸素飽和度 99%（酸素 4L 経鼻投与），体温 36.4 度
心音：III 音聴取，心尖部汎収縮期雑音（Levine III）聴取
肝脾腫なし．四肢浮腫なし．末梢冷感あり

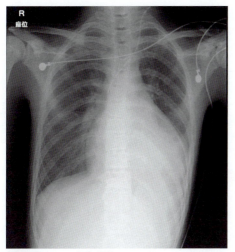
心胸郭比：64.5%

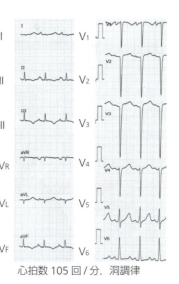
心拍数 105 回/分，洞調律

図1 胸部 X 線・心電図

〔主要血液検査所見〕T-Bil 0.8mg/dL，AST 17IU/L，ALT 6IU/L，BUN 18mg/dL，Cre 0.87mg/dL，Na 139mEq/L，K 4.3mEq/L，WBC 5500/μL，Hb 13.5g/dL，BNP 475.2pg/mL

〔心電図・胸部X線〕図1

〔心エコー検査所見〕LVDd/Ds 82/70mm，LVEF 19%，左房径44mm，下大静脈径 14×19mm，呼吸性変動軽度あり，中等度僧帽弁閉鎖不全，軽度三尖弁閉鎖不全，三尖弁逆流血流速度 38mmHg

〔右心カテーテル検査〕ドブタミン 4.4μg/kg/min，ミルリノン 0.15μg/kg/min 投与下．血圧 85/67（74）mmHg，PCWP 22mmHg，PAP 43/20（29）mmHg，右房圧（RAP）4mmHg，CO（CI）2.86L/min（1.91L/min/m^2）

〔入院後経過〕図2
本症例は入院後に施行した頭部 CT, MRI 検査より脳病変を指摘され，その後に施行した骨格筋生検検査にてミトコンドリア脳筋症と診断された．

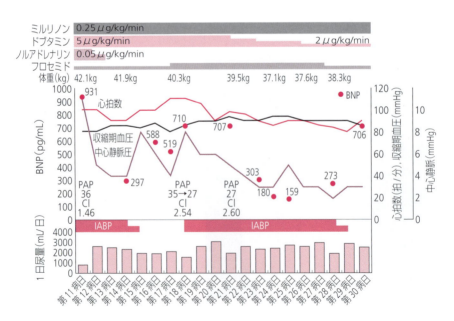

図2 臨床経過（症例1）

入院時，強心薬持続点滴下（ドブタミン 4.4μg/kg/min，ミルリノン 0.15μg/kg/min）に非代償性の心不全を呈しており，利尿薬の調整および強心薬の増量などにて加療を続けるも改善せず，中心静脈カテーテル感染を契機にさらなる心不全増悪を認めたため入院第 11 病日に IABP 装着となった．以後感染は抗生剤投与とともにエンドトキシン吸着療法を行うことで改善を認めた．IABP は著効し，心拍数の低下，BNP 低下を認めたため第 15 病日に抜去となった．しかし，再度心拍数の上昇，BNP 上昇とともに患者の自覚症状の悪化を認めたため第 18 病日に IABP 再挿入となった．IABP 装着により再度心拍数の低下，BNP の低下が得られたものの，前回と同様の治療では IABP からの長期離脱は困難と判断したため，利尿薬増量によるさらなる体液量の調整とともに患者の酸素需給バランス改善目的に，濃厚赤血球の投与とドブタミンの漸減を行った．また患者が不安から，軽度のせん妄状態となり，刺激に対して過敏な反応を示す様子が見られたため，デクスメデトミジンにより RASS スコア 0 を目指した鎮静を行った．IABP を 2 対 1 駆動としても血行動態の悪化がないことを確認し，第 29 病日に IABP を抜去．抜去後，心拍数の上昇，BNP 上昇を認めるものの，慎重にβ遮断薬の導入を行うことで自己心機能の改善が得られ，IABP から完全に離脱し得た．

1 症例 1 のまとめ

2012 年に発表された IABP-SHOCK II 試験では心原性ショックを合併した急性心筋梗塞症例に対する IABP の使用は予後改善に寄与しないと報告された[1]．IABP の循環補助様式は圧補助であり，心拍出量の 15〜20％を補助する程度である．IABP には PCPS や補助人工心臓ほどの強力な補助力はないものの，他の機械的循環補助機器にして比較的低侵襲に一定量の循環補助が可能であるため，我々は重症心不全症例の非代償期などに積極的に使用すべき循環補助機器と考えている．実際に使用する際のポイントとして IABP は通常 1 週間から 10 日程度の使用に限られるため，その間に補助人工心臓などといった次のステップの治療手段を検討するか，離脱を目指す場合には心不全に対する様々な悪化因子を除去し，IABP 離脱を可能とする状態へ

持って行く必要がある．本症例では，第11病日に装着したIABPが著効し，心拍数の低下，自覚症状の改善とともに中心静脈圧，BNPの低下を認めたため，第15病日に抜去した．しかしながら十分に心不全悪化因子を除去できていなかったため，第18病日にIABP再装着を余儀なくされた．再装着後は不要な酸素消費量の増加を抑制するために鎮静を導入し，体液量のさらなる調整，貧血の是正，過剰な強心薬の減量を行うことで心不全急性期の悪循環サイクルを断ち切り，自己心機能の改善を促すことが可能となった．なお，IABPの離脱時にはIABP抜去後に圧迫止血を行うことで離脱可能である．また通常の穿刺部止血デバイスを用いる場合もある．

　本症例はIABP離脱後，β遮断薬，アンジオテンシン変換酵素阻害薬，アルドステロン拮抗薬などの心不全薬の導入，漸増を行い，6か月の入院加療の後，退院となった．退院直前の心エコー検査ではLVDd/Ds 71/62mm，EF 18%と低左心機能は残存しているものの，安定期の右心カテーテル検査ではPCWP 7mmHg, PAP 22/9(14) mmHg, RAP 2mmHg, CI 2.5L/min/m² と代償されており，最大酸素摂取量（Peak VO₂）も22.5mL/min/kgと改善した．

症例2　PCPSの離脱

〔症例〕80歳男性，劇症型心筋炎
〔既往歴〕脳梗塞
〔家族歴〕特記なし
〔生活歴〕喫煙あり，飲酒なし．アレルギーなし
〔現病歴〕生来健康．201X年10月デイサービスより帰宅後食欲不振あり．翌日は自宅にて安静にしていた．翌々日に38度台の発熱と倦怠感の増強を認め，近くの総合病院に緊急搬送となった．同院での診察中に収縮期血圧120mmHg台より80mmHg台に低下，心電図上Q波，ST-T変化と，トロポニンI高値（33.0ng/mL）を認めたため，急性冠症候群の疑いにて当院転送となる．

　当院搬送時，胸痛なく，血圧92/22mmHg，心拍数119bpm．心臓超音波検査にてLVDd/Ds 51/34mm, IVST-PWT 14/12mm, LVEF 45%，後下壁から側壁の壁運動低下を認めるも，冠動脈支配領域とは合致せず，壁の浮腫様変化，病歴から心筋炎が疑われたため，CCU

入院となる.

〔現症〕身長169cm,体重64kg,体表面積1.68m^2

意識清明

血圧90/22mmHg,心拍数119回毎分,指尖酸素飽和度97%（酸素2L経鼻投与），体温38.0度

結膜：貧血，黄疸なし，頸静脈怒張なし

心音：S3聴取なし，雑音なし

肝脾腫なし，四肢浮腫なし

〔主要血液検査所見〕T-Bil 0.6mg/dL, AST 73IU/L, ALT 23IU/L, BUN 40mg/dL, Cre 2.22mg/dL, Na 133mEq/L, K 3.8mEq/L, WBC 9800/μL, Hb 13.2g/dL, BNP 2209pg/mL

〔心電図〕心拍数116拍/分，全誘導で低電位, II, III, aV$_F$, V$_{1-3}$誘導：ST上昇

〔胸部X線〕心胸郭比60%，左肋骨横隔膜角鈍化あり，軽度肺血管陰影増強あり

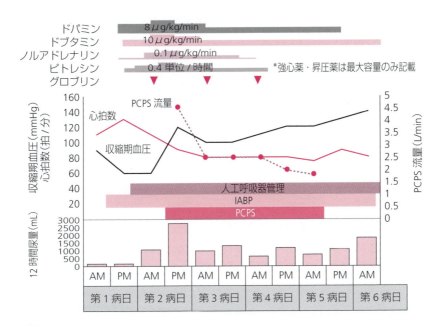

図3 臨床経過（症例2）

〔心エコー検査所見〕LVDd/Ds 51/34mm，LVEF 40％，左室後下壁から側壁にかけて壁運動低下あり．IVST/PWT 14/12mm，左房径 26mm，下大静脈径 24×17mm，呼吸性変動軽度あり

〔入院後経過〕図3
入院時に感染を疑わせる所見を伴っていたため敗血症性ショックも考慮し，抗生剤の投与を開始した．入院直後に血圧は 74/57mmHg に低下したため，冠動脈造影，右心カテーテル検査を施行．冠動脈造影検査では冠動脈に異常なく，右心カテーテル検査で体血圧 75/55(65) mmHg，PCWP 17mmHg，PAP 16mmHg，RAP 11mmHg，CI 1.43L/min/m^2 と低心拍出を伴う両心不全所見を認めたため，直ちに IABP を挿入し，ドブタミン 5μg/kg/min も開始した．CCU 帰室後も血圧は上昇せず，せん妄状態となったため，気管挿管下に人工呼吸管理とし，ドパミン，ノルアドレナリンも追加投与となった．入院翌日も血圧は 60mmHg で推移し，PCPS 装着（PCPS 流量 4.5L/min）．心筋生検では心筋間質の浮腫，軽度の線維化とともにリンパ球の浸潤を認め，リンパ球性心筋炎と診断．同日よりガンマグロブリン（5g/day）を投与した．PCPS 装着後は収縮期血圧 100mmHg 前後で安定し，心拍数も最大 130bpm であったものが 90bpm 程度まで低下した．血圧上昇に伴い利尿も良好に認められ，装着翌日より PCPS 流量を漸減した．PCPS 流量漸減にても血行動態は安定しており，第3病日の大動脈開放時間は 244ms であった．強心薬，昇圧剤の漸減とともに，第5病日に PCPS を離脱，第6病日に IABP を離脱した．その後心機能は改善し，経過良好にて第 33 病日に退院となる．

2 症例2のまとめ

本症例は劇症型心筋炎に伴う心原性ショックに対して急性期，PCPS，IABP 装着により血行動態の維持を行い，救命し得た症例である．来院当初は左室収縮能の低下を認めるものの，LVEF 40％と比較的保たれており，IABP 装着にて加療可能と考えていたが，IABP，強心薬の持続点滴では血行動態を維持に難渋し，PCPS の装着に至った．血圧の維持が困難であった原因としては感染の影響があった可能性はあるものの，心エコー上，左室壁は

著明に肥厚しており，収縮能の低下とともに，心筋浮腫による拡張障害なども血行動態悪化の要因として強く影響した可能性が考えられる．迅速なPCPSの導入により，末梢臓器機能の悪化をきたさず，その後の経過は良好であった．本症例のような心原性ショック症例では血行動態破綻による末梢臓器機能障害の程度が予後を左右するため，強心薬やIABPまでの機械的循環補助にて血行動態の維持が困難であると判断した場合には臓器機能の悪化を認める前に速やかにPCPSの導入を行うことが肝要である．

離脱を目指したPCPS管理のポイントについて図4に示す．まずは合併症を最小限に抑えることが重要である（離脱不能の場合は緩和ケアもしくは補助人工心臓装着の治療選択となる）．

①そのため，デバイスを挿入している下肢の阻血予防とともに，出血，感染の管理が重要となる．

②またPCPSを導入する目的の一つは血行動態破綻から末梢臓器機能を保護することであるため，導入したPCPSで十分な血液流量が確保されているかどうかを評価し，確保されていない場合にはそれに対する対応をする必要がある．患者の体格次第では穿刺で導入できるカニューレサイズでは十分な流量が確保されないことがあるため，当院では導入後に

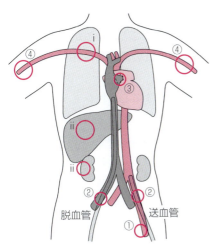

図4 離脱を目指したPCPS管理のポイント

①下肢阻血予防：デバイス挿入に伴う下肢阻血予防目的に，4Frシースなどを用いて下肢末梢側への血流を確保する

②ポンプ流量の確保：十分なポンプ流量確保目的に脱血管，送血管サイズアップを検討する（外科に依頼）．

③大動脈弁開放の有無：末梢臓器機能維持に必要なポンプ流量を維持しつつ，可能な限り大動脈弁を開放させるように管理する（肺水腫，左室内・冠尖血栓症予防）．
→ PCPS導入後も強心薬（ドブタミン等）は中止しない．大動脈弁開放所見は自己心機能回復の指標となる．

④自己心拍出とPCPS血流のミキシングポイントの確認：左右橈骨動脈とPCPS回路内血液（人工肺後）の酸素分圧を比較し，自己心拍出血流がどこまで到達しているかを評価し，自己心機能回復の指標とする．

● PCPS治療の限界を示唆する所見

ⅰ 肺うっ血，肺水腫の合併：大量輸液や輸血，炎症，さらには逆行性送血による左室後負荷上昇により肺うっ血・肺水腫を合併することがある．

ⅱ 肝，腎機能障害の進行：PCPSでは全身循環の維持が困難である客観的指標となる．

末梢臓器機能を経時的に評価し（血液検査での肝機能，腎機能など），十分でない場合には外科的に脱送血カニューレのサイズアップを行うこともある．

③次に PCPS からの離脱を目指すには自己心機能が回復していることが必須であるため，PCPS 装着中も頻回に経胸壁心エコーを行い，心収縮能改善を確認するとともに，大動脈弁の開放の有無，開放時間の計測を行う．大動脈弁の開放は自己心機能回復の初期評価となるとともに，左室内や大動脈冠尖血栓の予防にもつながるため，PCPS 導入後であっても一定量の強心薬（ドブタミン）は継続し，自己心からの拍出を促す必要がある．

④また自己心機能回復のより客観的な指標として，自己心からの血流と，PCPS からの血流が混合するミキシングポイントを橈骨動脈の血液ガス結果から評価する．通常 PCPS から送られる血液は自己肺にて酸素化された自己心からの血液に比して高い酸素分圧を示すが，高値であった酸素分圧が次第に低下する場合には自己心からの拍出が後負荷となる PCPS 血流にうちかって，上肢を循環していることの証明になる．

これら評価にて自己心機能の回復が認められる症例ではポンプの回転数を落とすことで PCPS 流量を 1L/min 程度にまで落としても血行動態が維持されることを確認する．回路の短期的なクランプでも同様の評価が可能である．これらのポイントを中心に PCPS は管理してゆくことになるが，自己心機能の回復所見が得られない場合には速やかに VAD の適応を検討すべきである．

PCPS は心筋梗塞，心筋炎，肺血栓塞栓症などによる心原性ショック，開心術後の低心拍出症候群など様々な症例に適応となる．循環器内科医としては心筋梗塞，心筋炎，肺血栓塞栓症に対して使用することが多いが，一部の心筋症，慢性心不全の急性増悪例に対しても適応となる．これらの様々な基礎心疾患症例に対する PCPS 使用についてこれまでいくつかの報告がある．Morisawa らは心筋梗塞を基礎心疾患とした心原性ショックにより PCPS 装着となった 29 例について離脱に至る因子を解析しているが，術前の因子として離脱群 15 例，非離脱群 14 例の比較では有意な差を示すものはなかったと報告している[2]．一方で様々な基礎心疾患により PCPS 装着に至った 92 例を対象とした Shinn らの検討では 59 例に PCPS からの離脱を認め，さ

らに 39 例が生存している．離脱症例の臨床的特徴としては基礎心疾患として心筋炎であること，生存群の特徴としては PCPS 導入前の心肺蘇生時間が短いこと（＜60 分）を報告している[3]．今回我々が提示した症例も心筋炎であったが，心筋炎は自己心機能回復が期待できる病態であるため，PCPS は有効な治療手段である．ただし，我々の施設での経験では経過中に心筋逸脱酵素高値を認める例や，心停止を含むリズム異常が長期（数日）遷延する例，大動脈弁開放所見を認めない例などは自己心機能回復の期待が低い．こういった症例での無為な PCPS 長期管理は高度肺水腫による肺障害を合併により救命困難になる場合があるため注意を要する[4]．実際の離脱，カニューレ抜去に当たってはカニューレの太さから内科的な圧迫止血はほぼ不可能であるため通常心臓血管外科医師に依頼し，外科的にカニューレを抜去する．

Take home messages

①IABP は圧補助にて心拍出量の約 15 から 20％を補助する．PCPS は流量補助にてほぼすべての心拍出量分を代行できる可能性がある．

②IABP からの離脱を目指すには IABP 装着中に心不全増悪因子を可能な限り取り除くとともに，心筋酸素消費を軽減し心筋回復を促すことが重要である．

③PCPS 装着中であっても大動脈弁を可能な限り開放するような管理を行うべきである．自己心の強心効果を維持させるため，PCPS 装着中であっても一定量の強心薬は継続すべきである（強心薬中止にても大動脈弁開放を認める場合はこの限りではない）．

④PCPS 装着中の自己心機能回復を評価法としては心エコーによる収縮機能の評価，大動脈弁開放所見の評価とともに，橈骨動脈および PCPS 回路内の血液ガス分析結果から自己心拍出血流と，PCPS 血流のミキシングポイントの評価などがある．

【文献】

1) Thiele H, Zeymer U, Neumann FJ, et al; IABP-SHOCK II Trial Investigators. Intraaortic balloon support for myocardial infarction with cardiogenic shock. N Engl J Med. 2012; 367: 1287-96.
2) Morisawa D, Higuchi Y, Iwakura K, et al. Predictive factors for successful weaning from percutaneous cardiopulmonary support in patients with cardiogenic shock complicating acute myocardial infarction. J Cardiol. 2012; 60: 350-4.
3) Shinn SH, Lee YT, Sung K, et al. Efficacy of emergent percutaneous cardiopulmonary support in cardiac or respiratory failure: fight or flight? Interact Cardiovasc Thorac Surg. 2009; 9: 269-73.
4) Boulate D, Luyt CE, Pozzi M, et al. Acute lung injury after mechanical circulatory support implantation in patients on extracorporeal life support: an unrecognized problem. Eur J Cardiothorac Surg. 2013; 44: 544-9; discussion 549-50.

〈瀬口　理〉

第8章 退院まで持って行く重症心不全治療

3 強心薬の weaning

① 強心薬はどのような症例で使用するのか？
② 臨床的に組織低灌流は何をもって判断するのか？
③ 強心薬の tapering は何を基準に行うのか？

1 急性心不全において強心薬は予後を悪化させる

　我が国の急性心不全のレジストリー研究に ATTEND 試験があるが，その先駆けとなったのが ADHERE 試験である[1]．この試験ではリアルワールドの急性心不全が登録されており，プロペンシティ・スコアマッチング法を用いて解析した結果，強心薬は血管拡張薬と比べて予後を悪化させていた．また，重症かつ低心機能の急性心不全患者において，肺動脈カテーテルの使用が予後に影響するかどうかを調べた ESCAPE 試験でも強心薬の使用は血管拡張薬使用群に比し有意に予後を悪化させていた[2]．これらの試験を受けて，通常の急性非代償性心不全（ADHF）ではたとえ，左室駆出率（LVEF）が低くても強心薬は一般期には使用すべきではないとされている．我が国のガイドラインでは，強心薬は病態に応じた適応をすること，強心薬の中での選択，投与量，投与期間に十分注意を払うべきと記載されている．これらを要約すれば，通常の ADHF では強心薬は極力避けるべきであり，使用するとしても低用量（必要量）をできる限り短い期間で使用することが望ましいとまとめられる．

2 血行動態から急性心不全の病態を3つに分ける

　Mullen らは心拍出量が低下（$CI<2L/min/m^2$）した高度の heart failure with reduced ejection fraction（HFrEF）による ADHF 患者において，平均大動脈圧>65mmHg を目標にニトロプルシド（SNP）を使用し，使用した群は使用しなかった群に比較し，入院中の強心薬の併用や腎機能の悪化が少

なかったと報告している[3]．また，SNP群は退院時にβ遮断薬などエビデンスに基づいた治療がより多く施され，長期予後も良好であった．SNPは動脈と静脈を同程度に拡張する血管拡張薬であり，動脈をある程度拡張するため，血圧の低下には注意を要する．

　この報告を受けて，YancyらはADHFでの血管拡張薬の重要性を再認識し，図1のようなADHFに対する治療指針を提案している[4]．彼らはADHFを3つの病態に分類した．①一つは心拍出量（CO）が保たれ，右心房圧（RA）や肺動脈楔入圧（PCWP）が上昇，すなわち，左室拡張末期圧（LVEDP）や右室拡張末期圧（RVEDP）などのfilling pressureが上昇している状態（図1A），②COが正常または少し低下し，filling pressureが上昇している状態（図1B），③COが低下し，SVRが上昇している状態（図1C）に分類した．彼らはAでは利尿薬，Bでは利尿薬または利尿薬と血管拡張薬の併用が基本であるとした．Mullenらの報告は心拍出量が低下した高度のHFrEFによるADHF患者において多いCの状態でも利尿薬と血管拡張薬（SNP）の併用で対応できる場合があることを示している．しかし，強心

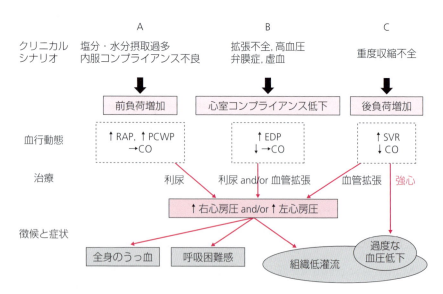

図1 急性心不全の病態別の治療方針（血管拡張薬の重要性）
(Yancy CW. J Am Coll Cardiol. 2008; 52: 208-10[4] より改変)
RAP：右心房圧，PCWP：肺動脈楔入圧，CO：心拍出量，EDP：左室拡張末期圧，SVR：末梢血管抵抗

薬を必要とする ADHF が存在するのも事実である．そこで，強心薬を必要とするほどの組織低灌流（CO の低下と SVR の上昇）を示す ADHF をどう見極めるのかが問題となる．

3 強心薬を使用する臨床基準

1. 低心機能症例では血圧は SV に依存する

正常心では血圧はインピーダンスと一回拍出量（SV）に規定されている．しかし，低心機能の心不全症例ではインピーダンスが上昇し，血圧はほぼ SV に規定されるといってよい[5]．すなわち，血圧の維持や血圧を上昇させるためには SV を増加させることが重要であり，単に末梢血管抵抗（SVR）を増加させるだけではむしろ SV が減少してしまう．正常人では血圧が低下しても組織灌流を維持するために，"autoregulation" 機構が作動し，臓器灌流を一定に保つメカニズムが作動する．しかし，心不全ではこの機構が障害されており，組織灌流を維持できる血圧の閾値がより高くなっている[6]．

低心機能症例では，後負荷が増大すれば SV が低下し（afterload mismatch），血圧が低下しやすい．前述のごとく，血圧の低下は組織灌流の低下につながる．これは低心機能症例ほど顕著である（図2, a→c）．組織灌流の改善のためには強心薬，利尿薬，血管（静脈）拡張薬による心機能の改善（c→a）が必要である．症例によっては血管（動脈）拡張薬が有効であるが，図1の状態 C のように高度の低心機能症例では血圧が低下し，組織灌流の悪化を助長する可能性があるので注意が必要である．したがって，

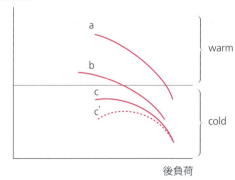

図2 低心機能症例では組織灌流は後負荷に依存する

a～c: 負荷依存性の心臓．心機能は a→c に移行するにつれて低下している．
ある心機能では後負荷を下げれば，組織灌流は増加する．

SVやSVRは強心薬を使用すべきか否かの判断材料にはなるが，それぞれの閾値は経験的なものになっている．

2. 日常臨床における組織低灌流の評価

組織低灌流の臨床所見や理学的所見としては低血圧，低い脈圧，意識障害，胸痛，四肢末梢の冷感，尿量低下などがある．もともとの高血圧の有無にも影響されるが，血圧に関しては平均動脈圧は60mmHg（65mmHgとする報告もある）以上は必要とされる[7]．

重要臓器の灌流障害の指標としては，心臓ではトロポニン，BNP，腎臓では尿中IL18やnGAL，血漿シスタチンCやnGALがある．血中の乳酸濃度，動脈血の塩基不足，混合静脈血の酸素飽和度などは全身の組織灌流の指標として用いられることもあるが，必ずしも当てはまらないこともある．たとえば，高乳酸血症といっても，即，組織の酸素不足というわけではない．なぜなら，内因性または外因性にカテコラミンがピルビン酸の産生を増やして好気性に解糖が亢進し高乳酸血症を呈する場合もあるからである．

Nohriaらは心不全と診断された拡張型心筋症患者の予後を検討し，1）四肢冷感や発汗，2）交互脈や微弱な脈，3）精神状態の変調，4）脈圧（PP）＜25％をもって，組織低灌流とした[8]．また，Stevensonらは1）Nohriaらの条件を満たしたうえで，2）ACE阻害薬/アンジオテンシン拮抗薬の不忍容，3）worsening renal function（WRF）をもって組織低灌流とした[9]．Freaらは急性心不全のためにICUに入院し，左室駆出率が35％より小さい患者において，組織低灌流を判定する指標をCold Modified 2014として考案した[10]．彼らは表1の（1）〜（3）の少なくとも2つを満たす症例は院内あ

表1 Cold Modified 2014

（1）〜（3）の少なくとも2つを満たす症例は院内あるいは6か月予後が不良
（1）著しいRASの賦活化 　　ACE阻害薬/ARB不忍容，Na＜130mEq
（2）組織低灌流 　　腎機能 　　　WRF　入院から48時間でCr≧0.3mg/dLまたは≧25％または乏尿 　　　　　（6時間以上　UO＜0.5mL/kg/h）
（3）組織低灌流 　　肝機能 　　　ビリルビン≧1.2mg/dL（心不全以外の原因を除く）

るいは 6 か月予後が不良とした．この基準は灌流圧よりも，組織灌流そのものを重要視している．実際，低血圧よりも低組織灌流の方が予後が悪いことが報告されている．Cold Modified 2014 による組織低灌流の指標は Nohria や Stevenson の指標と比べて予後不良の因子として使用できると考えられる．これら組織低灌流の指標は強心薬を開始する指標としては現実的な臨床的指標として参考になる．

3. 強心薬の使用で"warm"な状態が維持できているか？

 強心薬は一時的に心機能を底上げし，組織灌流を充足し，亢進した神経体液性因子を鎮静化する（warm up）．Warm up しながら，うっ血を十分解除する（decongestion）．十分 decongestion されているかどうかを臨床的に判断する．心不全症状が消失し，filling pressure や体液量の指標が満足すべきレベルまで低下し，十分な尿量 / 日が確保されているかで判断する．重症であればあるほど，漸減（tapering）開始時には十分なうっ血の解除がなされていなければならない．また，重症であればあるほどドブタミンとミルリノンの併用になっていることが多い．

4 強心薬の使い方（導入と tapering）

 ショック時のように昇圧を必要とする場合はノルアドレナリンやドパミンを使用するが，強心作用を期待する場合はドブタミンが基本である．3μg/kg/min 以上を必要とする場合は，病態を解析し極力高用量の期間を短くするような治療を模索する．高度の低灌流の場合はドブタミンと PDE III 阻害薬との併用が有用である．ドブタミンの効果が不十分であったり，不十分であることが予測される場合は早期から積極的に PDE III 阻害薬の使用を考慮する．PDE II 阻害薬の効果はβ受容体を介さないためβ遮断薬内服中の患者にも有効である．PDE III 阻害薬は強心作用と血管拡張作用をあわせもつ（inodilator）が用量によって強心作用と血管拡張の比が異なり，低用量では血管拡張作用は少なく，強心作用がメインである．PDE III 阻害薬のもつ血管拡張作用を期待する場合は硝酸薬に比し，確実かつ持続性である．

 少量のドブタミン（1.5〜2.0μg/kg/min）とミルリノン（0.125〜0.25μg/kg/min）の併用は通常量のドブタミンよりも強い強心作用を示すことが多い．強心作用を期待する場合はドブタミン 1.5〜2μg/kg/min とミルリノン 0.125μg/kg/min の併用で開始し，不十分であればミルリノン 0.25（場合に

より 0.2）μg/kg/mg に増量する．ミルリノンは腎機能低下例や active な虚血症例では重篤な不整脈が出現することがあり，注意を要する．特に，腎機能低下症例では初期の血行動態の改善が大きくてもミルリノンが蓄積し，あとで重篤な不整脈が出現する可能性が高い．血清クレアチニン濃度は 2.0mg/dL 以下で開始するのが無難である．早期に血行動態が改善できれば腎機能はむしろ改善していくことがある．血圧，心拍数，尿量，左室拡張末期圧の指標をみながらドブタミン 3μg/kg/min，ミルリノン 2.5μg/kg/min までとどめておく．Warm up できない場合はほかの治療手段も考慮に入れる．極端な低心機能例では上室性頻脈や心室性期外収縮が出現のためミルリノンの増量ができないこともある．

　十分な decongestion が達成されれば，強心薬を tapering するが，ドブタミンの方から tapering する．使用例を以下に示す．ドブタミンが残っているうちにミルリノンを 0.125μg/kg/min に減量し，ミルリノンが残っているうちにドブタミンを終了する（血管内容量が少ない場合はミルリノンを先に中止することもある）．少量の強心薬の漸減が困難な場合はピモベンダン（1.25mg または 2.5mg/ 日）を併用する．強心薬を tapering する時は数時間後に心エコーなどで血行動態を follow する．血行動態が再増悪したり，悪化した血行動態が持続すると cold の所見が出現し，強心薬の再増量を余儀なくされることもある．

　強心薬で warm up 中に血行動態の改善のために ACE 阻害薬をごく少量より，導入したり，増量したりすることがある．ミルリノンと ACE 阻害薬の併用は各単独よりも心拍出量を増加させる．また，decongestion ができていれば強心薬が残っているうちにβ遮断薬の導入を開始することもある[11]．強心薬の tapering，中止が不可能と判断されることがある（強心薬依存）．強心薬依存の症例は心臓移植を検討するが，心臓移植の適応でない症例ではミルリノン間欠へ移行することもある．

> ❖ **Take home messages**
>
> ①強心薬は組織低灌流所見を認めるか，組織低灌流に陥る危険性が高い場合に使用する．

②強心薬は組織低灌流所見を認めるか，組織低灌流に陥る危険性が高い場合に使用する．
③組織低灌流の所見は Nohria らの基準，Stevenson らの基準，Cold Modified 2014 などを参考にする．
④強心薬の tapering は decongestion が十分なされており，極端な filling pressure の再上昇や尿量の低下がないことをモニターしながら進めていく．

【文献】

1) Abrham WT, Adams KF, Fonarow GC, et al. In-hospital mortality in patients with acute decompensated heart failure requiring intravenous vasoactive medications: an analysis from the Acute Decompensated Heart Failure National Registry (ADHERE). J Am Coll Cardiol. 2005; 46: 57-64.
2) Binanay C, Califf RM, Hasselblad V, et al. Evaluation study of congestive heart failure and pulmonary artery catheterization effectiveness: the ESCAPE trial. JAMA. 2005; 294: 1625-33.
3) Mullen W, Abrahams Z, Francis GS, et al. Sodium nitroprusside for advanced low-output heart failure. J Am Coll Cardiol. 2008; 52: 200-7.
4) Yancy CW. Vasodilator therapy for decompensated heart failure. J Am Coll Cardiol. 2008; 52: 208-10.
5) Cohn JN. Blood pressure and cardiac performance. Am J Med. 1973; 55: 351-61.
6) Cruickshank JM. The role of coronary perfusion pressure. Eur Heart J. 1992; 13 (Suppl D): 39-43.
7) Dunster MVV, Takala J, Ulmer H, et al. Arterial blood pressure during early sepsis and outcome. Intensive Care Med. 2009; 35: 1225-33.
8) Nohria A, Tsang SW, Fang JC, et al. Clinical assessment identifies hemodynamic profiles that predict outcomes in patients admitted with heart failure. J Am Coll Cardiol. 2003; 41: 1797-804.
9) Stevenson LW. Design of therapy for advanced heart failure. Eur J Heart Fail. 2005; 7: 323-31.
10) Frea S, Pidello S, Canavosio FG, et al. Clinical assessment of hypoperfusion in acute heart failure. Circ J. 2015; 79: 398-405.
11) Kumar A, Choudhary G, Antonio C, et al. Carvedilol titration in patients with congestive heart failure receiving inotropic therapy. Am Heart J. 2001; 142: 512-5.

〈安村良男〉

第8章 退院まで持って行く重症心不全治療

4 β遮断薬

問題提起！
① 重症心不全でもβ遮断薬の導入にこだわるべきか？
② β遮断薬を内服しNYHAが長期間にわたって安定していた症例が急性心不全で入院した場合にはβ遮断薬は中止すべきか？
③ β遮断薬の限界性は？

1 慢性心不全に対するβ遮断薬療法の有効性

慢性心不全に対するβ遮断薬療法はこれまで多くの大規模臨床試験が行われ，軽症から中等症のいわゆる有症状の慢性心不全に対し，虚血性，非虚血性心疾患を問わず死亡率を有意に低下させることが明らかになった．つづいて，NYHA IVの心不全患者に対しカルベジロールを用いて行われた大規模臨床試験（COPERNICUS）[1]の結果，NYHA IVの重症心不全に対してもβ遮断薬が有効であることが示された．この試験ではカルベジロール群ではプラセボ群に比し，総死亡率の35％の低下がみられている．この試験ではカルベジロールは死亡率の低下のみならず，心不全症状の悪化や入院，重篤な心血管イベントの減少などmorbidityの低下をもたらすことが示された[2]．この効果はQOLの改善を意味し，重症心不全患者にとっては重要な意味をもつ．移植検討にのぼるような重症心不全患者においてβ遮断薬が入っていない症例は入っている症例に比し，その後の予後が特に不良である[3]．β遮断薬療法は今日，いかなるステージの有症状の慢性心不全患者に対しても確立された治療法であり積極的に導入されるべきである．

2 β遮断薬はなぜ予後を改善するのか

β遮断薬の臨床上の特徴は予後の改善のみならず，左室の縮小と左室駆出率（LVEF）の改善である．LVEFの改善と予後の改善の関係は必ずしも強くない．しかし，LVEFが15％以上大きく改善した場合は予後の改善を伴

う[4]．β遮断薬がなぜ心機能を改善するかは完全には解明されていない．β遮断薬導入後の経過を追ってみると，導入初期には本来の薬理学的作用である陰性変力および変時作用が前面に出て，おおよそ3か月後には心機能が改善し，以後もその効果は持続する．現時点では β遮断薬は本来の薬理学的効果をきっかけに，心筋細胞の質的変化すなわち心臓の生物学的特性を変化させることにより心機能を改善するものと考えられる[5-7]．ただし，すべての症例で大きな生物学的効果が得られるわけではなく，また重症心不全の中には初期の薬理学的作用に耐えうる心予備力を持たない症例，すなわち不忍容例が存在する．そこで，β遮断薬導入時の補充療法が必要となってくる．近年レスポンダーの予測に MRI の有用性が報告されているが，β遮断薬が不忍容か否かを正確に予知しうる方法は確立されていない．

LVEF の改善例では BNP の改善も大きく，LVEF や BNP は心機能の改善の一貫としてとらえられる．LVEF や BNP とは独立した慢性心不全の予後規定因子の一つに IL-6 がある．IL-6 と心不全の病態との関連は明らかではないが NYHA や右室圧と相関するとの報告がある．メトプロロールは IL-6 値を変えないが，カルベジロールは減少させるとの報告がある[8]．この違いは2つのβ遮断薬の抗酸化作用の有無によるか否かは不明であるが，COMET 試験で示されたとおり，慢性心不全に対する β遮断薬効果は β_1 遮断というクラス・エフェクトだけではない可能性がある．

β遮断薬は心機能の改善のみならず突然死を減少させることも示されている．β遮断薬の予後改善効果の一部は（致死的）抗不整脈効果と考えられる．カルベジロールは心不全患者の非持続性心室性頻拍を減少させるが，この効果はカルベジロールの抗不整脈作用によるのか，心機能の改善に伴うものかはわかっていない．また β遮断薬が心室細動の閾値を上昇させるのは突然死予防の一つの機序であろう．この他に β遮断薬は圧受容体反射を改善し心室頻拍に伴う血圧低下からの回復を促進させることが突然死を減少させる一因の可能性もある．

3 β遮断薬の忍容性と予後

β遮断薬は受容体選択性，インバース・アゴニズム（活性化した受容体を不活化させる作用）の強弱，脂溶性か否かなどで薬理学的効果が少し異なる．プロプラノロールなどの非選択的β遮断薬である第一世代β遮断薬は心

拍数や心拍出量を落とす作用が強いため，心不全患者では忍容性が悪く，予後を悪化させることが報告されている．メトプロロール，アテノロール，ビソプロロールなどのβ_1選択性をもつ第2世代β遮断薬およびカルベジロールなどの第3世代β遮断薬は第1世代β遮断薬に比し，初期の薬理学的作用である心抑制作用が弱く，忍容性はよい．とくにカルベジロールは血管拡張作用を有し，インバース・アゴニズム作用があまりないため，忍容性が高い[9]．また，カルベジロールのもつ抗酸化作用は短期的にも心機能の改善には有利に働き，高い忍容性の一因と考えられる．

　我々は，DCM患者連続118例（NYHA I＝28，II＝80，III＝10例，平均年齢＝48±12歳）に1日20mgを目標にカルベジロールを導入したところ，12例（10％）が不忍容であった．このうち，9例は不忍容の原因がめまい，立ちくらみで，3例が心不全の増悪であった．心不全の増悪が原因で不忍容であった3例は全例，経過中に死亡した．このように，心不全の増悪が原因で不忍容となる症例は従来の内科的治療には限界があり，外科的治療も視野にいれると共に，β遮断薬導入の工夫も必要と思われる．3例のうち2例はβ遮断薬投入前のMIBGイメージングが施行されており，dH/Mが1.6以下，WRが60％以上，かつ血中BNP濃度が300pg/mL以上であった．

　また，拡張型心筋症に対するカルベジロールとメトプロロールの効果や忍容性を比較した我々の経験では，心機能に対する効果や忍容性に差を認めなかった[10]．しかし，心不全の悪化で不忍容となった割合がカルベジロールは20％にすぎないのに対し，メトプロロールは100％であった．そこで，心不全重症例ではカルベジロールを使用し，カルベジロールでめまいや立ちくらみが問題となる場合はメトプロロールやビソプロロールを使用してみるのも一つの選択肢である．

4 β遮断薬導入時の注意

　β遮断薬導入開始時になぜ心不全が悪化するか．心機能の悪化と水分の貯留傾向のためと考えられる．重症例では導入初期に尿量の低下，全身倦怠感，三尖弁逆流圧較差の上昇などを認めることがある．そこで，β遮断薬の導入はうっ血が解除された状態（euvolemic）で始めるのが安全である．NYHA IVの重症心不全患者にカルベジロールを導入したCOPERNICUS

試験でも euvolemia で開始している．逆に，水を引きすぎた状態ではカルベジロール導入時に血圧低下をきたすことがありむしろ利尿薬を減量したほうが良い場合もある．

5 不忍容例にはどうするか

β遮断薬不忍容の原因はいくつかある．徐脈時にはペースメーカ〔重症例では両心室ペーシング（CRT）になるであろう〕を植込んでから導入する方法も考えられるが，症例毎に慎重な検討が必要である．血圧低下時も対応に苦慮することが多い．β遮断薬導入前の血圧が低い場合は十分量を導入できないことが多いが，血圧が低くても導入できることはあり，導入後に血圧が上昇してくることもある．導入できれば十分にβ遮断薬の恩恵を受けることができる[11]．カルベジロールの場合は血管拡張作用を併せ持つためビソプロロールの方が血圧低下は少ない．しかし，重症例では血圧以外に心不全悪化が問題となり，差し引きカルベジロールのほうが導入できる可能性が高いと思われる．ACE 阻害薬や ARB が併用されている場合はそれらを減量してみるのも一つの方法である．

心不全悪化のためにβ遮断薬が導入困難な場合は以下のような薬剤を併用すれば導入できることがある．

1. PDE III 阻害薬（ピモベンダン）

収縮性が高度に低下した不全心では，わずかな収縮性の低下で容易に心不全の悪化をきたす．そこで，β遮断薬による心機能を PDE III 阻害薬でもちあげたうえでβ遮断薬を導入するとうまくいくことが多い．PDE III 阻害薬には心拍数上昇，催不整脈作用など，β遮断薬には初期の薬理学的作用である心抑制，心不全の悪化などが懸念されるが，併用により，それぞれの薬物のもつ副作用が他方の有益な作用により抑えられる可能性がある．

Shakar らは NYHA IV の重症心不全患者 30 人に対し，経口 PDE III 阻害薬である enoximone を投与後，メトプロロールの導入を行ったところ，80％と高率に導入が可能であり，LVEF，NYHA の改善が認められたと報告している[12]．またカルベジロール導入時に経口 PDE 阻害薬であるピモベンダンを投与したところ，コントロール群に比し，高率に導入可能であり，かつ EF の改善は同等の効果が得られたとの報告がある[13]．ミルリノンで血行動態を安定させ，ミルリノン投与下でβ遮断薬を導入する方法もある．

2. アミオダロン

　アミオダロンは慢性心不全患者の心機能，症状を改善し，予後を改善する可能性が示唆されている[14, 15]．アミオダロンは抗不整脈作用や抗交感神経作用の他に，多彩な作用を有する．慢性心不全治療薬としてどの作用が最も寄与しているのかは不明であるが，中でも心臓交感神経活性の抑制作用が重要な働きをしているものと思われる[16]．我々は心不全増悪のためにβ遮断薬不忍容となったNYHA IIIまたはIVの重症慢性心不全患者13例に対して低用量アミオダロンを導入した[17]．このうち4例で初回投与後48時間以内に心不全の増悪を認め，導入を断念した．初期投与量は，4例のうち2例は400mg/日，残り2例は200mg/日であった．投与初期の心不全の増悪はのりきることができたが，全例，経過中にLVADの導入を必要としたか，死亡したかのいずれかであった．13例中，9例にアミオダロンが導入可能であり，導入3か月後の評価で心機能や神経体液性因子の改善がみられた．このように，β遮断薬不忍容例に低用量アミオダロンが有用な場合がある．ただし，低用量アミオダロンでも心不全の増悪をきたす症例があることを知っておくべきである．この症例の予後は極めて不良である．

　アミオダロンとβ遮断薬の併用は相加効果か相乗効果かは明らかではない．ただ，アミオダロン服用下でのβ遮断薬導入は安全に行え，かつ，β遮断薬の生物学的効果である左室リモデリング，収縮能および症状の改善は併用下でも得られたとの報告がある[18]．β遮断薬不忍容の症例に対し，アミオダロンを導入し心機能の改善を待ってβ遮断薬導入を試みる手段が考えられる．

6　β遮断薬の到達量

　わが国ではカルベジロールは20mg/日，ビソプロロールは5mg/日が最終到達量とされることが多いが，日常臨床ではもっと少ない量で維持されている場合が多い．欧米の試験では投与量が多いほどLVEFや予後の改善が大きいとされている[19, 20]．現時点では，予後の改善のためにカルベジロールやビソプロロールがそれぞれ最低何mg/日必要か，解決していない問題である．心拍数低下のため不十分な投与量で投与している場合でも予後の改善は期待できるようである[21]．

7 β遮断薬導入成功後の慢性期経過フォロー

β遮断薬が目標量まで導入できたとしても，導入後遠隔期には心不全が再増悪する症例も当然存在する．我々は拡張型心筋症と診断され，NYHA I～IIIで安定した慢性心不全患者連続131例にカルベジロールを導入した．導入成功例128例のうち，21例に心事故が発生した．6例（4.5%）は突然死し，15例（11.3%）は心不全増悪による再入院を要した．心不全増悪入院例15例のうち6例は再入院後重篤な心事故が発生した．9例は内科的治療で軽快したが，そのうち，6例は心不全のため再々入院となった．このように，β遮断薬導入後心不全が軽快したとしても遠隔期において，一度でも特別な誘因なく心不全増悪にて再入院した患者はその後の心事故発生が多い．このような症例は心機能の悪化が進行性となっており内科的治療法ではこの進行を抑制できず，CRTや外科的治療を検討する必要がある．

8 β遮断薬導入後の心不全による再入院

β遮断薬内服中の慢性心不全患者が急性心不全で入院することはある．β遮断薬投与によりLVEFやBNPが改善しても，遠隔期に急性心不全を発症することはある．ましてや重症心不全症例では入退院を繰り返すことが多い．このような場合にはβ遮断薬の内服は極力続行して急性心不全の治療にあたるべきである[22-26]．

入退院を繰り返すたびに心機能は低下していくものと考えられている[27]．心機能が低下してきているのであれば，現在投与中のβ遮断薬の量は減量したほうがよいのではないかと考えるのが一般的であろうが，その解答はいまのところ用意されていない．

しかし一方で，β遮断薬の投与量が不十分な場合もありうる．症例によっては，心機能や心筋のバイアビリティーを十分に検討してβ遮断薬の増量を検討すべきである．重症心不全では十分な量のβ遮断薬が投与されていないことが多い．適応があればCRT施行下でβ遮断薬の増量が可能なことがある．CARIBE-HF試験ではCRT植込み後にカルベジロールが増量でき，NYHAやLVEFの改善が認められたことを報告している[28]．

9 β遮断薬の限界性：腎機能低下，心房細動，高度僧帽弁閉鎖不全，高度右心機能低下

　腎機能低下，心房細動，高度僧帽弁閉鎖不全，高度右心機能低下などを合併する症例ではβ遮断薬の導入や増量が困難なことが多い．

　腎機能低下症例ではβ遮断薬を到達目標量まで増量することが困難な症例が多く，カルベジロールでもビソプロロールでもeGFR＜40の症例では予後改善効果が明らかではない[29, 30]．また，心房細動を伴うHFrEF症例に対するβ遮断薬の予後改善効果は明らかではなく[31, 32]，心拍数が低下したからといって予後の改善にはつながっていない[33]．しかし，心房細動を合併するHFrEF症例でβ遮断薬による心機能やNYHAの改善はしばしば経験するところであるため，現時点では過度の心拍数の低下に注意しながらβ遮断薬は積極的に導入すべきと考える．

　高度の僧帽弁閉鎖不全を認める症例ではβ遮断薬の導入が困難な症例がある．LVEFの低下症例では僧帽弁の外科的手術の適否の判断が困難ではあるが，症例によっては，僧帽弁閉鎖術の後にβ遮断薬に導入が可能となる症例を経験する．

　BEST試験はLVEF＜35％の慢性心不全にプラセボを対象としてブシンドロールの有効性を調べた研究である．興味深いことに，プラセボ群では右室EF（RVEF）が20％以上と以下でその予後に差を認めなかったが，ブシンドロール群ではRVEF＜20％群では＞20％に比し有意に予後が悪かった[34]．高度の右心機能低下症例では十分なβ遮断薬の効果が期待できにくいことを示唆しているものと思われる．

まとめ

　重症心不全患者の予後にβ遮断薬の投与の有無が関係し，NYAHA IVの重症患者であってもeuvolemicであればβ遮断薬の導入が十分可能で予後も改善することがわかってきた．言い換えれば，有症状の慢性心不全患者においてβ遮断薬療法はNYHAによらず慢性心不全の標準的な治療といえる．ただし，重症慢性心不全患者では導入困難な症例が存在する．ピモベンダン，アミオダロン，ミルリノン，CRTなどを併用することにより導入可能な例も存在する．しかし，β遮断薬の至適到達量は症例ごとに異なり，改善

しないから増量するということにはならない．また特殊な場合にはLVAD装着中にβ遮断薬を導入することもありうる．重症心不全患者こそ，β遮断薬が導入できれば得られるゲインは大きい．ただし，β遮断薬の導入にこだわりすぎるのもまた危険を伴う．したがって，特に重症例では忍容，不忍容やresponder, non-responderの基準をよく考慮して導入すべきである．

> ❖ **Take home messages**
>
> ①COPERNICS試験はNYHA IVの症例におけるβ遮断薬の有効性を示したものである．しかし，NYHA IVであってもeuvolemiaの症例であったことを認識しておく必要がある．
> ②β遮断薬内服中の患者が急性心不全で入院した場合は基本的にはβ遮断薬はそのまま続行しながら急性心不全の治療をする．
> ③心房細動合併例ではβ遮断薬の有効性は示されていない．また，腎機能低下症例，高度僧帽弁閉鎖不全症例，高度右心不全症例では十分量のβ遮断薬を導入することが困難である．

【文献】

1) COPERNICUS Study Group. Effect of carvedilol on survival in severe chronic heart failure. N Engl J Med. 2001; 344: 1651-8.
2) Mann D, Bristow MR. Mechanisms and models in heart failure. The biomechanical model and beyond. Circulation. 2005; 111: 2837-49.
3) Gardner RS, Martin W, Carter R, et al. Importance of β blockade in the treatment of advanced heart failure. Heart. 2003; 89: 1442-4.
4) Metra M, Nodari S, Parrinello G, et al. Marked improvement in left ventricular ejection fraction during long-term β-blockade in patients with chronic heart failure: clinical correlates and prognostic significance. Am Heart J. 2003; 145: 292-9.
5) Hall SA, Cigarroa CG, Eichhorn EJ, et al. Time course of improvement in left ventricular function, mass, and geometry in patients with congestive heart failure treated with β-adrenergic blockade. J Am Coll Cardiol. 1995; 25: 1154-61.
6) Eichhorn EJ, Bristow MR. Medical therapy can improve the biologic pro-

perties of the chronically failing heart: a new era in the treatment of heart failure. Circulation. 1996; 94: 2285-96.
7) Bristow MR. Mechanistic and clinical rationales for using β-blockers in heart failure. J Cardiac Failure. 2000; 6 (suppl 1): 8-14.
8) Ohtsuka T, Hamada M, Saeki H, et al. Comparison of effects of carvedilol versus metoprolol on cytokine levels in patients with idiopathic dilated cardiomyopathy. Am J Cardiol. 2002; 89: 996-9.
9) Eichhorn EJ, Bristow MR. Practical guidelines for initiation of beta-adrenergic blockade in patients with chronic heart failure. Am J Cardiol. 1997; 79: 794-8.
10) Hirooka K, Yasumura Y, Ishida Y, et al. Comparative left ventricular functional and neurohumoral effects of chronic treatment with carvedilol versus metoprolol in patients with dilated cardiomyopathy. Jap Circ J. 2001; 11: 931-6.
11) Rouleau JL, Roecker EB, Tendera M, et al. Influence of pretreatment systolic blood pressure on the effect of carvedilol in patients with severe chronic heart failure. J Am Coll Cardiol. 2004; 43: 1423-9.
12) Shakar SF, Abraham WT, Bristow MR, et al. Combined oral positive inotropic and beta-blocker therapy for treatment of refractory class IV heart failure. J Am Coll Cardiol. 1998; 31: 1336-40.
13) Yoshikawa T, Baba A, Suzuki M, et al. Effectiveness of carvedilol alone versus carvedilol + pimobendan for severe congestive heart failure. Am J Cardiol. 2000; 85: 1495-7.
14) Doval HC, Nul DR, Grancelli HO, et al. Randomized trial of low-dose amiodarone in severe congestive heart failure. Grupo de Estudio de la Sobrevida en la Inuficiencia Cardiaca en Argentina (GESICA). Lancet. 1994; 344: 493-8.
15) Singh SN, Fletcher RD, Fischer SG, et al. Amiodarone in patients with congestive heart failure and asymptomatic ventricular arrhythmia. Survival Trial of Antiarrhythmic therapy in congestive heart failure. N Engl J Med. 1995; 333: 77-82.
16) Kaye DM, Dart AM, Jennings GL, et al. Antiadrenergic effect of chronic amiodarone theory in human heart failure. J Am Coll Cardiol. 1999; 33: 1553-9.
17) Takemura K, Yasumura Y, Hirooka K, et al. Low-dose amiodarone for patients with advanced heart failure who are intolerant of beta-blockers. Circ J. 2002; 66: 441-4.
18) Macdonald PS, Keogh AM, McCaffery D, et al. Impact of concurrent

amiodarone treatment on the tolerability and efficacy of carvedilol in patients with chronic heart failure. Heart. 1999; 82: 589-93.
19) Bristow MR, Gilbert EM, Abraham WT, et al. Carvedilol produces dose-related improvement in left ventricular function and survival in subjects with chronic heart failure. Circulation. 1996; 94: 2807-16.
20) Fiuzat M, Wojdyia D, Pina I, et al. Heart rate or beta-blocker dose? Association with outcomes in ambulatory heart failure patinets eith systolic dysfunction. Results from the HF-ACTION Trial. J Am Coll Cardiol HF. 2016; 4: 109-15.
21) Wiskrand J, Hjalmarson A, Waagstein F, et al. Dose of metoprolol CR/XL and clinical outcomes in patients with heart failure. J Am Coll Cardiol. 2002; 40: 491-8.
22) Metra M, Torp-Pedersen C, Cleland JGF, et al. Should beta-blocker therapy be reduced or withdrawn after an episode of decompensated heart failure? Results from COMET. Eur J Heart Fail. 2007; 9: 901-9.
23) Butler J, James B, Young JB, et al. Beta-blocker use and outcomes among hospitalized heart failure patients. J Am Coll Cardiol. 2006; 47: 2462-9.
24) Fonarow GC, Abraham WT, Albert NM, et al. Influence of beta-blocker continuation or withdrawal on outcomes in patients hospitalized with heart failure. J Am Coll Cardiol. 2008; 52: 190-9.
25) Jondeau G, Neuder Y, Eicher JC, et al. B-CONVINCED: beta-blocker continuation vs interruption in patients with congestive heart failure hospitalized for a decompensation episode. Eur Heart J. 2009; 30: 2186-92.
26) Orso F, Baldasseroni S, Fabbri G, et al. Role of beta-blockers in patients admitted for worsening heart failure in a real world setting: data from the Italian survey on acute heart failure. Eur J Heart Fail. 2009; 11: 77-84.
27) Gheorghiade M, De Luca L, Fonarow GC, et al. Pathophysiologic targets in the early phase of acute heart failure syndromes. Am J Cardiol. 2005; 96 (suppl): 11G-17G.
28) Grosu A, Senni M, Iacovani A, et al. Cardiac resynchronization in combination with beta blocker treatment in advanced chronic heart failure (CARIBE-HF): The results of the CARIBE-HF study. Acta Cardiol. 2011; 66: 573-80.
29) Wali RK, Iyengar M, Beck GJ, et al. Efficacy and safety of carvedilol in treatment of heart failure with chronic kidney disease: a meta-analysis of randomized trial. Circ Heart Fail. 2011; 4: 18-26.
30) Castagno D, Jhund PS, McMurray JJV, et al. Improved survival with bisoprolol in patients with heart failure and renal impairment: an analysis of

the cardiac insufficiency bisoprolol study II (CIBIS-II) trial. Eur J Heart Fail. 2010; 10: 607-16.
31) Rienstra M, Damman K, Mulder BA, et al. Beta-blocker and outcome in heart failure and atrial fibrillation. J Am Coll Cardiol HF. 2013; 1: 21-8.
32) Kotecha D, Holmes J, Krum H, et al. Efficacy of β blockers in patients with heart failure plus atrial fibrillation: an individual-patient data meta-analysis. Lancet. 2014; 384: 2235-43.
33) Cullington D, Goode KM, Zhang J, et al. Is heart rate important for patients with heart failure in atrial fibrillation? J Am Coll Cardiol HF. 2014; 2: 213-20.
34) Desai RV, Guichard JJ, Mujib M, et al. Reduced right ventricular ejection fraction and increased mortality in chronic systolic heart failure patients receiving beta-blockers: insight from the BEST trial. Int J Cardiol. 2013; 163: 61-7.

〈安村良男〉

第8章 退院まで持って行く重症心不全治療

5 RAS 阻害薬

①血中 BNP 濃度は？
②レニン・アンジオテンシン系（RAS）活性を抑制できているか？
③腎機能を正確に評価できているか？

　心不全は，心機能障害とともに心筋障害因子である交感神経系やレニン・アンジオテンシン系（RAS）を中心とした神経体液性因子が活性化した病態である．これらの心筋障害因子を抑制することが心不全治療の主眼であり，RAS 阻害薬であるアンジオテンシン変換酵素（ACE）阻害薬，アンジオテンシンII受容体拮抗薬（ARB）は心不全治療に欠かせない薬剤である．

1 心不全治療ガイドライン

　日本循環器学会の慢性心不全治療ガイドライン（2010 年改訂版）[1]では，危険因子を有するが，心機能障害がないステージAから症候性心不全であるステージCまで積極的な RAS 阻害薬の投与が推奨されている．ステージD（NYHA IV度）では基本入院の上，状態が安定してから ACE 阻害薬などの経口心不全治療薬に切り替えていくとされている．
　以上のように，ACE 阻害薬は心不全の重症度に関わらず投与が推奨されている．

2 BNP と RAS

　ナトリウム利尿ペプチドは RAS に対抗する心筋保護因子として作用するだけではなく，特に BNP は心不全の診断や治療効果判定の生化学的マーカーとしても極めて有用である．一方，心不全治療では心組織での RAS 活性を抑制する必要があることから，心不全治療効果判定において RAS 活性を評価することも重要である．しかしながら，血漿レニン活性（PRA）や血

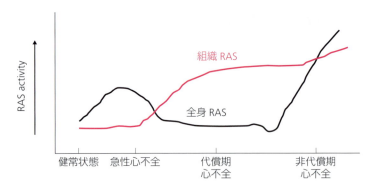

図1 心不全におけるRAS活性 (Zipes DP, et al. Braunwald's Heart Disease. 7th ed. Elsevier Health Sciences; 2004. p.532 [2] より改変)

漿アルドステロン濃度（PAC）を測定することで，全身（血中）のRAS活性の評価は可能であるが，心組織におけるRAS活性を正確に評価することは困難である．図1に示すようにRAS活性は全身と組織で必ずしも一致しておらず[2]，心不全治療においては，全身（血中）のRAS活性が低くても組織のRAS活性が十分に抑制されていない場合があることに留意する必要がある．

3 腎機能障害

　心不全患者において腎機能障害を合併している症例や治療中に腎機能の悪化を認める症例を経験することがよくある．このような心臓病と腎臓病との関係は心腎連関・心腎症候群と呼ばれる[3]．RAS阻害薬は腎輸出細動脈を拡張させて糸球体内圧を低下し，機能的に糸球体濾過量（GFR）を低下させる．特に，心不全により腎血流量が低下した状態では，その影響はより強く，さらに，腎血流の自動調節能も抑制してしまう可能性も報告されている[4]．心不全治療中に腎機能障害が増悪した際に，RAS阻害薬を減量することや，中止することもよく経験される．本邦で実施されたJCARE-CARD研究[5]ではGFRの低下に伴いACE阻害薬の使用率が低下していた．つまり，心不全治療，特にRAS阻害薬投与時は腎機能を正確に評価することが重要である．

4 症例提示

ここでは，心不全治療に難渋したが，RAS 活性や腎機能障害を評価したうえで慎重に RAS 阻害薬を投与することにより心不全をコントロールし得た 2 症例を提示する．

症例1 38 歳，男性．拡張型心筋症（DCM）

〔入院時主要検査所見〕AST 39U/L，ALT 74U/L，LDH 194U/L，T-Bil 1.7mg/dL，CK 70U/L，UA 10.1mg/dL，BUN 24mg/dL，CRE 1.0mg/dL，BNP 1,070pg/mL，PRA 34.8ng/mL/hr，PAC 2,670pg/mL，尿蛋白（−），尿潜血（−）

〔入院時心エコー所見〕左室全周性壁運動低下（EF 15％），左室拡張末期径 74mm，左室収縮末期径 69mm，左房径 46mm，中等度僧帽弁逆流，中等度三尖弁逆流を認める．

入院後経過（図 2：内服薬のみ表記）：心エコー所見などから DCM が疑われ（心筋生検は未施行），血中 BNP 濃度および PAC が高値で

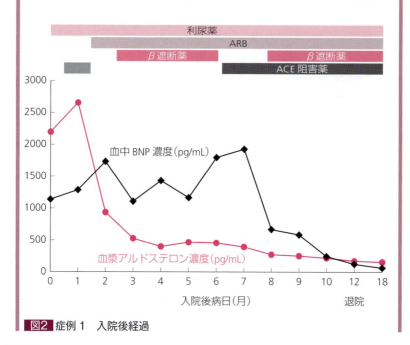

図2 症例 1 入院後経過

あったことから，hANP，ACE阻害薬（アラセプリル），スピロノラクトンを開始した．PACは低下傾向を示したが，肝機能障害のため，アラセプリルをARB（ロサルタン）に変更した．血中BNP濃度も低下傾向を示したためにβ遮断薬を少量から開始したところ，PACはさらに低下したが血中BNP濃度は再上昇を示した．図1のように代償期心不全では全身のRAS活性は抑制されているにも関わらず，心組織でのRAS活性は亢進している状態であり，本症例でも血中BNP濃度の高値は心組織でのRAS活性の亢進状態を反映しているものと考え，ACE阻害薬のエナラプリルを少量から開始し漸増した．エナラプリル追加後，血中BNP濃度は順調に低下したためβ遮断薬を再開し，以後は心不全の増悪は認められなかった．

症例2　82歳，女性，虚血性心筋症

〔経過〕62歳時に前壁梗塞を発症し，他院で3枝冠動脈バイパス術が施行された．以後，心不全入院を繰り返し，77歳時にCRT-P移植術が施行された．その後も心不全増悪による入院歴があり，徐々に腎機能の低下が認められるようになった．80歳での入院時には血清Cr値（Scr）が3.0mg/dL以上（eGFR<15.0mL/分/1.73m^2）に増悪したため，それまで投与されていたRAS阻害薬が中止された．その後も心不全入院を繰り返し，再度RAS阻害薬が投与されたが，腎機能の悪化のために中止となり，以後Scrは2.0〜3.0mg/dLで推移していた．82歳時に心不全の増悪のため再入院した．

入院時内服薬（心不全治療薬）：カルベジロール2.5mg，アゾセミド60mg，ピモベンダン5.0mg分2，エプレレノン50mg分1

〔入院時主要検査所見〕CK 78U/L，UA 5.6mg/dL，BUN 90mg/dL，Cre 2.82mg/dL，Na 137mEq/L，K 4.7mEq/L，Cl 104mEq/L，BNP 623pg/mL，尿蛋白（−），尿潜血（−）

入院時心エコー所見：前壁〜心尖部および下壁に高度壁運動低下（EF 43%），左室拡張末期径67mm，左室収縮末期径52mm，左房径61mm，高度僧帽弁逆流を認める．

〔入院後経過〕（図3参照）

利尿薬の調節のみでは心不全および腎機能のコントロールが困難であ

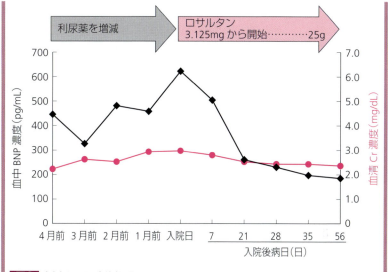

図3 症例2 入院後経過

り，高度の僧帽弁逆流が認められたことから RAS 阻害薬の投与が必要と判断した．eGFR 13.0mL/分/1.73m² であり，高度の腎機能障害が認められたが，検尿所見では明らかな異常所見なく，本例では慢性の高度心不全による腎血流低下や腎うっ血が腎機能障害の主因であると考え，ARB であるロサルタンを極少量（3.125mg）から開始し，腎機能を注意深く観察しながら漸増した．結果，図3に示すように腎機能の増悪なくロサルタンを 25mg まで増量することができ，心不全をコントロールすることができた．

心不全治療，特に重症心不全症例では，上述の2症例のように心組織の RAS 活性の抑制が困難な症例，腎機能障害を合併し RAS 阻害薬の投与・増量が困難な症例も多く，治療に難渋することがある．したがって，心不全治療においては，血中 BNP 濃度および血漿アルドステロン濃度を測定することで RAS 活性を正確に評価し，また腎機能障害合併例では，その原因も含めて腎機能を評価した上で RAS 阻害薬を適切に使用することが重要である．

> ❖ **Take home messages**
> - 血中BNP濃度，血漿レニン活性，および血漿アルドステロン濃度の推移を確認することにより心組織のRAS活性を評価する必要がある．
> - 血清クレアチニン値やGFRのみにとらわれず，心腎連関の観点に基づき腎機能を評価することが重要である．

【文献】

1) 日本循環器学会. 循環器病ガイドシリーズ：慢性心不全治療ガイドライン（2010年改訂版）. http://www.j-circ.or.jp/guideline/pdf/JCS2010_matsuzaki_h.pdf
2) Zipes DP, Libby P, Bonow RO, et al. Braunwald's Heart Disease: A Textbook of Cardiovascular Medicine, Single Volume. 7th ed. Elsevier Health Sciences; 2004. p.532.
3) Ronco C, House AA, Haapio M. Cardiorenal syndrome: refining the definition of a complex symbiosis gone wrong. Intensive Care Med. 2008; 34: 957-62.
4) Abuelo JG. Normotensive ischemic acute renal failure. N Engl J Med. 2007; 357: 797-805.
5) Hamaguchi S, Tsuchihashi-Makaya M, et al. Chronic kidney disease as an independent risk for long-term adverse outcomes in patients hospitalized with heart failure in Japan. Report from the Japanese Cardiac Registry of Heart failure in Cardiology（JCARE-CARD）. Circ J. 2009; 73: 1442-7.

〈川田啓之　斎藤能彦〉

第8章 退院まで持って行く重症心不全治療

6 アルドステロン拮抗薬

問題提起！

①アルドステロン拮抗薬はどのような患者に対して使用すべきか？
②アルドステロン拮抗薬により期待される効果は？
③アルドステロン拮抗薬投与時の注意点は？

　歴史的に，慢性心不全は"ポンプ失調による循環不全と，それに伴う臓器うっ血をきたす症候群"と捉えられてきた．そのため，かつての心不全治療のターゲットは"血行動態の改善"に主眼が置かれてきたが，短期的な血行動態の改善が必ずしも長期予後の改善には結びつかないという事実が次第に浮き彫りとなった．ここ30年の病態理解の深化により，心不全の病態形成には神経体液性因子の過剰亢進が極めて重要であるとの認識が広まり，アンジオテンシン変換酵素（ACE）阻害薬やβ遮断薬が慢性心不全治療の主役に躍り出た．さらに1999年に発表されたRALES試験[1]の結果を受け，アルドステロン拮抗薬が"第3の心不全治療薬"として，その地位を確固たるものにした．

1 レニン・アンジオテンシン・アルドステロン系

　レニン・アンジオテンシン・アルドステロン系（RAAS）カスケードの最終産物であるアルドステロンは，Naの再吸収と体液貯留をもたらすだけでなく，心筋や血管に対しても有害な作用を及ぼすことが知られている．アルドステロンは血管に対し炎症の促進や内皮機能の障害をもたらし，一方，心筋に対しては線維化の促進やアポトーシス，心筋細胞肥大，さらには酸化ストレスの亢進をもたらすとされている[2]．このような一連のRAASの賦活化に伴う心血管系への有害作用を効果的に阻害することを目指し，ACE阻害薬やアンジオテンシンII受容体拮抗薬（ARB）が広く臨床で用いられてきた．一方，数多くの臨床試験で心不全に対するACE阻害薬やARBの有用

性は明らかとなっているものの，十分量のレニン・アンジオテンシン系抑制薬を用いてもすべてのアルドステロンをブロックすることはできないことが知られている．さらに，レニン・アンジオテンシン系抑制薬投与により，血中アルドステロン濃度は短期的には抑制されるものの，これらの患者の半数近くにおいて一度低下した血中アルドステロン濃度がベースライン値以上に再上昇する現象が認められる．この現象は，「アルドステロン・エスケープ」あるいは「アルドステロン・ブレークスルー」と呼ばれており，心臓や腎臓において臓器障害の要因となる可能性が指摘されている．したがって ACE 阻害薬で十分ブロックできないアルドステロンを追加でブロックする意義が，ここにある．

2 スピロノラクトン

スピロノラクトンを一躍心不全に対する標準治療薬の地位に押し上げる決定的な契機となったのが RALES 試験[1]である．本試験は，左室駆出率 35％未満でかつ NYHA 機能分類 III または IV の重症心不全患者を対象に行われた大規模臨床試験である．登録患者のほとんどにおいてループ利尿薬お

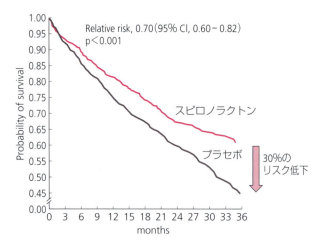

図1 重症心不全患者に対するスピロノラクトン投与と総死亡率との関係

スピロノラクトン投与により重症心不全患者の総死亡率を 30％低下させた．
(Pitt B, et al. N Engl J Med. 1999; 341: 709-17[1] より改変)

およびACE阻害薬がすでに投与されており，これに無作為にスピロノラクトンまたはプラセボが追加投与され，その予後改善効果が観察された．本試験は平均24か月の観察時点で予定よりも早期に中止された．その理由として，スピロノラクトンの投与が心不全死および心臓突然死を著明に減少させた結果，30％もの総死亡率の減少が観察されたからである（図1）．さらに本試験において，心不全による入院リスクは実に35％も低減し，投与慢性期の心不全症状も有意に改善させたことも合わせて報告された．このようなスピロノラクトンの効果は前負荷，後負荷軽減などの血行動態改善作用とは独立した，neurohormonal modulatorとしての心血管系への直接作用によるものと考えられている．

3 エプレレノン

エプレレノンの心不全に対する有効性を見た主要な研究の一つが，EPHESUS試験[3]である．本試験は，急性心筋梗塞発症後3～14日に左室駆出率40％未満でかつ心不全症状を有する患者を対象として，心不全の標準治療薬にエプレレノンまたはプラセボを上乗せする形で行われた．平均16か月間の観察期間中，一次エンドポイントである総死亡はエプレレノン

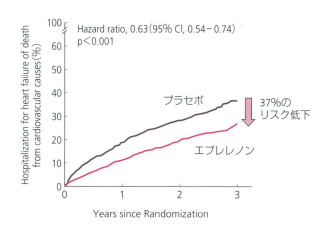

図2 軽症心不全に対するエプレレノンの効果

心血管死亡および心不全入院による複合エンドポイントは，プラセボ群に比べエプレレノン群において37％低減することが示された．
(Zannad F, et al; Group E-HS. N Engl J Med. 2011; 364: 11-21[4] より改変)

により15％低下した．また，もう１つの一次エンドポイントである心血管複合エンドポイント（心血管疾患による死亡＋入院）は13％低減することが示された．

また，比較的軽症の心不全患者を対象にエプレレノンの効果を見たものがEMPHASIS-HF試験[4]である．本試験の対象となったのが，左室駆出率30％未満の慢性心不全患者で，NYHA II 程度の比較的軽度の心不全症状を有する患者である．2737 名の軽症心不全患者に対し，無作為にエプレレノンまたはプラセボが追加投与され同薬剤の有効性が検討された．本試験では，一時エンドポイントである心血管死亡および心不全入院による複合エンドポイントは，エプレレノン群において実に37％低減することが示された（図2）．このように，アルドステロン拮抗薬は心不全の重症度や etiology に関わらず，様々な疾患背景を有する収縮不全心（HFrEF）全般に普遍的に有効であることが示唆された．それを裏づけるように，近年発表されたアルドステロン拮抗薬に関する19の論文を解析したメタアナリシスでは[5]，様々な臨床背景を有する心不全患者の全死亡を，およそ20％減少させることが示された．また，この報告では心不全死は25％，心筋梗塞後の死亡は15％，さらに心不全による入院は23％低減させることも報告されている．

上記のようなHFrEFにおいて得られたエビデンスが，そっくりそのまま左室収縮能の保たれた心不全（HFpEF）に対しても外挿されるだろうとの大きな期待を持って行われた臨床研究がTOPCAT試験[6]である．本試験では左室駆出率が45％以上の3445 人の心不全患者に対して，無作為にスピロノラクトンあるいはプラセボが投与され，平均3.3 年間観察された．しかし，心血管死亡，心臓突然死，および心不全入院で構成された複合エンドポイントは，スピロノラクトン群で有意な改善は認められなかった．残念ながら，HFpEF 例に対してアルドステロン拮抗薬を積極的に投与しようとするだけの明確なエビデンスはないのが現状である．

4 アルドステロン拮抗薬の underuse と overuse の問題

このように，収縮不全を背景に持つ慢性心不全患者に対するアルドステロン拮抗薬の有用性は明らかであるが，real world では本来必要な患者に対してアルドステロン拮抗薬が十分使用されていないという現実がある．図3

6. アルドステロン拮抗薬

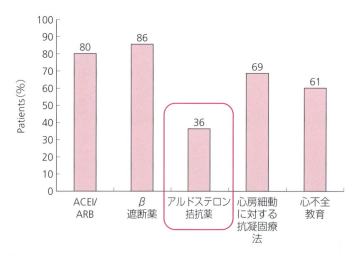

図3 アルドステロン拮抗薬の underuse の問題

IMPROVE-HF registry のサブ解析データを示す．β遮断薬や ACE 阻害薬/ARB はほとんどの症例において投与されているが，アルドステロン拮抗薬は全体の36％にしか投与されていない．
(Fonarow GC, et al. Circ Heart Fail. 2008; 1: 98-106[7] より改変)

に IMPROVE-HF registry のサブ解析[7] の結果を示す．登録患者の平均左室駆出率は25％程度であり，β遮断薬や ACE 阻害薬/ARB はほとんどの症例において投与されている．一方本 registry 研究では，アルドステロン拮抗薬は本来適応があるにもかかわらず，36％の患者でしか投与されていなかった（図3）．さらに興味深いのは，アルドステロン拮抗薬の処方率が施設により大きく異なることが示されたことである．実は，我が国の現状も同様である．本邦における大規模な疫学研究である CHART-2 研究[8] でもアルドステロン拮抗薬の underuse の問題が明らかとなっている．本疫学研究では，ACE 阻害薬/ARB が60～70％，β遮断薬は40～50％の心不全患者に対して処方されていたのに対し，アルドステロン拮抗薬に至っては，およそ20％程度の処方率にとどまっていることが示された．米国における試算ではあるが，ガイドラインに正確に準拠した形で，本来必要な患者に対して正しくアルドステロン拮抗薬が処方された場合，米国全体でおよそ21,000人/年もの心不全死を避けることができると見積もられている[9]．

このように，real world では本来必要な心不全患者に対して適切にアルドステロン拮抗薬が投与されていない現実がある一方，逆にアルドステロン拮

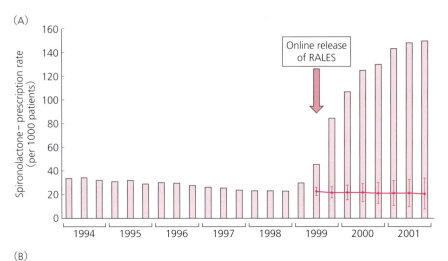

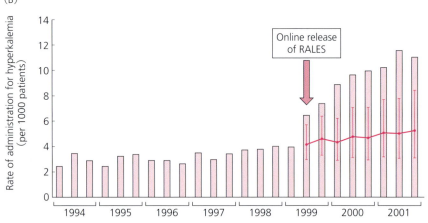

図4 RALES study 発表後のスピロノラクトン処方率と高カリウム血症による入院率の推移
(Juurlink DN, et al. N Engl J Med. 2004; 351: 543-51 [10] より改変)

抗薬の overuse の問題も明らかになっている[10,11]．カナダ・オンタリオ州の66歳以上の高齢者を対象として，1994年から2001年までの期間におけるスピロノラクトンの処方率の推移と高カリウム血症による入院率の推移を調査した観察研究の結果が報告されている[10]．本研究によると RALES study[1] が発表される以前の1994年の時点では，スピロノラクトンの処方率が1000人に対し34人程度であったものが，RALES study が発表された直後

に処方率が激増し，2001年には1000人に対し149人（4.4倍）とスピロノラクトンの処方率が跳ね上がった（図4A）．驚くべきことに，それと軌を一にするようにして高カリウム血症に関連した入院率がおよそ4.6倍に増加し（図4B），また高カリウム血症による死亡率は6.7倍にも激増した．2001年に米国に行われたmedicare受給者を対象とした心不全の疫学研究では，実に31％もの患者において慢性腎不全や高カリウム血症など，本来投与されるべきではない患者に対してスピロノラクトンが投与されていたことがわかっている[11]．アルドステロン拮抗薬により真に利益を得る可能性の高い患者を適切に選択し，かつ副作用に十分注意を払いつつ使用することが重要である．

5　副作用の問題とその対策

　慢性心不全患者に対してアルドステロン拮抗薬を使用する場合，基本的にACE阻害薬/ARBと併用することになるため，高カリウム血症が最大の問題となる．ベースラインの血清クレアチニン値1.6g/dL以上，血清カリウム値5.0mEq/L以上の場合は薬剤の使用を控えるべきである．また初回導入量はスピロノラクトンであれば12.5mg/day，エプレレノンであれば25mg/day程度にとどめ，定期的な血液検査でfollow upすることが望ましい．なおスピロノラクトンを使用した場合，10％程度で女性化乳房（図5）や乳房痛が出現するとされているが，薬剤を一旦中止することにより可逆的に回復する

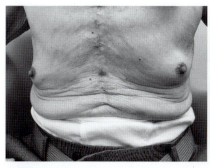 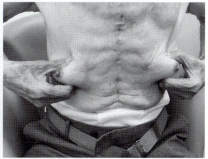

図5　スピロノラクトン投与によって出現した女性化乳房
本症例は，慢性心不全に対してスピロノラクトンが50mg/dayで投与されていた患者である．スピロノラクトン内服により女性化乳房をきたし，乳房痛も伴っていたためエプレレノンに変更．その後女性化乳房は可逆的に回復した．

とされている．一方，この際心不全が増悪することがあり注意が必要である．

> **Take home messages**
> ①アルドステロン拮抗薬は心不全の重症度や etiology にかかわらず，すべての収縮不全心に対して適応がある．
> ②アルドステロン拮抗薬を正しく使えば，心血管死，心臓突然死，および心不全による入院を減少させることができる．
> ③投与にあたっては，腎機能や血清カリウム値，および併用薬には十分注意を払う．

【文献】

1) Pitt B, Zannad F, Remme WJ, et al. The effect of spironolactone on morbidity and mortality in patients with severe heart failure. Randomized Aldactone Evaluation Study Investigators. N Engl J Med. 1999; 341: 709-17.
2) Maron BA, Leopold JA. Aldosterone receptor antagonists: effective but often forgotten. Circulation. 2010; 121: 934-9.
3) Pitt B, Remme W, Zannad F, et al; Eplerenone Post-Acute Myocardial Infarction Heart Failure E and Survival Study I. Eplerenone, a selective aldosterone blocker, in patients with left ventricular dysfunction after myocardial infarction. N Engl J Med. 2003; 348: 1309-21.
4) Zannad F, McMurray JJ, Krum H, et al; Group E-HS. Eplerenone in patients with systolic heart failure and mild symptoms. N Engl J Med. 2011; 364: 11-21.
5) Ezekowitz JA, McAlister FA. Aldosterone blockade and left ventricular dysfunction: a systematic review of randomized clinical trials. Eur Heart J. 2009; 30: 469-77.
6) Pitt B, Pfeffer MA, Assmann SF, et al. Spironolactone for heart failure with preserved ejection fraction. N Engl J Med. 2014; 370: 1383-92.
7) Fonarow GC, Yancy CW, Albert NM, et al. Heart failure care in the outpatient cardiology practice setting: findings from IMPROVE HF. Circ Heart Fail. 2008; 1: 98-106.

8) Shiba N, Nochioka K, Miura M, et al; Investigators C. Trend of westernization of etiology and clinical characteristics of heart failure patients in Japan--first report from the CHART-2 study. Circulation J. 2011; 75: 823-33.
9) Fonarow GC, Yancy CW, Hernandez AF, et al. Potential impact of optimal implementation of evidence-based heart failure therapies on mortality. Am Heart J. 2011; 161: 1024-30. e3.
10) Juurlink DN, Mamdani MM, Lee DS, et al. Rates of hyperkalemia after publication of the Randomized Aldactone Evaluation Study. N Engl J Med. 2004; 351: 543-51.
11) Masoudi FA, Gross CP, Wang Y, et al. Adoption of spironolactone therapy for older patients with heart failure and left ventricular systolic dysfunction in the United States, 1998-2001. Circulation. 2005; 112: 39-47.

〈松本賢亮　平田健一〉

第8章 退院まで持って行く重症心不全治療

7 CRT/CRTD

問題提起

① CRT はどういう症例で適応となるのか？
② CRT の有効性はどうやって判定するのか？
③ CRT の最適化はしたほうがいいのか？
④ CRT の展望？

1 心臓再同期療法とは

　心臓再同期療法（cardiac resynchronization therapy: CRT）とは，心室内の伝導障害にともなう機械的収縮遅れに対し，適切なタイミングでペーシングを加えることによって，主として左室収縮の同期性を回復し，かつ拡張期充満時間を十分に確保することによって，心臓のポンプ効率を高める心不全の非薬物治療の一つである．本邦では 2004 年より，数多くの治療抵抗性心不全症例で，その有効性が証明されてきた．

2 CRT のよい適応

1. 心室内伝導障害の存在

　重症心不全症例では，少なからず伝導障害を合併することが報告されてきた．左室収縮性低下に伴う心不全では，さまざまな原因で心筋が障害をうけ，ポンプ力が低下しているが，同時に刺激伝導系にもダメージをうけている場合，伝導障害が併存することがある．左心不全では，左室内での伝導障害が問題となるが，これは体表面心電図で QRS 時間の延長として観察される．したがって QRS 時間が，CRT の適応を決定しているといえる．本邦における CRT の適応に関しては日本循環器学会の不整脈の非薬物治療ガイドライン（2011 年改訂版）http://www.j-circ.or.jp/guideline/pdf/JCS2011_okumura_h.pdf（p.27「心臓再同期療法（CRT-P）」）を参照されたい．QRS 時間に関しては，120ms 以上がよい適応とされている．ただし，もし植込

み型除細動器（ICD）の適応がある場合，QRS 時間が 150ms 以上であれば，より軽症である NYHA 分類 II 度から，CRT-D の適応（Class IIa）とされている．

ACCF/AHA/HRS のガイドラインでは[1]，洞調律で，QRS 時間が 150ms 以上の左脚ブロック（LBBB）例であれば，NYHA 分類 II 度から CRT のよい適応（class I）とされている．QRS 時間が 120 から 149ms の LBBB 例，それ以外の非特異的な心室内伝導障害や右脚ブロックなど非左脚ブロック（non-LBBB）例では QRS 時間 150ms 以上で，NYHA II 度の心不全症例でも CRT は有用（class IIa）とされている．non-LBBB 例に関しては，QRS 時間が 150ms 未満では CRT 慢性効果に乏しい例が多いことから，NYHA 機能分類 III 度以上の症例では CRT を考慮してもよいかもしれない（class IIb）にとどめられている．

ESC のガイドラインでも[2]，同様に LBBB 例か non-LBBB 例かで分けて考えられている．LBBB 例であれば QRS 時間が 130ms 以上で CRT を推奨（class I），non-LBBB 例であれば QRS 時間が 150ms 以上で CRT を考慮（class IIa）となっている．

一方で，QRS 時間が 130ms 未満のいわゆる narrow QRS 症例に関しては，CRT の効果はそれほど期待ができないと考えられている．多施設大規模臨床試験 EchoCRT は[3]，心電図上では心室内伝導障害が顕著ではないような症例でも，心エコーで dyssynchrony を認めれば，CRT 適応であるという仮説を証明するために実施された．当初 QRS 時間 130ms 未満の収縮性心不全 1200 例の登録が予定されていたが，中間解析で CRT 群の予後が悪いことが指摘され，2013 年に試験は中止された．809 例での解析結果では，平均 19.4 か月のフォローアップ期間中，総死亡および心不全入院の組み合わせでは，対照群と CRT 群の間で差がなかったが，総死亡に限って解析すると，対照群 6.4% に対し，11.1% と CRT 群で有意に死亡率が高かった（p=0.02）．国立循環器病研究センターでの経験では，QRS 時間 130ms 未満の narrow QRS 症例に対する CRT 植込みは，76 例と少数ではあるが，そのうち 21 例で慢性期の心エコーで左室の逆リモデリングを認め，一部に CRT が有効な症例が存在する可能性がある．今後は，どういった症例を選択すれば CRT を勧めてもよいか，さらなる検討が必要である．

2. 機械的同期不全の存在

　CRTの主たる効果は，これまでの研究から，心臓の機械的な非同期状態dyssynchronyを解消して，本来の状態に回復させることと，密接に関連していることが明らかである．したがって，CRTが有効であるためには，改善すべき有意なdyssynchronyがあらかじめ存在していることが重要である[4]．これまで，数多くのdyssynchrony指標が提唱されてきたが，代表的なものについて列挙する．

a) Apical shuffle motion

　Apical shuffleとは，心エコーで心尖部四腔断面像や心尖部長軸像において，左室心尖部が側壁あるいは後壁方向に，収縮後期に一瞬牽引されるように見える現象である．当センターでも，apical shuffle motionを認めた場合，CRTが有効である陽性適中率は89％，逆リモデリングは76％と高率である．視覚的にも判定は容易であり，見逃してはならない重要なサインの一つである．

b) 心室間同期不全

　左室からの血液駆出開始の遅れを計測する方法が容易である．具体的には，心エコーでパルスドプラ法を用いて，左室流出路および右室流出路での収縮期のドプラ波形を記録し，心電図のQRS波形の開始から駆出開始までの時間をそれぞれ計測する．左室からの駆出開始の遅れ50ms以上を有意とすると，逆リモデリングを約7割で認める．

c) スペックルトラッキングストレイン

　左室短軸断面（乳頭筋レベル）をスペックルトラッキング法で解析し，time-radial strain曲線を描く．心室中隔と左室後壁の求心性ストレインのピークのずれseptal-posterior radial strain delayを計測し，130ms以上で，感度89％，特異度83％でresponderを予測可能と報告されている[4]．現時点でスペックルトラッキング法のスタンダードとなっているが，計測には専用のソフトが必要であり，画質によっては，解析結果がアーチファクトなのか伝導障害の結果なのか，判別に苦慮することもしばしばである．

3　CRTの効果判定

　ペーシング開始直後より，心拍出量が増加し，左房圧は低下する．収縮期血圧がCRT開始直後から10mmHg程度上昇するのが観察されるが，労作

時息切れは数週間かけて改善する．また，数か月〜半年ほどすると，左室容積が縮小（逆リモデリング）して心機能が改善してくる．逆リモデリングは，その後の長期予後の改善を示唆する強力な予測指標である．NYHA機能分類で1度以上の改善と，左室収縮期末期容積の15％（あるいは10％）の減少が，最も代表的な指標である．

4 CRT 設定の至適化

1. Atrioventricular delay

伝導障害をもつ不全心筋において，atrioventricular delay（AV delay）を短く設定すれば，拡張時間の開始を早くできるが，心房の収縮を活かすことができない．一方，AV delayを長く設定すれば，心房が収縮する時間を確保できるが，拡張期充満時間が十分にとれない．一般に僧帽弁流入波形を観察しながら，至適設定を行う．最近では，自動でAV delayを含むペースメーカ設定を刻々と調整するモードをそなえた機種もあり，その有用性が期待される．

2. VV delay

右室と左室をペーシングするタイミングをずらす設定である．経験的には概ね30〜50ms程度，左室を先行してペーシングさせる設定にさせると，LV max dP/dtなどで表される収縮性が最も高くなることが多い．ただ，AV delayと比較して一回拍出量に与える影響が少ないため，パルスドプラ法を用いて一回拍出量の変化（代替指標として左室流出路のVTI値を用いる）を観察しようとすると，最大値の決定に難渋する．最近では，VV delayはあまり調整しなくてもよいという風潮にあり[5]，極端な設定は避け，あまり時間をかけるべきではないかもしれない．

5 CRT の展望

CRTのLV leadは冠静脈内に留置されるため，リードの先端は心外膜側に位置する．したがって，CRTの心外膜からの左室ペーシングは非生理的である．そこで，左室ペーシングを心内膜側で行う試みがあり，左室機能の改善がより顕著であることが報告されている[6]．問題点としては，リードの留置をどうやって行うかということと，リードに関連する血栓の問題が完全には解決していないことである．

また，ペーシングリードを1本ではなく，2本留置する試みも以前より続けられている．左室側を多点でペーシングするとさらにCRTの有効率を高めることが，短期的には証明されており[7,8]，今後，慢性効果を含めた報告が待たれる．

最後に

特に典型的LBBB例では，より早期にCRTを勧める傾向にある．ただし，有意なdyssynchronyを認めない例では，かえって予後が悪化する可能性もある．また，心臓突然死を防ぐことで心不全患者の総死亡も抑制する可能性があり，ICDの適応を満たせば，CRT-Dとすべきである．

❖ **Take home messages**

①QRS時間は，150ms以上あれば，CRTが有効である可能性が高く，積極的に推奨される．150ms未満の場合，LBBB以外の場合には，やや効果が期待しにくい．QRS時間が130ms未満では，一般的にCRTは勧められない．

②CRTの有効性の判定には，数週間後の心不全症状の改善（NYHA I度以上）とCRT 6か月後の左室の逆リモデリング（左室収縮期末期容積の10％ないし15％以上の縮小）を基準としていることが多い．

③AV delayの適正化は必須であるが，VV delayの適正化に関してはその有効性が確立しておらず，あまり時間をかけるべきではない．

④CRTをさらに効果的にする技術として，心内膜ペーシングや左室多点ペーシングなどが期待されている．

【文献】

1) Epstein AE, DiMarco JP, Ellenbogen KA, et al. American College of Cardiology Foundation; American Heart Association Task Force on Practice Guidelines; Heart Rhythm Society. 2012 ACCF/AHA/HRS focused up-

date incorporated into the ACCF/AHA/HRS 2008 guidelines for device-based therapy of cardiac rhythm abnormalities: a report of the American College of Cardiology Foundation/American Heart Association Task Force on Practice Guidelines and the Heart Rhythm Society. Circulation. 2013; 127: e283-352.
2) McMurray JJ, Adamopoulos S, Anker SD, et al; ESC Committee for Practice Guidelines. ESC Guidelines for the diagnosis and treatment of acute and chronic heart failure 2012: The Task Force for the Diagnosis and Treatment of Acute and Chronic Heart Failure 2012 of the European Society of Cardiology. Developed in collaboration with the Heart Failure Association (HFA) of the ESC. Eur Heart J. 2012; 33: 1787-847.
3) Ruschitzka F, Abraham WT, Singh JP, et al. EchoCRT Study Group. Cardiac-resynchronization therapy in heart failure with a narrow QRS complex. N Engl J Med. 2013; 369: 1395-405.
4) Kanzaki H. Mechanical dyssynchrony is not everything of substrate but is essential for cardiac resynchronization therapy. Is assessment of mechanical dyssynchrony necessary in determining CRT indication? (Pro). Circ J. 2011; 75: 457-64.
5) Sohaib SM, Kyriacou A, Jones S, et al. Evidence that conflict regarding size of haemodynamic response to interventricular delay optimization of cardiac resynchronization therapy may arise from differences in how atrioventricular delay is kept constant. Europace. 2015; 17: 1823-33.
6) Shetty AK, Sohal M, Chen Z, et al. A comparison of left ventricular endocardial, multisite, and multipolar epicardial cardiac resynchronization: an acute haemodynamic and electroanatomical study. Europace. 2014; 16: 873-9.
7) Rinaldi CA, Leclercq C, Kranig W, et al. Improvement in acute contractility and hemodynamics with multipoint pacing via a left ventricular quadripolar pacing lead. J Interv Card Electrophysiol. 2014; 40: 75-80.
8) Zanon F, Baracca E, Pastore G, et al. Multipoint pacing by a left ventricular quadripolar lead improves the acute hemodynamic response to CRT compared with conventional biventricular pacing at any site. Heart Rhythm. 2015; 12: 975-81.

〈神崎秀明〉

第8章 退院まで持って行く重症心不全治療

8 植込型LVADの在宅療法

① 植込型LVAD患者の在宅療法に向けての準備とは？
② 植込型LVAD患者の安全確保のための工夫とは？
③ 植込型LVAD患者の外来と通常の心不全患者の外来との違いとは？
④ 心不全悪化による再入院などはあるのか？

　心室再同期療法（CRT）といったデバイス治療を含む全ての内科的治療や，左室形成術といった心不全外科的治療を行ってもなおコントロール困難な重症心不全症例に対して植込型左室補助人工心臓（LVAD）の装着は検討される．本邦においてLVADは現時点で移植への橋渡し治療（bridge to transplantation：BTT）としてのみ保険償還されているため，すべての植込型LVADの対象症例は心臓移植の適応を承認されていることが必要となる．わが国では移植待機患者数に比して脳死下臓器提供数が明らかに不足していることからすべて臓器における移植待機患者の待機期間の長期化が問題となっており，心臓移植においても移植待機期間の長期化は例外ではない．日本心臓移植研究会の報告では心臓移植を受けた患者の約90％が補助人工心臓装着下に1000日を超えるStatus 1平均待機日数を経て移植に至っており，その移植待機日数は今後さらに延長するであろうと予測されている[1]．また，心臓移植希望登録者数は現在も右肩上がりに増加しており，それら心臓移植適応として登録された症例の多くが植込型LVAD装着下に心臓移植待機をしている．そのため，今後は植込型LVAD装着下に在宅での心臓移植待機を行う症例の増加は想像に難くなく，それら心臓移植待機患者の外来および在宅での管理がより重要になってきている．またこのような植込型LVADの長期在宅療法はdestination therapyの国内導入を見据え，より重要な循環器医療の一分野になると期待されている．

　ここでは，現在の植込型LVADの在宅療法，在宅管理の現状および問題

点を挙げ，当院における装着術後の患者に対する入院から退院までの患者教育およびトレーニングを含めた実際の取り組みについて述べる．

植込型LVAD在宅管理を目指した患者教育・準備について

当院では補助人工心臓治療関連学会協議会が定める在宅安全管理基準に基づいたリスクマネジメントの観点から植込型LVAD患者には"植込型補助人工心臓実施施設に自動車（緊急車両）にて原則2時間以内で来院できる場所に住むこと"と，"24時間生活を共にする家族を中心としたケアギバーを確保すること"を義務づけている．また退院後はLVAD機器管理やアラームに対する対処，バッテリー交換などを患者およびケアギバーによって行う必要がある．さらには体内ポンプ本体と体外のコントローラーをつなぐドライブライン皮膚貫通部の創部管理，日々内服する薬剤管理なども患者およびケアギバーによって行うことになる．実際に植込型LVADを装着し，在宅療法を行うことにはこのような様々な不随事項があり，これらの事項に対して，術後退院までの期間に患者，家族に対して教育し，訓練をする必要がある．

1 在宅管理を目指した準備

1. 患者教育プログラム（機器管理，アラーム対応について）

当院では植込型LVAD装着術後より積極的に早期に離床を進めており，術後出血や疼痛，感染などの手術に関連した問題点と患者，および家族の精神状態が安定すれば臨床工学技士や看護師（管理技術認定士を含む）による植込型LVADの機械としての仕組みや各部名称，アラームの種類やそれに関連したトラブルシューティングなどの講義を開始する．いわゆるINTERMACS profile 3の安定した状態での植込型LVAD装着術を予定されている患者では，術前より機器に関する資料を提供し，患者，家族教育を始めることもあるが，多くの症例では術前に時間的，精神的余裕がなく，現時点では一部の症例にとどまっている．また，これら患者教育は講義を行った上で，本人を含めてケアギバーになる患者関係者（主に家族）に機器管理や緊急時の対応についての実技，筆記テストを行い，ケアギバーはそれらテストに合格する必要がある．術後患者教育の簡単な流れを図1に示す．

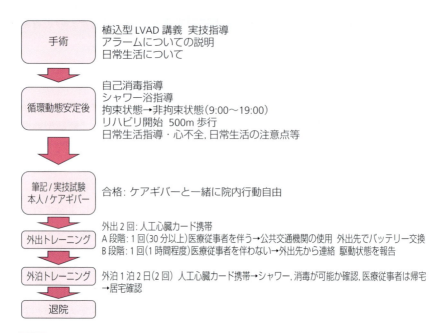

図1 当院における退院までのプログラム

2. 外出トレーニング

　機器管理，アラーム対応（緊急時対応含む）に関するテストに合格すると次に患者はケアギバーとともに外出トレーニングを行う．当院では通常，医師，看護師，臨床工学技士が同行するトレーニングと本人とケアギバーのみで行うトレーニングの2回を実施している．外出トレーニングはこれまで院内で受けてきた機器管理（バッテリー交換は外出トレーニング中に行っている）やトラブルシューティングを院外の環境で実際に実行できる良い機会であり，患者の不安の軽減や自信となるため，退院後の感染予防およびトラブルの減少につながると考えられる．当院ではバスで10分程度の距離にある商業施設にいくことが多いが，そこで行っている1回目の外出トレーニングでのチェックポイントを下記に挙げる．

①外出時の必要物品の確認
②雨天の場合の準備物品とその使い方
③ケアギバーの歩行位置を含めた歩行時の注意点
④公共交通機関（バス）利用時の注意点

⑤エスカレーター利用時の注意点
⑥外出先でのトイレ利用時の注意点
⑦外出先でのバッテリー交換，アラーム音の確認

　外出トレーニングを経ると，患者，家族には実際に退院に向けた実感が湧いてくるようであり，希望とともに表情が明るくなる印象がある．

3. 外泊トレーニング

　外出トレーニングが終了すると当院では続いて外泊トレーニングを行う．外出トレーニングと同様に2回行うが，1回目は医療スタッフが同行し，2回目は患者とケアギバーのみで行う．1回目の医療スタッフ同行の外泊トレーニングではトレーニングとともに，居宅調査（自宅周辺の環境調査，自宅内設備の調査，自宅におけるアラーム音確認）を行っている．

　外泊トレーニング時のチェックポイントについて下記に記載する．

a) 自宅周辺の環境調査
①緊急車両の進入がスムーズに行えるか
②担架での搬送がスムーズに行えるか
③アパート，マンションの場合はエレベーターのサイズ，廊下の広さなども確認する

b) 自宅内設備の確認
①自宅扉のサイズ確認，段差の確認
②患者が就寝する部屋および使用するベッドの確認（位置，高さなど）
③自宅内でのアラーム音の確認
④アース付き3穴（3ピン）コンセントの確認，ブレーカーの確認
⑤自宅浴室の確認（浴室内椅子やシャワー時のコントローラー置き場，扉の確認

c) 実技の確認
①自宅でのシャワー浴実技の確認
②ドライブライン皮膚貫通部消毒実技の確認

　以上の内容を医師および看護師，臨床工学技士が確認を行い，注意および変更の指導を行う．

　同行した医療者で検討し在宅環境に不備があり安全に在宅で生活が行えない場合はそのまま帰院する場合もある．外泊トレーニングをすることで退院後の問題点が明確化でき退院までに克服するべく指導ができるようになる．

4. ドライブライン皮膚貫通部管理

　植込型 LVAD は体内ポンプと体外コントローラーで構成されており，体内ポンプと体外コントローラーはドライブラインと呼ばれるコードによりつながっている．ドライブラインは通常当院では臍右側の腹部より出すようにしているが，腹壁を貫通しているため，日常生活での様々な動きによる皮膚への慢性的な圧迫や摩擦などの外力を受け貫通部近接部の肉芽や潰瘍を形成することが少なくない．また，皮膚貫通部は皮膚常在細菌の侵入門戸ともなるため，日常での消毒，管理が非常に重要である．

　したがって，ドライブライン皮膚貫通部の管理についても退院前には患者，ケアギバーに教育し，実際に消毒手技を行っていただく．患者は当然医療者でないことが多いため，処置に関連した清潔操作（マスク着用，清潔手袋着用）といった基本的なところから教育は開始し，鑷子を用いた消毒手技まで指導する．

5. 内服薬管理（コアグチェックを用いた抗凝固薬のセルフマネージメント）

　感染と並んで LVAD の合併症として問題となるのが出血や血栓塞栓症である．これらの問題は植込型 LVAD であってもその頻度は従来の体外式と比較し減少したものの，例外ではない．LVAD 装着症例において，その出血および血栓塞栓性合併症の予防に重要なのは安定した食生活を含む日常生活のなかで定期的に抗凝固療法の効果を評価し，その結果に応じて適切な抗凝固薬の内服量を設定することである．当院では在宅での持続可能な抗凝固療法管理として患者本人による自己 PT-INR 測定器コアグチェックを用いた抗凝固療法セルフマネージメントを導入している．入院中から薬剤師によるコアグチェックの指導を行い，自宅にても自身で継続的に行えるように教育する．PT-INR の値に応じたワルファリンの投与量は個人によって異なる

表1 自宅での自己調整表（1例　HEARTMATE II の場合）

PT（INR）	ワルファリンの変更量（mg）
≦1.5	病院に連絡
1.6〜1.8	−0.25
1.9〜2.5	±0
2.6〜2.8	0.25
≧2.9	病院に連絡

が，現在4機種ある植込型LVAD機種により目標PT-INR値を設定し，実際に測定したPT-INR値をワルファリン投与量調節スケールに当てはめて患者自身で内服量を調節している（表1）．退院後，患者は原則コアグチェックを週2回行い，自宅での自己調整を行っている．

6. 地域の消防署（救急対応医療機関）への情報提供

患者の退院に際して，自宅のある地域の消防署に対し，患者の情報提供を行っている．植込型LVAD自体が2011年4月より国内保険償還された機器であり，本機器について知らない救急隊員がほとんどである．また患者の緊急対応には心臓マッサージが禁止であるなど通常と異なるルールがあるため，それらについて一通りの情報提供を行っている．自宅が病院から遠方にある場合，特に県境を越える場合にはルール上，該当地域の救急隊が直接当院へ搬送不可の場合もある．そういった場合には自宅近隣の基幹病院などと連絡をとり，患者の情報提供を行った上で初期対応を依頼する場合もある．

2 植込型LVAD外来の現状

1. 概要

当院では患者の状態に合わせて1回/週から1回/月毎で来院して頂き，医師，LVADコーディネーター，看護師（LVAD管理技術認定士を含む）および皮膚ケア認定看護師によるドライブライン皮膚貫通部の状態を含めた全身状態の確認および指導を行っている．また，同時に臨床工学技士によるLVAD駆動状況の確認，アラーム履歴など機器の点検を行い，その他にもLVAD在宅管理に関わる様々な指導も随時行っている．（写真などあれば）検査に関して血液検査は血算，生化学，凝固系の諸検査を行い，脳性ナトリウム利尿ペプチド（BNP）といった心不全指標に関しても随時測定する．胸部X線，心電図，心エコー検査に関しても必要に応じて行っており，患者の合併症（ドライブライン皮膚貫通部感染症等）がない場合には通常の心不全患者の外来に，LVAD患者に特徴的な処置や機器対応が加わったような内容となっている．

表2 外来における薬物療法

薬剤	(%)
ACE阻害薬/ARB	97.9
βblocker	97.9
抗アルドステロン薬	91.6
ループ利尿薬	62.5
PDE5阻害薬	27
PDE3阻害薬	6.2
アミオダロン	18.8
Ca拮抗薬	8.3

2. 外来における薬物療法

　当院植込型LVAD外来患者の主な循環作動薬の内服状況について表2に記載する．

　当院ではLVAD患者に対しては術後入院中に従来の心不全治療と同様にアンジオテンシン変換酵素（ACE）阻害薬，抗アルドステロン薬，β遮断薬の継続および導入を行っている．降圧薬使用による血圧の適正な管理はLVAD装着後患者においても脳梗塞などイベント発症を抑制するとした報告があり，症例にもよるが目標収縮期血圧を75mmHgとしてコントロールを行っている[2]．降圧薬としては心保護効果も期待できるACE阻害薬を第一選択薬として使用するが副作用の出現や降圧不十分な場合はCa拮抗薬の追加や変更を行っている．

　LVAD装着患者における左心不全は大動脈弁機能不全の合併やポンプ血栓症などの特殊な場合を除き，通常大きな問題になることはまれであり，ポンプ回転数の調整や利尿薬の調整による体液量管理によりコントロール可能なことが多いが，右心不全合併についてはその管理に難渋する症例も多い．もともとLVAD装着術前より肺高血圧を合併し，右心系の後負荷上昇を認めていた症例や，術前の肺高血圧合併のない症例であってもLVAD装着による循環血液量の増加すなわち右心の前負荷が増加することで術後に右心不全を認める症例を経験する．LVAD装着術後に右心不全を認める場合では強心

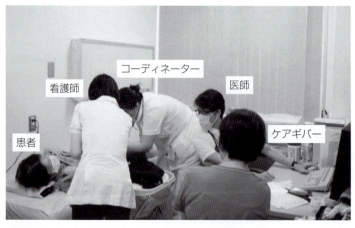

図2 LVAD外来の様子（ドライブライン皮膚貫通部処置を行っている）

薬の使用やホスホジエステラーゼ5（PDE5）阻害薬の使用が有用であることは報告されており[3]，当院においても術後遠隔期にPDE5阻害薬や強心薬などを使用し肺血管抵抗に介入しなければならなかった症例をしばしば経験する．

β遮断薬については，以前の報告でLVAD装着後の投与は不整脈のリスク軽減に有用であったことは報告されており[4]，当院でも右心機能が保たれていれば不整脈予防および左室機能改善を目的に積極的に投与している．投与量に関しては常用量を超えて投与することもあり，認容性があると判断されれば外来においてさらに漸増する．

2015年4月時点での当院におけるLVAD植え込み後の外来患者の再入院を下図にまとめる．（予定入院を除く）外来患者数48人に対して再入院した患者は33人あった（図3-1）．再入院の症例数はのべ146例であり入院

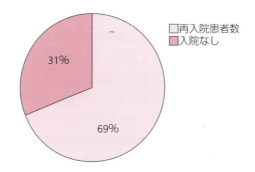

図3-1 当院における再入院の割合

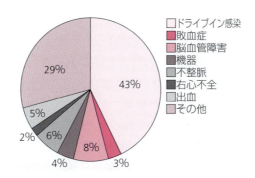

図3-2 VAD植え込み患者の再入院の理由

の内訳はドライブラインの感染が最も多く,次に脳血管障害,不整脈,出血,機器トラブル,心不全の入院が挙げられた(図3-2).

3. 植込型LVAD患者の社会復帰について

　安定した植込型LVAD患者では日常生活レベルの活動では心不全症状を自覚することはなく,そういった患者では学校や職場への復帰が可能な場合もある.当院では実際に植込型LVAD装着後に復学や,元の職場への復帰を果たした症例を経験している.しかしその頻度は決して多くはなく,実際に社会復帰を果たすにはLVAD装着に伴う様々な制限をクリアする必要がある.植込型LVAD装着時の前提として24時間生活をともにできるケアギバーの存在が不可欠であり,患者は一人で自由に行動することは許可されていない.そのため通勤や通学にはケアギバーの同行が必要であり,学校もしくは職場においてもケアギバーの存在が必要となる.当施設の症例では大学への復帰に際してケアギバーである母親とともに通学し,講義時にも教室外ではあるものの,母親がついて通学している.また復職した症例では通勤は家族(妻)とともに行うが,職場では職場の同僚の方々にケアギバーとして協力していただき,2年間安定して勤務している.一方でこのような様々な制限をクリアし,新たな職場に就職した場合であっても,就職後に様々な理由により入退院を繰り返し,安定した勤務が果たせてない症例も経験している.しかしながら,今後植込型LVAD装着下での心臓移植待機期間の長期化が予測されている現状においては植込型LVAD患者の社会復帰を推し進めることが不可欠であり,植込型LVAD患者の社会への受け入れを進めてゆくことを治療の一貫と位置づけ,今後も様々な試みを行っていきたい.

おわりに

　植込型LVAD患者の在宅療法の実際について概説した.現時点では植込型LVAD治療は一部の施設でのみ行える特殊な治療であると認識されているが,2015年9月現在で植込型LVAD植込み認定施設は全国ですでに40施設を超えており,今後も症例の増加,認定施設の増加が見込まれている.また植込み認定施設以外にもその管理のみを行う施設をLVAD管理施設として認定する動きもある.植込型LVAD治療を必要とする重症心不全患者は全国に存在するため,全国それぞれの地区に植込み認定施設,管理施設が必要であることは当然のことであり,多くの循環器内科医師が植込型LVAD

患者の在宅療法に当たり前のように関わる時代が近づいている．

> ❖ **Take home messages**
> ①植込型LVAD患者の在宅療法をめざし，患者およびケアギバーの教育や外出，外泊トレーニングを入院中に行っている．
> ②植込型LVAD患者の安全確保のために，24時間生活を共にするケアギバーを確保し，実際の退院に際しては地域の消防署（場合によっては近隣の基幹病院）に情報提供を行っている．
> ③植込型LVAD患者の外来では通常の心不全患者外来に加えて，機器チェックやドライブライン皮膚貫通部の消毒処置などの対応を行っている．
> ④植込型LVAD患者の約70％が何らかの理由により再入院を経験している．

【文献】

1) Japan Organ Transplant Network Homepage. https://www.jotnw.or.jp/
2) Lampert BC, Eckert C, Teuteberg JJ, et al. Blood pressure control in continuous flow left ventricular assist devices: efficacy and impact on adverse events. Ann Thorac Surg. 2014; 97(1): 139–46.
3) Tedford RJ, Hemnes AR, Champion HC, et al. PDE5A inhibitor treatment of persistent pulmonary hypertension after mechanical circulatory support. Circ Heart Fail. 2008; 1(4): 213–9.
4) Refaat M, Chemaly E, Hajjar RJ, et al. Ventricular arrhythmias after left ventricular assist device implantation. Pacing Clin Electrophysiol. 2008; 31(10): 1246–52.

〈岡田憲広　瀬口 理〉

第8章 退院まで持って行く重症心不全治療

9 心不全のリハビリテーション

① 慢性心不全症候群とは？
② 運動療法は有効か？
③ どのような例に心臓リハビリテーションを考えるべきか？
④ いつから始めいつまで行うか？

　この30年間，急性心不全に対する各種治療法は著しい進歩を遂げ，多くの症例を救命できるようになった．当然の帰結として慢性心不全例は増加の一途をたどり，わが国では2030年に心不全患者は130万人に達すると推計されている[1]．周知の如く，慢性心不全とは遷延する心機能障害とは同一の病態ではない．すなわち，慢性心不全は一義的には心機能障害が原因であるが，単に一臓器機能の異常にとどまらず，骨格筋や腎をはじめとする多臓器の異常や，神経体液性因子による調節系，免疫系，栄養代謝系など，生命体としてのシステム全体に異常を呈する症候群である．この複雑な病態に介入するには，多要素複合的かつ包括的な治療が必要であり，それこそまさに「心臓リハビリテーション」であると言える．

1 慢性心不全の病態と運動制限

1. 慢性心不全パラダイムの変遷

　1970年代まで，心不全患者は安静を第一とし，極めて温和な生活を送るよう推奨されてきた．また，1980年前半までは，慢性心不全に対する治療は急性心不全と同様に強心薬が重要と考えられ，心機能のみに治療の照準が合わされていた．しかし，PDEI（ミルリノン）を用いた臨床試験の失敗や[2]，神経体液性因子に介入するACEI[3]，β-blockerの有用性が実証されるようになり，直接心機能を改善するよりも，心保護作用などにより結果として心機能も改善する，といった治療が広がった．時を同じくして，慢性心不全患者の生命予後は心機能よりも運動耐容能に規定されることや，心収縮

能より自律神経活性が生命予後と関係が強いとする報告が相次いだ．その結果，1980年代後半になって慢性心不全に対する運動療法の効果が実証され，現在のガイドラインでは慢性心不全はもとより，急性心不全であっても発症期を除き運動を中心とした心臓リハビリテーションが推奨されるようになった[4]．

2. 病態

近年，多くの研究により慢性心不全症候群の実態が明らかにされ，始まりは心機能不全であるものの一旦慢性心不全症候群になると，多臓器や複数の調節系を巻き込んだ機能異常が主体となり，生命予後はむしろ心機能以外に依存することが判明した．これは労作時息切れや易疲労性などの運動制限についても言えることで，前者は単にうっ血症状の一つではなく，生理学的死腔の増大，骨格筋のエルゴレセプターや頸動脈の化学受容体の感受性亢進などの調節系が関与し，後者は心ポンプ機能の低下による酸素輸送能の低下に加え，骨格筋量の減少や筋細胞の産科的リン酸化酵素活性，ミトコンドリア数など，酸素利用能の低下が大きく関わっている．

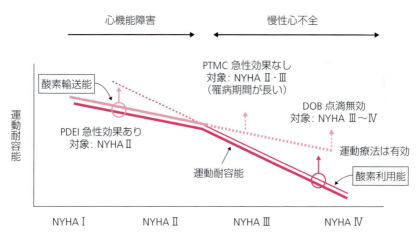

図1 運動耐容能は，中枢の心ポンプ機能（酸素輸送能）と末梢の酸素利用能（骨格筋の質と量）の積で決定される．心機能障害が始まると，運動制限因子である最大心拍出量が減少し，それに応じて運動耐容能が低下する．さらに心機能の低下と罹病期間の長期化に伴って末梢機能の低下が運動制限因子となる．その典型は cardiac cachexia である．したがって，軽ないし中等症の心機能不全では，強心薬などによる心機能の改善は運動耐容能の改善をもたらすが，慢性心不全症候群となった例では，心機能の改善だけでは運動耐容能の改善が得られず，末梢機能の改善が必要となる．まさにここが運動療法の主要な作用点である．

3. 慢性心不全の運動制限因子

　慢性心不全の運動制限因子は，その病期や病態によって異なる．心機能低下が著明ではなく，罹病期間が短い場合には，運動制限因子は健常例と同様に心ポンプ機能，即ち酸素輸送能である．この時期には骨格筋の質と量にはまだ大きな変化が少ないためである．例えば NYHA class II を対象に行った PDEI でカルシウムセンシタイザーのピモベンダンの二重盲検試験では，心機能を改善することで運動耐容能の改善がみられている．

　一方，心機能低下が長引いて慢性心不全が重症化すると，心ポンプ機能の低下にも増して，骨格筋などの末梢機能の低下が著明となる．この時期の運

表1 運動療法を中心とした心臓リハビリテーションの効果

改善効果	作用点	機序・内容
冠危険因子と抗動脈硬化	インスリン感受性	筋肉量の増加，筋インスリン受容体数増加，レセプターキナーゼ活性亢進，解糖系・TCA 回路の酵素活性，糖輸送担体の変化
	高血圧	自律神経バランス改善，血管拡張物質の増加，循環血液量の減少，インスリン感受性改善
	脂質代謝	中性脂肪低下，LCAT 増加，総コレステロール低下，LDL コレステロール低下，HDL コレステロール増加，VLDL の増加抑制
	冠動脈硬化	冠危険因子改善，抗炎症作用，サイトカイン低下，血管内皮修復作用，抗酸化作用増加
自律神経・体液性因子	副交感神経	副交感神経活性増加
	交感神経	交感神経活性低下
炎症・免疫系	サイトカイン	TNF-α・IL-6・INF-γ 減少，IL-4・IL-10・TGF-β_1 増加
	CRP・NK 細胞	CRP 減少，NK 細胞増加
血管拡張能	血管内皮機能	Nitric Oxide 産生増加，内皮前駆細胞増加
運動耐容能	酸素輸送能・利用能	心拍出量増加，最大酸素摂取量増加，有気的代謝能改善，骨格筋代謝改善
心機能	左室収縮能・拡張能・一回拍出量	心ポンプ機能改善（駆出率・一回拍出量増加），側副血行発達，拡張能の改善，収縮能改善（?），骨格筋ポンプ改善
左室リモデリング	左室収縮・拡張期径	リモデリング軽減ないし影響なし
骨格筋	骨格筋量・筋線維割合	骨格筋量の増加，筋線維割合の正常化
呼吸器系	運動時換気効率	換気パターンの改善，化学受容体感受性改善
精神感情面	精神面	QOL 改善，行動特性の改善，"うつ"の改善

動耐容能の制限因子は，もはやポンプ機能ではなく，末梢機能の異常が主体となる．したがって，NYHA class III・IV を対象に行ったドブタミン投与試験では，心拍出量は増えたものの運動耐容能は改善しなかったのである（図1）[5]．まさにこの末梢機能異常が慢性心不全患者の予後を規定し，かつ慢性心不全における運動療法の作用点である．

2 運動療法の作用機序とその効果

運動療法の効果は多岐にわたる（表1）．この中で特に重要なのは，血管内皮機能の改善，呼吸筋を含む骨格筋の筋量・筋力増加，筋細胞での好気的代謝能の改善，神経体液性因子の改善などである[2]．

慢性心不全の生命予後に対する効果については，1990 年代ごろから多く

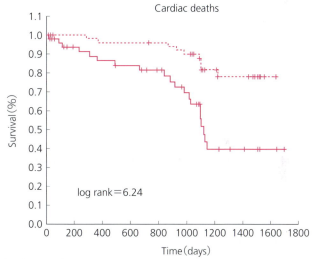

図2 慢性心不全患者に対する運動療法の効果

虚血性心疾患による慢性心不全患者 99 例を無作為に運動療法実施群と非実施群に割付け，実施群には最高酸素摂取量の 60％の運動強度で 12 か月間の有酸素運動を実施した．その結果，運動療法実施群では非実施群に比し，最高酸素摂取量や RI シンチによるタリウムスコアー，QOL が有意に改善し，心不全による入院や心臓死も減少した．
(Belardinelli R, Circulation. 1999; 99: 1173-82 [6] より)

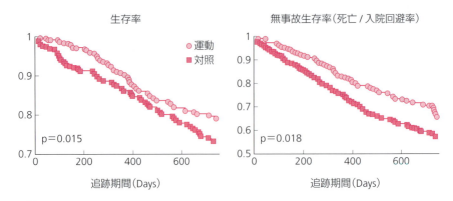

図3 慢性心不全の運動療法の長期予後改善効果

心不全・左室機能低下に対する運動療法の報告9編におけるメタアナリシス．801症例（平均年齢61歳，NYHA 2.6度，LVEF 28%，Peak VO_2 15.4mL/kg/分）を運動療法群（395例）と対照群（406例）とに無作為割付けした結果，生存率，無事故生存率とも運動療法群の方が有意に良好であった．
(Piepoli MF, et al. BMJ. 2004; 328: 189-92[7]）より)

の報告がなされている．1999年，Belardinelli らは虚血性心疾患による慢性心不全に対し，中等度の運動強度で12か月の運動療法を実施，非実施群に比し有意な心臓死の減少を認めた（図2）[6]．また，2004年に発表されたメタアナリシスでは，運動療法により，生存率，無事故生存率（死亡/入院回避率）いずれも改善していたと報告されている（図3）[7]．

3 運動療法の実際

急性心不全における心リハの目的は，1）早期離床により過剰な安静の弊害（身体的・精神的デコンディショニング，褥瘡，肺塞栓など）を防止すること，2）QOLを改善させること，3）患者教育と疾病管理により再発や再入院を防止することである．禁忌事項に該当せず，心血管以外の運動制限因子を解決した後，十分な薬物療法が行われかつ軽度の運動や移動が可能であることを確認し，安静時の症状がなければ，静注薬投与中であっても開始する．しかし急性期ならびに入院中の前期回復期では，十分な運動療法を行う時間はないので，再発予防や生命予後改善のために，後期回復期，維持期と続く長期にわたる心臓リハビリテーションの必要性や重要性を教育することが重要である．

9. 心不全のリハビリテーション

表2 慢性心不全患者に対する運動療法の相対的・絶対禁忌（ESC Working group）

相対禁忌
1. 最近1から3日間に体重1.8kg以上増加
2. 持続的または間歇的ドブタミン治療中（注：安定していれば可，運動様式を選ぶこと）
3. 運動時収縮期血圧低下
4. NYHA class IV
5. 安静時または労作時重症不整脈
6. 臥位安静時心拍数100／分以上
7. 既存の運動器障害・活動制限

絶対禁忌
1. 最近3から5日間で安静時，労作時の運動耐容能または息切れの進行性の増悪
2. 低強度での明らかな虚血（2Mets以下，約50W．注：日本人では15Wattsが2Mets相当）
3. コントロール不良の糖尿病
4. 急性全身疾患または感染症
5. 最近の塞栓症
6. 血栓性静脈炎
7. 活動性の心膜炎または心筋炎
8. 中等度から高度大動脈狭窄（注：安定している中等度大動脈弁狭窄症は可）
9. 外科治療を必要とする逆流性弁膜症（注：狭窄性弁膜症，閉塞性心筋症を含む）
10. 3週間以内の心筋梗塞（注：発症期を除き，安定していれば可）
11. 新たに発症した心房細動

（注は筆者加筆）（Giannuzzi P, et al. Eur Heart J. 2001; 22: 125-35[11]）より）

1. 適応と禁忌

慢性心不全患者に対しては禁忌（表2）に該当しないすべての心不全患者に行われるべきとされている．

2. 運動処方

急性期（慢性心不全の増悪期）ではICU–CCU在室中から，deconditioning予防のためと軽度の日常労作を可能にするため，体位変換からごく軽度の運動が行われる．低強度の理学療法や運動療法は可能であり，ベッド上で四肢の屈伸運動や軽い抵抗運動，ベッド端座位での運動，ベッドサイドでの立位練習やつま先立ち運動などを行う．

慢性心不全には，心肺運動負荷試験を実施して，運動耐容能や，運動による危険な不整脈，高血圧，低血圧，虚血などの有無を調査し，運動処方を作成する．運動処方は，①運動の種類，②運動強度，③継続時間，④頻度，⑤注意事項，などからなる（表3）．一般的にはリズミカルな有酸素運動が推奨されるが，筋力の低下している症例では低強度レジスタンス運動を併用することにより，運動耐容能の改善が期待できる．

表3 心不全の運動療法における運動処方

1. **運動の種類**
   - 歩行（初期は屋内監視下），自転車エルゴメータ，低強度エアロビクス体操，低強度レジスタンス運動
   - 時期によって使い分ける

2. **運動強度・運動時間**
   1) 開始時
   - 息切れしない程度の屋内歩行を 5〜10 分間または自転車エルゴメータ 0〜20W で 5〜10 分間程度から開始する
   - 自覚症状や身体所見に注意しながら 1 か月程度をかけて時間と強度を徐々に増量する．
   - 簡便法の，安静時 HR＋30bpm（β遮断薬投与例では安静時 HR＋20bpm）を目標 HR とする方法は推奨できない
   2) 回復期・維持期
   - 最高酸素摂取量（peak $\dot{V}O_2$）の 40〜60％のレベルまたは AT レベルの運動強度
   - Borg 指数 11〜13（自覚的運動強度「楽である〜ややつらい」）のレベル
   - 心拍数予備能（HR reserve）を用いる方法は，心拍応答低下の程度が様々で，推奨できない
   - 1 回 30〜60 分まで徐々に増加させる

3. **頻度**
   - 有酸素運動は週 3〜5 回（重症例では週 3 回，軽症例では週 5 回まで増加させてもよい）
   - 低強度レジスタンス運動は週 2〜3 回程度

4. **注意事項**
   - 開始初期は特に低強度とし，心不全の増悪に注意する
   - 原則として急性期と回復期は監視型，維持期では監視型と非監視型（在宅運動療法）との併用とする
   - 経過中は，常に自覚症状，体重，血中 BNP，心胸比などの変化に留意する（表 4）

表4 運動療法中のモニタリング－過負荷の徴候－

1. 自覚症状の出現，増悪（トレーニング強度における Borg 指数の 2 以上の上昇）
2. 体重増加（3 日で 2kg 以上増加）または浮腫の出現
3. 心拍数増加傾向（安静時またはトレーニングにおける心拍数の 10bpm 以上の上昇）
4. 血中 BNP の上昇（100pg/mL 以上）
5. 心胸郭比の増加（3％以上）

3. 運動療法中のモニタリング

運動療法を安全かつ有効に実施するために，モニタリングと定期的な運動処方の見直しが必須である．特に，運動負荷量（強度と時間の積）が過大となっている徴候には注意が必要である（表 4）．

4. 高齢者・重複障害患者への配慮

高齢者は慢性心不全患者の大半を占め，今後ますます増加する患者層である．同時に運動療法の効果は若年者と同等以上で，その恩恵を十分に享受で

表5 高齢者の慢性心不全の特徴

1. 脳血管障害や骨関節疾患など併存疾患が運動制限因子となってADLが低い場合がある
2. 運動耐容能が低く，運動の安全域が狭い
3. 心不全症状としての労作時疲労感や息切れなどの特徴的症状を訴えず，消化器症状や神経症状が主要症状であることも多い
4. 冠危険因子の重複や他疾患を合併した例が多い
5. 急性期の安静臥床により脱調節，骨格筋減少を起こしやすい
6. 不安神経症やうつ的傾向など精神症状をもつことが多い
7. 再発例が多く，入退院を繰り返す例が多い

きるが，一方で表5に示すような特徴があり，若年者とは異なった対応が必要である．

4 外来リハビリテーション

心臓リハビリテーションは実施される時期により，急性期（Phase I），入

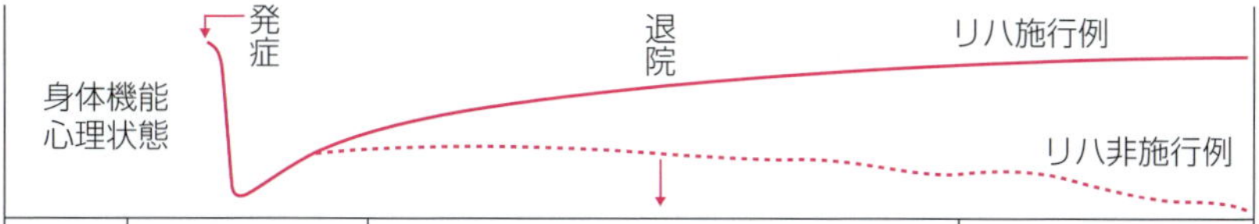

区分	Phase I	Phase II		Phase III
時期	急性期	前期回復期	後期回復期	維持期
場所	ICU/CCU	一般循環器病棟	外来・通院リハ	地域の運動施設
目的	日常生活への復帰	社会生活への復帰	社会生活へ復帰 新しい生活習慣	快適な生活 再発予防
主な内容	機能評価 療養計画 床上理学療法 座位・立位負荷 30m〜100m 歩行試験	病態・機能評価 精神・心理評価 リハの重要性啓発 運動負荷試験 運動処方 生活一般・食事・服薬指導 カウンセリング 社会的不利への対応法　復職支援	病態・機能評価 精神・心理評価 運動負荷試験 運動処方 運動療法 生活一般・食事・服薬指導 集団療法 カウンセリング 冠危険因子是正	よりよい生活習慣の維持 冠危険因子是正 運動処方 運動療法 集団療法

図4 心臓リハビリテーションの時期と目的・内容（伊東春樹．In:高野照夫．急性心筋梗塞．最新医学社；2002．p.282[8]）より

それぞれの時期によって，目的にあわせて内容が若干異なる．

院中の前期回復期（Early Phase II），外来通院で行う後期回復期（Late Phase II），維持期（Phase III）に分けられる（図4）[8]．心臓リハビリテーションが心疾患患者の予後改善に極めて有用であることは前述の通りであるが，その効果は実施期間が長いほど顕著である[9]．特に回復期心不全患者の場合には通常の薬物療法や運動療法に加え，外来での疾病管理が重要である．しかし，急性期病院の業務としては限界があり，回復期病院やかかりつけ循環器医との連携を構築すべきである．

健康保険の適応期間は，例外はあるものの基本的にはリハビリテーション開始後150日間であり，その後の維持期リハビリテーションは患者自身によって継続されなければならない．これを支える活動として，日本心臓リハビリテーション学会の有志が立ち上げた『NPO法人ジャパンハートクラブ』があり，循環器医からの紹介を受け，心肺運動負荷試験による運動処方を遵守しながら維持期のリハビリテーションを行っている[10]．

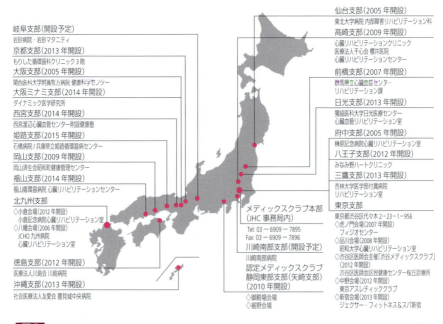

図5 NPO法人ジャパンハートクラブは維持期心臓リハビリテーションや循環器疾患の一次予防を目的とし，運動療法を中心とした包括的介入を行っている．
（NPO法人ジャパンハートクラブ. http://www.npo-jhc.org/[10] より）

5 包括的心臓リハビリテーション

2005年，米国心臓病協会（AHA）は心臓リハビリテーションを「心疾患患者の身体的・心理的・社会的機能を最適化して，基礎にある動脈硬化病変の安定化，進行遅延，さらに退縮させて罹患率と死亡率を低下させることを目的とした長期にわたる多要素包括的な介入である」と定義している．すなわち，運動療法は心臓リハビリテーションの主たる要素であることは間違いないが，単に身体トレーニングにとどまらず，心理学的・栄養学的アプローチなどの多職種による介入が必要である．同時に治療期や病態に応じて，急性期・回復期・維持期リハビリテーション，さらに医学的，教育的，職業的，社会的リハビリなどのライフステージに応じた対応も必要である．

おわりに

心不全患者への運動療法は，その作用機序や効果の点できわめて重要な治療法の一つである．逆に言えば，その効果が大きいだけに誤った使い方をすれば副作用も大きいことが懸念される．したがって，慢性心不全の運動療法はその病態生理を理解し，運動生理学・運動心臓病学の適切な理解の下で行わなければなわない点を強調したい．

❖ Take home messages

①慢性心不全は単なる心疾患ではなく多臓器・調節系の異常が主体となる症候群である．
②包括的心臓リハビリテーションは，心不全患者のQOLや生命予後の改善に，他の内科的・外科的治療と同等ないしそれ以上に有効である．
③NYHA Class IVを除く全ての心不全患者に適応が検討されなければならない．
④心臓リハビリテーションは急性期から始め，一生行うべきである．

【文献】

1) Okura Y, Ramadan MM, Ohno Y, et al. Impending epidemic: future projection of heart failure in Japan to the year 2055. Circ J. 2008; 72: 489-91.
2) Packer M, Carver JR, Rodeheffer RJ, et al. Effect of oral milrinone on mortality in severe chronic heart failure. N Engl J Med. 1991; 325: 1468-75.
3) The Consensus Trial Study Group. Effects of enalapril on mortality in severe congestive heart failure. N Engl J Med. 1987; 316: 1429-35.
4) 日本循環器学会. 循環器病ガイドシリーズ: 心血管疾患におけるリハビリテーションに関するガイドライン（2012年改訂版）. http://www.j-clrc.or.jp/guideline/pdf/JCS2012_nohara_h.pdf（2016年6月参照）
5) Maskin CS, Forman R, Sonnenblick EH, et al. Failure of dobutamine to increase exercise capacity despite hemodynamic improvement in severe chronic heart failure. Am J Cardiol. 1983; 51: 177-82.
6) Belardinelli R, Georgion D, Giovanni C, et al. Randomized controlled trial of long term moderate training in chronic heart failure. Circulation. 1999; 99: 1173-82.
7) Piepoli MF, Davos C, Francis DP, et al; ExTraMATCH Collaborative. Exercise training meta-analysis of trials in patients with chronic heart failure (ExTraMATCH). BMJ. 2004; 328: 189-92.
8) 伊東春樹. 心臓リハビリテーション. In: 高野照夫. 急性心筋梗塞. 大阪: 最新医学社; 2002. p.282.
9) Oldridge NB, Guyatt GH, Fischer ME, et al. Combined Experience of Randomized Clinical Trials. JAMA. 1988; 260: 945-50.
10) NPO法人ジャパンハートクラブ. http://www.npo-jhc.org/
11) Giannuzzi P, et al; Working group on cardiac rehabilitation & exercise physiology and working group on heart failure of the European Society of Cardiology. Recommendations for exercise training in chronic heart failure patients. Eur Heart J. 2001; 22: 125-35.

〈伊東春樹〉

第9章 再発予防のために

1 薬物療法

問題提起
①治療薬の選択はどのように行えばよいか？
②服薬遵守率を向上させるにはどうすればよいか？
③HFpHF 症例にはどう対応するか？

　心不全は種々の原因で生じるが，その病態には生体の代償機転として作用する前負荷・後負荷増加，レニン・アンジオテンシン・アルドステロン（RAAS）系・交感神経系賦活化といった共通点が多い．慢性心不全ガイドラインによる心不全の重症度からみた薬物治療指針を示す〔日本循環器学会．慢性心不全治療ガイドライン（2010年改訂版）http://www.j-circ.or.jp/guideline/pdf/JCS2010_matsuzaki_h.pdf（p.23，図4「心不全の重症度からみた薬物治療指針」）参照〕[1]．ここでは，AHA/ACC Stage 分類[2] が取り入れられて，高血圧，耐糖能異常，脂質異常症，喫煙などの危険因子に伴う高血圧や糖尿病がある場合には，心機能障害がなくても積極的にアンジオテンシン変換酵素（ACE）阻害薬の開始が推奨されている．すなわちすべての心不全患者に対して ACE 阻害薬投与が推奨されることになる．慢性心不全急性増悪時を含めて急性心不全では，呼吸管理，薬物療法（利尿薬，血管拡張薬，強心薬など）および非薬物療法を用いた集中治療により可能な限り早期に血行動態を安定させ，ACE 阻害薬と β 遮断薬の投与を開始して心筋ダメージを最小限に防ぐことが重要である．ACE 阻害薬と β 遮断薬は可能な限り，最大量の投与を目標にする．心不全の再発予防にあたっては，ガイドラインを遵守した治療となっているかを確認するシステムの利用が2年後の生命予後を改善することが大規模前向き試験で確認されている[3]．一方，心不全患者の30〜50％は左室駆出率が維持されていることが明らかにされており，heart failure with preserved ejection fraction（HFpEF）と呼ばれ，主に拡張機能が障害された心不全ということで拡張不全とも呼ばれている．拡張不全の予後は収縮不全と同等であり，5年生存率は50％に満たない．非

代償性 HFpEF で入院した患者の予後は極めて不良で，退院 60～90 日後に 1/3 以上の症例が死亡または再入院することが報告されている[4]．現時点で拡張不全症例に対して生命予後を延長させる確立した薬物治療法は存在しない．

1 経口心不全治療薬の選択

1. ACE 阻害薬〔もしくはアンジオテンシンII 受容体拮抗薬（ARB）〕

　心不全では，腎灌流圧の低下やβ₁受容体刺激により，腎臓の傍糸球体細胞でのレニン産生が増大することから，アンジオテンシンII やアルドステロンの産生が増大する．アンジオテンシンII は細動脈の収縮と交感神経活性を亢進させ，同時にアルドステロンを遊出して水と塩分の貯留を促進させる．ACE 阻害薬はアンジオテンシンI からアンジオテンシンII への産生を阻害するとともに，ブラジキニンの分解を阻害して一酸化窒素（NO）産生を増加させることから，ACE 阻害薬の作用の一部は NO を介していると考えられる[5]．1987 年に重症心不全患者を対象にした CONSENSUS 試験で ACE 阻害薬の予後改善効果が示され，心不全の治療目標はうっ血の解除と心拍出量の増加から，心不全で亢進した RAAS 系の抑制へとシフトした．以後，多施設大規模試験が繰り返され，重症度の異なる心不全例においても ACE 阻害薬による治療効果が明らかにされた（SOLVD 試験：軽症～中等症心不全）．また ACE 阻害薬は虚血性・非虚血性を問わず慢性心不全の治療に対する有効性が確認されている．投与量は多い方が予後良好となることが報告されており，エナラプリルおよびリシノプリルでは 5～10mg/ 日を目標とする．ACE 阻害薬に対する忍容性が乏しい場合は ARB を代用する．心不全では RAAS 系が亢進しているため，RAAS 系阻害薬により過度の降圧が生じる場合があるため，初期投与量は通常の降圧療法時の 1/4～1/2 量から開始し，血圧低下や腎機能低下がないことを確認したうえで漸増する．

2. β遮断薬

　β遮断薬は強心薬の対極に位置するものであり心不全に禁忌とされてきたが，1975 年に Waagstein らは慢性心不全患者にプラクトロールを投与することで症状が改善することを報告した．そのインパクトは大きく，多くの無作為割付け試験が行われた結果，β遮断薬が慢性心不全，特に拡張型心筋症患者の自覚症状と心機能を改善することが証明された．その後，慢性心不全

患者の予後に及ぼす効果が検討され，メトプロロール徐放錠投与がプラセボ投与と比較して全死亡率，突然死および心不全死を減少させることが明らかにされた（MERIT-HF 試験）．メトプロロール同様，β_1 選択的遮断薬であるビソプロロールも生命予後に及ぼす影響が検討され，虚血性・非虚血性心不全を問わずビソプロロール投与がプラセボ投与と比較して全死亡率，突然死および心不全増悪による入院率を減少させることが明らかにされた（CIBIS-II 試験）．一方，β 遮断作用と軽度の α_1 遮断による血管拡張作用を有するカルベジロールを用いた慢性心不全生命予後改善効果を検討する大規模試験で，生命予後に対する有効性が明らかとなった（MOCHA 試験，US Carvedilol 試験）．さらに NYHA IV 度の重症心不全症例でもカルベジロールの予後改善効果が示された（COPERNICUS 試験）．これは β 受容体遮断による心拍出量低下を血管拡張作用による後負荷軽減作用により補うものであり，理にかなった治療法であると考えられる．カルベジロールは抗酸化作用もあり，かかる効果の関与も考えられており，心不全治療薬として ACE 阻害薬とともに必要不可欠の薬剤となっている．

3. 利尿薬

　利尿薬は心不全治療の基本的薬物であり，急性期の肺うっ血による労作時息切れ・呼吸苦や末梢浮腫，前負荷軽減には最も速効性がある．日本循環器学会のガイドラインでは急性心不全でも，慢性心不全でも，うっ血や末梢浮腫など体液貯留の徴候が認められる場合，利尿薬の使用はクラス I とされており，必要不可欠の薬剤である．利尿効果はフロセミドが最も強いが，交感神経系や RAAS 系を亢進させることで後負荷増大や心拍出量を低下させるため，RAAS 系阻害薬の併用が望ましい．サイアザイド系利尿薬は一般的に半減期が長く降圧治療に有用であるが，糸球体濾過量（GFR）が 30mL/ 分以下の症例では単剤での利尿効果は望めない．急性期から慢性期に移行する時点では，フロセミドより半減期が長いトラセミド（2～2.4 時間）やアゾセミド（2.6 時間）など長時間作用型へ変更するか，うっ血や体液貯留が軽快すれば利尿薬を中止するか，血圧が高い場合はサイアザイド系利尿薬への変更が望ましい．慢性心不全に関する臨床試験の解析結果では，ループ利尿薬の使用は予後悪化因子であり，重症心不全患者においてループ利尿薬の使用量と死亡率を検討した研究においても独立した予後規定因子となることが報告されている一方で，心疾患患者において体液貯留の指標である中心静脈

圧が高い群は，中心静脈圧が低い群に比し死亡率が高くなることが報告されていることから[6]，利尿薬の投与は明らかな体液貯留の徴候が認められる病態であって，腎血流量低下による腎機能障害をきたさないように適切に使用される限りは心不全患者にとって有益であると考えられる．ループ利尿薬の慢性投与により，遠位尿細管の細胞肥大が生じ，Na^+再吸収が下位ネフロンに移行することが知られている．体液貯留の徴候が認められるにもかかわらず大量のループ利尿薬の投与でも十分な利尿が得られない症例では，サイアザイド系利尿薬の併用が奏効する場合がある．また，ループ利尿薬の中でも最もよく使用されるフロセミドは，経口 bioavailability（10〜100％）が安定していないため，ブメタニド（80〜100％）やトラセミド（80〜100％）など経口 bioavailability が安定しているループ利尿薬への変更で利尿が得られる場合もある．抗アルドステロン作用を併せもつトラセミドは遠位尿細管にも作用して利尿作用が強く，低 K 血症も発現しにくいが，肝機能障害を有する症例では排泄が遅延することから注意が必要である．ループ利尿薬やサイアザイド系利尿薬の副作用である低 K 血症は致死性不整脈の発症を誘導し，不整脈死を増加させることが知られている．とくにジギタリス製剤を使用している症例では催不整脈作用を増強するため，注意を要する．さらに，低 K 血症は，腎局所においてアンジオテンシンⅡやエンドセリン-1 産生を亢進させることで，尿細管間質障害を惹起することから，低 K 血症は積極的に治療するべきで，RAAS 系阻害薬との併用投与が望ましいと考えられる．また，K 保持性利尿薬は単独では利尿効果が強くないものの，他の利尿薬と併用することにより利尿効果を増強させるとともに，他の利尿薬の副作用である低 K 血症を防止する目的で使用される．

選択的バソプレシンV_2受容体拮抗薬であるトルバプタンは腎血流量や糸球体濾過量を低下させないことから，ループ利尿薬などの他の利尿薬で効果不十分な心不全における体液貯留に対して使用を考慮してもよい．トルバプタンは血清 Na 濃度を増加させることから，低 Na 血症を合併する症例がとくによい適応である．重症心不全に対しても重篤な低血圧や腎機能低下を生じさせにくく，体重減少や浮腫および呼吸困難を改善させることが示されている[7]．トルバプタンを投与するにあたっては，急激な血清 Na 濃度の上昇を防ぐため，投与開始 4〜6 時間後，8〜12 時間後に血清 Na 濃度を測定するべきである．口渇感が出現した場合は，飲水を制限しないことも忘れては

ならない．投与を継続する場合は，高 Na 血症に対する注意を怠ってはならない．一方，心不全症例に対するトルバプタンのリモデリング抑制や長期予後に対する効果は明らかではないことから，至適投与量や期間に関しては今後明らかにしていく必要がある．拡張不全症例でも肺うっ血や末梢浮腫など体液貯留の徴候を認めれば利尿薬を処方するが，利尿薬投与により心拍出量の低下が起こりやすいため，利尿薬は少量から開始するべきである．

4. 強心薬

慢性心不全では重症度に応じて β 受容体のダウンレギュレーションが惹起され，β 受容体・アデニル酸シクラーゼを介する cyclic AMP 産生が低下しているため，心収縮力が低下する．強心薬には cyclic AMP 産生を亢進する β 受容体刺激薬と，その分解を抑制するホスホジエステラーゼ（PDE）III 阻害薬やジギタリスなどがあり，心不全治療に資するものと考えられていた．しかし，ジギタリスとピモベンダンを除いて強心薬は一時的に心不全の症状や身体活動能力を改善するが，長期的には心筋障害を惹起し，その予後を悪くすると考えられていることから，ACE 阻害薬，β 遮断薬，利尿薬を用いても症状や身体活動能力が改善しない場合に限り使用するべきである．

a）ジギタリス

ジギタリスは $Na^+/K^+-ATPase$ の活性を抑制し，細胞内 Na^+ 濃度の増加をもたらし，結果的に Na^+/Ca^{2+} 交換機能によって細胞内への Ca^{2+} の流入を促進し，強心作用を発揮する．一方，中枢神経系からの交感神経刺激に対する心臓圧受容体反応を抑制し，交感神経系と RAAS 系賦活化を抑制する．症状の安定している洞調律心不全患者で，利尿薬とジゴキシンが投与されている症例（PROVED 試験）および利尿薬，ACE 阻害薬とジゴキシンが投与されている症例（RADIANCE 試験）に対して無作為にジゴキシン治療を中止する試験がなされ，これらの両試験においてジゴキシン中止群で心不全の悪化が認められた．さらに，洞調律心不全患者において生命予後に関する大規模試験（DIG 試験）が行われた．この試験は，利尿薬と ACE 阻害薬を服用している心不全患者を対象に実薬（ジゴキシン）とプラセボに割付けて 37 か月の追跡が行われた結果，全死亡および心血管死亡は両者で差はなかったが，ジゴキシンによって心不全増悪による死亡は減少傾向，心不全増悪による入院は有意に減少した．これらの結果から，ジギタリスは洞調律心不全患者の生命予後を悪化させることなく，その病態を改善しうる薬剤と位

置づけられる．DIG 試験のサブ試験において，ジゴキシンの血中濃度に比例して死亡率が増加することが明らかにされており[8]，洞調律心不全患者の至適血中濃度として 0.5〜0.8ng/mL が提案されている[9]．薬理学的には，この程度の濃度では強心作用は弱く，交感神経機能抑制などの神経体液性因子抑制作用の影響が考えられている．興味深いことに DIG 試験のサブ解析において，ジゴキシン投与群において血中ジゴキシン濃度が 0.8ng/mL 以下である場合に eGFR が 20% 以上改善する症例が多く，ジゴキシン投与前の eGFR が低値であるほどその傾向が認められることが報告されている[10]．心不全では心腎連関により腎機能低下を呈する症例も多く，そのような症例では RAAS 系阻害薬の投与により eGFR の低下や血清カリウム値の増加が認められることで RAAS 系阻害薬の減量や中止を余儀なくされる場合があるが，ジゴキシンの血中濃度が 0.8ng/mL 以下にコントロールされている症例では RAAS 系阻害薬が導入しやすい可能性が考えられる．また，ジギタリスは徐拍化作用を有する唯一の強心薬であり，レートコントロールが必要とされる頻脈性心房細動患者に使用が推奨される（クラスI）．スピロノラクトンはジギタリスの腎臓からの排泄を抑制するため注意が必要である．

b）ピモベンダン

ピモベンダンは，PDE III 阻害作用に加えて心筋収縮蛋白（トロポニンC）の Ca^{2+} に対する感受性亢進作用により細胞内 Ca^{2+} 濃度を増加させることなく心筋収縮力を増強させるというユニークな作用をもつ．臨床で使用される用量では PDE III 阻害作用が主体と考えられている．少なくとも利尿薬と ACE 阻害薬が処方されている（ジギタリス処方率は 60% 程度）軽症〜中等症慢性心不全患者に対するピモベンダンの運動耐容能へ及ぼす効果を検討した PICO 試験では，低用量群（1.25mg を 1 日 2 回），高用量群（2.5mg を 1 日 2 回）ともに，心筋酸素消費を増加させずに運動耐容能を改善させた．さらに我が国で実施された EPOCH 試験においてもピモベンダン（80% の症例で 1.25mg を 1 日 2 回）の長期投与が中等症慢性心不全患者において予後に悪影響を及ぼすことなく心機能，身体活動能力を有意に改善し，複合心事故発生を有意に低下させた．本試験の ACE 阻害薬の処方率は 68% で，利尿薬 82%，ジギタリス 59% であった．PDE 阻害薬の強心作用は β 受容体を介さないことから，β 遮断薬を服用中の心不全患者においても効果が期待でき，慢性心不全急性増悪患者に対しても PDE 阻害薬投与はクラス IIa と

されている．β遮断薬導入に際し忍容性がない症例に対して，ピモベンダンの投与を開始した後でβ遮断薬を少量から併用するとβ遮断薬の導入が容易になることがある．慢性心不全患者に対するピモベンダン投与は，利尿薬およびジギタリスなどを用いても症状や身体活動能力が改善しない場合に限り，他の強心薬と併用する場合は副作用が増強する恐れがあるため低用量（1.25mgを1日1回）から慎重に投与する必要がある．

5. 抗アルドステロン薬

　尿細管に存在するミネラルコルチコイド受容体にアルドステロンが結合することで，Na^+・水再吸収促進およびK^+・Mg^{2+}排泄が惹起される．アルドステロンは交感神経を活性化させ副交感神経活性を抑制する．ACE阻害薬やARB投与により低下した血中アルドステロン濃度が再上昇する（アルドステロンブレークスルー）現象が明らかにされている．抗アルドステロン薬はアルドステロンブレークスルー現象や局所で産生されるアルドステロンに対しても効果が見込まれる．ACE阻害薬，ループ利尿薬およびジゴキシンの標準的治療薬に抗アルドステロン薬であるスピロノラクトンを上乗せすることで左室駆出率が35％未満の慢性心不全症例の生命予後が改善することが明らかにされた（RALES試験）．本試験では，スピロノラクトンは利尿薬としてではなく，心筋の線維化を抑制することで左室リモデリングを改善したことが示唆された．実際，アルドステロンが慢性心不全患者の心臓において産生されていることが報告されている．さらに，ミネラルコルチコイド受容体に対する選択性がより高い（約8倍）エプレレノンが，左室収縮不全および心不全を合併した急性心筋梗塞患者において，総死亡や心血管イベントを抑制することが報告された（EPHESUS試験）．本試験では，ACE阻害薬やARBだけでなく，β遮断薬も75％の症例で投与されていたことから，その結果は現在の心不全診療においても応用できると考えられる．また，より軽症（NYHA II）の心不全に対してもエプレレノンは心血管死と心不全増悪による入院を抑制することが報告された（EMPHASIS-HF試験）．これらの結果から，RAS阻害薬とβ遮断薬による標準的治療を受けている左室収縮不全を伴う慢性心不全や急性心筋梗塞症例において，抗アルドステロン薬併用が予後を改善させることが明らかとなった．抗アルドステロン薬は2009年に改定されたAHA/ACCのガイドラインにおいてはStage C以上の心不全症例に投与が推奨され，2010年に改訂されたわが国の慢性心不全治

療ガイドラインにおいても中等症（NYHA III）以上の心不全症例に投与が推奨されるに至っている．

抗アルドステロン薬の副作用に高カリウム血症があり，中等度以上の腎機能障害（クレアチニンクリアランス＜50mL/分），投与前の血清クレアチニン値 1.6mg/dL 以上や血清カリウム値 5.0mEq/L 以上では使用を控え，とくに ACE 阻害薬や ARB との併用は注意が必要で，ACE 阻害薬，ARB，抗アルドステロン薬の 3 剤併用は避けるべきである．

> ❖ **Take home messages**
>
> ①治療薬の選択は，ガイドラインに準じて重症度に応じて行う必要がある．我が国では，欧米諸国と比較して心不全の基本的治療薬である ACE 阻害薬の処方率が低い傾向にある．ガイドラインの遵守は，心不全患者の生命予後を改善させることが明らかにされている．
> ②薬剤に関する情報を患者が完全に理解できるまで詳細に指導し続けることが重要である．入院患者では退院前，外来患者では外来通院時が良い機会である．また，薬剤師と連携して服薬遵守の確認と副作用発現の評価も怠ってはならない．自己管理能力が不十分な症例では，家族への教育や訪問看護・薬剤師等の活用を積極的に行う．
> ③現時点で HFpEF 症例に対して生命予後を延長させる確立した薬物治療法は存在しない．高血圧，糖尿病，冠動脈疾患などの合併疾患に応じて個々に治療を行う．

【文献】

1) 日本循環器学会. 循環器病ガイドシリーズ: 慢性心不全治療ガイドライン（2010 年改訂版）. http://www.j-circ.or.jp/guideline/pdf/JCS2010_matsuzaki_h.pdf
2) Hunt SA, Abraham WT, Chin MH, et al. 2009 focused update incorporated into the ACC/AHA 2005 Guidelines for the Diagnosis and Manage-

ment of Heart Failure in Adults: a report of the American College of Cardiology Foundation/American Heart Association Task Force on Practice Guidelines: developed in collaboration with the International Society for Heart and Lung Transplantation. Circulation. 2009; 119: e391-479.
3) Fonarow GC, Albert NM, Curtis AB, et al. Associations between outpatient heart failure process-of-care measures and mortality. Circulation. 2011; 123: 1601-10.
4) Fonarow GC, Stough WG, Abraham WT, et al; OPTIMIZE-HF Investigators and Hospitals. Characteristics, treatments, and outcomes of patients with preserved systolic function hospitalized for heart failure: a report from the OPTIMIZE-HF Registry. J Am Coll Cardiol. 2007; 50: 768-77.
5) Kitakaze M, Node K, Takashima S, et al. Cellular mechanisms of cardioprotection afforded by inhibitors of angiotensin converting enzyme in ischemic hearts: role of bradykinin and nitric oxide. Hypertens Res. 2000; 23: 253-9.
6) Damman K, van Deursen VM, Navis G, et al. Increased central venous pressure is associated with impaired renal function and mortality in a broad spectrum of patients with cardiovascular disease. J Am Coll Cardiol. 2009; 53: 582-8.
7) Konstam MA, Gheorghiade M, Burnett JC Jr, et al; Efficacy of Vasopressin Antagonism in Heart Failure Outcome Study With Tolvaptan (EVEREST) Investigators. Effects of oral tolvaptan in patients hospitalized for worsening heart failure: the EVEREST Outcome Trial. JAMA. 2007; 297: 1319-31.
8) Rathore SS, Curtis JP, Wang Y, et al. Association of serum digoxin concentration and outcomes in patients with heart failure. JAMA. 2003; 289: 871-8.
9) Ambrosy AP, Butler J, Ahmed A, et al. The use of digoxin in patients with worsening chronic heart failure: reconsidering an old drug to reduce hospital admissions. J Am Coll Cardiol. 2014; 63: 1823-32.
10) Testani JM, Brisco MA, Tang WH, et al. Potential effects of digoxin on long-term renal and clinical outcomes in chronic heart failure. J Card Fail. 2013; 19: 295-302.

〈浅沼博司　北風政史〉

第9章 再発予防のために

2 生活習慣に対応する

問題提起！
① 心不全患者の再発予防は，医師個人の努力で可能であるか？
② 心不全患者の運動は禁忌であるか？
③ 患者教育はどのように行えばよいか？

　急性心不全や慢性心不全急性増悪は，高血圧，虚血性心疾患，心筋症，弁膜症，心筋炎，先天性心疾患，不整脈，代謝異常など種々の原因で生じるが，臨床経過から，急性心不全と慢性心不全は連続した病態としてとらえられるようになっている（図1)[1]．この図からも明らかなように，慢性心不全患者の多くは入退院を繰り返し，急性増悪のたびに心機能が低下することから，再発予防は大変重要な課題である．現在，心不全の重症度からみた薬物治療指針が日本循環器学会，AHA/ACC や ESC など複数の学会から示されており，高血圧，耐糖能異常，脂質異常症，喫煙などの危険因子を有する場合には，それぞれのガイドラインに従って是正および治療を行い，これらの危険因子を伴う高血圧や糖尿病がある場合には，たとえ心機能障害がない

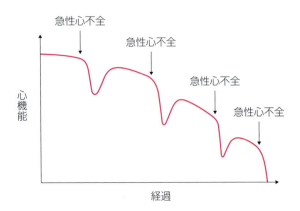

図1 心不全症例における心機能の経過 (Gheorghiade M, et al. Am J Cardiol. 2005; 96: 11G-17G[1] より改変)

表1 心不全の増悪因子 (Tsuchihashi M, et al. Jpn Circ J. 2000; 64: 953-9[2] より改変)

	(%)
治療アドヒアランスの欠如	
水分・塩分の過剰摂取	13.5
服薬不遵守	4.8
過労	4.3
感染症	8.3
不整脈	4.3
身体的・情動的ストレス	2.2
心筋虚血	2.2
高血圧	1.7
その他	3

場合であっても積極的にアンジオテンシン変換酵素（ACE）阻害薬の開始が推奨されているなど，生活習慣（病）を考慮したものとなっている．心不全の再発予防にあたっては，何よりもはじめに原因疾患の検索と増悪因子（表1）[2]の検索および合併症の検索を入院期間中に明らかにする必要がある．そして退院前に，ガイドラインを遵守した治療となっているかを確認することも大変重要である[3]．入院期間中は治療の主体となるのは医療機関であることはいうまでもないが，退院後は患者のセルフモニタリングやセルフケアも重要で[4]，退院時の看護師による患者教育が予後（再入院および死亡）を改善することが報告されている[5]．最近，患者教育を含めたガイドライン遵守を確認するシステムの利用が2年後の生命予後を改善することが大規模前向き試験で確認され[6]，我が国の医療機関においても多職種心不全患者支援チームによる患者教育，治療アドヒアランスの向上，訪問や電話による患者モニタリングなどで構成される疾患管理プログラムの遂行が浸透しつつある．

1 生活習慣の指導

1. 塩分・水分制限

1gの食塩摂取は体液量を200～300mL増加させることから，すべての心不全患者にとって減塩は必須である．重症心不全では1日の食塩摂取量を3g以下に制限することが必要とされるが，極度の減塩は食欲減退をまねき，cachexia（悪液質）症例では状態が悪化する場合があることから注意を要す

る．軽症心不全では1日の食塩摂取量6～7g程度とする．一般に加工食品は多くの食塩を含有しており，朝食でよく食べられている食パンは種類や厚さで差はあるものの，1枚あたり約1gの食塩を含有していることから，患者や家族に対して十分に教育しておく必要がある．また，食品パッケージの栄養成分表には食塩含有量ではなくナトリウムの量（mg）が記載されていることが多いことから注意が必要である．食塩含有量（g）＝ナトリウム含有量×2.54÷1000となることも同時に教育する必要がある．水分制限は軽症心不全では不要で，中等度以上の心不全症例は1.5L/日程度に制限する．夏期は発汗による水分喪失を考慮して，水分制限を緩和してもよいと思われる．使用するコップや湯飲みを決めて1杯何mLかを測定しておくことやペットボトルの利用は水分摂取量のコントロールに役立つが，体重増加に至らない範囲の飲水は病態に影響を及ぼさないと考えられている．

　心不全患者では希釈性の低ナトリウム血症が認められる場合があり，低ナトリウム血症は予後不良因子の一つとされるが，この場合でも塩分摂取を促すのではなく，水分および塩分制限が必要となる．

2. 食事

　肥満は心不全発症のリスクとなることから，カロリー制限による是正が必要である．しかし肥満がない場合は，脂質異常症や耐糖能異常がない限り食事内容の変更やカロリー制限は不要と考えられている．カリウム，カルシウム，マグネシウム，食物繊維，たんぱく質（魚介類，大豆製品）の摂取を多くし，動物性脂肪である飽和脂肪酸とコレステロールの摂取を控えるDASH食が心不全の発症を抑制することが報告されている[7]．また，野菜，果物，全粒穀物などの植物性食品，脂肪源としてオリーブオイル，魚介類を多く摂取し，食事中に適量のワインを飲む地中海式ダイエットが心血管イベントの発症を抑制することが報告されているが，大量飲酒は血圧上昇や水分の過量摂取につながることから，適量の飲酒に努めなければならない．

3. 運動

　安静によるデコンディショニングは運動耐容能の低下を助長しQOL（quality of life）を低下させる．とくに高齢心不全患者では，加齢による退行性変化および廃用性変化により，ADL（activities of daily living）が低下する．運動療法を含む包括的心臓リハビリテーションは，慢性心不全の疾患管理プログラムとして重要性が増している．運動療法の効果として，1）運動

耐容能，2）左室機能，冠循環，左室リモデリング，3）骨格筋，呼吸筋，血管内皮，4）自律神経機能，換気応答，炎症マーカーなどの神経体液性因子，5）QOLなどに対する改善作用などが明らかにされており，体全体の機能低下が生じる心不全の病態を同時に改善させる．運動は安定期のコントロールされた心不全患者にすすめられるが，急性期であっても安静時の症状がなければ早期離床・社会復帰をめざして，ベッド上でゴムチューブやボールを用いた低強度のレジスタンストレーニングやベッドやイスに座って足を持ち上げる・つま先立ちをするなどが試みられており，その有効性が報告されている．心不全の運動療法は，医師の運動処方に従って行われるべきであり，高齢心不全患者や低心機能，危険な不整脈や心筋虚血が出現する可能性がある症例では，監視下で慎重に行わなければならない．一般に急性期はバランストレーニングや低強度のレジスタンストレーニングから開始し，回復期・維持期は有酸素運動とレジスタンストレーニングに移行させることが推奨されている．いずれの運動も低強度，短時間から開始し心不全の増悪に注意する．レジスタンストレーニングでは，息を吐きながら力を入れてValsalva手技にならないように指導することが重要である．1）自覚症状が悪化している時，2）1週間以内に体重が2kg以上増加している時，3）安静時・運動時とも普段より脈拍数が10/分以上増加している時，4）血中BNP値が上昇している時（前回より100pg/mL以上）などは運動を控えることが望ましい．詳細については，慢性心不全ガイドライン（2010年改訂版）や心血管疾患におけるリハビリテーションに関するガイドライン（2012年改訂版）を参照されたい．

4．禁煙

喫煙はあらゆる心疾患の危険・増悪因子であり，左室駆出率が35％未満の心不全症例（n＝6,704）における平均41か月間の観察期間中，喫煙者は非喫煙者に比し，年齢，左室駆出率，人種，心不全の病因で補正後の総死亡や心不全による入院リスクが高く，禁煙の効果は2年以内に出現することが明らかにされている（図2)[8]．喫煙はニコチン依存症という治療対象であり，医師だけでなく，多職種心不全患者支援チームによる繰り返しの指導が重要となる．禁煙できない場合は，ニコチン製剤やバレニクリン酒石酸塩などの禁煙治療薬も有効である．

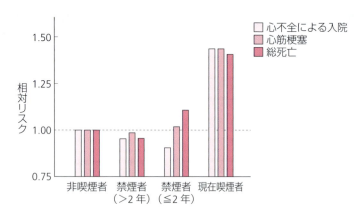

図2 喫煙の心血管イベント発症および総死亡リスク
(Suskin N, et al. J Am Coll Cardiol. 2001; 37: 1677-82[8] より改変)

5. 入浴

　適切な方法による入浴は，心臓にかかる負荷を軽減することが報告されている[9]．湯温は40〜41℃（熱く感じない湯温），入浴時間は10分以内が望ましいとされる．浴槽につかると水圧により静脈還流量が増加して心内圧を上昇させることから，ゆっくりと心窩部くらいまで湯につかり，湯から上がるときもゆっくり上がるようにする．脱衣所や浴室もあらかじめ暖かくしておくようにする．

6. 旅行

　NYHA分類III度以上では勧められない．NYHA分類II度以下であっても，まずは近距離の日帰り旅行からはじめ，徐々に距離と移動時間を延ばし宿泊を伴うものにするべきである．かかりつけの病院を受診することができない場所へ旅行する際には，受診可能な医療機関をあらかじめ調べておき，急変時に備えることが望ましい．移動は公共の交通機関よりも，歩行せずにすむ自家用車の方が身体への負担は少なく，移動時間が長くなるようであれば短時間の航空機による移動の方が望ましいと思われる．内服薬の持参を忘れることなく，服用を遵守する．旅行では心不全の知識を有し，患者の病状をよく知り，過量の飲食や長風呂を注意してくれる人の同伴が望ましい．

7. セルフモニタリングとセルフケア

　心不全による再入院を防ぐには，定期的な受診による病態の評価だけではなく，毎日の自己（および家族）による徴候のチェックと評価および適切な

受診時期の判断が大変重要である．入院中から多職種心不全患者支援チームで同一の教材を用いた患者教育を行い，退院後も外来や訪問および電話による定期的な教育や支援を行うことでセルフモニタリングとセルフケアへの関心が高まり，また自信にもつながる．日本心不全学会では，"心不全手帳"を作成しており，心不全に関する知識をわかりやすくまとめた"連携手帳"と，日々の体重，血圧，脈拍や自覚症状を記録する"記録手帳"の2冊で構成されている．自覚症状は，1）息切れ，2）むくみ，3）疲れやすさ，4）食欲低下，5）不眠の5項目についての有無をチェックするだけの簡単なものとなっており，相談や受診の目安となる体重の増加について記載するページがあるなど，大変使用しやすく，定期診察の際に持参させることで患者や家族の教育に役立つだけでなく，自己管理への意欲にもつながるものと思われる．

❖ Take home messages

① 心不全患者の再発予防は，多職種心不全患者支援チームによる絶え間ない患者教育，治療アドヒアランスの向上，訪問や電話による患者モニタリングが重要である．
② 運動療法は，体全体の機能低下が生じる心不全の病態を同時に改善させる効果があり，適切な評価によって作成された運動処方に従い病態に応じて積極的に行われるべきである．
③ 日本心不全学会で作成された"心不全手帳"や個々の医療施設で独自に作成された管理日誌の情報を医療側と患者や家族が共有し，個々の患者に応じた患者教育を多職種心不全患者支援チームで行うことが望まれる．

【文献】

1) Gheorghiade M, De Luca L, Fonarow GC, et al. Pathophysiologic targets in the early phase of acute heart failure syndromes. Am J Cardiol. 2005; 96: 11G–17G.
2) Tsuchihashi M, Tsutsui H, Kodama K, et al. Clinical characteristics and

prognosis of hospitalized patients with congestive heart failure--a study in Fukuoka, Japan. Jpn Circ J. 2000; 64: 953-9.
3) Gheorghiade M, Pang PS. Acute heart failure syndromes. J Am Coll Cardiol. 2009; 53: 557-73.
4) Riegel B, Moser DK, Anker SD, et al; American Heart Association Council on Cardiovascular Nursing; American Heart Association Council on Clinical Cardiology; American Heart Association Council on Nutrition, Physical Activity, and Metabolism; American Heart Association Interdisciplinary Council on Quality of Care and Outcomes Research. State of the science: promoting self-care in persons with heart failure: a scientific statement from the American Heart Association. Circulation. 2009; 120: 1141-63.
5) Koelling TM, Johnson ML, Cody RJ, et al. Discharge education improves clinical outcomes in patients with chronic heart failure. Circulation. 2005; 111: 179-85.
6) Fonarow GC, Albert NM, Curtis AB, et al. Associations between outpatient heart failure process-of-care measures and mortality. Circulation. 2011; 123: 1601-10.
7) Levitan EB, Wolk A, Mittleman MA. Consistency with the DASH diet and incidence of heart failure. Arch Intern Med. 2009; 169: 851-7.
8) Suskin N, Sheth T, Negassa A, et al. Relationship of current and past smoking to mortality and morbidity in patients with left ventricular dysfunction. J Am Coll Cardiol. 2001; 37: 1677-82.
9) Tei C, Horikiri Y, Park JC, et al. Acute hemodynamic improvement by thermal vasodilation in congestive heart failure. Circulation. 1995; 91: 2582-90.

〈浅沼博司　北風政史〉

第9章 再発予防のために

3 心房細動に対応する

問題提起！
- 頻脈性心房細動のレートコントロール
- 心不全を伴う心房細動における抗凝固療法

　一般的に，心房細動では，空間的にも時間的にも変動する複数のリエントリーが成立しており，両側の心房は統一のない興奮に陥っている．心房は局所的には250〜350回/分またはそれ以上の高頻度で興奮し，さらに，心房細動の発生とその維持にはトリガーとなる異常興奮と，肺静脈を含む心房でのリエントリーが成立するための心房筋の電気生理学的または構造的変化（不整脈基質）が存在することが必要である．心房細動は，その持続時間から，表1の3つに分類される．心不全は，そのどのステージからも発症してくる．さらに，逆に，心不全を契機に心房細動が発症することがあり，両者は，最悪のシナリオである「心臓死」へ誘う双子の兄弟とも呼べる．

表1 発症からの持続時間による心房細動の分類

① 発作性心房細動（Paroxysmal AF）
　発症7日以内に自然に停止するもの
② 持続性心房細動（Persistent AF）
　発症7日以上持続するもの
③ 長期持続性心房細動（Long standing persistent AF）
　1年以上持続するもの

症例　心不全を伴う心房細動の一例

〔症例〕75歳女性，動悸，息切れ
生来健康であったが，数か月前から動悸が始まり，全身倦怠感強く，最近，急速に体重が増加（+5kg）し，労作時の息切れも感じるようになった．この急な体重増加の前は，この2〜3年の間で，5〜6kgの体重減少があった．身体所見では，全身の浮腫，脈の絶対不整（心拍

数130〜140bpm),甲状腺腫を認める.胸部X線(図1)では,著しいCTRの増加,両側胸水を認めた.ちなみに図1Bは,治療後の写真である.また,入院時12誘導心電図では(図2),心拍数120bpm以上の頻脈性心房細動であった.生化学検査では,BNP 653,TSH 0.02μIU/mL,FT3 8.6pg/mL(2〜4.9),FT4 3.54ng/mL(0.82〜1.63ng/mL)で,電解質異常は認めなかった.以上より,頻脈性心房

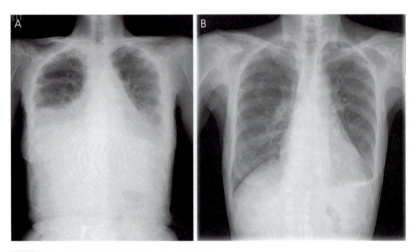

図1 A:入院時の胸部X線,B:治療後

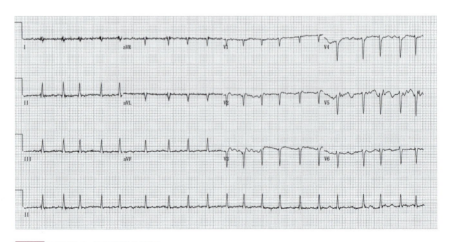

図2 入院時の12誘導心電図

細動と甲状腺機能亢進をともなう心不全の急性増悪と考え，利尿薬，βブロッカー（ビソプロロール），メチマゾールによる治療が開始された．

1 頻脈性心房細動のレートコントロール

さて，頻脈性心房細動は，近年，心不全との関連で注目されている．2000年前後に，心房細動の治療方針として，すみやかに洞調律に戻すリズムコントロールなのか，心拍数を抑えて症状を軽減するレートコントロールなのかの議論が多くなされた．図3のサマリーに示すように，AFFIRM試験[1]をはじめ，多くの研究で，レートコントロールのほうが良いという結果になった．CAST試験と同じく，患者のQOL改善のために善かれと考えて処方される抗不整脈薬が，実は，かえって具合の悪いことになった．これらの報告を受けて，カナダでの薬剤処方内容を2000年前後で調べられたのが，図4のグラフであるが，リズムコントロールの選択は急速に低下し，レートコントロールが増加している．さらに，図4Bのように，古くより心房細動のレートコントロールに使われていたジギタリスの使用は，急激に減少し，βブロッカーの使用量が急速に増加している．

日本循環器学会の心房細動治療（薬物）ガイドライン（2013年改訂版）

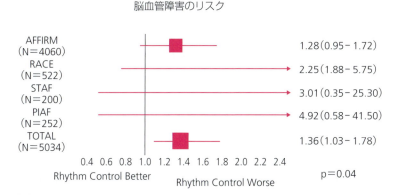

図3 頻脈性心房細動
リズムコントロールかレートコントロールか？

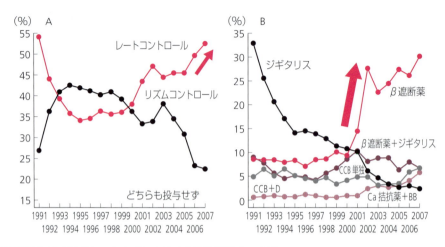

図4 CARAF 研究：カナダにおける心房細動治療の変遷

前向きコホート研究に登録された発作性心房細動患者 1,400 例を対象とし，心拍数コントロール薬（β遮断薬，Ca 拮抗薬，ジゴキシン）およびレートコントロール薬（class IA, IC, III の抗不整脈薬）の使用状況を調査した．

の心房細動レートコントロールの方針でも，ジギタリスは心不全合併例での選択肢として，第一にあげられている〔http://www.j-circ.or.jp/guideline/pdf/JCS2013_inoue_h.pdf (p.35, 図 13「心房細動の心拍数調節（薬物治療）」) 参照〕．これは，従来知られているジギタリスの陽性変力作用が心不全のときに，いい方向に働くと考えられているためであるが，一方，ジギタリスは細胞内カルシウムレベルを上昇させることにより，催不整脈作用があり，腎機能の影響を非常に受けやすく，安全域の狭い薬剤であり，最近の研究でも ROCKET AF のサブ解析で，ジギタリス投与は，死亡リスクを高めることが報告されている（Jeffry BW, et al. Lancet. 2015）．

このような背景から，心不全時の心房細動レートコントロールには，前述のガイドラインに示されるように経口薬としては，ビソプロロール，カルベジロールが推奨されている．上述の症例でも，まずビソプロロールを導入した．さらに，甲状腺の治療により，2か月後には，自然に洞調律に戻っている．

図5は，2005～2009 年に GWTG-HF 研究に登録された，心不全による入院患者 145,221 例について，入院時心拍数と入院中の死亡率について検討したものである[2]．入院中の心不全死は，心房細動例では，平均心拍数

が110以下で，比例して低下することが示されている．

　また，これに先行するRACEII研究[3]では，心房細動の患者を対象に，心拍数を厳格（strict）に80bpm以下にコントロールする群と，緩やか（lenient）に110bpm以下にコントロールする群での，心血管死，心不全での入院，脳卒中・塞栓症，出血，致死性不整脈の出現などを複合エンドポイントとして3年間観察している．図6Aの縦軸は，イベントの累積発生率で，有意差はないものの，緩やかコントロールのほうが，一見，心イベントは少ないように見える．しかし，実際の心拍数のコントロールは，図6Bのように，緩やかなコントロール群であっても，平均85bpm程度まで，抑制されていた．

　以上の2つの臨床研究は，心不全を伴う場合の心房細動レートコントロールでは，少なくとも110以下，できれば90以下が良いこと，逆に心不全などの心イベントの出現を予防するにも，同様の心拍レンジにコントロールが有用であることが示されている．前述の日循ガイドラインでは，(1) まず，緩やかな目標心拍数（安静時心拍数110拍/min未満）で開始し，(2) 自覚症状や心機能の改善がみられない場合はより，厳密な目標（安静時心拍数80拍/min未満，中等度運動時心拍数110拍/min未満）とする，とされた．

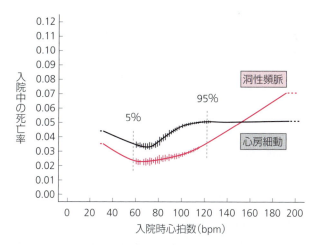

図5 連続例の入院例における入院時心拍数と予後
2005～2009年にGWTG-HF研究に登録された心不全による入院患者145,221例について，入院時心拍数と入院中の死亡率について検討した．

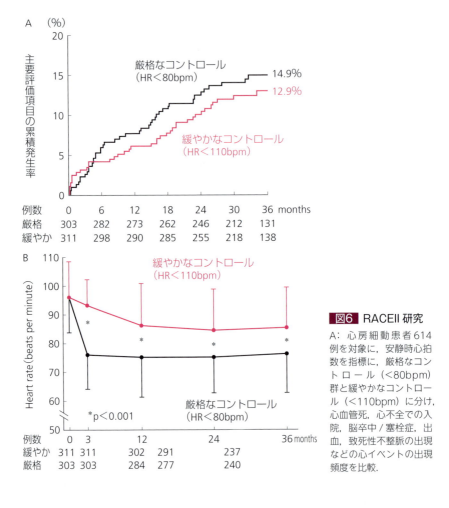

図6 RACEII 研究

A：心房細動患者614例を対象に，安静時心拍数を指標に，厳格なコントロール（＜80bpm）群と緩やかなコントロール（＜110bpm）に分け，心血管死，心不全での入院，脳卒中／塞栓症，出血，致死性不整脈の出現などの心イベントの出現頻度を比較．

2　心不全を伴う心房細動における抗凝固療法

　血栓形成には，以下の3つの要素が微妙に関与することが知られている，すなわち，①血流のうっ滞，②凝固脳の亢進，③血管内皮細胞の機能障害（stasis, hypercoagulability, vessel wall injury）である（ドイツ人病理学者Virchowの3要因：図7）．いったん心房細動が起こると，この3条件が満たされ，容易に心房内に血栓が生じて，これが全身の塞栓症の原因となる．一般に，この心原性塞栓症は脳梗塞をはじめとして，臨床的に非常に重篤で

ある．①の血流の低下は，心房細動例の約3分の1に見られ，とくに心不全合併例では，肺静脈系，左室内の血流うっ滞も加わり，血栓形成の傾向は高まり，これを考慮した治療を展開する必要がある．このような背景から，塞栓症リスクとして知られている CHADS$_2$ スコアの C は congestive heart failure である．

　以前は，心房細動のみが心原性塞栓症の原因と考えられていたが，心房粗動においても同様に血栓リスクがあるとの報告から，現在は，心房粗動においても抗凝固療法が行われる．抗血小板薬では心房細動に伴う心血管イベントを回避できないこと，新たに多くの大規模臨床試験の結果から，抗凝固療法としては長らくワルファリンが第一選択薬であった．しかし，ワルファリンに対抗できる新規抗凝固薬（Novel Oral anticoagulants, non Vitamin K antagonists：NOAC）が続々と上市され，2014 年初頭に改訂された，心房細動治療ガイドライン[4]では，非弁膜症性心房細動の抗凝固薬として，NOAC が第一選択薬とされるに至っている．しかしながら，僧帽弁狭窄症など弁膜症性心房細動に対しては，ワルファリンのみが適応であり，個々の症例に対応した薬剤選択が迫られている．なお，ガイドラインでは弁膜症性の定義として，機械弁・生体弁・リウマチ性僧帽弁疾患とされる．

さいごに

　限られた紙面の関係で，心不全合併時の心房細動における抗凝固療法については，他の項に譲るが，ワルファリンは，そのコントロールの煩雑さから，本来使うべき症例であっても，under-use になっていたことは否めなかった（Fushimi study）が，NOAC の導入で塞栓症の予防が進展することが期待される．

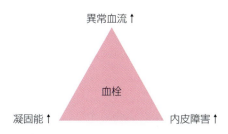

図7 血栓形成に関わる Virchow の3要因

❖ Take home messages

- 心不全を伴う心房細動，とくに急性発症の心不全の場合，裏に潜む甲状腺機能亢進症を見逃さないこと
- 心拍数のコントロールが大切．心房細動自体が，原因となっている可能性の高い急性心不全を伴う場合，電気除細動の施行も躊躇してはいけない．心不全入院時の心房細動のレートが高い症例は，有意に予後が良くなく，レートコントロールは，平均110bpm 以下，できたら 90bpm 以下がベターである．
- 心不全を合併する心房細動では，血栓症の合併が高くなり，抗凝固療法の導入を考慮すべきである．リスクとしてうっ血性心不全だけの CHADS$_2$ スコア 1 点のケースであっても，NOAC は考慮されることがある．

【文献】

1) Andrade JG, Connolly SJ, Dorian P, et al. Antiarrhythmic use from 1991 to 2007: insights from the Canadian Registry of Atrial Fibrillation(CARAF I and II). Heart Rhythm. 2010; 7(9): 1171-7.
2) Bui AL, Grau-Sepulveda MV, Hernandez AF, et al. Admission heart rate and in-hospital outcomes in patients hospitalized for heart failure in sinus rhythm and in atrial fibrillation. Am Heart J. 2013; 165(4): 567-74. e6.
3) Van Gelder IC, Groenveld HF, Crijns HJ, et al; RACE II Investigators. Lenient versus strict rate control in patients with atrial fibrillation. N Engl J Med. 2010; 362(15): 1363-73.
4) 日本循環器学会. 循環器病ガイドシリーズ: 心房細動治療（薬物）ガイドライン（2013 年改訂版）. http://www.j-circ.or.jp/guideline/pdf/JCS2013_inoue_h.pdf（2016 年 6 月閲覧）

〈堀江 稔〉

第9章 再発予防のために

4 呼吸不全・夜間無呼吸に対応する

問題提起！
① どのような患者に，どのような検査をすべきか？
② 治療戦略は？
③ 外来でどのように経過をみていくべきか？

　心不全患者に特徴的な病態として，夜間就寝2〜3時間後の呼吸困難があり，発作性夜間呼吸困難と呼ばれている．最近，この発作性夜間呼吸困難の病態と睡眠時無呼吸との関連が注目されている．本稿では，心不全患者における夜間呼吸障害について概説する．

1 心不全患者の夜間就寝時の病態

　よく知られているように，体液貯留を伴う心不全患者では，夜間就寝時臥床にて静脈還流が急激に増加し，肺うっ血の状態となるため呼吸困難を訴える（発作性夜間呼吸困難）．この呼吸困難は体液が肺に再分布したことによる．しかし最近，この体液移動は肺以外にも生じることが証明され，心不全にとって重要な病態，すなわち閉塞性睡眠時無呼吸（OSA）および中枢性睡眠時無呼吸（CSA）の発症あるいは増悪に関与している可能性が指摘された[1]．すなわち，心不全患者が横になって就寝している間に100〜600mLの体液が下肢から頭頸部および肺に移動し，各々頸部静脈怒張・軟部組織腫脹および肺うっ血を惹起する．その結果として上気道では狭窄が進み，肺うっ血により過換気（$PaCO_2$低下）となり，各々OSA，CSA発症あるいは悪化へと進展していく．心不全患者では一晩の睡眠の前半はOSA優位であるが，後半になるとCSA優位に変化していく現象も報告されている[2]．図1に自験例を示す．睡眠前半（午前1時台）はOSAであるが，後半（午前3時30分以降）はCSAに移行している．この下半身から上半身への体液移動（rostral fluid shift）という病態は，夜間就寝時の心不全患者における呼吸障害を把握する上で極めて重要である．

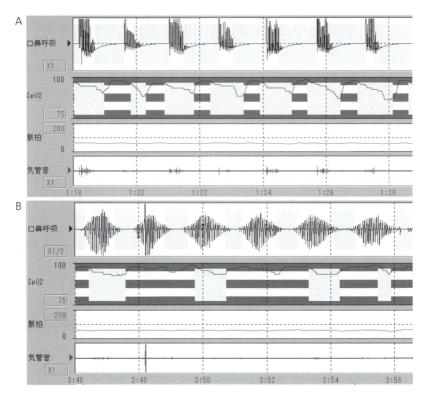

図1 睡眠中に閉塞性睡眠時無呼吸から中枢性睡眠時無呼吸への移行が認められた心不全患者の簡易睡眠モニター所見

睡眠前半(午前1時台)はOSA(図1A)であるが,後半(午前3時30分以降)はCSA(図1B)に移行している.

2 睡眠時無呼吸が心機能に及ぼす影響

　重度のOSAでは,無呼吸時の呼吸努力により,−50mmHg以上の陰圧が胸腔内にかかることがあり,これが心室収縮とは逆方向の力(transmural pressure)となって働くため,心収縮のたびに心臓に大きな負荷がかかる[3].さらに,胸腔内圧の低下は静脈還流を増加させるため,右心系の容積が急激に増大し,その結果左心室を圧排し,左室の収縮や拡張が一過性に妨げられる[4].一方,チェーンストークス呼吸(Cheyne-Stokes respiration:CSR)を伴うCSA(CSA/CSR)は左室充満圧の上昇,肺水腫,肺動脈楔入圧の上昇を惹起する.

心不全におけるOSAの合併率は11〜37％と報告されており，男女別にみると38％，31％とやや男性に多い．また心不全患者におけるCSAの合併率は21〜40％と報告されている．これはOSA合併率とほぼ同じ割合であるが，AHI≧15/hrをカットオフ値とすると心不全の51.9％がSDBであり，そのうちの63％がCSAであったと報告されている[5]．

3 睡眠時無呼吸の診断

OSAの主要なリスクファクターは男性では肥満，女性では年齢である．一方，心不全患者におけるCSAの危険因子は，男性，心房細動，年齢≧60歳，低二酸化炭素血症（≦38mmHg）と報告されている[6]．OSAと異なり，CSAはいびきや眠気を伴わないことがほとんどなので診断に苦慮するが，心不全患者の50％以上でSDBの合併が認められることを考えると，心不全患者に対してはルーチンで睡眠時無呼吸のスクリーニングをすべきである．

睡眠時無呼吸が疑われた場合，まず簡易型睡眠モニターでスクリーニング検査を行う．簡易型睡眠モニターで測定するのは，主に鼻口での気流，血液中の酸素濃度（動脈血酸素飽和度：SpO_2）である．さらにこの装置は貸出し可能で自宅でも検査ができるので，外来でスクリーニング的に行う検査として普及している．そしてこの簡易型睡眠モニター検査で，無呼吸低呼吸指数（AHI）が5以上の場合，精密検査に進むことになる．精密検査はポリソムノグラフィー（PSG）あるいは終夜睡眠ポリグラフと呼ばれ，1泊2日あるいは2泊3日の検査入院となる．ポリソムノグラフィーでは，簡易型睡眠モニターの検査項目に加えて，脳波，各種筋電図などのセンサーも取り付けられ，無呼吸だけでなく，睡眠状態を詳細に解析することができる．AHI 40以上の場合は簡易型睡眠モニターのみで診断確定となるが，基本的に睡眠時無呼吸の確定診断はこのポリソムノグラフィーで行うことになっている．OSAの場合，AHIが5以上15未満を軽症，15以上30未満を中等症，30以上を重症と判定する．

4 心不全患者における夜間呼吸障害の治療

1. OSAの治療

心不全患者ではOSAだけでなく，下半身から上半身への体液移動（rostral fluid shift）を抑え，肺うっ血を改善させることが目標となり，その意味で

も陽圧呼吸療法は有用である．心不全におけるCPAP療法は，夜間の周期的な低酸素血症や夜間の血圧上昇，心拍数増加を改善させる．また，心不全患者におけるCPAP療法による左室駆出率（LV ejection fraction）の増加（5〜12%）も報告されているが，一部効果はなかったとする報告もあり，一定の結論は得られていない．CPAP療法の心不全患者の予後への影響についても，死亡率の低下傾向を示す報告もあるが現段階では一定の見解は得られておらず，厳密なRCTが望まれている．CPAP療法は，無呼吸を減らすだけでなく，不整脈の減少，交感神経活性の抑制，インスリン感受性の改善（糖尿病の改善）等の効果をもたらすことがわかっている．

2. CSASの治療

CSASの治療でまず重要なのは，原因の1つと考えられる，心不全などの循環器病の治療を最大限行うことである．実際，利尿，β遮断薬，ACE阻害薬，心臓再同期療法（cardiac resynchronization therapy：CRT）によりCSAが改善することが報告されている．それでもCSASが残ってしまう場合に初めてCSAS自体に対する特別な治療を行う．特に体液貯留を伴い，肺うっ血が生じている心不全患者では陽圧呼吸療法が有効である．CSASに対する陽圧呼吸療法としてはCPAP療法，adaptive servo-ventilation（ASV）療法などがある．CSA/CSR合併心不全に対するCPAPの効果については，カナダで行われたCANPAP（Canadian Continuous Positive Airway Pressure Trial）という大規模多施設臨床試験とそのサブ解析で検証が行われ，CPAPにより十分にAHIが改善する症例では生存率の向上が望めるという結論が得られている[7,8]．

ASVはこれまで，酸素療法，CPAP，ASVの中でCSA/CSRに対して最も効果的と考えられてきており，無呼吸だけでなく左室駆出率（LVEF）も改善することが報告されている．特にCSA/CSRとOSAが混在する場合，CPAPの機能も発揮できるASVは極めて有用である．しかし，2015年9月に発表された，中枢性優位の睡眠時無呼吸を伴う，LVEF 45%以下の慢性心不全患者を対象としたASV群 vs Control群のランダム化比較試験（SERVE-HF試験）では，心血管死亡率の年間リスクがControl群の24.0%に対して，ASV群では29.9%と有意に増加したことが報告され，心血管死亡率のリスクがASV群で34%相対的に増加することが示された（HR＝1.34，95%CI＝(1.09-1.65)，p-value＝0.006）[9]．これを受けて，日本循環

器学会および日本心不全学会がステートメント（第1報）を公表しており，上記基準に該当する患者に対する新規ASV導入の一時中止，ならびに現在ASV使用患者における継続使用の再検討をすすめている．少なくとも現段階では，SERVE-HF試験のエントリー基準に当てはまる心不全患者へのASVの積極的な新規導入は推奨されていない．

　心不全患者は純粋なOSAのみの患者と異なり，その病態（重症度）が日々，時々刻々変化するため，睡眠時無呼吸の状況も変化する．したがって睡眠時無呼吸に対して初期に導入した治療法が，その後変わらず有効性を保つ保証はないと考えるべきである．治療開始後も少なくとも6か月に1回程度は治療効果の評価を行うことが肝要である．

おわりに

　心不全の病状は夜間睡眠状況にも反映される．日中の症状だけでは気づかないような初期の病状変化が夜間睡眠状況から検出できる．診察時には日中の状態だけでなく，夜間睡眠時の状況も把握することが大切である．

> **Take home messages**
> ①心不全と診断された患者には睡眠時無呼吸のスクリーニング検査を行う．
> ②体液貯留を伴う心不全患者に対して陽圧呼吸療法が有用である．
> ③陽圧呼吸療法をはじめとした睡眠時無呼吸の治療を導入した心不全患者に対しては，治療開始後も少なくとも6か月に1回程度は治療効果の評価を行うことが肝要である．

【文献】

1) Yumino D, Redolfi S, Ruttanaumpawan P, et al. Nocturnal rostral fluid shift: a unifying concept for the pathogenesis of obstructive and central sleep apnea in men with heart failure. Circulation. 2010; 121(14): 1598-605.
2) Tkacova R, Niroumand M, Lorenzi-Filho G, et al. Overnight shift from

obstructive to central apneas in patients with heart failure: role of PCO_2 and circulatory delay. Circulation. 2001; 103(2): 238-43.
3) Buda AJ, Pinsky MR, Ingels NB Jr, et al. Effect of intrathoracic pressure on left ventricular performance. N Engl J Med. 1979; 301(9): 453-9.
4) Shiomi T, Guilleminault C, Stoohs R, et al. Leftward shift of the interventricular septum and pulsus paradoxus in obstructive sleep apnea syndrome. Chest. 1991; 100(4): 894-902.
5) Oldenburg O, Lamp B, Faber L, et al. Sleep-disordered breathing in patients with symptomatic heart failure: a contemporary study of prevalence in and characteristics of 700 patients. Eur J Heart Fail. 2007; 9: 251-7.
6) Sin DD, Fitzgerald F, Parker JD, et al. Risk factors for central and obstructive sleep apnea in 450 men and women with congestive heart failure. Am J Respir Crit Care Med. 1999; 160: 1101-6.
7) Bradley TD, Logan AG, Kimoff RJ, et al. Continuous positive airway pressure for central sleep apnea and heart failure. N Engl J Med. 2005; 353(19): 2025-33.
8) Arzt M, Floras JS, Logan AG, et al. Suppression of central sleep apnea by continuous positive airway pressure and transplant-free survival in heart failure: a post hoc analysis of the Canadian Continuous Positive Airway Pressure for Patients with Central Sleep Apnea and Heart Failure Trial (CANPAP). Circulation. 2007; 115(25): 3173-80.
9) Cowie MR, Woehrle H, Wegscheider K, et al. Adaptive servo-ventilation for central sleep apnea in systolic heart failure. N Engl J Med. 2015; 373(12): 1095-105.

〈佐田 誠〉

第9章 再発予防のために

5 貧血に対応する

① 心不全と貧血の関係を知っているか？
② 心不全患者の貧血のメカニズムは？
③ 貧血の治療法とヘモグロビン値の目標は？　予後は改善するか？

　貧血は一般内科診療の中でも遭遇する機会の多い病態のひとつである．特に循環器領域においては，抗血小板療法や抗凝固療法などが一般的となっており，より遭遇する機会は多い．しかしながら，遭遇の機会が多いことと，重症心不全患者の治療では，目の前の血行動態管理など，貧血の存在自体には気づいていても，介入するタイミングや，貧血そのものに時間をかけて取り組む時間がないことも事実である．そこで，本稿では，臨床現場で重症心不全患者の貧血に遭遇した際に，知っておくべきこと，すべきことを簡潔にまとめた指南書となるように構成に留意をした．本稿が，臨床実地で心不全と向き合う皆様の役に立つこと切に願っている．

1 心不全と貧血の関係を知っているか？

　貧血と心疾患の関与は，かねてから注目されており，2000年代より心不全患者の中で慢性腎臓病（CKD）と貧血が生命予後の独立した予測因子であるとの報告がなされ注目を浴びた[1]．そして，この概念は心腎貧血症候群（cardio-renal anemia syndrome）として2003年Silverbergにより提唱され，心臓と腎臓および貧血が相互に悪影響を及ぼし悪循環を形成していると定義されている[2]．ある報告では，貧血患者の2年死亡率は貧血のない患者に比べ高値であり，貧血ありの群と貧血なしの群では（33% vs 14%）と貧血のある心不全患者では2倍以上も死亡リスクが高いことが示されている[3]（図1）．しかしながら，現在に至るまで心不全における貧血の頻度は4〜55%と，各報告間の定義や心不全重症度によって頻度に10倍以上のばらつきがある[4]．WHOの定義にならい124症例の貧血の有無と心不全の重症度との

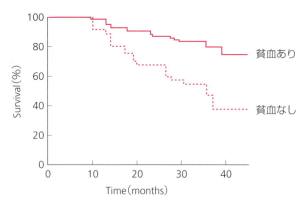

貧血患者の2年後死亡率は貧血のない患者に比べ高値
貧血あり 33% versus 貧血なし 14%

図1 慢性心不全における貧血の有無と予後の関係
(van der Meer, et al. J Am Coll Cardiol. 2004; 44(1): 63-7[3] より)

関係を解析した最近の本邦における報告によると，心不全が重症になるほどヘモグロビン濃度は低下し，貧血の頻度は増加した．また，NYHA IV 度の重症心不全では76％の患者に貧血が認められ，平均のヘモグロビン値は11.3g/dL であった[5]．

> ### ❖ Take home messages
> ①心不全には高率に貧血を合併することを知る必要がある．先達たちは，臨床の中で感覚として得てきた"心不全貧血の関係"を概念として確立する努力を行った．次世代の我々は心不全と貧血の関係を知るだけではなく，メカニズム，適切な治療方法も学ぶべきである．

2 心不全患者の貧血のメカニズムは？

一般的に心不全患者での貧血は，溢水の際に起こる血液希釈によって起こるとされていた．実際に，血液希釈において起こる"みかけの上の貧血"

は，心不全に合併した半分以上で説明がつくと考えられている[4]．この他には，心不全の際に生じる腎血流低下が，腎臓からのエリスロポエチン（EPO）

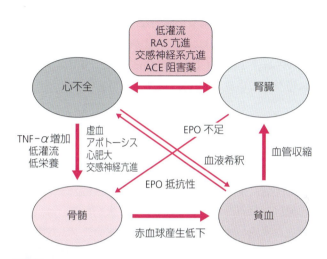

図2 心不全と貧血，腎臓と骨髄の連関図
(Felker GM, et al. J Am Coll Cardiol. 2004; 44(5): 959-66[4] より)

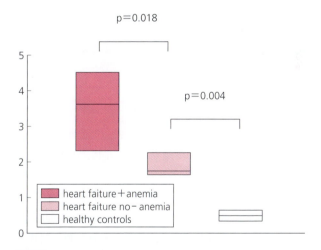

図3 ACE阻害薬は造血幹細胞の強い阻害因子である
N-acetyl-seryl-aspartyl-lysyl-proline（Ac-SDKP）を誘導し，心不全患者の貧血に寄与しているとされている
(van der Meer P, et al. Circulation. 2005; 112(12): 1743-7[6] より)

産生を低下させることや，心不全がもたらす腸管浮腫による鉄，ビタミンの吸収低下（右心不全）や低栄養が骨髄での赤血球そのものの産生を抑制することがわかっている（図2）．また，現在の心不全治療のfirst lineであるだけでなく，心不全の予後改善効果の明白なACE阻害薬も貧血を引き起こす原因となることがある．これは，ACE阻害薬は造血幹細胞の強い阻害因子であるN-acetyl-seryl-aspartyl-lysyl-proline（Ac-SDKP）を誘導し，心不全患者の貧血に寄与しているとされている[6]（図3）．

> ❖ **Take home messages**
>
> ②心不全患者は貧血が起こりやすい状況にあることがわかっている．心不全によって活性化された神経体液性因子や炎症因子も貧血の原因となることが知られている．大切なことは，心不全患者の貧血に遭遇したときに，それぞれのメカニズムを考えることである．メカニズムを考えることは，即ち，個々の心不全患者に適した貧血に対する介入方法の手段を考えることにつながる．また，貧血は高拍出性心不全の原因となるが，これは一般的に他の基礎心疾患を持たない場合，ヘモグロビン値5g/dL以下の高度貧血の場合に起こるとされており，本稿で述べる"重症心不全に合併する貧血"とは完全に分けて考えるべきである．

3 貧血の治療法とヘモグロビン値の目標は？予後は改善するか？

　心腎貧血症候群は疾患概念として確立された後に，心腎貧血症候群患者に対しエリスロポエチン（EPO）と鉄剤投与による貧血改善により，予後改善[7]やBNP低下[8]が見込めるという臨床報告がなされ，治療法に関しても今なお活発な議論がなされている．心不全治療が飛躍的に進歩を遂げている現在，心臓だけでなく，心臓と腎臓の関連性と貧血の機序に関して注目し，治療対象にすることで心不全治療がさらに進歩する可能性が示唆されている．現在，心不全に伴う貧血患者のヘモグロビン値をどこまで正常化すべきかについては明確なガイドラインはない．貧血の改善値の参考になると考え

られる報告は次の2つである．ひとつはCREATE（Cardiovascular Risk Reduction by Early Anemia Teratment with Epoetin Beta）trialであり，合計600症例のなかでEPOを使用してヘモグロビンを正常化させる群（ヘモグロビン13〜15g/dL）とヘモグロビンが10.5g/dL以下になった場合のみEPOを使用する群とを比較したところ，前者の正常化群で34％もの死亡率の相対リスクを上昇させると結論されている[9]．また，CHOIR（Correction of Hemoglobin and Outcomes in Renal Insufficiency）trialでは，1400症例のCKD患者を対象にEPOを用いて目標ヘモグロビン値を13.5mL/dLと11.3mL/dLの2群で比較を行った．この結果，前者のヘモグロビン値を13.5mL/dLに設定した群で死亡，心筋梗塞，脳卒中，心不全による入院を有意に増加させることがわかった．これらの報告を受ける形で，The National Kidney Foundationのガイドラインでは EPOによるヘモグロビンの目標値を11.0〜12.0g/dLに推奨している．ただし，これらの数値はあくまでCKDにおける目標値であり，心不全患者の貧血の目標改善値でない．貧血への適切な介入が難しいのは，過去の様々な報告がこれを如実に示している．ヘモグロビン値が1g/dL増加すると総死亡が15.8％低下し，総死亡と心不全入院を併せたイベントは14.2％低下するとされ，貧血への積極的な介入が心不全予後の改善につながると考えられている[10]．一方でNYHA II–IV, 左室駆出率40％以下でヘモグロビン値9.0〜12.0g/dLの心不全患者に対してdarbepoetin alfaによる貧血治療の予後改善効果を検討した大規模臨床試験の結果，darbepoetin alfaによる目標ヘモグロビン値を13.0g/dLに設定した貧血治療では，全死亡と心不全増悪による入院は減少させることができず，むしろ血栓症のリスクを増加させることが報告された[9]．

❖ Take home messages

現時点では，貧血が心不全予後の悪化に寄与することはわかっているが，赤血球造血刺激因子製剤による治療では貧血自体は改善されても，予後自体の改善には至らないことが示されている．そのため，darbepoetin alfaに対する期待も大きいが，血栓症のリスクもあることから慎重な貧血への介入が必要である．本邦で

はdarbepoetin alfaの適応疾患は腎性貧血のみであることを覚えておく必要もある．著者は私見として，貧血を伴う心不全患者のヘモグロビン値は12.5g/dL以下を目標にコントロールすべきと考えている．今後，より具体的なヘモグロビンの治療閾値を明確にできる報告と心不全に伴う貧血の発症機序と治療法の確立が待たれる．

それでは最後に，実臨床で遭遇する症例を提示しながら，重症心不全と貧血の関係を示し，具体的な治療過程を示し，考察を行う．

症例 84歳，男性

〔臨床診断〕
①陳旧性心筋梗塞　　　⑤糖尿病
②慢性心不全　　　　　⑥慢性腎不全
③大動脈弁置換術後　　⑦鉄欠乏性貧血
④僧帽弁形成術後　　　⑧高血圧症

〔既往歴〕1981年：十二指潰瘍手術，1998年：両眼白内障手術
〔家族歴〕特記事項なし
〔現病歴〕70歳代に初発のうっ血性心不全を発症し緊急入院となり，その際に初めて大動脈弁閉鎖不全症（AR：III/IV）の診断を受けた．初診時点から心拡大を認めており（LVDd/Ds 64/54mm），初診時推算GFRは40mL/minでCKD stage G3bA2であったが，慢性腎臓病に対する治療介入は行われていなかった．経過中に数回の慢性心不全の急性増悪による再入院を経験し，70歳代後半に前壁陳旧性心筋梗塞を発症し緊急冠動脈形成術を施行した．その後，左室remodelingに伴い，機能的僧帽弁閉鎖不全症の進行も認め，薬剤抵抗性の心不全を繰り返すため，1年後に大動脈弁置換術，僧帽弁形成術，冠動脈バイパス術およびLV volume reduction（overlapping）術を施行した．術後経過は良好であり，以降は外来にて定期的に経過観察されていたが，手術から4年後に肺炎を契機に慢性心不全急性増悪を発症し，当院にNYHA IV度にて来院し，低灌流所見と肺うっ血所見を認めるた

め心不全加療目的に緊急入院となった．

〔入院時現症〕身長166cm，体重53kg，血圧112/87mmHg，脈拍90回/分（整），体温39度．眼瞼結膜に貧血を認める．起坐呼吸および頸部頸静脈の怒張を認める．肝を2横指触知し，下腿を中心に浮腫を認める．四肢冷感を認め脈圧が低く，傾眠傾向を認める．心音：III音（+），IV音（-）．両側肺野に湿性ラ音を聴取する．

血液検査所見：WBC 8200/μL，RBC 288万/μL，Hb 8.5g/dL，Plt 21万/μL，TP 6.2g/dL，BUN 37mg/dL，Cr 1.65mg/dL，LDH 244IU/L，AST 24IU/L，ALT 13IU/L，LDL-C 105mg/dL，TG 65mg/dL，UA 8.4mg/dL，CPK 193IU/mL，CK-MB 15IU/mL，Na 137mEq/L，K 5.0mEq/L，Cl 108mEq/L，Glu 92mg/dL，CRP 13.5mg/dL，トロポニンT（-），BNP 588pg/mL，Ccr 24mL/min

胸部単純X線写真：心胸郭比65%と心拡大を認め，右中葉の浸潤影と両側肺野にうっ血像を認める（図4）．

心電図：心拍数86回/分，正常洞調律，不完全右脚ブロック

心臓超音波検査：LVDd/LVDS＝75/68mm，IVS/LVPW＝6/11mm，左室前壁中隔の無収縮および左室壁運動全体の低下（LVEF＝17%）を認めた．大動脈弁置換術および僧帽弁形成術後の弁機能の異常や

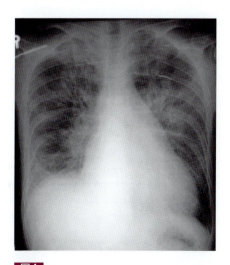

図4

perivalvelar leakege は認めず，Tr△PG＝22mmHg　IVC＝30mm 呼吸性変動に乏しかった．

〔治療方針〕虚血性心疾患をベースとし，感染を契機に慢性心不全の急性増悪を認めた症例である．急性心不全のプロファイルとしては低灌流所見が有意であり，感染症コントロールと共に，強心薬を併用し心不全治療を行うものとした．

〔治療経過〕抗生剤による肺炎治療と平行してドブタミン投与による強心治療を行った．当初，ドブタミンに対する反応は良好であり，BNP も著明に改善．自覚症状も次第に改善したため，徐々にドブタミンの漸減を試みたが，低拍出症状が出現し，心不全再増悪と判断した．次第に肺うっ血所見も認めるようになったため，利尿薬を増量したが，利尿効果は得られるものの，腎機能悪化を認めるという悪循環を繰り返した．効果的な血管拡張作用と強心作用を得るために，PDE III 阻害薬を併用したが，強心作用，血管拡張作用ともに期待した程の効果は得らなかった．入院当初から貧血を認めており，低拍出による腎前性の要素と，慢性腎不全による腎性貧血が原因と考えられたため，第 40 病日よりエリスロポエチンと鉄剤投与を開始した．結果，貧血は徐々に改善し，ドブタミンからの離脱が可能となり，NYHA

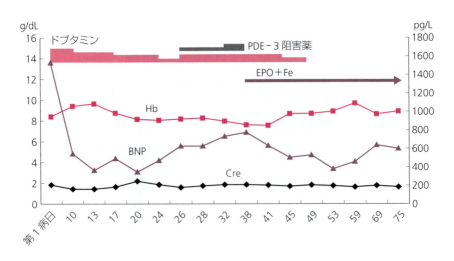

図5 治療経過図

II度まで改善を認め75病日目に独歩にて退院をした（経過，図5）．

〔まとめ〕 本症例は日常診療でも多く経験する，虚血性心疾患と弁膜症による慢性心不全の急性増悪を経験した症例である．循環器治療の観点からは，その都度の治療に関しては問題が認められないが，慢性心不全増悪のたびに腎機能は徐々に増悪を認めていた．心不全治療は，急性期治療と慢性期治療が区別されているわけではなく，慢性期の治療を見据えた急性期治療を行う必要がある．本症例のように，初診の段階で慢性腎臓病の存在が明らかであれば，慢性腎臓病に対する介入は積極的になされるべきであり，さらに，心不全治療に関しては，心不全の標準的な治療に対して抵抗性を示すときには，心臓以外の心不全の増悪因子を検索する必要がある．本症例は標準的心不全治療と併せて行った，貧血への積極的な介入が運動耐用能を改善し，退院への糸口となった．また，外来経過中も貧血に対して十分な留意と介入を行ったことで，再入院回避もできた症例であった．

【文献】

1) Al-Ahmad A, Rand WM, Manjunath G, et al. Reduced kidney function and anemia as risk factors for mortality in patients with left ventricular dysfunction. J Am Coll Cardiol. 2001; 38(4): p.955-62.
2) Silverberg D, Wexler D, Blum M, et al. The cardio-renal anaemia syndrome: does it exist? Nephrol Dial Transplant. 2003; 18 Suppl 8: viii7-12.
3) van der Meer P, Voors AA, Lipsic E, et al. Prognostic value of plasma erythropoietin on mortality in patients with chronic heart failure. J Am Coll Cardiol. 2004; 44(1): 63-7.
4) Felker GM, Adams KF Jr, Gattis WA, et al. Anemia as a risk factor and therapeutic target in heart failure. J Am Coll Cardiol. 2004; 44(5): 959-66.
5) Hatta M, Joho S, Inoue H, et al. A health-related quality of life questionnaire in symptomatic patients with heart failure: validity and reliability of a Japanese version of the MRF28. J Cardiol. 2009; 53(1): 117-26.
6) van der Meer P, Lipsic E, Westenbrink BD, et al. Levels of hematopoiesis inhibitor N-acetyl-seryl-aspartyl-lysyl-proline partially explain the occurrence of anemia in heart failure. Circulation. 2005; 112(12): 1743-7.
7) Silverberg DS, Wexler D, Sheps D, et al. The effect of correction of mild anemia in severe, resistant congestive heart failure using subcutaneous

erythropoietin and intravenous iron: a randomized controlled study. J Am Coll Cardiol. 2001; 37(7): 1775-80.
8) Palazzuoli A, Silverberg D, Iovine F, et al. Erythropoietin improves anemia exercise tolerance and renal function and reduces B-type natriuretic peptide and hospitalization in patients with heart failure and anemia. Am Heart J. 2006; 152(6): 1096 e9-15.
9) Swedberg K, Young JB, Anand IS, et al. Treatment of anemia with darbepoetin alfa in systolic heart failure. N Engl J Med. 2013; 368(13): 1210-9.
10) Anand I, McMurray JJ, Whitmoro J, et al. Anemia and its relationship to clinical outcome in heart failure. Circulation. 2004; 110(2): 149-54.

〈渡邉雅貴〉

第9章 再発予防のために

6 腎不全に対応する

> **問題提起!**
> ①慢性腎臓病を合併する心不全患者の腎機能が悪化した場合は，RA系抑制薬を減量すべきか？
> ②慢性腎臓病を合併する重症心不全患者にアルドステロン拮抗薬は使用してよいか？
> ③慢性腎臓病を合併する重症心不全患者への適切な利尿薬の使用方法は？

　Roncoらは心不全と腎臓の双方向的な病態生理学的相互関係を考慮し，cardiorenal syndrome（CRS：心腎症候群）として5種類に分類している[1]．このうち，2型CRSはうっ血性心不全など慢性心不全により，慢性の腎機能低下が引き起こされる病態である．慢性心不全（CHF）患者における推算糸球体濾過量（eGFR）が60mL/min/1.73m^{2}未満の慢性腎臓病（CKD）患者の割合は50％程度に及び，軽度のGFR低下が左室駆出率やNYHAの重症度分類よりも強力な死亡リスク因子となる．さらに，経過観察中の腎機能悪化は独立した予後規定因子であり[2]，CHF患者の腎機能を維持することは重要である．

1 心不全が腎機能低下を引き起こす病態

　GFRは糸球体毛細血管静水圧（P_G），ボウマン嚢静水圧（P_B），糸球体膠質浸透圧（Π），および糸球体濾過係数（K_f）により，$GFR = K_f \times (P_G - P_B - \Pi)$ …①と表すことができるが，糸球体静水圧と濾過係数が他の毛細血管に比べて高いために，濾過される血漿量の割合は極めて高く，腎血漿流量の約20％に相当する．GFRの自動調節機構として，マクラデンサ（緻密斑）で再吸収されるNaCl濃度に反応して糸球体細動脈の抵抗を制御するフィードバック機構（尿細管糸球体フィードバック機構）や神経因子・液性因子が関与する（図1）．心不全では交感神経系やレニン・アンジオテンシン（RA）

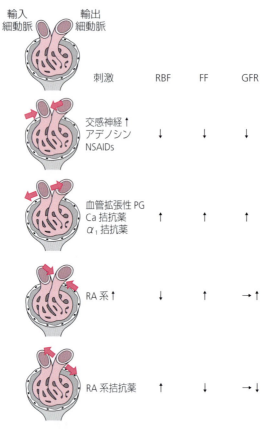

図1 各種刺激による輸入・輸出細動脈の拡張および収縮と腎血行動態への影響

RBF: renal blood flow, FF: filtration fraction,
GFR: glomerular filtration rate, PG: prostaglandin

系の活性化により，それぞれ糸球体の輸入および輸出細動脈が収縮する．心拍出量が25%低下すると腎血流量は50%低下するのに対し，GFRは比較的保持される[3]．このような糸球体濾過圧の維持は主に輸出細動脈の収縮によるが，これは腎血流低下や尿細管の低酸素を招き，進行性の腎障害をきたす．正常血行動態下の腎組織ではプロスタグランディン（PG）産生量は低いが，心不全により腎血行動態が悪化すると，血管拡張性PGの産生が腎で亢進し，GFRを維持するように作用するが，NSAIDsはこれらの作用を阻

害し，GFR を低下させる．

交感神経系や RA 系の活性化は同時に Na 貯留による体液量の増加をもたらし，中心静脈圧が上昇する．腎うっ血により①式の P_B が上昇し，GFR が低下する．腎うっ血は急性心不全においても，腎機能悪化の最も重要な因子である[4]．腎うっ血はさらに交感神経系や RA 系を活性化させることにより，尿細管間質の炎症を惹起し，GFR のさらなる低下を招く．

2 CKD を合併する CHF 患者への対応

CKD を合併する CHF 患者は少なくないが，残念ながらこのような患者に対する適切な治療の指標となるエビデンスは乏しい．CHF 患者を対象とした大規模臨床研究の多くは，CKD 患者が除外されているからである．

1．RA 系阻害薬

RA 系阻害薬は CHF 患者にも CKD 患者にも有用である．腎機能が低下した CHF 患者では，さらなる腎機能低下を予防するために，RA 系抑制薬を避けることがあるが，CKD 合併 CHF 患者における RA 系阻害薬の効果は CKD 非合併 CHF 患者に対する効果と同等である[5]．しかし，CKD 患者の方が腎機能低下のリスクは高く，適切な RA 系阻害薬の使用が重要である．

RA 系抑制薬による腎血行動態への影響は輸出細動脈の拡張による糸球体内圧の低下・GFR の低下である．多くの CKD 患者において，糸球体内圧

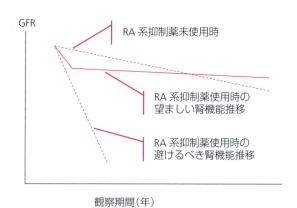

図2　RA 系抑制薬と腎障害進展

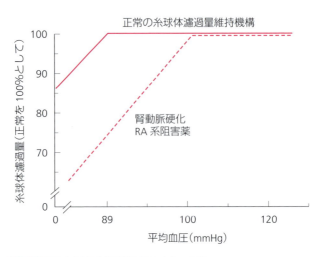

図3 正常血圧虚血性腎障害のメカニズム
高度腎動脈硬化病変の症例やRA系抑制薬使用時は，軽度の血圧低下でGFRが低下する．

の低下は蛋白尿の抑制・糸球体障害の抑制により腎保護作用を有する．しかし，GFRの高度低下を招くこともあり，注意深く腎機能をモニタリングする必要がある．CKD患者にRA系抑制薬を投与した場合，初期のクレアチニン（Cr）上昇が30％以内で，腎機能悪化が2か月以内に安定すれば，長期的に見ると腎機能は保持されると考えられている[6]．これはCRS患者にも当てはまる（図2）．

しかし，腎動脈硬化病変が強い場合や利尿薬使用により有効循環血漿量が減少している場合などは，RA系抑制薬の使用により軽度血圧が低下しただけで，糸球体内圧の過降圧をきたし，GFRが低下するとともに，腎髄質への血流低下による尿細管虚血障害をきたし，正常血圧虚血性腎障害を招く[7]（図3）．クレアチニン上昇が30％以上の場合は，上記のような可能性を考え，腎血流を維持するようなRA系薬剤の投与量に変更する．

2. アルドステロン拮抗薬（MRA）

重症CHF患者において少量のスピロノラクトンが全死亡を抑制することが報告されたRALES研究[8]の結果，スピロノラクトン処方率が増加し，高カリウム血症による入院が増加した[9]．エプレレノンもまた，CHFを伴う心筋梗塞後の生存率を改善することが報告されているが，MRAによる高カ

リウム血症や腎機能悪化のリスクは，臨床研究で報告されている以上に高い[10]．多くの臨床研究では腎機能が低下した症例は除外されているが，CKD 患者では MRA 治療により上記の症状が現れやすいからである．一方，アルドステロンは炎症・線維化を誘導することから，適切な MRA 投与は腎保護に作用する可能性もある．

3. 利尿薬

　サイアザイド系利尿薬は降圧剤として頻用されるが，腎機能が低下した患者では単剤での使用は効果が乏しく，ループ利尿薬が使用されることが多い．ループ利尿薬は体液過剰やうっ血がある時に使用されることが多いが，その臨床効果についての評価は定まっていない．利尿薬により適切にうっ血が解除されれば予後は良好であるが，死亡のリスク上昇がみられたとの報告もある．腎機能悪化と心不全悪化のバランスをみながら，適切な体重となるように，利尿薬服用量を患者に指示することも必要である．

　高用量のループ利尿薬は GFR を低下させ，腎障害を進展させるリスクがある．また，RA 系や交感神経系も活性化させる．サイアザイド系利尿薬とループ利尿薬の併用は利尿の相乗効果を生じるが，体液量減少，低カリウム血症，低 Na 血症，低血圧，腎機能悪化をきたすことも多いため，入院中など頻回に経過観察できる場合を除いて避けた方が望ましい．

　心不全患者は有効循環血漿量低下のために ADH が分泌しており，自由水排泄の低下により，低 Na 血症をきたしやすい．水利尿薬であるトルバプタンはループ利尿薬に比して腎機能悪化のリスクが低く，自由水の排泄により低 Na 血症を改善させる．

❖ Take home messages

①RA 系抑制薬使用により Cr が 30％を超えて上昇した場合は RA 系抑制薬の減量も考慮する．

②MRA は低用量から開始し，高カリウム血症・腎機能低下に注意しながら注意深くモニタリングする．

③高用量のループ利尿薬は腎機能を悪化させるリスクが高い．サイアザイド系利尿薬との併用の際は頻回のモニタリングが必要である．低 Na 血症を伴う場合は水利尿薬も考慮する．

【文献】

1) Ronco C, Haapio M, House AA, et al. Cardiorenal syndrome. J Am Coll Cardiol. 2008; 52: 1527-39.
2) Damman K, Navis G, Voors AA, et al. Worsening renal function and prognosis in heart failure: systematic review and meta-analysis. J Card Fail. 2007; 13: 599-608.
3) Ljungman S, Laragh JH, Cody RJ. Role of the kidney in congestive heart failure. Relationship of cardiac index to kidney function. Drugs. 1990; 39 Suppl 4: 10-21; discussion 22-14.
4) Mullens W, Abrahams Z, Francis GS, et al. Importance of venous congestion for worsening of renal function in advanced decompensated heart failure. J Am Coll Cardiol. 2009; 53: 589-96.
5) Bowling CB, Sanders PW, Allman RM, et al. Effects of enalapril in systolic heart failure patients with and without chronic kidney disease: insights from the SOLVD Treatment trial. Int J Cardiol. 2013; 167: 151-6.
6) Bakris GL, Weir MR. Angiotensin-converting enzyme inhibitor-associated elevations in serum creatinine: is this a cause for concern? Arch Intern Med. 2000; 160: 685-93.
7) Abuelo JG. Normotensive ischemic acute renal failure. N Engl J Med. 2007; 357: 797-805.
8) Pitt B, Zannad F, Remme WJ, et al. The effect of spironolactone on morbidity and mortality in patients with severe heart failure. Randomized Aldactone Evaluation Study Investigators. N Engl J Med. 1999; 341: 709-17.
9) Juurlink DN, Mamdani MM, Lee DS, et al. Rates of hyperkalemia after publication of the Randomized Aldactone Evaluation Study. N Engl J Med. 2004; 351: 543-51.
10) Tamirisa KP, Aaronson KD, Koelling TM. Spironolactone-induced renal insufficiency and hyperkalemia in patients with heart failure. Am Heart J. 2004; 148: 971-8.

〈猪阪善隆〉

第9章 再発予防のために

7 糖尿病に対応する

> **問題提起！**
> ①糖尿病と心不全はどのように関連するのか？
> ②糖尿病性心筋症という病態は存在するのか？
> ③心不全合併時にどのように糖尿病を治療すべきか？

　心不全と糖尿病はどちらも年々有病率が世界的に増加しており，心不全は糖尿病患者の死亡原因として重要であるとともに，糖尿病は心不全の予後不良因子であることが知られている．本項目では，心不全と糖尿病が関連する機序や心不全に合併した糖尿病をどのように治療するべきかについて述べることとする．

1 心不全と糖尿病の疫学

　フラミンガム研究によれば，糖尿病患者の心不全有病率は，同年代の45〜74歳の健常者に比べ，男性で2倍，女性で5倍といわれ，糖尿病の存在は，年齢，高血圧，肥満，冠動脈疾患，脂質異常症とは独立した心不全発症の規定因子であると報告されている[1]．また，心筋梗塞患者において，糖尿病合併は心不全発症の予測因子であるとともに不良な予後の規定因子とされ，心不全入院患者においても糖尿病合併は予後不良因子であることが明らかにされている[2]．
　心不全患者における糖尿病の有病率は，左室駆出率（EF）低下の有無に関わらず，過去の大規模臨床試験において20〜30％とされているが[3,4]，実際に入院した心不全患者を対象にすれば，34〜44％とさらに高いと報告されている[5,6]．

2 糖尿病が心不全を悪化させる要因

　糖尿病患者に多く認められる高血圧，肥満，慢性腎臓病，冠動脈疾患などはいずれも心不全を悪化させる要因であるが，高血圧や冠動脈疾患を認めな

表1 糖尿病性心筋症の特徴

項目	特徴的所見
臨床所見	冠動脈疾患，高血圧を認めない
心エコー	左室重量の増加 左室拡張機能障害 左室長軸方向の短縮率低下 拡張機能障害から収縮機能障害に移行 左房拡大
心臓 MRI	左室重量の増加 心外膜脂肪の増加
心筋病理	心筋線維化 心筋細胞肥大 心筋細胞内の脂肪滴増加

い糖尿病患者においても心不全を発症することが報告され，糖尿病性心筋症という概念が提唱されている[7]．これまでに様々な特徴が報告されているが（表1），心エコーにおける拡張機能障害が早期に出現し，拡張機能障害の指標である E/e' が15以上の場合には，心不全の発症率が1年で2.5倍，5年で2.2倍に上昇するといわれている[8]．

糖尿病性心筋症が発生する機序については，多くの動物実験により解明が試みられているが，高血糖，遊離脂肪酸代謝異常，高インスリン血症などによって，カルシウム動態の異常，レニン・アンジオテンシン系の活性化，酸化ストレスの増加，終末糖化産物（AGE）の蓄積，転写因子である NFkB の活性化，プロテインキナーゼC（PKC）の活性化，炎症，アポトーシスの亢進，微小循環障害などが生じ，心筋細胞の代謝異常，肥大，線維化をきたすと考えられている[7,9]．

また，心不全発症後における高血糖の存在は，血漿浸透圧を上昇させ，心不全を悪化させる要因となる．また，高インスリン血症は血清カリウムを低下させ，致死的不整脈発生の要因ともなる．さらに高血糖による易感染性は，心不全の増悪因子となるため，糖尿病合併患者においては，心不全治療と同時に血糖をコントロールすることが非常に重要である．

3 血糖コントロールの心血管イベント・心不全発症抑制効果

それでは，心血管イベント・心不全発症を抑制するには，どのように血糖

をコントロールすべきであろうか．ADVANCE 試験では，II 型糖尿病患者に対して HbA1c を 6.5％以下に厳密にコントロールする群と 7.0〜7.9％にコントロールする群で，予後に及ぼす効果が比較された．その結果，厳密なコントロールは，通常のコントロールに比較し，腎症の発生を抑制するものの，大血管障害に対しては有意な差を認めないことが報告された[10]．一方，ACCORD 研究では，HbA1c を 6％未満に厳密にコントロールした場合，7.0〜7.9％を目標にした通常治療に比べて，非致死性心筋梗塞，心血管死亡，全死亡がむしろ増加するという結果が報告された[11]．介入試験においては，厳密コントロール群で，比較的急速に血糖がコントロールされたため，低血糖などの有害事象も多く，実臨床とは異なる治療が行われていた可能性も考えられるが，UKPDS 研究のサブ解析では，HbA1c の 1％の低下が，全死亡のリスクを 14％低下させるとともに，心不全のリスクを 16％軽減すると報告されている[12]．国立循環器病研究センターにおける解析でも，平均 HbA1c が 9.1％の心不全症状を有さない II 型糖尿病患者において，HbA1c が 8％を超えると心不全発症による入院が増加し，その影響は心筋梗塞など心臓病の既往がある場合に大であった[13]．したがって，急速に厳密なコントロールをする必要はないものの，少なくとも HbA1c を 8％未満に低下させることが心不全発症を予防する上で重要と考えられる．

4　心不全合併時における糖尿病治療薬の選択

　最近では，様々な新規糖尿病治療薬が開発されているが，心不全患者を対象にした前向き介入試験のエビデンスは未だ報告されていない．一方，これまで心不全に対して禁忌とされてきたビグアナイド剤などの効果が見直されている．治療薬の選択にあたっては，心不全の重症度ならびに安定度，食事摂取量，腎機能や全身状態を十分考慮し，症例ごとに決定する必要がある．

1．スルホニル尿素薬（SU 薬）

　II 型糖尿病患者に対してトルブタミドを用いた試験では，心血管死をむしろ増加させる結果が過去に示されたが[14]，慢性心不全に対する使用制限はされていない．ただし，心不全急性期においては食事摂取量も低下するため，低血糖には十分な注意が必要である．

2．ビグアナイド薬

　メトホルミンは，乳酸アシドーシスの副作用が懸念され，心不全に対して

は禁忌とされてきた．しかしながら，UKPDS 研究では，II 型糖尿病患者の心血管イベントを抑制することが報告され[15]，後ろ向き解析結果ではあるが，糖尿病合併心不全患者においてメトホルミン内服が生命予後を改善することが報告されている[16]．また，糖尿病合併心不全患者において，メトホルミン投与は非投与と比較して，心不全の急性増悪を増やさず，死亡率を低下させたとの報告もされている[17]．したがって，欧米のガイドラインでは，腎機能が正常で左室機能の低下が重篤でなければ禁忌とはされていない．

3. αグルコシダーゼ阻害薬

アカルボースは，STOP-NIDDM 試験において，心筋梗塞のリスク軽減効果が報告されており[18]，水分・ナトリウム貯留作用もないことから，心不全患者にも比較的使いやすいものと考えられる．ただし，心不全急性期などで食事摂取が十分できない状態では効果を発揮することができない．

4. チアゾリジン薬

ピオグリタゾンは，循環血漿量を増加させる作用を有するため，心不全患者への投与は一般的に禁忌とされている．抗炎症作用や血管拡張作用を有すること，動物モデルにおいて左室拡張機能を改善したとの報告があることより，心不全に対する有用性が期待されていたが，同じくチアゾリジン薬のロシグリタゾンに関するメタ解析において冠動脈イベントを増加させる可能性が示唆されており[19]，一般的に心不全患者には用いられない．

5. GLP-1 受容体作動薬

インクレチンホルモンである GLP-1 の受容体作動薬に関しては，心不全患者を対象にした少数例の検討において，EF を改善したと報告されているものの[20]，一定の見解は得られておらず，大規模臨床試験の結果が待たれるところである．

6. DPP-4 阻害薬

DPP-4 阻害薬は，単独投与の場合，低血糖が起こりにくいため，食事摂取量が不安定な心不全患者に対しても多く用いられているが，SAVOR-TIMI53 試験では，心血管リスクの高い II 型糖尿病患者に対して，DPP-4 阻害薬サキサグリプチンの投与がプラセボと比較し，一次エンドポイントである複合心血管イベントに関しては非劣性であったものの，心不全による入院がサキサグリプチン群で多いと報告された[21]．しかし，II 型糖尿病を有する急性冠症候群患者を対象にした EXAMINE 試験では，アログ

リプチン群とプラセボ群で，複合心血管イベントならびに心不全入院に関して有意差を認めないと報告され[22]，TECOS 研究では，心血管疾患を有する II 型糖尿病患者に対して，シタグリプチンを追加投与した群とプラセボ群間で，心血管死，非致死性心筋梗塞，非致死性脳卒中，不安定狭心症による入院を含めた一次エンドポイントに有意差を認めず，心不全による入院にも差を認めないことが報告された[23]．現在もリナグリプチンと SU 薬を比較するCAROLINA 試験が進行中であり，結果が待たれている[24]．

7. SGLT2 阻害薬

　SGLT2 阻害薬の効果については，EMPA-REG OUTCOME 試験において，心血管疾患のある II 型糖尿病患者に対して検討された．エンパグリフロジン投与群では，プラセボ群に比べ，心血管死，心筋梗塞および脳卒中の心血管複合エンドポイントが 14％有意に低く，心不全入院も 35％有意に低下したことが最近報告された[25]．浸透圧利尿によって心不全に対して抑制的に働いている可能性もあるが，脱水や尿路感染のリスクもあり，現在進行中の他の大規模臨床試験の結果が待たれるところである．

8. インスリン

　心不全患者の場合，様々な機序によってインスリン抵抗性を呈するため高用量で投与されることが多い．UKPDS 研究の解析では，インスリンの使用によって心不全の発症，死亡が増加するとの報告はなされていないが[26]，慢性心不全を対象とした CHARM 研究のサブ解析では，インスリン使用糖尿病の存在が予後不良の独立した規定因子であると報告されている[27]．ただし，現時点では，心不全患者に対するインスリン使用に関する前向き介入試験結果は報告されておらず，必要時にはインスリン使用を控えるべきではないと考えられる．特に心不全急性期では，速効インスリン製剤の投与が必要となる場合が多い．

❖ Take home messages

① 糖尿病と心不全は相互に関連し，予後を悪化させる．
② 糖尿病により，左室拡張機能障害，心筋肥大・線維化が生じる病態がある．

③低血糖に注意しながら，少なくとも HbA1c を 8.0％未満にコントロールすることが，心不全発症予防のためには重要である．

【文献】

1) Kannel WB, Hjortland M, Castelli WP. Role of diabetes in congestive heart failure: the Framingham study. Am J Cardiol. 1974; 34: 29-34.
2) Berry C, Brett M, Stevenson K, et al. Nature and prognostic importance of abnormal glucose tolerance and diabetes in acute heart failure. Heart. 2008; 94: 296-304.
3) Cohn JN, Tognoni G, Valsartan Heart Failure Trial I. A randomized trial of the angiotensin-receptor blocker valsartan in chronic heart failure. N Engl J Med. 2001; 345: 1667-75.
4) Yusuf S, Pfeffer MA, Swedberg K, et al. Effects of candesartan in patients with chronic heart failure and preserved left-ventricular ejection fraction: the CHARM-Preserved Trial. Lancet. 2003; 362: 777-81.
5) Adams KF Jr, Fonarow GC, Emerman CL, et al. Characteristics and outcomes of patients hospitalized for heart failure in the United States: rationale, design, and preliminary observations from the first 100,000 cases in the Acute Decompensated Heart Failure National Registry (ADHERE). Am Heart J. 2005; 149: 209-16.
6) Greenberg BH, Abraham WT, Albert NM, et al. Influence of diabetes on characteristics and outcomes in patients hospitalized with heart failure: a report from the Organized Program to Initiate Lifesaving Treatment in Hospitalized Patients with Heart Failure (OPTIMIZE-HF). Am Heart J. 2007; 154: 277. e1-8.
7) Boudina S, Abel ED. Diabetic cardiomyopathy revisited. Circulation. 2007; 115: 3213-23.
8) From AM, Scott CG, Chen HH. The development of heart failure in patients with diabetes mellitus and pre-clinical diastolic dysfunction a population-based study. J Am Coll Cardiol. 2010; 55: 300-5.
9) Mano Y, Anzai T, Kaneko H, et al. Overexpression of human C-reactive protein exacerbates left ventricular remodeling in diabetic cardiomyopathy. Circ J. 2011; 75: 1717-27.
10) Group AC, Patel A, MacMahon S, et al. Intensive blood glucose control and vascular outcomes in patients with type 2 diabetes. N Engl J Med. 2008; 358: 2560-72.

11) Action to Control Cardiovascular Risk in Diabetes Study G, Gerstein HC, Miller ME, et al. Effects of intensive glucose lowering in type 2 diabetes. N Engl J Med. 2008; 358: 2545-59.
12) Stratton IM, Adler AI, Neil HA, et al. Association of glycaemia with macrovascular and microvascular complications of type 2 diabetes (UKPDS 35): prospective observational study. BMJ. 2000; 321: 405-12.
13) Kishimoto I, Makino H, Ohata Y, et al. Hemoglobin A1c predicts heart failure hospitalization independent of baseline cardiac function or B-type natriuretic peptide level. Diabetes Res Clin Pract. 2014; 104: 257-65.
14) Meinert CL, Knatterud GL, Prout TE, et al. A study of the effects of hypoglycemic agents on vascular complications in patients with adult-onset diabetes. II. Mortality results. Diabetes. 1970; 19: Suppl: 789-830.
15) UK Prospective Diabetes Study (UKPDS) Group. Effect of intensive blood-glucose control with metformin on complications in overweight patients with type 2 diabetes (UKPDS 34). Lancet. 1998; 352: 854-65.
16) Masoudi FA, Inzucchi SE, Wang Y, et al. Thiazolidinediones, metformin, and outcomes in older patients with diabetes and heart failure: an observational study. Circulation. 2005; 111: 583-90.
17) Aguilar D, Chan W, Bozkurt B, et al. Metformin use and mortality in ambulatory patients with diabetes and heart failure. Circ Heart Fail. 2011; 4: 53-8.
18) Chiasson JL, Josse RG, Gomis R, et al. Acarbose for prevention of type 2 diabetes mellitus: the STOP-NIDDM randomised trial. Lancet. 2002; 359: 2072-7.
19) Nissen SE, Wolski K. Effect of rosiglitazone on the risk of myocardial infarction and death from cardiovascular causes. N Engl J Med. 2007; 356: 2457-71.
20) Sokos GG, Nikolaidis LA, Mankad S, et al. Glucagon-like peptide-1 infusion improves left ventricular ejection fraction and functional status in patients with chronic heart failure. J Card Fail. 2006; 12: 694-9.
21) Scirica BM, Bhatt DL, Braunwald E, et al. Saxagliptin and cardiovascular outcomes in patients with type 2 diabetes mellitus. N Engl J Med. 2013; 369: 1317-26.
22) White WB, Cannon CP, Heller SR, et al. Alogliptin after acute coronary syndrome in patients with type 2 diabetes. N Engl J Med. 2013; 369: 1327-35.
23) Green JB, Bethel MA, Armstrong PW, et al. Effect of Sitagliptin on Cardiovascular Outcomes in Type 2 Diabetes. N Engl J Med. 2015; 373: 586.

24) Marx N, Rosenstock J, Kahn SE, et al. Design and baseline characteristics of the CARdiovascular Outcome Trial of LINAgliptin Versus Glimepiride in Type 2 Diabetes (CAROLINA®). Diab Vasc Dis Res. 2015; 12: 164-74.
25) Zinman B, Wanner C, Lachin JM, et al. Empagliflozin, cardiovascular outcomes, and mortality in type 2 diabetes. N Engl J Med. 2015; 372: 2117-28.
26) Boyd PA, Chamberlain P, Hicks NR. 6-year experience of prenatal diagnosis in an unselected population in Oxford, UK. Lancet. 1998; 352: 1577-81.
27) Pocock SJ, Wang D, Pfeffer MA, et al. Predictors of mortality and morbidity in patients with chronic heart failure. Eur Heart J. 2006; 27: 65-75.

〈安斉俊久〉

第9章 再発予防のために

8 冠動脈疾患に対応する

① 冠動脈疾患を合併した心不全患者の再発予防に冠血行再建術は有効か？
② 冠血行再建術の適応を考えるうえで何が重要か？
③ 冠動脈バイパス術，経皮的冠動脈形成術の選択はどのように行うか？
④ 左室形成術は有効か，適応はどのように考えるか？

　冠動脈疾患は慢性心不全の原因として頻度が高く，また薬物療法や心臓デバイス治療以外にも冠血行再建術など侵襲的治療の選択肢があるのが特徴である．本稿では急性心不全の改善が得られ病状が安定した状態の冠動脈疾患患者を対象として，心不全・心血管イベントの再発予防について述べる．急性冠症候群の治療や心臓デバイス治療，また慢性心不全の薬物治療については他章で既に述べられており，冠動脈疾患に対する冠血行再建術や心室再建術に焦点を当てて述べていく．

1 左室収縮障害を合併した慢性心不全患者における冠血行再建術

　冠動脈疾患は急性冠症候群，安定型冠動脈疾患（stable coronary artery disease：SCAD），心臓突然死の総称であり，SCADは安定型狭心症，無症候性心筋虚血のほか，症候性冠動脈疾患に対して適切な治療がなされ，現在症状がないものも含まれる[1,2]．SCAD患者の治療の目的は，狭心症症状の改善（QOLの改善）と心不全を含めた心血管イベントの再発予防（生命予後の改善）の2つである．
　心不全を合併した冠動脈疾患患者に虚血が存在すれば，PCI（percutaneous coronary intervention）やCABG（coronary artery bypass graft）による冠血行再建術が検討されるべきである．ここで，左室収縮障害を合併した冠動

疾患患者を対象とした大規模試験である STICH trial を紹介したい[3,4]．本研究は虚血性心不全患者（左室駆出率 35% 以下の左室機能収縮障害を有する冠動脈疾患）における CABG の有効性を評価する試験で次の主要 2 試験，仮説 1：薬物治療 vs CABG＋薬物治療，仮説 2：CABG vs CABG＋左室形成術（surgical ventricular reconstruction：SVR）から成る．一次エンドポイントは，全死亡，全死亡＋心疾患による入院の複合エンドポイントとした．仮説 1 では 1,212 例を対象に CABG が予後に与える影響が検証された．除外基準は左冠動脈主幹部に 50% 以上の狭窄病変を持つ患者と CCS（Canadian Cardiovascular Society）Class III または IV の患者である．患者の内訳は 31% が 2 枝病変，60% が 3 枝病変であり，68% が左冠動脈前下行枝近位部病変であった．結果は，intention-to-treat 解析では，中央値 56 か月のフォローアップにおいて，CABG＋薬物療法群 555 例と薬物療法群 100 例の比較では，総死亡は CABG によって減少しなかったが（CABG＋薬物療法群：HR 0.86, 95%CI 0.72-1.04；p＝0.12），総死亡と心不全入院の複合エンドポイントは CABG＋薬物療法群の方が有意に減少した（HR 0.84, 95%CI 0.71-0.98；p＝0,03）．本試験では薬物療法単独群のうち 17% がフォローアップ中に CABG を，6% が PCI を施行されており，割付け群に関わらず実際に施行された治療で比較する as-treated 解析では，592 例の薬物療法単独群と，薬物療法群からの変更例も含む 620 例の CABG＋薬物療法群が比較された．総死亡は CABG＋薬物療法群の方が有意に低かった（HR 0.70, 95%CI 0.58-0.84, p＜0.001）．同様の結果が 10 年以上のフォローアップを行った他の研究でも得られている[5]．

2 心筋の viability の評価

心筋に viability（生存能）が存在するか否かは冠血行再建術を検討するために必須の検査である．これまでも心筋 viability 評価に SPECT（single photon emission computed tomography），PET（positron emission tomography），ドブタミン負荷エコー検査，心臓 MRI などが用いられてきた．

Hachamovitch らは，5,183 例を対象とした研究[6]で，SPECT を用いて summed stress score（負荷時の欠損スコアで虚血や血流低下を反映する）による重症度分類を行い，心血管イベントを非侵襲的に予測可能なことを示した．さらに，明らかな冠動脈疾患の既往のない 10,627 例を対象とした研

究[7]では，SPECTを用いて心筋虚血の評価を行い，中央値1.9年の予後を追跡した．中等度の虚血（10〜20％），高度の虚血（＞20％）を有する患者は薬物療法単独群と比較して冠血行再建術を行った群は生存率が改善した．この研究によって，SPECTで評価される虚血の重症度によって，冠血行再建術の適応を判断することが可能であることが示された．

さらに，左室収縮障害患者に限定したエビデンスとして，左室収縮障害を有する648例を対象とし，PETを用いて心筋血流・代謝障害を定量的に評価した研究[8]では，冬眠心筋，虚血心筋，瘢痕の存在はそれぞれ総死亡と有意な関連を認めた．冬眠心筋が存在する患者は，特にその領域が10％を超える場合には，早期の冠血行再建術を行った群は薬物療法のみを行った群と比較して生存率の改善を認めた．ESC（European Society of Cardiology）のガイドラインにおいても心筋のviabilityが存在する領域には，冠血行再建術を検討することを推奨している（Class IIa，エビデンスレベルB）[9]．

3 ハートチームとSYNTAX score

CABGとPCIの選択においては，患者の背景や併存疾患と，冠動脈病変の解剖学的所見を加味してハートチームで十分に検討されるべきである．

冠動脈病変の解剖学的な見解を客観的に評価できる指標としてSYNTAX score（http://www.syntaxscore.com/）が知られており，臨床の現場でもよく使われている．冠動脈造影所見から病変部位，病変数，病変の複雑性をスコア化し，高スコアほど，病変の解剖学的複雑性が高くなる（≦22；低スコア，23≦中間スコア≦32，高スコア≧33）．SYNTAX trial[10]では未治療の重症冠動脈病変（左冠動脈主幹部病変，または3枝病変）における至適な血行再建術を検討し，CABGにおけるPCIの非劣性を検証した．CABG，PCIいずれの手段でも治療の選択肢として適していると判断される1,800例の冠動脈疾患患者をCABG群とPCI群にランダム化した．PCIはパクリタキセル溶出性ステント（TAXUS ExpressもしくはTAXUS Liberte）が用いられた．12か月後に評価された一次エンドポイント（総死亡，心筋梗塞，脳卒中，冠血行再建術再施行）はCABG群で12.4％，PCI群で17.8％とPCI群が有意に多く（p＝0.002），これはPCI群で冠血行再建術再施行率が有意に高かったためであった（CABG vs PCI；5.9 vs 13.5％，p＜0.001）．SYNTAX scoreによる転帰については，CABG群は低スコアは14.7％，中

間スコアは 12.0%，高スコアは 10.9% とスコア間で一次エンドポイントには有意差がなかったが，PCI 群ではそれぞれ 13.6%，16.7%，23.4% であり，高スコアは低・中間スコアと比較してイベント発生が有意に多い結果であった．以上の結果から，左冠動脈主幹部，3 枝病変患者の CABG における PCI の非劣性は証明されなかった．

他の心臓手術リスクを評価する指標として，EuroSCORE（http://www.euroscore.org/calc.html）や，STS risk score（http://riskcalc.sts.org/stswebriskcalc/#/）などが存在する．ハートチームはこれらの指標や患者の社会的背景なども含めて，包括的な評価を行い，患者にとって最適な冠血行再建術を検討する必要がある．

4 左室形成術のエビデンス

外科的左室形成術は左室の瘢痕組織を取り除き，パッチ形成を行う手術であり，左室の容積は縮小し，形態としては球状に変形した心臓は楕円形となる．これまで左室形成術は左室リモデリングを抑制すると考えられていたが，前述の STICH trial の仮説 2 では[4]，左室形成術を通常の CABG に追加した群（501 例）と CABG 単独群（499 例）が比較された．4 か月後の左室収縮末期容積は左室形成術併用群では 83→67 mL/m^2 へ減少し，CABG 単独群の 82→77 mL/m^2 と比較して有意に縮小したが，症状や 6 分間歩行，

表1 左室収縮障害（左室駆出率≦35%）の慢性心不全患者における冠血行再建術の推奨

推奨	Class	Level
CABG は LM 高度狭窄病変，もしくは LAD と LCx 近位部の両方に病変がある LM 相当の病変を持つ患者に推奨される．	I	C
CABG は LAD の高度狭窄病変を含む多枝病変の患者の死亡と心血管イベントによる入院を減少させる	I	B
CABG と合わせて行う左室瘤切除は左室に巨大瘤があり，瘤による心破裂や血栓形成，瘤を起源とする不整脈のリスクがある患者に考慮される	IIa	C
冠血行再建術は心筋の viability（生存心筋）がある場合に考慮される	IIa	B
CABG と合わせて行う外科的左室形成術は LAD 領域が瘢痕化し，特に術後に LVESV<70 mL/m^2 を達成できると期待される患者に考慮しても良い	IIb	B
PCI は冠動脈が解剖学的に PCI に適し，心筋の viability が存在し，外科の手術適応がない患者に考慮してもよい	IIb	C

さらに総死亡と心疾患による入院を合わせた一次エンドポイントにも有意差は認められなかった．本試験では左室形成術をCABGに追加しても総死亡や心疾患の入院を回避できないことが示された．一方，サブ解析[11]では左室形成術は左室拡大の程度がより小さく，左室収縮能がよい患者において有効であり，また術後の左室収縮末期容積が$70mL/m^2$以下を達成できた患者はCABG単独群と比較して予後は良好であった．

さらにESCのガイドラインでは前下行枝領域が瘢痕化し，術後左室収縮末期容積$<70mL/m^2$が達成できると見込める患者において，CABGに左室形成術の追加を検討しても良いとした（Class IIb，エビデンスレベルB）[9]．適応にあたっては，左室容積の計測と貫壁性の瘢痕組織の分布を正確に評価する必要があり，手術は熟練した外科医の下で行われるべきである．

❖ Take home messages

①冠動脈疾患を合併した心不全患者の再発予防として，冠血行再建術の適応を検討する必要がある．左室収縮障害を有する症例においても冠血行再建術の有効性は証明されている．
②冠血行再建術の適応を考える上で，心筋虚血および心筋のviabilityの評価は必須である．
③冠動脈バイパス術，経皮的冠動脈形成術の選択は心不全の状態，冠動脈病変の解剖学的特徴，患者の併存疾患，社会的背景を踏まえて，ハートチームで十分に検討する必要がある．
④左室形成術は前下行枝が広範に瘢痕化し，拡大した心臓に対して，術後の左室拡張末期容積が$70mL/m^2$以下へ縮小できると予測される患者において，CABGと合わせて行うことを検討しても良い．

【文献】

1) Fihn SD, Gardin JM, Abrams J, et al. 2012 ACCF/AHA/ACP/AATS/PCNA/SCAI/STS Guideline for the diagnosis and management of patients with stable ischemic heart disease: a report of the American College of Cardiology Foundation/American Heart Association Task Force on Practice Guidelines, and the American College of Physicians, American Association for Thoracic Surgery, Preventive Cardiovascular Nurses Association, Society for Cardiovascular Angiography and Interventions, and Society of Thoracic Surgeons. J Am Coll Cardiol. 2012; 60(24): e44-e164.
2) Task Force Members, Montalescot G, Sechtem U, et al. 2013 ESC guidelines on the management of stable coronary artery disease: the Task Force on the management of stable coronary artery disease of the European Society of Cardiology. Eur Heart J. 2013; 34(38): 2949-3003.
3) Velazquez EJ, Lee KL, Deja MA, et al. Coronary-artery bypass surgery in patients with left ventricular dysfunction. N Engl J Med. 2011; 364(17): 1607-16.
4) Jones RH, Velazquez EJ, Michler RE, et al. Coronary bypass surgery with or without surgical ventricular reconstruction. N Engl J Med. 2009; 360 (17): 1705-17.
5) Velazquez EJ, Williams JB, Yow E, et al. Long-term survival of patients with ischemic cardiomyopathy treated by coronary artery bypass grafting versus medical therapy. Ann Thorac Surg. 2012; 93(2): 523-30.
6) Hachamovitch R, Berman DS, Shaw LJ, et al. Incremental prognostic value of myocardial perfusion single photon emission computed tomography for the prediction of cardiac death: differential stratification for risk of cardiac death and myocardial infarction. Circulation. 1998; 97(6): 535-43.
7) Hachamovitch R, Hayes SW, Friedman JD, et al. Comparison of the short-term survival benefit associated with revascularization compared with medical therapy in patients with no prior coronary artery disease undergoing stress myocardial perfusion single photon emission computed tomography. Circulation. 2003; 107(23): 2900-7.
8) Ling LF, Marwick TH, Flores DR, et al. Identification of therapeutic benefit from revascularization in patients with left ventricular systolic dysfunction: inducible ischemia versus hibernating myocardium. Circ Cardiovasc Imaging. 2013; 6(3): 363-72.
9) Authors/Task Force members, Windecker S, Kolh P, et al. 2014 ESC/EACTS Guidelines on myocardial revascularization: The Task Force on Myocardial Revascularization of the European Society of Cardiology (ESC)

and the European Association for Cardio-Thoracic Surgery (EACTS) Developed with the special contribution of the European Association of Percutaneous Cardiovascular Interventions (EAPCI). Eur Heart J. 2014; 35(37): 2541-619.
10) Serruys PW, Morice MC, Kappetein AP, et al. Percutaneous coronary intervention versus coronary-artery bypass grafting for severe coronary artery disease. N Engl J Med. 2009; 360(10): 961-72.
11) Oh JK, Velazquez EJ, Menicanti L, et al. Influence of baseline left ventricular function on the clinical outcome of surgical ventricular reconstruction in patients with ischaemic cardiomyopathy. Eur Heart J. 2013; 34(1): 39-47.

〈川上将司　野口暉夫〉

第10章 重症心不全克服の将来像

1 薬物療法

問題提起!
①心不全パラドックス
②高い心不全再入院率
　上記に対する現在の薬物療法の限界

　悪性腫瘍の多くを凌駕する不良な臨床転帰を示す終末期心不全に対しその予後の改善に挑戦した幾多の薬物治療は，大規模臨床試験を踏まえその成果を実証してきた（表1）[1]．しかし，現在までに実証確立された薬物療法だ

表1 心不全患者の生命予後に関する薬物療法の大規模臨床試験の変遷

	Survival benefit			
	yes		no	
yr	Drug	Trial	Drug	Trial
1990	ACEi (enalapril)	CONSENSUS, 1987 SOLVD, 1991	Phosphodieste-rase inhibitor (milrinone)	PROMISE, 1991
	Beta-blocker (carvedilol)	The US Carvedilol HF study, 1996 COPERNICUS, 2001	Cardiac glyco-sides (digitalis)	DIG, 1997
	MRA classic (spironolac-tone)	RALES, 1999		
2000	ARB (valsartan)	Val-HeFT, 2001		
2010	MRA new (eplerenone)	EMPHASIS-HF, 2011	NP (nesiritide)	ASCEND-HF, 2011
	ARNI (LCZ696)	PARADIGM-HF, 2014		

ACEi=angiotensin convering enzyme inhibitor,
MRA=mineralcorticoid-receptor antagonist,
ARB=angiotensin receptor blocker, NP=natriuretic peptide,
ARNI=angiotensin receptor-neprilysin inhibitor.

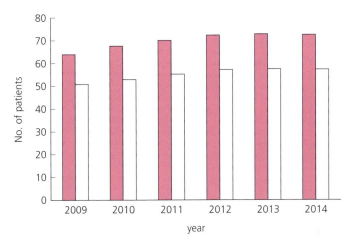

図1 厚生労働省人口動態統計より集計した本邦の心不全死亡患者の推移
赤＝年間心不全総死亡数（×1,000），白＝人口10万人あたりの死亡数

けでは今後起こりうる心不全パンデミックという事態を制御するには充分とは言えない．生命科学ならび医療工学の革新による重症循環器疾患に対する診断精度の向上と治療手段の進歩に相反して，近年の厚生労働省の疫学集計は，心不全死の経年的な増加を示している（図1）．本稿では，この"心不全パラドックス[2]"に対抗するべく発展する最新の薬物治療に焦点をあて解説を行う．

1 心不全治療の問題

急性期の非代償心不全に対する治療は，薬物ならび非薬物療法による血行動態の調整と至適酸素化による主要臓器の保護を目的とした積極的介入により確立されるが，その後の安定化，即ち再発予防や心不全の進展を回避することについては未だ解決され得ない問題である．そのことは実臨床では高い再入院率として描出される[3]．図2Aは，2011年から2014年の期間に当施設を生存退院した連続542名の心不全患者の中で1年以内に心不全のため再入院した患者数を時系列で示したものである．調査患者の27％にあたる145名が1年以内に再入院しており，約半数は3か月以内の入院であった．心不全再入院に関係する退院時薬物療法の多変量解析は，ループ利尿薬の使用がその強いリスク因子であるのに対しレニン・アンジオテンシン系阻害

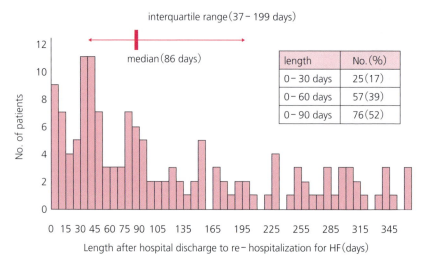

図2A 榊原記念病院の心不全再入院患者の時系列表記

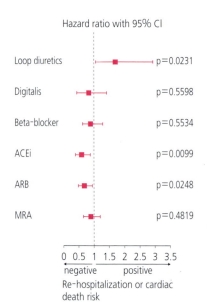

図2B 心不全に対する当施設の退院時薬物と再入院もしくは心臓死のリスク

ACEi: angiotensin converting enzyme inhibitor
ARB: angiotensin receptor blocker
MRA: mineralcorticoid-receptor antagonist

薬，特にアンジオテンシン変換酵素阻害薬は再入院の回避に大きく寄与していることを示した．再入院のリスク回避に関してβ遮断薬以上に高い寄与率

を示したレニン・アンジオテンシン系阻害薬の実力に筆者は正直驚きを覚える．この意味するところは何であろうか．心不全の神経体液性因子に作用する両薬剤の相違点の一つは，β遮断薬がカテコラミンにより疲弊した不全心筋細胞自体に作用するのに対しレニン・アンジオテンシン系阻害薬は，心筋細胞以外にも血管内皮や細胞外間質組織に強い影響を及ぼすという点にある．

2 これからの心不全治療薬

　過剰に賦活化した神経体液性因子，血管内皮機能不全，障害された心筋細胞または血管平滑筋細胞（図 3A）による心不全の負のトライアングルに着目し，その連関に作用する新しい心不全治療薬が開発されている（図 3B）[4]．微小循環における一酸化窒素（NO）による心筋血管連関の制御不全が心不全進展の主軸の一つであることが再認識されている．以下に示す新規の心不全作動薬はどの薬剤も NO と同様，細胞内セカンドメッセンジャーであるサイクリック GMP（cGMP）を介し G キナーゼ（PKG）に作用する．PKG は，レニン・アンジオテンシン・アルドステロン系ならび交感神経系の抑制，尿細管（集合管）に作用することによるナトリウム利尿の促進，細胞内カルシウムの制御による心筋ならび血管平滑筋の拡張能の向上に関与する．以下，各薬剤について解説する．

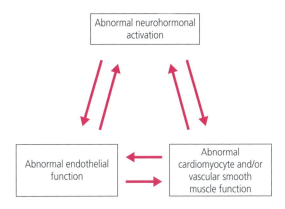

図3A 心不全における神経体液性因子，血管内皮機能異常，心筋細胞または血管平滑筋細胞の機能異常の悪循環トライアングル

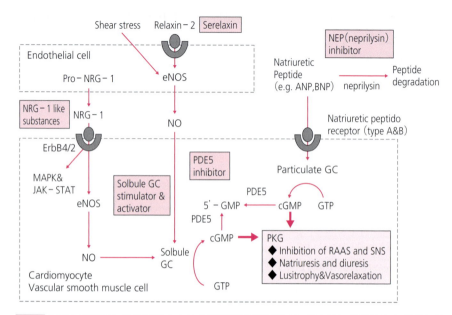

図3B 血管内皮細胞と心筋細胞または血管平滑筋細胞間のシグナリング経路と各部位に作用する新規心不全治療薬

NRG-1: neuregulin-1, eNOS: endothelial NO synthase, NO: nitric oxide, ErbB4&2: tyrosine-protein kinase receptor type 4 and 2, MAPK & JAK-STAT: mitogen-activated kinase & Janus-associated kinase-signal transducers and activators of transcription, NEP: neutral endogenous peptidase, ANP & BNP: atrial (A-type) & brain (B-type) natriuretic peptide, PDE5: phosphodiesterase 5, GC: guanylate cyclase, GTP: guanosine triphosphate, cGMP: cyclic guanosine monophosphate, 5'-GMP: 5'-guanosine monophosphate, PKG: protein kinase G, RAAS: renin-angiotensin-aldosterone system, SNS: sympathetic nervous system

1. セレラキシン（serelaxin）

ヒト組換えリラキシン2である本薬剤は妊娠中に分泌が増加する心腎血管拡張作用を有する生体内ペプチドとして知られている．リラキシン受容体に結合し図3Bに示すカスケードを介しその作用を発現していく．急性心不全患者を対象にした第3相臨床試験（phase III RELAX-AHF）[5]において本薬剤は有意な自覚症状の改善をもたらしたが，再入院率や6か月死亡率に一部整合性を欠いた臨床結果が出ており，今後さらなる大規模臨床試験の必要性が指摘されている．

2. ニューレグリン1様物質（NRG-1 like substances）

ニューレグリン1（NRG-1）は，チロシンキナーゼ活性領域を有する膜

受容体である上皮成長因子受容体（EGFR/ErbB/HER）に作用し，その受容体分布は中枢神経系，心血管系，乳腺，腸管，そして腎臓と多岐にわたる．本薬剤は，HER2遺伝子関連乳癌に対するトラスツズマブというHER2蛋白拮抗薬を使用した患者が急性心不全を発症するという現象から逆に心筋の同受容体刺激による心保護作用を見い出された[6]．心不全に対する本薬剤の有効性を示すいくつかのパイロット的臨床成績は報告されているが，併せて細胞増殖や分化調整にかかわるカスケード（MAPK, JAK-STAT）の増幅が癌の誘発増殖という危険性をはらむため本薬剤の実用化については慎重に吟味する必要がある．

3. ホスホジエステラーゼ5阻害薬（PDE5 inhibitor）と可溶性グアニル酸シクラーゼ刺激薬または作動薬（soluble GC stimulator & activator）

2系統の薬剤はいずれもcGMPの細胞内濃度を上昇しPKG作用の増幅を狙うものである．相違点は，ホスホジエステラーゼ5阻害薬は，その効果が内在するcGMP濃度に依存するのに対して可溶性グアニル酸シクラーゼ刺激薬は，例えばNO濃度が低い場合であってもcGMP濃度を上昇することが可能であり，さらに作動薬はNO非依存性にcGMP産生を促す．近事の報告[7,8]において，この作用機序の違いが，左室駆出率の保持された心不全に対する両系統の薬剤の有効性の違いとして示された可能性があり興味深い知見である．

4. ネプリライシン阻害薬（neprilysin inhibitor）

中性エンドペプチターゼ阻害薬である本薬剤は心不全により増加する内因性ナトリウム利尿ペプチドの加水分解酵素（neprilysin）を阻害することによりその作用を増強する．詳細は次項のアンジオテンシン受容体拮抗薬との合剤であるLCZ696において解説する．

3 アンジオテンシン・ネプリライシン阻害薬LCZ696

アンジオテンシン・ネプリライシン阻害薬（ARNI）であるLCZ696は，アンジオテンシン受容体拮抗薬であるバルサルタンとネプリライシン阻害薬のプロドラッグであるAHU377の合剤である（図4A）．本薬剤は，心不全増悪サイクルの要であるレニン・アンジオテンシン系の阻害と先述した心血管保護を目的とする内因性ナトリウムペプチド活性保持によるPKG作用の

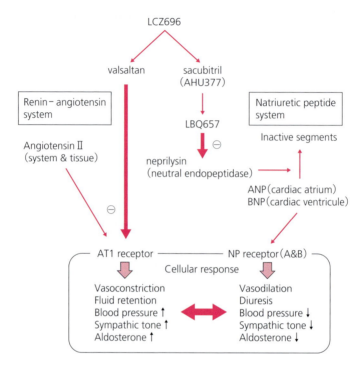

図4A Angiotensin receptor-neprilysin inhibitor（LCZ696）の作用機序

AT1: angiotensin II type 1, ANP & BNP: atrial (A-type) & brain (B-type) natriuretic peptide, NP: natriuretic peptide

増強を目的としたと合剤である[9]．ネプリライシンは中性エンドペプチダーゼとしてナトリウム利尿ペプチド以外にもアンジオテンシンIIやブラジキニン等の他の血管作用ペプチドの加水分解にもかかわる．実際LCZ696前に開発されたcandoxatrilというネプリライシン単独阻害薬は，内因性ナトリウム利尿ペプチド濃度の上昇による利尿効果の他にアンジオテンシンII濃度の上昇による昇圧を促した．さらにomapatriatというアンジオテンシン変換酵素阻害薬とネプリライシン阻害薬の合剤は，ブラジキニン濃度上昇による血管浮腫をきたしたため市場への投入を断念した．以上の経緯から開発されたアンジオテンシン受容体拮抗薬との合剤であるLCZ696は現時点で血管浮腫等の明らかな有害事象を認めていない．さらに図4Aに示すようにレニン・アンジオテンシン系の活性抑制に加えPKG活性を増幅する相乗効果

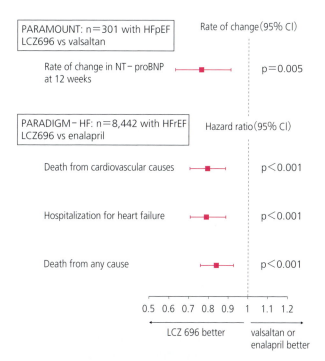

図4B LCZ 696 に関する PARAMOUNT 試験と PARADIGM-HF 試験の主要結果

を示すことが想定されており心不全悪循環トライアングルの要所に作用する．図4Bに左室駆出率保持心不全患者に対してバルサルタン単独との比較を行った PARAMOUNT 試験[10]と左室駆出率低下心不全患者を対象に施行されたエナラプリルとの大規模二重検比較試験である PARADAIGM-HF 試験[11]の結果を示す．心不全治療薬として確立された対照薬を用いた両試験とも LCZ696 の優位性を示した．特に PARADAIGM-HF 試験では，LCZ696 がエナラプリルに比して心不全再入院，心臓死回避率を有意に改善している．このことは，本薬剤がこれからの心不全治療薬として確固たる布石になる可能性が高いことを示唆する．

おわりに

　重症心不全患者に対して開発されている新規薬物療法を中心に解説した．個人の脆弱性を加速し予後不良にする，ひいては医療経済を逼迫する心不全

パンデミックを回避することは循環器医療に携わる私達の大きな使命である．心不全に悩み苦しむ患者を中心に据えたマネージメントサークル[12]を確立した上での適正な薬物治療が必然であることは言うまでもない．

> ❖ **Take home messages**
> ①心不全の悪循環トライアングルに対するGキナーゼ作動薬による新たなる心不全治療
> ②ARNI LCZ696への期待

【文献】

1) Sacks CA, Jarcho JA, Curfman GD. Paradigm shifts in heart-failure therapy- a timeline. N Engl J Med. 2014; 371: 989-91.
2) Braunwald E. Heart failure. JACC Herat Fail. 2013; 1: 1-20.
3) Dharmarajan K, Hsieh A, Lin Z, et al. Diagnoses and timing of 30-day readmissions after hospitalization for heart failure, acute myocardial infaction, or pneumonia. JAMA. 2013; 309: 355-63.
4) Lim SL, Lam CS, Segers VF, et al. Cardiac endothelium-myocyte interaction: clinical opportunities for new heart failure therapies regardless of ejection fraction. Eur Heart J. 2015; 36: 2050-60.
5) Teerlink JR, Cotter G, Davison BA, et al. Serelaxin, recombinant human relaxin-2, for treatment of acute heart failure (RELAX-AHF): a randomised, placebo-controlled trial. Lancet. 2013; 381: 29-39.
6) Cote GM, Sawer DB, Chabner BA. ERBB2 inhibition and heart failure. N Engl J Med. 2012; 367: 2150-3.
7) Redfield MM, Chen HH, Borlaug BA, et al. Effect of phosphodiesterase-5 inhibition on exercise capacity and clinical status in heart failure with preserved ejection fraction: a randomized clinical trial. JAMA. 2013; 309: 1268-77.
8) Bonderman D, Ghio S, Felix SB, et al; Left Ventricular Systolic Dysfunction Associated With Pulmonary Hypertension Riociguat Trial (LEPHT) Study Group. Riociguat for patients with pulmonary hypertension caused by systolic left ventricular dysfunction: a phase IIb double-blind, randomized, placebo-controlled, dose-ranging hemodynamic study. Circulation. 2013; 128: 502-11.

9) Vardeny O, Miller R, Solomon SD. Combined neprilysin and renin-angiotensin system inhibition for the treatment of heart failure. JACC Heart Fail. 2014; 2: 663-70.
10) Solomon SD, Zile M, Pieske B, et al; Prospective comparison of ARNI with ARB on Management Of heart failUre with preserved ejectioN fracTion (PARAMOUNT) Investigators. The angiotensin receptor neprilysin inhibitor LCZ696 in heart failure with preserved ejection fraction: a phase 2 double-blind randomised controlled trial. Lancet. 2012; 380: 1387-95.
11) McMurray JJ, Packer M, Desai AS, et al; PARADIGM-HF Investigators and Committees. Angiotensin-neprilysin inhibition versus enalapril in heart failure. N Engl J Med. 2014 ; 371: 993-1004.
12) Desai AS, Stevenson LW. Connecting the circle from home to heart-failure disease management. N Engl J Med. 2010; 363: 2364-7.

〈鈴木 誠　矢川真弓子　友池仁暢〉

第10章 重症心不全克服の将来像

2 外科的療法

問題提起！

①重症心不全に対する新しい外科的治療にはどのようなものがあるか？
②左心補助人工心臓による destination therapy とは何か？

　心不全に対する治療法としてはまず β-blocker や ACE-inhibitor などによる薬物療法が導入されるが，それらが奏効しないような重症心不全症例に関しては外科的治療が検討される．重症心不全のなかで外科的治療の対象となるものは，進行した心臓弁膜症や高度心筋虚血に起因する症例，急性心筋梗塞やその合併症に起因する症例，急性心筋炎，虚血性心筋症（ICM：ischemic cardiomyopathy）や拡張型心筋症（DCM：dilated cardiomyopathy）などによる慢性心不全やその急性増悪，などさまざまである．これらの原因と重症度，併存合併症などに応じて弁形成術や置換術，冠動脈バイパス術，左室形成術，機械的補助循環（MCS：mechanical circulatory support）などが選択される．これらの外科的治療法について最近の動向，今後の展望を紹介する．

　弁形成術や置換術における最近の新しい動きとしては経カテーテル的大動脈弁植え込み術（置換術）（TAVI：transcatheter aortic valve implantation もしくは TAVR：transcatheter aortic valve replacement）に代表される経カテーテル心臓弁治療（TVT：transcatheter valve therapy）の導入であろう．2007年に SAPIEN XT（Edwards Lifesciences）と CoreValve（Medtronic）（図1）が CE マークを取得後，TAVI はヨーロッパやカナダを中心に爆発的に広まり既に施行症例数は20万例を超えた．2015年に発表された randomized controlled trial では TAVI 群の5年成績は正中切開による大動脈弁置換術群と同等であり，開心術不可能な内科的治療群よりも良好であったことが示された[1,2]．本邦における TAVI は2009年10月に第1例目が施行され，その後 SAPIEN XT を用いた臨床治験を経て2013年10月に保険収載となり臨

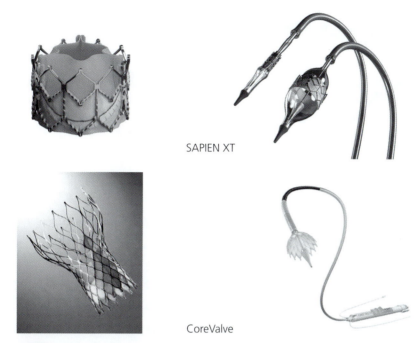

図1 本邦で臨床使用可能なTAVI用生体弁

床使用が開始された．さらに，形状記憶合金によるself-expanding機能を有するCoreValveが2015年4月に薬事承認され臨床使用が始まっている．2016年4月の時点で国内のTAVI実施認定施設は95病院となり，累計TAVI施行症例数は3200例を超えている．将来的には欧米で臨床使用されている数種類の新機種が導入されていくことも予想される．

　現在国内でのTAVIの手術適応は重症大動脈弁狭窄症で高齢や開心術後といったハイリスク患者に限られているが，海外では別の適応での使用も広まっている．Valve in valveと呼ばれる手法であるが，生体弁による大動脈弁置換術後の人工弁機能不全に対し，生体弁の内側にTAVIで新たに生体弁を挿入するというものである．本邦でも治験が開始されており，近い将来この手技が広く普及することが見込まれる．

　その他のTVTでは，まだ日本では臨床応用が開始していないものの今後の導入が期待されるデバイスとしてMitraClip（Abbott）（図2）がある．MitraClipの概念は開心手術が困難な重症僧帽弁閉鎖不全症に対し，大腿静

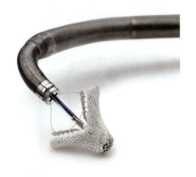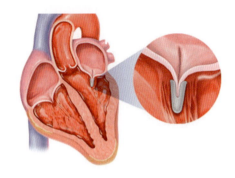

図2 MitraClip

脈から経心房中隔的に僧帽弁に到達し，逸脱した領域の僧帽弁前尖と後尖をクリップでつかんで引き合わせるというものである．通常の開心術に比して低侵襲でありながら同等の弁逆流，心不全の改善が得られたことが報告されている[3,4]．米国では既にFDA承認が取得されており，これまで全世界で2万例以上の使用実績がある．わが国では2015年9月に臨床治験が開始され国立循環器病研究センターにおいて第1例目が施行された．今後，早期の臨床導入が待たれる．

　こういった低侵襲治療は従来の開胸手術では手術が困難とされたハイリスク患者に治療を受ける機会を提供するだけでなく，入院期間を短縮し患者のQOL（quality of life）を維持できることが期待でき，今後ますます発展していくと考えられる．

　これまでICMやDCMによる高度左心機能低下から末期重症心不全となった症例に対しては心臓移植や補助人工心臓による置換型治療のみが有効な治療法とされてきた．しかし，心移植に関しては我が国のドナー不足は依然深刻な状況であり，2010年に臓器移植法案が改正されて臓器提供者数が増加してきたとはいえ，新規心移植登録者数は移植手術数をはるかに超えており，重症心不全患者に対して心移植が普遍的な治療法であるとはいえない．

　一方の左心補助人工心臓（left ventricular assist device：LVAD）による治療はここ最近で大きく変わりつつある．これまで長らく，心臓移植への橋渡し（bridge to transplantation：BTT）として使用可能であった機器は体外設置型LVADのみであり，心臓移植待機患者の多くはその体外設置型LVAD

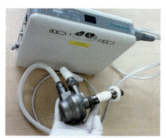
EVAHEART（April. 2011）

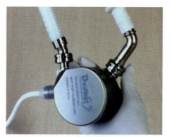
DuraHeart（April. 2011）

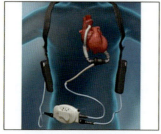
HeartMate II（April. 2013）

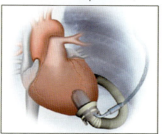
Jarvik 2000（January. 2014）

図3 本邦で臨床使用可能な体内植込型 LVAD

を装着して入院を継続しながら数年にわたって移植待機することを余儀なくされていた．そのような状況下，2011年4月にEVAHEART（Sun Medical）とDuraHeart（Terumo）の2種類の体内植込型定常流LVADが保険償還開始となり，さらに2013年4月にHeartMate II（Thoratec），2014年1月にJarvik 2000（Jarvik Heart）が相次いで保険償還され，4種類の植込型定常流LVADが臨床使用可能となった（図3）．それにより患者は在宅で心移植を待機できるようになり，その間に復職や復学されるケースも出てくるようになった．これら植込型LVADの手術件数は徐々に増加しており2016年5月時点で累計515例を超えている．その手術成績は1年生存率90％以上と良好で米国での成績をも凌駕している．このように重症心不全患者に対する植込型LVAD装着術は生命予後を改善しQOLを向上させる有効な治療法であるが，同手術の適応が心臓移植適応患者に限られていることによりいくつかの問題点も抱えている．一つは移植申請に間に合わないような急性心原性ショック症例などに対しては，従来の体外設置型LVADを装着するしかなく，それによる合併症や植込型LVADへの付け替え手術のリスクなどが問題となる．2つ目の問題として，多くの患者が植込型LVADを装着さ

れ心移植登録患者が増加していく一方で，深刻なドナー不足が続く我が国では心移植数はさほど増えておらず，結果として移植待機期間だけがどんどん延長し続けていて，これまで2年半ほどであった待機期間は今後5年以上になるともいわれている．

そのような状況下で，移植を前提としない植込型LVAD装着術，いわゆるdestination therapy（DT）の導入について検討がなされている．海外では既に植込型定常流LVADのDT使用は広く普及しており米国では年間約1000人，割合にして40％前後がDT使用である[5]．DTの妥当性，内科的治療を上回る生命予後改善効果は海外の臨床試験ですでに示されている[6,7]．今後日本でもDT使用の臨床試験が行われる見込みであり，そこで良好な結果が得られれば，BTTとしてではなく心不全治療の一つの選択肢としてLVADが使われる時代が到来するかもしれない．それまでには，DTの適切な患者選択基準の決定や終末期医療の問題，費用対効果など経済的な問題等をクリアにしておく必要があると考えられる．

❖ Take home messages

重症心不全に対する新しい外科的治療として今後注目されるのは，より低侵襲である経カテーテル心臓弁治療（transcatheter valve therapy：TVT）の発展であろう．TAVIに関しては新機種導入，適応拡大の方向に進んで症例数がさらに増加していくことが予想される．

一方，末期重症心不全に対するLVAD治療は，これまで心臓移植への橋渡し（BTT）としての役割を担ってきたが，性能が向上した体内植込型定常流LVADの登場により，心移植を前提としないDTとして使用する心不全治療のツールとしての役割が増してくることが予想される．

【文献】

1) Mack MJ, Leon MB, Smith CR, et al. 5-year outcomes of transcatheter aortic valve replacement or surgical aortic valve replacement for high surgical risk patients with aortic stenosis (PARTNER 1): a randomised controlled trial. Lancet. 2015; 385: 2477-84.
2) Kapadia SR, Leon MB, Makkar RR, et al. 5-year outcomes of transcatheter aortic valve replacement compared with standard treatment for patients with inoperable aortic stenosis (PARTNER 1): a randomised controlled trial. Lancet. 2015; 385: 2485-91.
3) Rogers JH, Franzen O. Percutaneous edge-to-edge MitraClip therapy in the management of mitral regurgitation. Eur Heart J. 2011; 32: 2350-7.
4) Glower D, Ailawadi G, Argenziano M, et al. EVEREST II randomized clinical trial: predictors of mitral valve replacement in de novo surgery or after the MitraClip procedure. J Thorac Cardiovasc Surg. 2012; 143: S60-3.
5) Kirklin JK, Naftel DC, Pagani FD, et al. Sixth INTERMACS annual report: A 10000-patient database. J Heart Lung Transplant. 2014; 33: 555-64.
6) Rose EA, Gelijns AC, Moskowitz AJ, et al. Long-term use of a left ventricular assist device for end-stage heart failure. N Engl J Med. 2001; 345: 1435-43.
7) Daneshmand MA, Rajagopal K, Lima B, et al. Left ventricular assist device destination therapy versus extended criteria cardiac transplant. Ann Thorac Surg. 2010; 89: 1205-9.

〈秦 広樹　小林順二郎〉

第10章 重症心不全克服の将来像

3 非薬物療法

① 非薬物療法は，薬物療法を十分に試した後に行うべきか？
② 数ある非薬物療法の中からどの方法を選択すべきか？
③ 家族には何を説明すべきか？

　非薬物療法のうち，他節で述べる外科的療法，細胞治療以外として，救命処置（急性心不全時），人工呼吸管理，機械的補助循環，心臓ペーシング（再同期療法を含む），血液浄化療法が挙げられる[1]．これらのうち，近年目覚ましい発展が見られ，近い将来にも進展が期待される機械的補助循環の中から，左室補助人工心臓，小児補助循環，完全置換型人工心臓，両心定常流補助人工心臓，心肺補助装置をテーマに取り上げ，現在用いられている療法で生じている問題点を挙げ，それらを克服するために試みられている取り組みと全く新しいコンセプトから生まれたものを紹介し，重症心不全克服の将来像を描いてみる．

1 左室補助人工心臓による destination therapy

　植込型定常流補助人工心臓の成績が向上し，欧米では心臓移植までのブリッジの他に，移植を前提としない最終的な治療法 destination therapy として用いる例が出現している．本邦では，現在認められていないが，心移植ドナーの不足により，それに近い形で長期補助を必要とする症例が増加しているのが現状である．今後近い将来に本邦でも destination therapy としての使用が承認されることが予測され，安定して長期使用可能なデバイスの改良が望まれる．現在長期使用時に生じている問題点は，デバイス関連の血栓症と，ドライブライン感染が挙げられる．

　デバイス関連の血栓症については，現在主流となっている定常流補助人工心臓では回転する羽根車（impella）の軸周囲が血栓形成の好発部位となっているため，軸が非接触で回転する方式が開発され徐々に製品化されてい

る．Impellaが本体から離れて浮上する方式は大きく分けて，磁力の反発力を応用した磁気浮上方式と管内の流体によって生じる圧力を応用した動圧浮上方式に分けられる．今後これらの製品が主流となり，デバイス関連の血栓の問題が改善されることが期待される．

ドライブライン感染については，現在使用されている補助人工心臓では体外から体内に皮膚を貫くドライブラインを通じて電流を送る経皮エネルギー伝送（transcutaneous energy transmission）が必要であり，その部分での細菌感染が大きな問題となっている．刺入部の創傷管理の工夫や，細菌混入を防ぐためにドライブラインと皮膚との接着を強固にする工夫（スキンボタンの開発）などが行われているが解決に至っていない．根本的な解決方法としてはワイヤレスでエネルギー（電流）を伝送する方法があり，電磁誘導の理論を応用した方法がかつて製品化され臨床応用された〔Lion Heart（アロー社，ペンシルバニア州立大学）〕[2]こともあったが，体内に植込むパーツ（体内バッテリーや二次コイル）が大きく，デバイスの信頼性にも問題があり，長期成績が得られないまま中止になっている．同じ電磁誘導方式を用いた小型のデバイスや，新しい共鳴型方式を用いたワイヤレス伝送方法が研究されており，今後近い将来に臨床応用が期待される．

2 小児補助循環

2010年7月の臓器移植法一部改正により，ドナーの年齢制限が撤廃され，家族の承諾があれば臓器提供が可能になった．これにより小児重症心不全患者の治療手段として心臓移植という受け皿が広がり，それまでのつなぎ（bridge to transplant）としての小児補助循環の必要性も増加している．本邦では長い間小児に使用可能な補助人工心臓が承認されていなかったが，2015年に体外式拍動型補助人工心臓のEXCORが薬事承認された．しかし，成人よりさらに深刻なドナー不足の状況が続くことは明らかなため，小児でも長期間安定して補助できる小型補助人工心臓の開発が望まれる．小児では体格が小さく成長の問題もあるため，植込型を開発するための制約が大きく，成人用ほど開発が進んでいないのが現状である．米国ではPumps for Kids, Infants, and Neonates（PumpKIN）プロジェクトが2004年から開始され，5つの候補デバイスから2013年までにJarvik 2000の1つに絞られた．今後数年かけてPhase II Clinical Trialsが行われる予定である．

3 完全置換型人工心臓（total artificial heart: TAH）

　末期心不全患者の機能しなくなった心臓を切除して人工心臓と置き換えるもので，destination therapy の一選択肢となる．不具合が起こると瞬時に生命に直結するので，補助人工心臓より高度の完成度が要求される．両心不全患者にも使えるのが特徴である．

　臨床応用としては，米国で 1980 年に実施された Jarvik 7[3] や 2001 年に実施された AbioCor[4] があるが双方ともアメリカ食品医薬品局（Food and Drug Administration：FDA）の認可を得るまでには至らなかった．

　その後しばらくの間，体外式による移植までのブリッジ使用以外に臨床応用では目新しい物は見られなかったが，2014 年から欧州で CARMAT[5] の臨床治験が始まり，2015 年 9 月までに 3 例が植込まれたとの報告がある．今後の進展が注目されるが，先に述べたように完全置換型人工心臓はデバイスの高い完成度が要求されるため，新しい技術革新等が見られなければ，安定した臨床応用実現までにはさらに時間がかかると推測される．

4 両心定常流補助人工心臓

　重症両心不全患者に対する治療法としては，上記の完全置換型人工心臓の他に，補助人工心臓を 2 台使用した両心補助循環があるが，その成績は十分とは言い難く，1 台の植込型左補助人工心臓に 1 台の体外式右補助人工心臓を使うか，2 台の体外式補助人工心臓を使って，両心補助の期間をできるだけ短縮しようとしているのが現状である．先に述べたように最近の植込型定常流補助人工心臓の技術革新と臨床成績の向上から鑑みて，定常流補助人工心臓の両心補助への使用が増えることが予測され，完全置換型人工心臓に比べて機器の完成度の点でのハードルは低いので，近い将来での destination therapy 目的での意欲的な臨床応用が期待される．両心補助の場合，右心補助流量が左心に比べ増加し過ぎると肺水腫や肺出血の原因となるため，左右の流量バランス制御が必要となる可能性もあるが，簡便な機構で対処可能と考えられる．

5 心肺補助装置

　重症心不全の急性期は救急蘇生などの措置が行われ，それでも循環が維持

できない緊急性の高い場合には経皮的な心肺補助（percutaneous cardiopulmonary support：PCPS）が用いられている．数日程度の一時的な循環補助には積極的に用いられる傾向にあるが，より長期にはデバイスの信頼性低下と全身状態の増悪により臨床成績は不良のため，意識状態の確認後長期間循環維持が必要な場合には補助人工心臓へ移行するのが一般的である．最近，構成要素である血液ポンプや人工肺に改良が加えられ長期耐久性の向上が図られる傾向にあり，それにつれ臨床成績の向上が期待される．また，システムをコンパクトにした製品[6]が出始めており，携行型として患者搬送や屋外での使用の可能性も考えられ，将来的には使用範囲の拡大が予想される．

> ❖ **Take home messages**
>
> ①非薬物療法には，それなりのリスクや合併症があるため，その適用をためらい，できるだけ引き延ばす風潮もあったが，多臓器不全が進むまで粘ると逆に成績が低下すること，症例によっては劇的な症状の改善が見られることなど，リスクとベネフィットをよく考慮して時機を逸しないで判断することが重要である．そのため外科医や放射線科医などにも早いうちにコンサルトしておいた方が良い．
> ②非薬物療法にはそれぞれに至適使用期間や効果の程度などの特徴がありそれをよく考慮して選択する．たとえば，心肺補助装置は素早く導入できるが，数日を超える使用により合併症などで成績が低下するので別の療法への切り替えを検討するなど．
> ③非薬物療法は，最終手段として用いられることもあり，合併症などのリスクも高いため，家族の承諾を得るのは極めて困難なことが多いが，回復する可能性についても具体的な数字を挙げて的確に説明し，最善の方法を選択していただくよう努めるべきである．

【文献】

1) 日本循環器学会. 循環器病ガイドシリーズ: 急性心不全治療ガイドライン（2011年改訂版）. http://www.j-circ.or.jp/guideline/pdf/JCS2011_izumi_h.pdf（2016年6月閲覧）
2) http://pennstatehershey.org/web/lionheart
3) Joyce LD, DeVries WC, Hastings WL, et al. Response of the human body to the first permanent implant of the Jarvik-7 Total Artificial Heart. Trans Am Soc Artif Intern Organs. 1983; 29: 81-7.
4) Dowling RD, Gray LA Jr, Etoch SW, et al. Initial experience with the AbioCor implantable re- placement heart system. J Thorac Cardiovasc Surg. 2004; 127: 131-41.
5) http://www.carmatsa.com/index.php?&lang=en
6) Arlt M, Philipp A, Voelkel S, et al. Hand-held minimised extracorporeal membrane oxygenation: a new bridge to recovery in patients with out-of-centre cardiogenic shock. Eur J Cardiothorac Surg. 2011; 40(3): 689-94.

〈武輪能明〉

第10章 重症心不全克服の将来像

4 ビッグデータ

問題提起!

①医療ビッグデータとは何か？
②心不全病名の問題点
③今後の心不全ビッグデータ

はじめに

　心不全治療が現代先進国の循環器診療において最も大きな比重を占めていることはすでに報告されている通りであり[1]，高齢人口の増大が見込まれるわが国においても今後よりいっそう重要となることは間違いない．ところが後述の問題により，公的資料を用いて心不全による死亡数や診療のボリュームを正確に推計することは必ずしも容易ではない．一方で，近年では医科レセプトはそのほとんどが電子化されており，厚労省はそれらを集約したNDB（レセプト情報・特定健診等情報データベース）を構築している[2]．また，DPC病院が全一般病院7528施設中，1846病院（対象病院1580，準備病院266）あるが[3]，DPC病院にはデータ提出義務があり，毎年厚労省にDPCデータを提出している．DPCには通常のレセプトには含まれないアウトカム情報を幾分か含んでおり，心不全についてもNYHA分類を記載することが求められている．厚労省が集めているのとは別個に，厚労科研班でDPCデータを収集しており，NDBとともにビッグデータを成している．その分析は日本の心不全の実態解明に役立つと思われる．ただ，NDBには病名以外のアウトカム情報は含まれておらず，DPCデータはあくまでも1回の入院データの集合であり，長期追跡データではない．今後心不全やその治療，またアウトカムの実態に迫り，より有効な管理・治療法につなげていくためにはリアルワールドデータをできるだけ効率的，大規模に集めていくことも考えてもよいかもしれない．本稿は上記の視点から記していきたい．

1 心不全統計の問題

1. 死因統計上の問題

　「はじめに」で述べたように，心不全統計にはいくつかの問題点がある．まず，疾病が国民に課している負荷を測るには，それが原因の死亡数を見ることが一番簡単であるように思える．しかし，厚生労働省の死因統計で報告されている死因は「原死因」である．以下は十分既知とは思われるが，問題点を明らかにするために記す．死因統計の元となるのは，死亡診断書（死体検案書）に記載された病名だが，原死因はその中でも死亡の原因となった大元の病名のことであり，それを選択するための複雑なルールがある[4]．死亡診断書の様式は図1のようであり，Ⅰ（ア）欄には直接死因を記載することとなっている．また，その直接死因を引き起こした病態があればさらにその下に追記することとなっている．さらにⅡ欄には死亡の原因ではないが経過に影響を及ぼしたと考えられる病態を記載することとなっている．例えば，Ⅰ（ア）急性心筋梗塞，（イ）粥状動脈硬化症，（ウ）糖尿病と記載された死亡診断書の場合，原死因選択ルールから，（ア）の原因として（イ）は妥当であり，なおかつ（イ）の原因として（ウ）は妥当である，したがってこの患者の原死因として糖尿病が選択され，これが死因統計でカウントされることとなる．ところが，この原死因ルールの中で心不全は「なお，この定義には，症状及び心不全，呼吸不全等の死亡の様態（modes of dying）は含まないことに注意されたい」とされており，本来は死因としては挙がってこないはずの病名となっている．実際，死因統計の分野では「心不全」は他につけようがないために仕方なくつけられる「ゴミ箱病名」として認識されている．しかし，心不全自体は原因（虚血，心筋症等々）が何であれ実在する病態で，これが死因統計上出てきてはいけない，ということがまず一つの問題である．

　ところで，実際に人口動態統計を見てみると[5]，心不全が原因で死亡している数が平成27年で71820人となっている．これは，死因として心不全しか記載されていない等，原死因ルールを適用しても心不全しか選択できなかった場合と考えられる．現実の場面としては，患者が救急で何らかの原因で心肺停止の状態で搬送され，そのまま死亡が確認され，なおかつ外因死とは考えられない場合につけてしまう場合（まさにゴミ箱病名としての心不

4. ビッグデータ

死亡診断書（死体検案書）

この死亡診断書（死体検案書）は、我が国の死因統計作成の資料としても用いられます。かい書で、できるだけ詳しく書いてください。

記入の注意

| 氏　名 | | 1 男
2 女 | 生年月日 | 明治　昭和
大正　平成　　　年　　月　　日
（生まれてから30日以内に死亡したときは生まれた時刻も書いてください。）午前・午後　　時　　分 |

- 生年月日が不詳の場合は、推定年齢をカッコを付して書いてください。

| 死亡したとき | 平成　　年　　月　　日　　午前・午後　　時　　分 |

- 夜の12時は「午前0時」、昼の12時は「午後0時」と書いてください。

死亡したところ及びその種別

- 死亡したところの種別　1 病院　2 診療所　3 介護老人保健施設　4 助産所　5 老人ホーム　6 自宅　7 その他
- 死亡したところ　　　番地　番号
- （死亡したところの種別1〜5）施設の名称

- 「老人ホーム」は、養護老人ホーム、特別養護老人ホーム、軽費老人ホーム及び有料老人ホームをいいます。

死亡の原因

- I （ア）直接死因
- （イ）（ア）の原因
- （ウ）（イ）の原因
- （エ）（ウ）の原因
- II 直接には死因に関係しないがI欄の傷病経過に影響を及ぼした傷病名等

発病（発症）又は受傷から死亡までの期間
- ◆年、月、日等の単位で書いてください　ただし、1日未満の場合は、時、分等の単位で書いてください
- （例：1年3ヶ月、5時間20分）

◆I欄、II欄ともに疾患の終末期の状態としての心不全、呼吸不全等は書かないでください
◆I欄では、最も死亡に影響を与えた傷病名を医学的因果関係の順番で書いてください
◆I欄の傷病名の記載は各欄一つにしてください

ただし、欄が不足する場合は（エ）欄に残りを医学的因果関係の順番で書いてください

- 傷病名等は、日本語で書いてください。
- I欄では、各傷病について発病の型（例：急性）、病因（例：病原体名）、部位（例：胃噴門部がん）、性状（例：病理組織型）等もできるだけ書いてください。
- 妊娠中の死亡の場合は「妊娠満何週」、また、分娩中の死亡の場合は「妊娠満何週の分娩中」と書いてください。
- 産後42日未満の死亡の場合は「妊娠満何週産後満何日」と書いてください。

手術　1 無　2 有　部位及び主要所見　　手術年月日　平成・昭和　年　月　日
解剖　1 無　2 有　主要所見

- I欄及びII欄に関係した手術について、術式又はその診断名と関連のある所見等を書いてください。紹介状や伝聞等による情報についてもカッコを付して書いてください。

死因の種類

- 1 病死及び自然死
- 外因死　不慮の外因死　2 交通事故　3 転倒・転落　4 溺水　5 煙、火災及び火焔による傷害　6 窒息　7 中毒　8 その他
- その他及び不詳の外因死　9 自殺　10 他殺　11 その他及び不詳の外因
- 12 不詳の死

- 「2 交通事故」は、事故発生からの期間にかかわらず、その事故による死亡が該当します。
- 「5 煙、火災及び火焔による傷害」は、火災による一酸化炭素中毒、窒息等も含まれます。

外因死の追加事項

- 傷害が発生したとき　平成・昭和　年　月　日　午前・午後　時　分
- 傷害が発生したところの種別　1 住居　2 工場及び建築現場　3 道路　4 その他（　）
- 傷害が発生したところ　都道府県　市区郡町村
- 手段及び状況

◆伝聞又は推定情報の場合でも書いてください

- 「1 住居」とは、住宅、庭等をいい、老人ホーム等の居住施設は含まれません。
- 傷害がどういう状況で起こったかを具体的に書いてください。

生後1年未満で病死した場合の追加事項

- 出生時体重　　グラム
- 単胎・多胎の別　1 単胎　2 多胎（　子中第　子）
- 妊娠週数　満　週
- 妊娠・分娩時における母体の病態又は異状　1 無　2 有〔　〕3 不詳
- 母の生年月日　昭和・平成　年　月　日
- 前回までの妊娠の結果　出生児　人　死産児　胎（妊娠満22週以後に限る）

- 妊娠週数は、最終月経、基礎体温、超音波計測等により推定し、できるだけ正確に書いてください。
- 母子健康手帳等を参考に書いてください。

その他特に付言すべきことがら

上記のとおり診断（検案）する　　診断（検案）年月日　平成　年　月　日
　　　　　　　　　　　　　　　　本診断書（検案書）発行年月日　平成　年　月　日
（病院、診療所若しくは介護老人保健施設等の名称及び所在地又は医師の住所）　番地　番号
（氏名）　医師　印

図1

全）が考えられる．こうした，誤って死因として心不全が用いられてしまうことが2つ目の問題である．

このような問題があるため，原死因のみならず死亡診断書に記載された全ての病名を含んだ死亡個票データ（2013年度1年分，約120万件）を分析する研究が進行中である．

2. レセプト上の問題

NDBはレセプトデータのデータベースであるが，よく知られているように，保険請求上の病名であること，さらに多くの医療機関において病名の整理がタイムリーに行われていないことからその信頼性は限定的なものとなる．DPCデータの診断分類群や様式1の各病名も請求に関係する病名ではあるが，レセプトの病名よりはやや信頼性が高い．

2 JROAD-DPC

「はじめに」で述べたように現在多くの急性期病院がDPC対象病院となっており，厚生労働省に毎年データを提出している．国立循環器病研究センターでは日本循環器学会が行っていたJROAD事業の施設調査に加えて，全国の循環器施設から厚生労働省に提出しているものと同じDPCデータを収集し，ビッグデータとして解析する事業（JROAD-DPC）を行っている[6]．DPCデータには，包括評価制度部分のみならず，行った医療行為や投薬の全てが記録されているため，日本の心不全治療としてどのようなことが行われているのかを把握するためには非常に貴重なデータである．今後，集計値に加えて，入院心不全治療に関する詳細な分析が行われることが期待される．

3 NDB

厚生労働省では2009年以降，全国のレセプトデータを収集し，データベース化している．元々は「高齢者の医療の確保に関する法律」を根拠として医療費の適正化などを本来の目的として作成されたデータベースであるが，その後本来目的外のレセプト情報等の提供のためのルールが整備され，提供を開始することが定められた．これにより，医療サービスの質の向上等を目指した正確なエビデンスに基づく施策の推進や学術研究の発展に資する目的で行う分析・研究に利用することができるようになった．平成27年4

月現在値として,レセプトの格納件数約 92.5 億件,特定健診・特定保健指導の格納件数約 1.4 億件とまさにビッグデータといえる規模となっている.現在はデータ利用申し出の機会が定期的に提供されており,有識者会議の審査を経た上で利用可能となっている[2].

レセプトデータはあくまで診療行為の記録であるため,検査値などアウトカムに関する情報はほとんどなく,病名も前述のように信頼性に制限があるが,DPC データと異なり,患者ごとに施設をまたいだ固有の ID(匿名化 ID)がついているため,複数医療機関を受診している場合でもデータがつながっている.そのため,普段はクリニックで外来診療を受けており,心不全で病院に入院した場合でも外来から入院,またその後の退院までどのような治療を受けたのか,という分析が行える.

ただし,匿名化が審査支払機関から厚生労働省にデータ送信される段階で行われるため,以後のデータ突合は匿名化 ID で行うしかなく,同一患者であっても匿名化に用いた情報に微細な差があった場合には突合がうまくいかない.また,レセプトデータから心不全患者を抽出するにあたり,前述のように病名のみでは難しいため,今後は心不全患者のレセプトデータとカルテデータの比較を行うことで,レセプトデータから心不全患者を同定するためのアルゴリズムを開発する必要がある.

4 病院情報データから心疾患レジストリを構築する

JROAD-DPC データ,NDB とも現時点でアクセス可能なビッグデータであり,今後の分析により多くの有益な知見が得られるものと思われる.ただ,前項で指摘したように,DPC データの場合は一入院単位の分析に限られ,NDB は心不全に関するアウトカム情報が十分ではない.やはり,より臨床的に詳細な分析を行うためには診療情報を登録する心不全レジストリを構築する必要がある.これまでにもいくつもの心不全レジストリが実施され[7,8],めざましい成果を出しているが,最近では中規模以上の施設では電子カルテが導入されていることが多く,はじめからデータがデジタルの形で存在していることが多い.そのため,カルテから自動転記できない項目については手入力しつつ,臨床検査値などはデジタルデータとして自動転記するシステムを用いれば,手間を省き,なおかつ正確なデータ登録できる.現在,そうしたシステムとして MCDRS を用いることができる[9].これは電

子カルテデータを SS-MIX2 という形式で書き出していることが前提となるが，項目の設定をあらかじめ設定しておくことで，例えば入院日±7 日の範囲で入院日に最も近い日の BNP 値を自動取得して登録することができる．

　SS-MIX2 の現時点での欠点として処方データと臨床検査値のみが標準的な形式で登録され，循環器分野で重要な検査結果である心電図，心エコーレポート，心臓カテーテルレポートについてはこれまで標準的な形式が存在しなかったことがある．しかし，現在こうした検査結果についても日本循環器学会が標準をメーカーと協力して策定しつつある[10]．

　今後，こうした標準を採用した機器が多くの施設に普及し，MCDRS でデータを取得していく仕組みが普及すれば，新たな心疾患レジストリを立ち上げた際に一気に大規模なデータを取得していくことが可能になると思われる．現在，大学病院を中心とした 5 施設で上記の仕組みによりデータを収集し，分析する研究が進行中である．

おわりに

　現時点で，医療系のビッグデータとして入手可能であるのは，レセプトデータ（NDB）もしくは DPC データとなる．それぞれ，アウトカム情報が十分ではないが，規模ゆえに日本全体の心不全治療の現状に迫ることが期待される．一方で，詳細な臨床データを用いた研究も必要で，従来型のレジストリに加え，電子カルテデータをより活用したシステムの構築・利用も今後重要になってくるだろう．

❖ Take home messages

① 既存のビッグデータとして NDB や DPC データが使用可能である．
② 心不全病名を正確に扱えるようにする必要がある．
③ 今後はリアルワールドビッグデータの収集と分析が期待される．

【文献】

1) Ambrosy AP, Fonarow GC, Butler J, et al. The global health and economic burden of hospitalizations for heart failure: lessons learned from hospitalized heart failure registries. J Am Coll Cardiol. 2014; 63(12): 1123-33.
2) 厚生労働省. レセプト情報・特定健診等情報の提供に関するホームページ, 2016. http://www.mhlw.go.jp/stf/seisakunitsuite/bunya/kenkou_iryou/iryouhoken/reseputo/
3) 厚生労働省. DPC対象病院・準備病院の規模（平成26年4月1日）見込み. 2014. http://www.mhlw.go.jp/file/05-Shingikai-12404000-Hokenkyoku-Iryouka/0000041708.pdf
4) 厚生労働省. 疾病及び死因コーディングについてのルール及びガイドライン. http://www.mhlw.go.jp/toukei/sippei/dl/instruction38-151.pdf
5) 厚生労働省. 平成27年人口動態統計月報年計（概数）の概況 死亡数・死亡率（人口10万対）, 死因簡単分類別. 2015. http://www.mhlw.go.jp/toukei/saikin/hw/jinkou/geppo/nengai15/dl/h6.pdf
6) 国立循環器病研究センター. 循環器疾患 診療実態調査. 2016. http://jroadinfo.ncvc.go.jp/
7) Sato N, Kajimoto K, Asai K, et al. Acute decompensated heart failure syndromes (ATTEND) registry. A prospective observational multicenter cohort study: rationale, design, and preliminary data. Am Heart J. 2010; 159 (6): 949-955.e1.
8) Shiba N, Nochioka K, Miura M, et al. Trend of westernization of etiology and clinical characteristics of heart failure patients in Japan--first report from the CHART-2 study. Circ J. 2011; 75(4): 823-33.
9) 東京大学. 多目的臨床データ登録システム. 2015. http://mcdrs.jp/
10) 日本循環器学会. JCSデータ出力標準フォーマットガイドライン. 2015. http://www.j-circ.or.jp/itdata/jcs_standard.htm

〈興梠貴英〉

第10章 重症心不全克服の将来像

5 数理化

問題提起！

① 心不全の再入院を予測する研究ではどのような解析が行われてきて，どのようなところに問題点があるか？
② 上記問題点を解決するためにはどのような解析方法が必要か？
③ 上記問題点を解決するためにはどのようなデータが必要か？

　今日の心不全診療における問題点の一つに，心不全が増悪することによる再入院がある．心不全の悪化は短期的な患者の活動性を著しく損なうばかりか長期的な生命予後を悪化させる．つまり，心不全は増悪と寛解を繰り返しながら徐々に活動性が低下することで死に至る疾患なのである[1]．また，心不全による再入院は患者個人の生活の質と生命予後に影響するばかりか，医療経済上の問題も含んでいるために，心不全が悪化することによる入院を減らし心不全が悪化する速度を可能な限り遅くすることは心不全の日常診療において重要なポイントの一つである．

1 心不全再入院予測因子の同定と問題点

　心筋梗塞や狭心症，心臓弁膜症や心筋症などの循環器疾患はもとより，高血圧や糖尿病などの生活習慣病も心筋障害の原因となり心不全を発症することや，患者の多種多様な社会的背景因子や生活習慣が心不全増悪の誘因になると考えられていることを鑑みると，心不全の発症や増悪に至るプロセスは一様ではなくその病態生理は複雑であると言える．それでは，日常診療において心不全に至る複雑な病態を適切かつ迅速に把握して治療に結びつけるためにはどのようなことに注力する必要があるだろうか．心不全再入院を予測する因子を同定する研究が現在に至るまで数多くなされてきた．心筋梗塞や心臓血行再建術の既往，心不全入院歴，血圧低値，左室駆出率の低下，Brain Natriuretic Peptide（BNP）や NT-proBNP 高値，心筋トロポニンT高値，低ナトリウム血症，クレアチニン高値，高血圧や糖尿病，貧血，脳梗

塞，うつ病，慢性閉塞性肺疾患の合併，高齢，喫煙，飲酒，独居，無職といった社会的要因を有する心不全患者は，それらを有しない心不全患者と比較して心不全による再入院が多く，これらの因子が心不全による再入院を予測する因子と報告されている[2]．

このように，今まで多数の心不全再入院予測因子が報告されているが，いくつかの問題点が考えられる．まず，これらの多数の因子のうち心不全による再入院への関与の強さに差があるのだろうか．また，解析対象となった心不全患者の背景が研究毎に異なることや，研究毎の解析の対象とした因子集団が不均一であるという問題もある．つまり，それまでの研究報告や研究者の今までの臨床経験などによって解析対象とされた因子は選択されているという問題である．このようにして選択された因子から，心不全再入院に最も関与が高いと考えられる因子を多変量解析などによって抽出することで心不全再入院予測因子が報告されてきたが，これまで報告されてきた多くの因子は全て単一の因子であり，複数因子による組み合わせによる影響を検討した

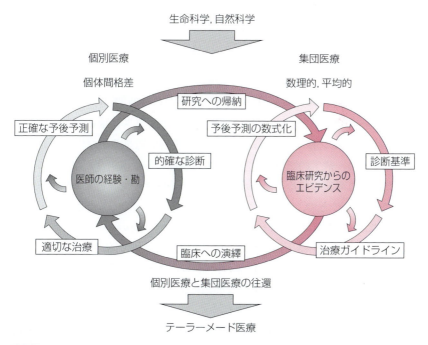

図1 集団医療と個別医療

報告はない．単一の因子では予測因子にはなり得なくても，複数の因子が組み合わされることによって重要な因子になる可能性があるために，未だ同定されていない重要な因子が存在する可能性も考えられる．

さらに別の問題もある．今まで報告されている因子を用いた予後予測を実臨床に演繹しようとする場合に，背景因子や病態が異なる個々の患者には必ずしも当てはまらず手法の限界が見えてくる．つまり，個別医療では個々の患者の個体間格差が大きいために，的確な診断，適切な治療，正確な予後予測を行うためには医師のそれまでの経験や勘，あるいは臨床研究からのエビデンスに頼るところが大きく画一した方法がない．一方，集団医療において明らかにされてきたエビデンスは数理的，平均的であり，診断基準や治療ガイドラインの策定には大いに貢献してきた．個別医療と集団医療の利点を十分に活かして有効に活用するためには真に臨床に演繹できるエビデンスが必須であり，これにより個別医療と集団医療をリンクさせた患者個々の病態に即したテーラーメード医療が提供できるものと我々は考えている（図1）．この考えに基づいて，我々は個々の患者の状態に即した心不全予後を推定する数式の作成に関する研究を行っている．

2 心不全の予後を数式にて算出する

ここで，物理学における自由落下運動を思い出していただきたい．静止位置から落下した物体の位置（z）は落下開始からの時間（t）と重力加速度（g）によって表され（$z=gt^2/2$），物体の重さや大きさには依存しない．自然科学の1分野である生物学や医学は，数理的構造をその学問の中に内在しているため，数学的な解を得ることや再現性のある事象を観察することが可能であると考えられる．したがって，この物理学の考えを生物学や医学にも当てはめることで，心不全を含めた疾患の進行（Z）を罹患からの時間（T）と疾患構造（G）によって説明できるのではないかと我々は考えた．自然界における自由落下運動では，物体の大きさや形に依存する空気抵抗，風力などの外的要因によって物体の位置（z）は影響を受ける．これと同様に，疾患の進行（Z）も多種多様な要因によって影響を受けると考えられ，また疾患構造（G）も経時的に変化することは十分に予想できる．そこで我々は，心不全増悪の加療目的にて入院した心不全患者を対象として，それぞれの患者に関する402項目の臨床因子を診療録から収集し後ろ向き研究

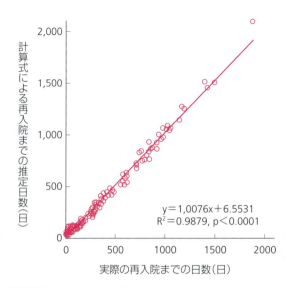

図2 数式から求めた死亡または心不全による再入院までの推定日数と実測日数 (Yoshida A, et al. Hypertens Res. 2013: 36: 450-6[3] より引用)

を行った．すると，心不全治療後に再度心不全が増悪することで再入院または死亡するまでの日数（Yi）は，心機能のみならず，腎機能，肝機能，消化管機能，不眠，便秘，在宅介護者の有無など他臓器，精神神経状態，社会的要因を加味した252の様々な要因（Xi）によって算出が可能であり，関数式（$Yi = \max(T) / \beta T \cdot \{Xi/\max(X)\} + c$）によって表すことができた．また，この関数式から求めた死亡または心不全による再入院までの推定日数は，実測日数と非常に近く（図2）良好な相関を示すことを確認した[3]．この研究では，心不全による再入院を単一の項目で予測するのではなく，網羅的な解析によって多項目で予測するという新しい発想に基づいている．現在は本研究成果の妥当性を検証するために前向き観察研究を実施しているところである．

3 心不全再入院予測式へのビッグデータの活用

ヘルスケア領域で扱うビックデータとしては，①DPC/PDPS，②レセプト情報・特定健診など情報データベース，③診療録における記載内容や検査

結果などが考えられる．

　2003年4月に特定機能病院を対象として急性期入院医療の診療報酬を包括的に算定するために，診断群分類（Diagnosis Procedure Combination：DPC）に基づいて算定される1日あたりの定額報酬支払い制度（Diagnosis Procedure Combination/Per-Diem Payment System：DPC/PDPS）が導入された．DPCとは診断群分類を表す本邦にて策定された14桁の番号であり，国際疾病分類（International Statistical Classification of Diseases and Related Health Problems：ICD）による傷病名，入院目的，年齢，意識障害レベル，手術内容，処置の有無，重症度などの情報と共に，EFファイルと呼ばれるデータも厚生労働省に提出する必要があるため，どんな薬や処置が何回施行されたかという情報も含まれている．特に治療対象となった主病名はICD分類に基づいて一つの病名に限定されており正確性が高い．DPCは各医療機関にて集計されるために当該医療機関におけるデータを収集するには便利な情報であるが，他の医療機関のDPC情報は公開されていないために多施設研究には使用しにくいという欠点もある．

　レセプトは保険医療機関や薬局が保険者に医療費を請求する際に使用する明細書で，国民健康保険団体連合会（国民健康保険や後期高齢者医療制度）や社会保険診療報酬支払基金（社会保険）に送付されるデータである．レセプトデータを活用すれば，どのような背景の患者がどのタイミングで医療機関を受診してどのような診療行為がなされたのかという解析が可能である．特に処方内容と期間，行われた医療行為については詳細なデータとなっている．しかし，疾病名はテキスト病名も入力可能で保険請求病名となることもあるために正確性に欠けるという欠点がある．レセプトの情報は特定健診などの情報とともに厚生労働省においてデータベース化（National Data Base：NDB）されており，主に医療計画や医療資源の配置などの政策立案のための情報源として利用されてきた．2011年からは公共性の高い研究（PMDAによる有害事象発現リスク調査など）に対して集計されたデータ解析の提供を行っているところである．

　上記のようにこれまでビックデータとよばれる大量のデータの蓄積がなされてきたが，それらをいかに効率的に活用するかが問題である．その一つにデータの抽出作業があり，データが大きくなればなるほど膨大な費用と労力を必要とし，またエラーが起こることも想定される．そこで，日本循環器学

会 IT/Database 委員会の支援のもと，厚生労働省臨床効果データベース整備事業において，循環器疾患を対象とした統合情報データベースシステムの構築作業が現在行われているところであり，我々は特に心不全領域のデータベース構築作業を担っている．このデータベースの特徴は，対象とする患者における目的とする患者情報や臨床検査結果情報（採血，採尿，心エコー図検査や心臓カテーテル検査）を電子データとして半自動的に収集することができ，入力作業を極力少なくすることができることである．つまり，複数のデータの中から必要なデータを抽出して編集できるのである．その基礎システムは，2006 年に厚生労働省電子的診療情報交換推進事業（Standardized Structured Medical record Information eXchange：SS-MIX）によって開発され，その後に改良された標準化ストレージ（SS-MIX2）を利用している．これは，電子カルテやオーダリングシステムを中心として，調剤システムや臨床検査システム，放射線情報システムや PACS（Picture Archiving and Communication Systems）などの様々な部門システム間での情報をこの標準化ストレージというストレージツールに標準化された形式で格納・蓄積することにより，複数のベンダ間やシステム間の相互運用性を高めたものである．これらの連携には臨床効果データベース整備事業にて開発された多目的臨床データ登録システム（Multi-purpose Clinical Data Repository System：MCDRS）が使用されことになる．既に一般的な電子カルテに SS-MIX2 は実装されていることから，現在各臨床検査システムから MCDRS へ半自動的に必要な情報を収集するシステムを構築中である．このシステムが完成するとビッグデータをより効率的に，迅速かつ正確に処理，運用することができると考えられる．

　より高い精度の心不全予後予測式を作成するために，我々は心不全再入院予測式のさらなる改善を行っている．心不全の予後に関与すると考えられる因子は非常に多岐にわたり，それらのすべてを同定した上で包含した解析を行うことは事実上不可能である．しかし，我々は上記のような膨大な臨床データを集約できるシステムの開発を行い，数学の専門家との共同研究にて網羅的に心不全予後に関与する因子の同定を行い，精度の高い心不全予後推定式の作成に取り組んでいるところである．

おわりに

我々が算出した心不全再入院予測式の正確性や有用性については，式の妥当性を検証する前向き研究の結果を持って判断する必要があると考えている．この研究は，数学的構造を生物学や医学の中に仮定することへの妥当性を心不全という病態を用いて検証しようとする試みであり，今までにない全く新しい発想に基づいた挑戦的な研究であると考えている．

> ❖ **Take home messages**
> ①心不全の再入院を予測する数々の因子に関する報告がなされているが，いずれも単一因子または単一因子の列挙にとどまっていた．
> ②我々は心不全による再入院を予測する数式を算出し，多因子による複合的解析を進めている．
> ③ビックデータを解析に利用することで，より包括的で網羅的な病態の解明が進むことと考えている．

謝辞

本研究は，大阪大学産業科学研究所知能推進研究分野の鷲尾 隆先生のご協力により行われています．

【文献】

1) Goodlin SJ. Palliative care in congestive heart failure. J Am Coll Cardiol. 2009: 54: 386-96.
2) Giamouzis G, Kalogeropoulos A, Georgiopoulou V, et al. Hospitalization epidemic in patients with heart failure: Risk factors, risk prediction, knowledge gaps, and future directions. J Card Fail. 2011: 17: 54-75.
3) Yoshida A, Asakura M, Asanuma H, et al. Derivation of a mathematical expression for predicting the time to cardiac events in patients with heart failure: A retrospective clinical study. Hypertens Res. 2013: 36: 450-6.

〈中野 敦〉

第10章 重症心不全克服の将来像

6 遺伝子

問題提起！

① 来院症例の心不全の原因をどのように考えるか？
② 臨床遺伝子診断の実施により治療への介入は可能か？
③ 疾患原因となる遺伝子変異の同定に際して臨床情報は十分に記録されているか？
④ 特発性心筋症の原因遺伝子変異で疾患層別化は可能になったのか？

　日常の診療において病因不明または未診断の心不全症例に遭遇することはまれではない．重症心不全症例における原因鑑別は，基礎病態や重症度の評価や増悪因子の理解に少なからず影響を与えることも多い．一般的に，弁膜症，心筋虚血，高血圧，心筋炎などはその初療早期に鑑別可能な疾患であることが多く，その時点で鑑別が難しくともその後の検査において他の二次性心筋症の鑑別を進めることができる．それらを除外した後には，遺伝性心筋症を中心とした特発性心筋症を基礎疾患の念頭において治療を行うこととなる．

　遺伝性心筋症[1,2]の鑑別においては，特発性心筋症〔拡張型心筋症（DCM），肥大型心筋症（HCM），拘束型心筋症（RCM），不整脈源性右室心筋症（ARVC），左室緻密化障害（LVNC）〕だけでなく，代謝蓄積性疾患（アミロイドーシス，ダノン病，ファブリー病，糖原病），ミトコンドリア病，神経筋疾患（筋ジストロフィー）などの全身疾患も想定の中に含めておかなければならない．遺伝子変異が疾患原因となっていると知ることは，とりわけ代謝蓄積性疾患，ミトコンドリア病，神経筋疾患など心外症状を伴う心筋症において有用であることが多い．これらの疾患においては各疾患独自の治療方針があり，変異情報をもとにした早期臨床遺伝子診断を加えることにより，診療の精度を高め，有用な治療選択肢を増やすことに役立つ．

1 遺伝素因の記録と臨床情報の蓄積の必要性

　若年発症例は遺伝素因の関与が強く示唆される．家族内発症が認められれば可能性はさらに高まる．しかし一般臨床において，若年性の心不全症例といえども，世代を超えて家族歴を調べその病因となる原因遺伝子変異を遺伝学的に究明することは，学術的取り組みを除いては従来積極的には行われてこなかった．DCM，HCM，RCM，LVNC，ARVC の臨床病型や原因となる遺伝子が多彩であること，変異同定には多大な労力と時間と費用がかかること，原因遺伝子のほとんどが構造蛋白をコードしていることから変異の追究が必ずしも治療につながらないこと，したがって個々の心筋症の原因に特異的な治療法は未だ開発されていないことなど，様々な理由のため原因遺伝子に基づく心筋症の発症診断は発展途上にあり，保険収載による臨床遺伝子診断も未だ実施されていない．特発性心筋症の詳細な家族歴を含めた臨床情報に連結された遺伝情報の蓄積と原因遺伝子の同定は，得られた知見の臨床応用において重要な鍵を握っている．

2 最新の原因遺伝子同定探索の実際

　次世代シーケンス技術が進歩し充実したヒトゲノムの変異情報が公共のデータベースから入手できるようになり，早期かつ精緻な疾患診断を求めた臨床遺伝子診断が注目される時代になった．次世代解析技術によるクリニカルシーケンスは従来のキャピラリーシーケンサーによる配列同定と異なり，一度に解析可能な遺伝子数や配列情報量が格段に増しながら，従来に比して短時間かつ大量に情報を得ることができることから，今後の臨床遺伝子診断の中核をなすと考えられている．次世代シーケンス解析により網羅的に得られたゲノム情報から有意な変異箇所を同定し，従来行われているゲノム解析法で確認の上，疾患原因変異として診断に利用することが可能な時代が到来した．一部の希少難病に限らず循環器領域も含めた医学全領域にわたる遺伝性疾患の臨床診療において，遺伝子解析研究や臨床遺伝子診断が求められる機会が今後増すと考えられる．技術的環境が整った現在は希少難病を中心に代謝蓄積疾患や神経筋疾患において実際に多くの臨床遺伝子診断が行われているが，今後はクリニカルシーケンスとして臨床遺伝子診断の対象となる保険収載される遺伝子数の拡大と，次世代シーケンス技術の診断への組み込み

について，環境整備が進むと予想される．

3 遺伝子診断は重症心不全診療にどのように活かされるか

それでは実際にクリニカルシーケンスが循環器領域で利用されるのはどのような場合であるか，以下に一例を挙げる．アミロイドーシスは多発神経炎と自律神経不全を主症状とするが，心臓にもアミロイドの沈着から臓器・組織の機能障害が起こり不整脈および心不全を呈する．なかでもトランスサイレチン（TTR）遺伝子変異に伴う家族性アミロイドポリニューロパチー（TTR-FAP）は，トランスサイレチンの大部分が肝臓で産生されているため，肝移植が治療の原則となっている．しかし近年，新薬の開発も活発に行われており，抗炎症薬ジフルニサルに関する治験が国内外で行われている[3]．またTTR-FAPに対する新規治療薬としてタファミジスが開発され，そのランダム化比較試験が欧州と南米において実施された．タファミジス群における末梢神経障害の進行が有意に抑制され，栄養状態が改善されることが示された[4]．この結果を受けて本邦でも迅速に承認され，医学的理由により肝移植を受けることができない高齢発症者症例にも新たな治療の選択肢を与えるものとなった．これらの治療の適応判断は臨床遺伝子診断をもとに行われている．すなわちトランスサイレチン遺伝子変異の有無について臨床遺伝子診断を行うことにより，上記薬剤の使用の可否を判断することができる．これ以外にも変異遺伝子に対する創薬開発や，臨床症状のない未発症診断により発症前治療の開始を可能にするなど，様々な可能性を秘めている．遺伝子変異を同定し病因をつきとめることは，病因が不明であることに悩む本人およびその家族が抱える不安を軽減し，予後を予測し，正しい治療法の選択を可能にするということにもつながり，臨床の現場において有用である．原因遺伝子をつきとめることによる病態の理解は新しい治療法につながる可能性を追求する必要がある．

4 遺伝性心筋症の病型，頻度と原因遺伝子同定の難しさ

特発性心筋症においては，主に遺伝性を示す家系症例への解析から多くの遺伝子変異が同定された[1,2]，多くの原因遺伝子が報告されている（表1）．DCMに比してHCMはその特徴的臨床所見から比較的鑑別診断に苦慮する類似した疾患が少ないため，原因遺伝子の解明も早くから取り組まれ，

表1 遺伝性心筋症の病型と原因遺伝子

病型	遺伝形式	遺伝子名	病型	遺伝形式	遺伝子名
DCM	AD	ABCC9	DCM/HCM	AD	NEXN
DCM/HCM/LVNC	AD	ACTC1	HCM	AD	OBSCN
DCM/HCM	AD	ACTN2	DCM/HCM	AD	PLN
DCM/HCM	AD	ANKRD1	DCM	AD	PSEN1
DCM	AD	BAG3	DCM	AD	PSEN2
HCM	AD	CALR3	DCM	AD	RBM20
HCM	AD	CAV3	DCM	AD	SCN5A
HCM	AD	CRYAB	DCM	AD	SDHA
DCM/HCM	AD	CSRP3	DCM	AD	SGCD
DCM/RCM	AD	DES	DCM	AD	SYNE1
DCM	XR	DMD	DCM	AD	SYNE2
LVNC	AD	DTNA	DCM/LVNC	XR	TAZ
DCM	XR	EMD	DCM/HCM	AD	TCAP
DCM	AD	EYA4	DCM	AD	TMPO
DCM	XR	FKTN	DCM/HCM	AD	TNNC1
HCM	AD	JPH2	DCM/HCM/RCM	AR, AD	TNNI3
DCM	AD	LAMA4	DCM/HCM/LVNC	AD	TNNT2
DCM/LVNC	AD	LDB3	DCM/HCM	AD	TPM1
DCM/LVNC	AD	LMNA	DCM/HCM	AD	TTN
DCM/HCM/LVNC	AD	MYBPC3	DCM/HCM	AD	VCL
DCM/HCM	AD	MYH6	ARVC/DCM	AD	DSC2
DCM/HCM/RCM	AD	MYH7	ARVC	AD	DSG2
HCM	AD	MYL2	ARVC/DCM	AR, AD	DSP
HCM	AD	MYL3	ARVC	AR, AD	JUP
HCM	AD	MYLK2	ARVC	AD	PKP2
HCM	AD	MYOZ2	ARVC/CPVT	AD	RYR2
DCM/HCM/RCM	AD	MYPN	ARVC	AD	TGFB3
DCM	AD	NEBL	ARVC	AD	TMEM43

特発性心筋症および類縁疾患を中心に原因遺伝子とその病型のオーバーラップを示す.
DCM：拡張型心筋症, HCM：肥大型心筋症, RCM：拘束型心筋症, LVNC：左室心筋緻密化障害, AD：常染色体優性, AR：常染色体劣性, XR：伴性劣性またはX染色体連鎖

1990年にはミオシン（心筋βミオシン重鎖遺伝子：MYH7）がその原因遺伝子であることが解明された[5]．HCM患者の50〜70％やARVC患者の多くは，常染色体優性の遺伝形式に従う家族歴を認めることから多くの原因遺伝子が同定されてきた．一方でDCMは症例数の多さと原因遺伝子の家系解析の取り組みから多くの原因遺伝子が報告されているが，DCM全体の中で家族歴を有するものは20〜35％にとどまるとされている[6]．

特にDCM，HCM，LVNC，RCMの4つの心筋症いずれの病型にもそれぞれ既に多くの原因遺伝子が同定されている．症例ごとにみれば一つの遺伝子変異が病因であるが，DCM，HCM，LVNC，RCMの各疾患病型は複

数の異なる遺伝子から成る．さらに同一遺伝子内でも変異箇所の違いにより DCM, HCM, LVNC, RCM の異なる臨床病型にまたがる場合も多くみられ，臨床病型と遺伝子が一対一ではないことがわかる．4つの心筋症において原因遺伝子がオーバーラップしていることから，心筋症の病因分類は未だ発展途上であると言わざるを得ない．一方，ARVC は右室特異的心筋変性と重症不整脈をきたす疾患であり，若年者突然死の重要な要因とされて 20〜50%を占めるとの報告がある[7]．ARVC の遺伝学的特徴は遺伝子異常を持っていながら高齢になるまで発症していない個人が存在し，遺伝素因が強いが浸透率が低いことも多いとされる．これらの事実は，遺伝子異常に加えて機械的負荷など後天的素因がその発症に重要であると考えられえる．言い方を変えれば，未発症者の診断の難しさの一方で，遺伝素因を持っていても，後天的素因を除くことによって発症を予防できる可能性も考えられ，早期の臨床遺伝子診断が重要であることを意味する．

5 心筋症の原因遺伝子同定の診断的意義

最後に心筋症の原因遺伝子同定の必要性と診断的価値について述べる．両親に全く遺伝子変異がなくとも機能獲得型（gain of function）の点突然変異を生じ，孤発例として疾患を発症することはまれではない[8]．家族歴が明らかではない症例（孤発例）においてこのような新規遺伝子変異が検出された場合，それらが疾患原因となる de novo mutation となり得るか判断することは非常に難しい．その解明は従来の家系連鎖解析では扱えない情報解析が必要であり，先述の次世代シーケンシング技術によるゲノム変異データベースの充実とともに発端者および両親を対象としたトリオ解析による症例ごとの遺伝子変異の正確な同定が必要である．

心筋症において未だ詳細な原因遺伝子のレジストリーが充実しないため，遺伝子変異を有する孤発例の具体的頻度は不明であるが，若年発症かつ重症化する RCM や LVNC など特徴的な疾患病態を示す心筋症の場合には遺伝子変異を有する確率は高いと考えられる．一方，DCM ないし DCM 様の心筋症は心筋炎などの二次性心筋症との区別が難しい．特に家族歴がない場合，遺伝素因については軽視されがちとなる．しかし公的データベースの充実とともに遺伝子変異が孤発症例からも同定可能となれば，その診断的意義は大きく高まると考えられている．

おわりに

　次世代シーケンサーを用いた遺伝子解析は疾患原因となる遺伝素因を明らかにする有力な手段として期待されている．シーケンス技術の発達により少量の血液サンプルから心筋症候補遺伝子の全配列を読むことは，労力，コスト，時間全てにおいて実現可能なレベルに大きく近づいている．未確定診断症例に遺伝子異常がみつかれば，心筋炎を含めた二次性心筋症である可能性は低くなるとともに，新たに判明した変異種別に疾患を分類し，治療反応性を確認し，予後解析を行うことができる．一方，遺伝素因が発見されなければ二次性の要因をより詳細に検索し早期に除去することで残存心筋への保護治療効果も上がり，疾患予後を変える可能性がある．心不全の原因診断において遺伝素因の有無を明らかにする意義は大きいと考えられる．正確な原因同定は基礎的病態理解や疾患分類のみならず，早期診断や治療法の開発につながり患者自身が新しい利益を享受できる可能性がある．病因究明は患者に直接対峙する医療関係者が積極的に取り組むべき課題ともいえる．

> ❖ **Take home messages**
> ①心筋症の鑑別に際して遺伝子検索を行うことは早期診断と心筋症の層別化に有用である．
> ②一部の心筋症においては遺伝子変異に基づく分子標的治療を行う時代が始まっている．
> ③家族歴の有無が重要であり，親兄弟以外の遠戚も含めた家族歴の問診が必須である．
> ④臨床情報と遺伝子変異情報の蓄積と統合的解析が心筋症の病態解明に必須である．

【文献】

1) McNally EM, Barefield DY, Puckelwartz MJ. The genetic landscape of cardiomyopathy and its role in heart failure. Cell Metab. 2015; 21(2): 174-82.
2) McNally EM, Golbus JR, Puckelwartz MJ. Genetic mutations and mechanisms in dilated cardiomyopathy. J Clin Invest. 2013; 123(1): 19-26.
3) Berk JL, Suhr OB, Obici L, et al. Repurposing diflunisal for familial amyloid polyneuropathy: a randomized clinical trial. JAMA. 2013; 310(24): 2658-67.
4) Coelho T, Maia LF, Martins da Silva A, et al. Tafamidis for transthyretin familial amyloid polyneuropathy: a randomized, controlled trial. Neurology. 2012; 79(8): 785-92.
5) Geisterfer-Lowrance AA, Kass S, Tanigawa G, et al. A molecular basis for familial hypertrophic cardiomyopathy: a beta cardiac myosin heavy chain gene missense mutation. Cell. 1990; 62(5): 999-1006.
6) Morita H, Seidman J, Seidman CE. Genetic causes of human heart failure. J Clin Invest. 2005; 115(3): 518-26.
7) Corrado D, Fontaine G, Marcus FI, et al. Arrhythmogenic right ventricular dysplasia/cardiomyopathy: need for an international registry. Study Group on Arrhythmogenic Right Ventricular Dysplasia/Cardiomyopathy of the Working Groups on Myocardial and Pericardial Disease and Arrhythmias of the European Society of Cardiology and of the Scientific Council on Cardiomyopathies of the World Heart Federation. Circulation. 2000; 101(11): E101-6.
8) Minegishi Y, Saito M, Tsuchiya S, et al. Dominant-negative mutations in the DNA-binding domain of STAT3 cause hyper-IgE syndrome. Nature. 2007; 448(7157): 1058-62.

〈朝野仁裕〉

「重症心不全の患者さんが来ました」
―心不全の診断と治療のさじ加減―

終章に替えて

　私どもの病院は循環器病に特化している病院ですから，心血管病の診断・治療で来られた患者さんは，初診の段階から，冠疾患，不整脈，心不全，末梢血管障害，肺循環障害などの専門医が待機する初診外来に回ります．私は，心不全の初診外来をしておりますが，1日10人前後の新患心不全患者さんを診ます．先日も5人の心不全症状を呈している患者さんが来られました．共通して，数日前から，急に呼吸困難感が出現，近医受診したところ，血中BNPレベルが数百～数千pg/mL，診察すると下腿浮腫が著明という方たちです．明らかに重症感満載の患者さんたちです．でも，同じ重症心不全状態でも，

【症例1】60歳代，男性．心拍数30/分．心電図をとると，高度な洞性徐脈．心機能自体は保たれていたのですが，即入院．

【症例2】30歳代，男性．左室駆出分画（Ejection Fraction 10%），左室拡張末期径（LVDd）=80mm，この患者さんも即入院．

【症例3】60歳代，女性．心エコーは正常で，血液検査をするとTSHが3桁．甲状腺機能低下症と診断し，即入院．

【症例4】80歳代，女性．高血圧の既往歴あり．受診時，血圧180/110とclinical scenario（CS）1で緊急受診．初診外来で手が回らないので，心不全科の緊急対応の医師に応援を依頼．心エコーでEFが正常だが，e/E'が32なので，心収縮性の保たれた心不全（HFpEF）と診断し，即入院．

【症例5】20歳代，男性．昨日から発症した急性心不全．収縮期雑音5/6．心エコーにて僧帽弁腱索断裂による急性僧帽弁逆流で，即入院．

　でも，当然，そのあとの治療パターンは変わります．

【症例1】は，テンポラリーペースメーカー装着．

【症例2】は心臓移植も視野に入れて重症心不全治療．

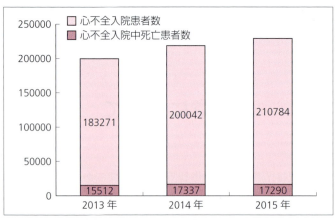

図1 わが国における心不全症例は増加傾向にある
(日本循環器学会.循環器疾患診療実態調査 2015 年度報告書による)

【症例3】は甲状腺の精査．結局心房細動治療のため他院で投薬されていたアミオダロンが原因とわかり，レボチロキシンを投与．

【症例4】血圧を低下させて，そのあとループ利尿薬・アルドステロン拮抗薬・β遮断薬などを投与して，調整．

【症例5】心臓外科にコンサルト．即手術．

　このように心不全は病名ではなく症候群であるため，いろいろな病気の患者さんがもつれた糸のように混在してしまいます．そのもつれた糸をていねいにときほぐして，糸の傷みを修復する．これがまさしく我々心臓血管内科・心不全医師が行っていることです．この5症例，皆さま，うまく退院してくださいましたが，このような日常の診断と治療が，脊髄反射としてできるようになることが大切かと思います．

　心不全の患者さんは，我が国はもちろん世界中で増えつづけております (図1)．

　心不全の一般的な治療を学ぶことはとても大切ですが，これからは心不全重症化の予防，また，重症心不全の新しい治療法の開発にも尽力していかなくてはいけません．

　心不全研究と実践に関する理念は

1．全人的な心不全克服医療の国民への提供─ゆりかごから墓場まで

2. 心不全に負けないスーパー日本人への改造計画―少子化社会に対応
3. 医療スタッフのモティベーション確保
4. 心不全医療の産業化とその輸出

にあると考えております．

また，その目標は

1. 心不全による再入院・死亡を5年で5%減少
2. 心不全にならないための国民運動
3. 世界に誇れる基礎・臨床研究の実行とその発信
4. 心不全治療に対する知的資産の蓄積とその導出

ではないかと思います．

　これらは，一病院や一大学でできることではなく，学会や社会がその重要性を認識して行動する必要があるかと思います．本書がその一助になることを強く希望し，本書をおわりの言葉にできればと思います．

　　　平成28年　盛夏の頃

　　　　　　　　　　　　　　　　　　　　　　　　　　北風政史

索引

あ

圧負荷	356
圧-容積関係	110
アミオダロン	49, 400
アルコール性心筋症	5
アルドステロン拮抗薬	413, 416, 492
アンジオテンシン受容体拮抗薬	283
アンジオテンシン・ネプリライシン阻害薬	515
安静時心筋血流 SPECT	101

い

移植後冠動脈病変	276
位相解析	104
一次性 TR	353, 354, 355
遺伝子	545
遺伝性心筋症原因遺伝子	548
遺伝性心筋症の病型	547
インスリン	499
インバース・アゴニズム	397

う

植込み型除細動器	314, 334
植込型非拍動流型 LVAD	65
植込型 LVAD	428, 523
植込型 VAD	252
右左連関	284
右室機能	26
左室充満圧	168
右室心筋梗塞	195
右室心筋症	195
右心不全	192
右心カテーテル	48
右心カテーテル検査	35
右心機能低下	402
うっ血	10, 168, 176, 281
運動	460
運動処方	444
運動耐容能	92
運動負荷試験	92
運動療法	441

え

エブスタイン奇形	354, 355
エプレレノン	415
遠心性肥大	128
塩分・水分制限	459

か

臥位	9
外出トレーニング	430
外泊トレーニング	431
拡張型心筋症	88, 324, 327
拡張機能障害	496
活性化全血凝固時間	245
カテーテルアブレーション	314
カテーテル治療	347
可溶性グアニル酸シクラーゼ作動薬	515
可溶性グアニル酸シクラーゼ刺激薬	515
カルシウム拮抗薬	223
カルペリチド	216
冠血行再建術	503
冠血流予備量比	78
患者教育プログラム	429
肝障害指標	17
完全置換型人工心臓	526, 528
冠動脈疾患	503
冠動脈造影	317
冠動脈 CT	316

き

機械的同期不全	424
起坐呼吸	2
機能性僧帽弁逆流症	344
機能的僧帽弁閉鎖不全症	260
吸収アーチファクト	101
求心性肥大	127
急性冠症候群	39
急性呼吸窮迫症候群	295
急性心筋炎	85
急性心筋梗塞	11
強心薬	214, 389, 453
強心薬依存	394
虚血性急性心不全	155
虚血性心筋疾患	15
虚血性心筋症	157, 264
虚血性心疾患	11, 316
巨細胞性心筋炎	86
禁煙	461

く

クリニカルシナリオ分類	47

け

経カテーテル大動脈弁植込み術	337
頸静脈怒張	169
経皮的心肺補助	58, 60
経皮的心肺補助装置	243
経皮的大動脈形成術	340
経皮的中隔心筋焼灼術	332
経皮的バルーン治療	352
外科治療	332, 333
外科的弁手術	352
血液ガス分析	170
血液検査	14
血管拡張薬	134, 223
血管分布異常性ショック	150
血行再建	316
血行再建術	156
血流-代謝ミスマッチ	100
血流-糖代謝ミスマッチ	104
嫌気性代謝閾値	97

こ

コアグチェック	432
抗アルドステロン薬	455
抗凝固療法	470
高血圧性心筋症	324
好酸球性心筋炎	86
拘束性心筋症	89
高乳酸血症	392
高 K 血症	284
呼吸困難	169
呼吸補助療法	229
コラーゲン	128
コリンエステラーゼ	18

さ

座位	9
最高酸素摂取量	97
サイトカイン	129
細胞外基質	126
左室圧-容積曲線	110
左室拡張能	25
左室逆リモデリング	180
左室形成術	506
左室収縮能	24
左室収縮協調不全	104
左室収縮障害	503
左室リモデリング	178
左室流出路狭窄	330
左室 stiffness	185
左房機能	26
サルコメア	129
三尖弁逆流	350
三尖弁狭窄	350

し

ジギタリス	453
持続性心室頻拍	335
死亡診断書	533
若年重症心不全	19
収縮性心膜炎	196
重症心不全	323
硝酸薬	221, 223
初回循環法	102
食事	460
徐脈性心房細動	363
徐脈性不整脈	359
心アミロイドーシス	87, 88
腎機能低下	489
心筋炎後心筋症	65
心筋細胞	126
心筋症	130
原因遺伝子	549
心筋生検	131
心筋生存性	103
心筋切開術	333
心筋切除術	333
神経体液性因子	122, 407
心血管病	281
心原性ショック	148
心原性肺水腫	229, 294
心サルコイドーシス	86
心室細動	335
心室性不整脈	11
心室・大動脈カップリング	186
心室内伝導障害	422
心室頻拍	309
心腎連関	281, 408
心腎症候群	408
心臓移植	65, 267
施設	270
手術	273
待機	272
適応	270
心臓再同期療法	104, 334, 362, 422
心臓ペースメーカ	333
心臓リハビリテーション	438
心電図同期収集	102
心内膜心筋生検法	84
心肺運動負荷試験	96
心拍応答	95
心拍出量	108
心拍数	95
心不全	125
再入院予測因子	538
統計	532
予後	540
病型分類	7
心不全急性増悪	328
心不全増悪	9, 163
心不全パラドックス	511
腎不全	280, 489
心房細動	11, 301, 331, 360, 402, 465
心房粗動	331
心房頻拍	360

す

スピロノラクトン	414
スペックルトラッキング	
ストレイン	424
スワンガンツ検査	30

せ

生活習慣	458
セルフケア	462
セルフモニタリング	462
セレラキシン	514

そ

臓器合併症	162
僧帽弁閉鎖不全	402
組織低灌流	153, 391

た

体外設置型左室補助人工心臓	62
体外設置型 VAD	252
代償期心不全	410
大動脈内バルーンパンピング	60
大動脈弁狭窄症	337
大動脈弁閉鎖不全症	337

ち

チェーンストークス呼吸	474
中枢性睡眠時無呼吸	473

て

低心拍出	48, 173, 176
低心拍出状態	39
低ナトリウム血症	202
電撃性肺水腫	294

と

糖尿病	495
糖尿病性心筋症	496
突然死	331, 335
突然死リスク	330
ドパミン	212
ドブタミン	212
ドブタミン負荷検査	371
ドライブライン皮膚貫通部管理	432
トルバプタン	137, 202, 285
トロポニン	68

な

ナトリウム利尿ペプチド	223, 407

に

二次性 TR	355
入浴	462
ニューレグリン 1 様物質	514

ね

ネシリチド	216
ネプリライシン阻害薬	515

の

ノルアドレナリン	212

は

肺うっ血	168
肺炎	10
肺血栓塞栓症	196
肺高血圧	171, 289
肺高血圧併発心不全	291
肺動脈性肺高血圧症	196
肺動脈楔入圧	10

ひ

ビグアナイド薬	497
肥大型心筋症	88, 330
ビッグデータ	531, 541
非閉塞性肥大型心筋症	330
ピモベンダン	454
ピロリン酸	102
貧血	285, 479
頻脈性心房細動	467
頻脈性不整脈	359
頻脈誘発性心筋症	361

ふ

負荷−安静心筋血流 SPECT	99
不整脈原性右室心筋症	89
負のトライアングル	513
フラミンガム研究	495

へ

閉塞性睡眠時無呼吸	473
閉塞性肥大型心筋症	330
ヘパリン起因性血小板減少症	245

ヘモグロビン値	482
ヘモクロマトーシス	360
弁口面積	351, 352
弁輪形成	261

ほ

放射性同位元素	99
補助人工心臓	249
補助人工心臓離脱基準	369
ホスホジエステラーゼ5阻害薬	515
発作性上室性頻拍	331
発作性夜間呼吸困難	473
ポリソムノグラフィー	475

ま

末期腎不全	281
末梢血管抵抗	152, 284, 391
マネージメントサークル	518
慢性完全閉塞	77
慢性腎臓病	281
慢性心不全	159, 164
慢性心不全パラダイム	438

め

免疫抑制療法	275

や

薬剤溶出性ステント	318
薬物療法	449

よ

陽圧呼吸療法	476
容量負荷	356

ら

ランジオロール	49, 361

り

リズムコントロール	304
利尿薬	284, 451, 493
リバースリモデリング	131
リモデリング	120, 125
流量補助	244
両心室ペーシング	362, 399
両心定常流補助人工心臓	526
旅行	462
リンパ球性心筋炎	85

る

ループ利尿薬抵抗性	199

れ

レートコントロール	50, 303, 467
レニン・アンジオテンシン・アルドステロン系	413

A

ACE阻害薬	283, 450
ACT	245
ADHERE（Acute Decompensated Heart Failure National Registry）研究	40
ADHERE Risk Tool	40
ADHERE試験	143, 286, 389
afterload mismatch	391
AMI	53
ARNI	189, 515
arterial underfilling	281, 285
ARVC（arrhythmogenic right ventricular cardiomyopathy）	89
ASV（adaptive servo-ventilation）	476
atrioventricular delay	425
ATTEND試験	389

B

bendopnea	3, 7
BMIPP	100
BNP	68, 170

BTD（bridge to decision）	238	EVEREST 試験	285
β遮断薬	450		
β遮断薬療法	396		

F

Fabry 病	87, 88
FFR_{CT}	79
FFR（fractional flow reserve）	78
First Pass 法	102
fluorodeoxyglucose	102
Forrester 分類	46, 141
Frank Starling 曲線	142
FREEDOM 試験	320

C

CABG	318
CHF	491
chronotropic incompetence	185
CKD	491
clinical congestion	281
CO（cardiac output）	108
Cohort 2	319
Cold Modified 2014	393
COMET 試験	397
COPERNICUS	396, 398
counter pulsation	237
CPA	51
CPAP 療法	476
CREDO-Kyoto	319
CRT	104, 334
CSA	473
CS（clinical scenario）分類	37
CSR（Cheyne-Stokes respiration）	474
CTO	77

G

G キナーゼ	513

H

HbA1c	497
HCM（hypertrophic cardiomyopathy）	88
hemodynamic congestion	281
HFpEF	175, 183
HFrEF	175, 183
HIT	245

I

IABP	50, 60, 378
離脱	378
ICD	334
IL-6	397
improved renal function	282

D

DCM（dilated cardiomyopathy）	45, 88
DDD ペースメーカ	332
decongestion	393
DES	318
destination therapy	520, 526
diastolic augmentation	238
DPP-4 阻害薬	498
dyssynchrony	424

J

JROAD-DPC	534

K

Killip 分類	56

L

LDR（loop diuretic resistance）	199

E

ECM	128
EMB（endomyocardial biopsy）	84
euvolemic	398

索引　563

Löeffler 症候群	86	P-V loop（left ventricular pressure-volume loop）	110
low flow-low gradient AS	339		
LVAD	62		
LV dyssynchrony	104		
LVSWI	143		

M

MELD スコア	17
MIBG	102
MitraClip	264, 522
MRA	492

N

NDB	534
neprilysin inhibitor	515
Nohria-Stevenson 分類	38, 47
NPPV	46, 229
NT-proBNP	68
NYHA（New York Heart Association）分類	1

O

OPTIMIZE-HF Risk-prediction Nomogram	41
OSA	473

P

PARADAIGM-HF 試験	517
PCI	318
PCPS	49, 58, 60, 378
離脱	382
PCWP	10
PDE3 型阻害薬	205, 393, 399
PDE5 inhibitor	515
PEA	51
PKG	513
primary PCI	56
PSG	475
PTSMA	332, 334

R

RAS 活性	407
RAS 阻害薬	407
RA 系阻害薬	491
RCM（restrictive cardiomyopathy）	89
RI	99
rostral fluid shift	473
RVAD-ECMO	62

S

Seldinger 法	240
serelaxin	514
SERVE-HF 試験	476
SGLT2 阻害薬	499
SHOCK 試験	149, 150
soluble GC activator	515
soluble GC stimulator	515
STICH 試験	318
stressed volume	172
SVRI	143
SYNTAX 試験	319
SYNTAX スコア	78, 505
systolic unloading	238
Swan-Ganz カテーテル	45, 171

T

TAVI	337
TAVI 用生体弁	521
TOPCAT 試験	189
transmural pressure	474

U

unstressed volume	172
% uptake count	103

V

VAD	250, 365
離脱	368
vascular failure	323
ventricular interdependence	187
viability	103, 317, 504
VTI	138
VV delay	425

W

worsening renal function	282

数字

^{123}I-BMIPP	100
^{123}I- Metaiodobenzylguanidine	102
^{18}F-FDG	102
II 型糖尿病患者	497
6 分間歩行試験	96
^{99m}Tc-pyrophosphate	102

ここが知りたい	
重症心不全の患者さんが来ました Ⓒ	
発　行	2016 年 9 月 25 日　1 版 1 刷
	2017 年 10 月 30 日　1 版 2 刷
編著者	北　風　政　史
発行者	株式会社　中外医学社
	代表取締役　青　木　　滋
	〒162-0805　東京都新宿区矢来町 62
	電　　話　　(03)3268-2701(代)
	振替口座　　00190-1-98814 番

印刷・製本/三和印刷(株)　　　　　　　＜MM・HO＞
ISBN978-4-498-13644-1　　　　　　Printed in Japan

JCOPY　＜(株)出版者著作権管理機構　委託出版物＞

本書の無断複写は著作権法上での例外を除き禁じられています．
複写される場合は，そのつど事前に，(社)出版者著作権管理機構
(電話 03-3513-6969，FAX 03-3513-6979，e-mail: info@jcopy.
or.jp) の許諾を得てください．